医生处方用药指南

张焕根　编著

北京大学医学出版社

图书在版编目（CIP）数据

医生处方用药指南/张焕根编著．—北京：北京大学医学出版社，2007（2008.1重印）

ISBN 978-7-81071-957-5

Ⅰ．医… Ⅱ．张… Ⅲ．用药法—指南 Ⅳ．R452-62

中国版本图书馆CIP数据核字（2007）第097851号

医生处方用药指南

编　　著：张焕根

出版发行：北京大学医学出版社（电话：010-82802230）

地　　址：（100083）北京市海淀区学院路38号　北京大学医学部院内

网　　址：http：//www.pumpress.com.cn

E - mail：booksale@bjmu.edu.cn

印　　刷：莱芜市圣龙印务有限责任公司

经　　销：新华书店

责任编辑：吕晓凤　　**责任校对：**金彤文　　**责任印制：**张京生

开　　本：787mm×1092mm　1/16　　**印张：**21　　**字数：**531千字

版　　次：2007年8月第1版2008年1月第2次印刷　　**印数：**3001-5000册

书　　号：ISBN 978-7-81071-957-5

定　　价：46.00元

序

药物是人类同疾病作斗争的重要武器。药物治疗在临床医疗实践中占有重要地位，约有75%的疗效是通过药物治疗来实现的。尤其在内科疾病治疗中，离开药物，内科医生几乎是一筹莫展。然而，如果用药不当或者滥用、误用，会造成不良后果，轻则延误病情，浪费药品和金钱；重则产生毒副反应，引起药源性疾病，使病人遭受极大的痛苦，甚至危及生命。随着临床药理学和临床药学的迅速发展，临床药师配合医师参与医院查房，直接面对个体病人，观察病情和用药效果，进行用药指导和监测，协助临床医生制定合理的用药方案，共同研究防范药物不良反应和药源性疾病，进行药物临床应用评价等，都需要医师和药师达成共识才有可能真正实施。医-药结合得越好，医疗质量就越能提高，从而使药物治疗达到疗效好、副作用小、花钱少的目的。而最终受益者是病人。

本书从处方指南角度出发，阐述用药的全过程。内容包括：正确选用药物与剂型，掌握恰当的剂量与用法，适当的途径和用药时间，医嘱与忌口，用药监护与咨询服务，药物应用评价，熟悉药物不良反应和药物中毒，药源性疾病，自我药疗与非处方药以及国家药物政策的督导作用等。

本书旨在通过推动临床医-药结合，促进合理用药，提高医疗质量。本书理论联系实际，实用性强，可作为各级医疗单位中执业医师、执业药师、护师、乡村医生和社区卫生服务中心医护人员工作中的必备参考书；也可供广大爱好医药卫生知识的自我保健者阅读。

编　者

2006年6月

中国医学生誓词

健康所系，性命相托。当我步入神圣医学学府的时刻，谨庄严宣誓：

我志愿献身医学，热爱祖国，忠于人民，恪守医德，尊师守纪，刻苦钻研，孜孜不倦，精益求精，全面发展。我决心竭尽全力除人类之病痛，助健康之完美，维护医术的圣洁和荣誉。救死扶伤，不辞艰辛，执著追求，为祖国医药卫生事业的发展和人类身心健康奋斗终生！

希波克拉底誓言

医神阿波罗，埃斯克雷彼斯及天地诸神为证，鄙人敬谨宣誓，愿以自身能判断力所及，遵守此约。

凡授我艺者敬之如父母，作为终身同世伴侣，彼有急需我接济之。视彼儿女，犹我弟兄，如欲受业，当免费并无条件传授之。凡我所知无论口授书传俱传之吾子，吾师之子及发誓遵守此约之生徒，此外不传与他人。

我愿尽余之能力与判断力所及，遵守为病家谋利益之信条，并检束一切堕落及害人行为，我不得将危害药品给与他人，并不作此项之指导，虽然人请求亦必不与之。尤不为妇人施坠胎手术。我愿以此纯洁与神圣之精神终身执行我职务。凡患结石者，我不施手术，此则有待于专家为之。

无论至于何处，遇男或女，贵人及奴婢，我之唯一目的，为病家谋幸福，并检点吾身，不做各种害人及恶劣行为，尤不做诱奸之事。凡我所见所闻，无论有无业务关系，我认为应守秘密者，我愿保守秘密。倘使我严守上述誓言时，请求神只让我生命与医术能得无上光荣，我苟违誓，天地鬼神共殛之。

南丁格尔誓约

余谨于上帝及公众前宣誓：愿吾一生纯洁忠诚服务，勿为有损无益之事，勿取服或故用有害之药，当尽予力以增高吾职业之程度，凡服务时所知所闻之个人私事及一切家务均当谨守秘密，予将以忠诚勉助医生行事，并专心致志以注意授予护理者之幸福。

作者简介

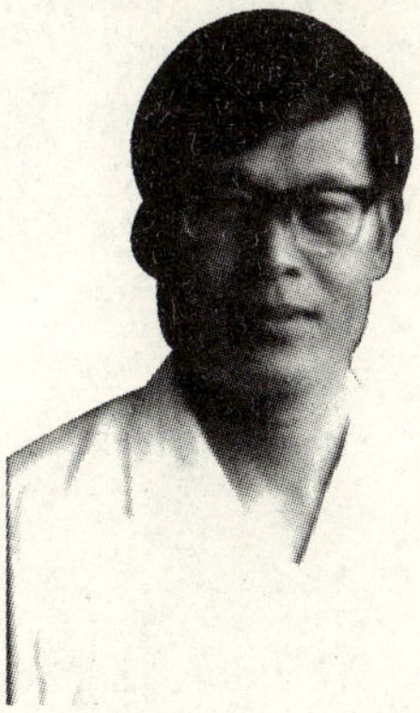

张焕根 1943 年 12 月 12 日生，姜堰市人。毕业于北京医学院。主任药师、执业药师。一生从事过制药、药政管理、药品检验、药品经营工作。1982 年获得县“优秀卫生工作者”奖状。发表论文十多篇，获得过美国柯尔比科学文化情报中心《优秀医药学论文证书》、泰州市第一届《自然科学优秀学术论文奖》。个人业绩收录于《中国·人才库·中国医学专家》、《共和国名医专家大典》、《世界科技专家与人才》、《中国专家大词典》、《共和国建设者》等典籍。

目录

第一章　处方规范与分析

第一节　处方及其意义

一、处方

凡制备任何药剂的书面文件均可称之为**处方**（ prescription ）。

医师处方　是由注册的执业医师和执业助理医师在诊疗活动中为某一特定患者医疗、预防或其他需要而开写的药方；由药学专业技术人员审核、调配、核对，并作为发药凭证的医疗用药的医疗文书。

法定处方　是国家药典规定的处方，为一般现成的制剂。

协定处方　以经典药物学专著为基础，集中了本院医生的临床用药经验，对本院范围内常用的药物原则规定了用药适应证和用法用量，切合本院医疗工作实际，起着指导合理用药的作用。协定处方由本医院医师与药师共同协商制订，它便于控制药物的品种与质量，可操作性强，适于大量配制与贮备，可以事前分装好，减少病人候药时间，提高工作效率。《协定处方集》必须定期修订，不断补充更新。

电子处方　即由医师用计算机输入处方，程序自动划价并将药品记账，由网络将处方传送至药房的作业方式。如果患者需要处方外配，有权要求打印纸质处方并由医生签名。

无药处方　对于一些慢性病人，处方开的是生活饮食的提醒和忠告。通过饮食方面的调节控制病情，开保健处方更有助于治疗，同时也是提醒他们，有些病的保养比治疗更重要。

药师处方　是临床药师根据病人情况的变化而修改的药物处方。在下列情况下被认为是适当的：给药遗漏或延迟可引起对病人的损害；治疗反应评价表明，为使病人获得最大利益，药物和剂量的修正是必要的。药师处方可减少药疗错误，降低药物费用，减少并发症。

二、处方的意义

在医药上，处方是医疗和配药之间的重要书面文件，保证了病人用药安全与有效。

在法律上，因开写处方或调配处方而引起的差错以及造成的医疗事故，医师或药师分别承担应负的法律责任。

在经济上，处方是药品消耗及药品经济收入结账的凭据和原始依据。

第二节　医师处方权

一、处方权

开写处方的医师必须具有一定的执业医师资格才能拥有处方权。

经注册的执业医师在执业地点取得相应的处方权。

经注册的执业助理医师开具的处方须经所在执业地点执业医师签字或加盖专用签章后方有效。

经注册的执业助理医师在乡、民族乡、镇的医疗、预防、保健机构执业，在注册的执业地点取得相应的处方权。

试用期的医师开具处方，须经所在医疗、预防、保健机构有处方权的执业医师审核、并签名或加盖专用签章后方有效。

实习医生、进修医生没有单独的处方权，必须在上一级执业医师指导下开处方，并经上级或带培医师签字后处方方能生效。

二、麻醉药品处方权

经注册的执业医师或高年资住院医师以上专业技术职务并经考核能正确使用麻醉药品。

进行计划生育手术的医务人员经考核能正确使用麻醉药品的，在手术期间有麻醉药处方权，并需报经当地卫生行政部门批准后方可。

三、签章留样备案

有处方权的执业医师须在注册的医疗、预防、保健机构签名留样及专用签章备案后方可开具处方。处方医师的签名式样及专用签章必须留样于药房备查；并不得任意改动，否则应重新登记留样备案。

医师被责令暂停执业、被责令离岗培训期间或被注销、吊销执业证书后，其处方权即被取消。医务处应及时以书面形式通知药剂科，在本院增加处方权的执业医师名单及撤销已离开医院或其他原因停止处方权的医师名单，以免在法律上引起纠纷。

第三节　处方制度

医师处方和药学专业技术人员调剂处方应当遵循安全、有效、经济的原则，并注意保护患者的隐私权。

医师应当根据医疗、预防、保健需要，按照诊疗规范、药品说明书中的适应证、药理作用、用法、用量、禁忌、不良反应和注意事项等开具处方。

为便于药学专业技术人员审核处方，医师开具处方时，除特殊情况外必须注明临床诊断。

开具麻醉药品、精神药品、医疗用毒性药品、放射性药品的处方须严格遵守有关法律、法规和规章的规定。开具麻醉药品处方时，应有病历记录。

医师不得为本人或家属开处方。

处方为开具当日有效。特殊情况下需延长有效期的，由开具处方的医师注明有效期限，但有效期最长不得超过 3 天。

第四节　处方的结构与格式

一、前记

一般也称为处方自然项目。

处方笺开头首行印有本机构名称、费别、处方编号；下一行印有患者姓名、性别、年龄、职业、工作单位、家庭住址；再下一行印有科别、病室和床位号、门诊号或住院病历号、临床诊断、开具日期等。

麻醉处方笺增加“诊断印象”一项。

二、正文

上记即医师请求或吩咐药剂调配人员的指示，可用 Rp 标示 。Rp 是拉丁文 recipe“请取”的缩写。

中记即医生根据患者病情或其他需要开写的用药依据，包括药名、剂型、规格、数量。同一处方中的各药物成分，在治疗和剂型构成上所起的作用是不同的，一般应按其作用性质依次排列：主药、佐药、矫味药、赋形剂或稀释剂。剂量单位按法定计量单位规定书写。

下记记载处方中指出的调配药物的方法、过程。

标记指明药品的用法、时间、次数、应用部位、用药途径。

三、后记

在处方下方医师、药师审核、调配与核对、发药人签字处，药费（价）或记账处签名。

第五节　处方书写要求

处方一般用钢笔或圆珠笔书写。字迹要清楚，不得涂改。若有修改，医师必须在修改处签字及注明修改日期，以示负责。

每张处方只限于一名患者的用药。西药、中成药、中药饮片要分别开具处方。

紧急处方可在处方上端写 cito！（快），statim！（立即），citissim！（火速），或在处方左上角加盖“急”字图章。

写处方时要严肃认真，一切考虑完善后再行书写。

处方记载患者的一般项目应清晰、完整、并与病历记载相一致。处方前记的认真填写，有利于药师在审查处方及调配药物时作为参考。“性别”、“年龄”为药剂人员核对剂量的主要依据，对未成年的儿童尤为重要。患者年龄必须写实足年龄，婴幼儿写日、月龄，必要时，婴幼儿要注明体重。“单位或住址”一方面可作为准确区分病人的依据，防止同名同姓混淆；另一方面可防止可能出现的发药差错，及时找到病人。

处方一律用规范的中文（或英文）名称。药品名称以《中国药典》及《中国药品通用名称》(Chinese approved drug names，CADN）或经国家批准的专利药品名为准。如无收载，可采用通用名或商品名。但是，过多的商品名或专利名显然存在促成药物误用或滥用的弊端。一药多名不仅让病人无所适从，就连医药人员也难免混淆不清。有人统计了 200 种常用药品，同一药物有4个药名的占20%，5个药名的占25%，6个药名的占25%，7个药名的占15%，甚至有10个药名以上的。

WHO要求使用药品的国际非专利名称。

医院制剂品名的书写应当与正式批准的名称一致。

西药、中成药处方，每一种药品需另起一行。

中药饮片处方的书写，可按君、臣、佐、使的顺序排列；药物调剂、煎煮的特殊要求注明在药品之后上方，并加括号，如（布包）、（先煎）、（后下）等；对药物的产地、炮制有特殊要求，应在药名之前写出。

凡药典收载的品种应以《临床用药须知》剂量为准。新药剂量应以法定说明书所示剂量为准。

每种药品必须与用量同写一行，不要使数种药物混占一行。

处方上药品剂量与数量一律用阿拉伯数字书写。在处方上应审慎使用小数点。因为小数点如果书写不够清楚或未看清楚时都有可能造成医疗差错。

药品剂量应当使用公制单位。重量为克（g）、毫克（mg）、微克（μg）、纳克（ng）；容量为毫升（ml）；国际单位为IU。在书写外文符号时必须清楚，往往一字之差，差之千倍。

现在一般厂家生产药品按需要分剂量小包装。医师处方最好以1小包装为单位，这样可以连同小包装内的药品说明书直接发给患者，方便病人用药时参考。注射液为支、瓶；片、丸、胶囊剂为片、丸、粒；颗粒剂为袋；溶液剂为支、瓶；软膏及霜剂为支、盒。

处方一般不得超过7日用量；急诊处方一般不得超过3日用量；对于某些慢性病、老年病或特殊情况，处方用量可酌情适当延长，如炎症可开5～7天，妇科调经药可开一个周期的药量，结核、糖尿病等慢性病可根据病情开一个月的用量。

如医疗需要，特殊情况需超过常规使用剂量时，医师须在剂量旁边注明原因并再次签名，以示不是误用。

药品用法可用本国文字写，每日×次，每次××等方法表示。不得使用“遵医嘱”、“自用”等含糊不清字句。也可仍沿用拉丁文缩写。如：bid，tid，qid，im。

开具处方后的空白处应画一斜线，以示处方完毕。

处方开具后尚须细看一遍，保证完全无误后，才可签名交与病人。

处方中使用缩写词，在某种意义上来说，是一种惯例，是为了方便快捷、提高工作效率。缩写字句有早为国际通用的，也有习惯沿用的。凡是缩写的词，其末端必须标以圆点(.）符号。缩写要求简单、明了且不混淆。缩写不当，会给药房人员和病人带来麻烦；缩写错误，可能酿成医疗事故。

药名简写或缩写必须为国内通用写法。应避免能混淆意义的缩写。

有些抗生素的药名缩写词在专业文献中常能见到，如PG，PC：青霉素；SM：链霉素；KM：卡那霉素；CM，CP：氯霉素；EM：红霉素；GM：庆大霉素。但在处方上使用就不妥，因这类缩写字母少，差别不大，而且有一词多义的情况，故容易造成发药错误。因此，处方上不宜使用抗生素这类缩写词。

一药多词，如：地塞米松：DX、DXM、DM；磺胺醋酰钠：SA、SC；氢氯噻嗪：DCT、DHCT；青霉素G：PG、PC、PNC、PNG；碳酸氢钠：SB、NB、SODA；葡萄糖氯化钠：

GNS、D/S，使药剂人员易搞混淆，造成发药差错。

有的片剂上印有药名缩写字母，如 SMZco：复方磺胺甲噁唑；DXM：地塞米松。但也有的仅是生产厂产品的标志符号，如 CH：赛庚啶；co－D：复方地芬诺酯；A：强力安喘通。这些符号不能在处方上作为药名缩写词。

一些字母与阿拉伯数字组成的缩写词，因药名中带有数字代号，本身不妥，且易与药品的规格、剂量混淆，一般不宜选用。如：

缩写词	药名	缩写词	药名	缩写词	药名	缩写词	药名
5－Fu	氟脲嘧啶	D_{860}	甲苯磺丁脲	B_{12}	维生素 B_{12}	AT_{581}	邻脂苯芥
AY_{64043}	普萘洛尔	B_{518}	环磷酰胺	Ba_{41166}	利福平	BRL_{1621}	氯唑西林
BL_{139}	胃胺	CB_{2041}	白消安	BRL_{1702}	双氯西林	CI_{581}	氯胺酮
HB_{419}	格列本脲						

不常用的冷僻药物在处方上不宜使用缩写词。如 DXMG：二甲双胍；D－50：吡嗪酰胺钠；cc：环胞苷；ASP：门冬酰胺酶；CMT：通用解毒散。因为药剂人员不易认识。

化学分子式不宜作处方药名。如 NaCl、KCl、$NaHCO_3$、H_2O_2 等。

麻醉药品、精神药品、毒性药品、放射性药品等名称不得做任何形式的缩写。

医师不可随意制造药名或随便简写、缩写药名，不得自造简化字，不得用化学符号、汉语拼音字母或代号代替药名，以避免发错药。有的医疗机构为了截留处方，防止病人带处方外出购买药品，自行编制药品缩写名或用代号的做法是极其错误的。

第六节　处方审查

一、处方监督权

药师有处方监督权，对医师乱开处方，滥用药品有权拒配。但一般药师没有处方修改权（临床药师除外），不论是处方中任何差错和疏漏，都必须请医师修改，如缺药，建议代用品，也必须通过医师重开处方或修改后签字方可调配。

药学专业技术人员经处方审核后，发现药品滥用和用药失误或可能对病人造成损害，认为存在用药安全问题时，应告知处方医师，请其确认或重新开具处方，并记录在处方调剂问题专用记录表上，经办药学专业技术人员应当签名，同时注明时间。

对于发生严重药品滥用和用药失误的处方，药学专业技术人员应当按有关规定报告。

二、处方的审核

加强发药前的快速审查对防止乱用药物和保证病人用药质量具有十分重要的意义。审查的目的是要衡量用药是否对病人全面有利。要求药师快速完成，以纠正药物不必要的相互作用和毒、副作用的出现，从而提高用药质量。

1. 处方合法性审核

药学专业技术人员应当认真逐项检查处方前记、正文和后记书写是否清晰、完整，并确认处方的合法性。对于不规范处方或不能判定其合法性的处方，不得调配。

2. 用药适宜性审核

药学专业技术人员应当对处方用药适宜性进行审核。

(1) 对规定必须做皮试的药物，处方医师是否注明过敏试验及结果的判定；

(2) 处方用药与临床诊断的相符性；

(3) 剂量、用法；

(4) 剂型与给药途径；

(5) 是否有重复给药现象；

(6) 是否有潜在临床意义的药物相互作用和配伍禁忌。

3. 审查工作涉及三个方面

(1) 对处方成分和作用进行具体分析；

(2) 对医嘱和护士的施药及服务质量，加以具体指导，以建立正确的给药方法；

(3) 对病人用药后是否异常及时提出必要措施，特别对精神药物和抗生素尤为重要，也要考虑经济条件。

4. 处方审核的具体内容

(1) 药名、规格是否书写正确；有无成分相同而商品名不同的药品，以防重复用药；

(2) 用药剂量是否合理；

(3) 用药方法是否恰当；

(4) 处方用药有无配伍禁忌，会否产生相互作用；

(5) 对特殊管理的药品（麻醉药、精神药品）是否按有关规定执行。

三、审查处方的方法

应用电子计算机管理，既快速又准确。有的在机内储存药物的种类、剂量、用药途径等参数，在不符合参数时则出示原因；有的在多药并用时出示配伍与禁忌的答案；有的能够鉴别和防止药物的相互作用，当将一个药物名称输进机内，潜在的相互作用若存在时，可以较完整地出示药理原因和处理法。

在没有电子计算机的医疗单位可采用记录格式总结本单位的审查工作和处理办法。

第七节 处方分析

一、处方分析

主要对处方书写规范化和用药合理化等方面进行调查分析。

1. 处方书写方面

书写不合格、字迹潦草，不写性别、年龄或只写“成”，药名不正规、剂型不明确，不写规格，用量不当，用法不清或无用法，皮试未注明，涂改后不签名，大方或怪方，医师不签名或只签姓，配方者不签名或只签姓。

2. 处方用药合理性分析

分析用药与适应证是否相符，用药欠妥分为无指征用药、适应证掌握不严、选药欠妥、联合用药欠妥、用药过多、剂量偏大、重复用药、滥用、配伍禁忌或不当。

3. 住院病人用药分析　天数、用药种数、总量。

二、处方分析的一般步骤

（1）抽样。一般采用随机抽样的方法，每次处方调查所抽取的处方总量应不少于5000张；

（2）调查表格的设计；

（3）实施调查；

（4）数据处理和分析；

（5）报告调查结果。

第八节　处方统计

一、处方差错登记

对医师开写的错误处方进行登记，定期报告院长。一般与赏罚挂钩的差错登记有利于提高医师及药师工作的责任心。

美国的一项调查表明：美国的医生处方错误十分严重，并因此造成了对病人的极大危害。数量最多也是最严重的处方错误是用药剂量过大，其次是处方中忽略某些病情，再次是用药剂量不足或让病人服用对其有过敏作用的药物。

二、对不合格处方进行统计

用“表格打分法”，把处方中每一项目都订出质量标准和应得分数，满分计100分。请高年资医师参加评阅，提供医生参考，引以为戒。只要领导重视，医生加强责任心，药剂人员细心，处方合格率就会不断提高。

三、处方用药的统计

用药品种统计、药品消耗情况，用药品种调查：抗生素类使用%，激素类使用%，维生素类使用%，基本药物使用率，处方的平均费用等。

第二章　用药选择

第一节　药物在治疗中的重要地位

药物是指供防治或诊断疾病所用的物质的统称。世界卫生组织给“药物”的定义是：任何为了接受者的利益，用于或打算用于改进或考察生理系统或疾病状态的物质或产品。

药物是医生对付疾病的武器。没有药物，再高明的医生也无可奈何；没有药物，人类将会面临一个病魔肆虐的世界。“人类的灵巧就在于能造出各种形式的药物”。人类在与各种疾病斗争中，使用药物是最基本最重要的措施。临床医学由医务人员对疾病的诊断与治疗两大部分组成，药物治疗（drug therapy）是临床治疗的基本手段，也是应用最广泛的治疗方法，约 3/4 的疾病是采用药物治疗的。据估计，临床治疗疾病获得的疗效，约有 70％来自药物。即便是物理治疗、手术治疗、放射治疗等疾病治疗中，也需要联合药物治疗，才能达到提高和巩固疗效，防治并发症的目的。

医生的职责不仅是认识各个疾病的基本特征及典型症状，而且要认识到疾病是一个动态过程，要很好地熟悉疾病发展过程中的病理、生理变化。根据病人个体间的差异和疾病的不同阶段，并针对影响疾病预后的各已知可变因素，制订出用药个体化的治疗方案；同时还需要掌握药物的理化性质、药物相互作用、给药途径，了解影响体内药物浓度的生理过程，熟悉药物防治疾病的原理、疗效机制、不良反应等，力求比较理想的治疗效果。

“临病胜临敌，用药如用刑”。如何选好和用好药物，这是所有临床医生每天必须面临的实际问题。所以，一个优良的医生必须熟悉解剖生理学、病理学、生理生化以及微生物与寄生虫学等医学基础知识，借以加深对病人和疾病的认识，以此作为用药依据，同时又必须熟悉药理学（药效学与药物代谢动力学）、临床药理学、毒理学、药物治疗学、生物药剂学、临床药学等药物基础知识，医-药结合得越好，医疗质量就越能提高，使药物治疗有可能达到冒最小风险而获得最大治疗效益的目的。

有关药物与治疗方面的基础科学简介：

临床药理学（clinical pharmacology）是以人体为对象，研究药物与人体之间的相互作用关系和规律的学科。包括两个方面：即药理学方面的药效学和药动学，临床方面的临床试用、临床疗效和毒副作用监测、药物相互作用等。

药效学（pharmacodynamics）是研究药物对人体生理与生化机能的影响和临床效应，以及药物的作用原理、量效关系及其一系列影响因素的科学。

药物代谢动力学（pharmacokinetics）是以数学模型定量地研究药物在正常人与病人体内的吸收、分布、代谢和排泄的动态变化规律性，特别是血药浓度随时间变化的规律。

时间药理学（chronopharmacology）主要是研究昼夜节律对药物作用和体内过程的影响。

免疫药理学（immunopharmacology）是研究药物与免疫及免疫相关性疾病的相互作用规律的一门边缘分支学科。

遗传药理学（pharmacogenetics）是研究基因和药物反应之间相互影响的一门学科。研究药物异常反应与遗传的关系，阐明药物反应的个体差异性，研究药物对基因的影响或遗传病的药物治疗问题。

毒理学（toxicology）即在研究药物疗效时应同时观察药物可能发生的副作用、中毒反应、过敏反应和继发反应等。毒理学又是研究毒物的毒性、侵入途径、中毒机制、病理过程，为诊断、治疗、预防中毒及制订有关卫生标准提供依据的一门科学。

药物治疗学（pharmacotherapeutics）是研究药物和机体的作用。药物通过其药理作用对病变部位或疾病的病理生理过程产生影响，从而转变为治疗效应，起到治疗作用。

化学治疗学（chemotherapy）主要是研究用药物抑制或杀灭致病寄生物，从而防治传染性疾病的科学。

临床药学（clinical pharmacy）是以病人为对象，研究药物及其剂型与病体相互作用和应用规律的综合性学科，旨在用客观科学指标来研究具体病人的合理用药。

生物药剂学（biopharmaceutics）是研究药物制剂施予体内的吸收、分布、代谢到排出体外全过程（ADME 过程）中有关药物量变和质变的所有问题，阐明药物因素、剂型因素、人体生物因素与药效之间关系的一门科学。

临床经济学是由临床医师及其他有关人员用经济学的原理评价临床诊断、预防和治疗技术与措施的经济学效果，提出合理利用有限资源的因素，作出治疗成本最低与治疗结果最好的方案式决策。

第二节 药品及其分类

药品是指由药物制成的各种药物制品，可直接用于病人的制剂。《中华人民共和国药品管理法》对“药品”的定义如下：药品是指用于预防、治疗、诊断人的疾病，有目的地调节人的生理功能并规定有适应证或者功能主治、用法和用量的物质，包括中药材、中药饮片、中成药、化学原料药及其制剂、抗生素、生化药品、放射性药品、血清、疫苗、血液制品和诊断药品等。

一、从药物的来源方面分为天然药物与人工合成药物两大类

（一）天然药物

均来自自然界，有的直接应用原药材的有效部位，有的经过不同程度的加工或制成制剂应用。

矿物药：如碘、硫、汞化物、硼砂、镁盐、铁盐、硫酸钠、明矾等无机化合物。

植物药：主要含有生物碱、苷、皂碱、有机酸、油类、树脂、糖类、淀粉、纤维素、蛋白质、酶、色素等药材或草药。人工提取物及其制剂如麻黄素、盐酸小檗碱、奎宁、青蒿素、柴胡注射液、丹参注射液等。

动物药：如鹿角、鹿茸、羚羊角粉、紫河车（胎盘）、金钱蛇、蛤蚧、蝉蜕、僵蚕、冬虫夏草、牛黄、五灵脂等中医用动物药材及其制品如阿胶（驴皮胶）、蜂蜜、珍珠粉、血余炭等。

生物制品：系指以微生物、寄生虫、动物毒素、生物组织作为起始材料，采用生物学工

艺或分离纯化技术制备，并以生物学技术和分析技术控制中间产物和成品质量制成的生物活性制剂。包括：疫苗、菌苗、毒素、类毒素、免疫血清、血液制品、免疫球蛋白、抗原、变态反应原、细胞因子、激素、酶、发酵产品、单克隆抗体、DNA 重组产品、体外免疫试剂等。

生化制品（或脏器制剂）：系由健康动物的脏器、腺体、组织、血液、尿液等经提取精制得到的制剂。多含有蛋白质或多肽类物质。

抗生素：是由细菌、放线菌、真菌等微生物经培养而得到的某些产物；或用化学半合成法制造的相同或类似的物质；也可全化学合成。如青霉素、链霉素、氯霉素、四环素、灰黄霉素、头孢菌素等。抗生素在一定浓度下对病原体有抑制和杀灭作用，主要用来防治微生物感染性疾病。

（二）人工合成药物

通过化学工业有机合成的化学物品用作药物。如磺胺药、安乃近、苯妥英钠、巴比妥等。还有通过研究天然药物的有效成分的化学结构，用人工合成方法进行生产的，如维生素C、胰岛素、氯霉素、青霉素、避孕药等。也有用人工合成方法改造天然药物有效成分的分子结构，创造出更好的新药。如左旋麻黄素的周围作用约为右旋品的 2 倍。左旋莨菪碱抑制唾液分泌的作用约为右旋品的 40 倍。左旋肾上腺素对血管的作用比右旋品大 12 倍。

二、按药物剂型分类

固体制剂：丸剂、片剂、胶囊剂、散剂、颗粒剂等。

软性制剂：浸膏、软膏、眼用软膏、栓剂、糊剂、膏滋、硬膏等。

液体制剂：溶液剂、芳香水剂、浸剂、合剂、糖浆剂、乳剂、胶浆剂、混悬剂、洗剂、搽剂、酊剂、流浸膏、注射剂等。

三、按用药途径分类

内服制剂：片剂、胶囊剂、丸剂、冲剂、膏滋、溶液剂、合剂、糖浆剂、混悬剂等。

外用制剂：洗剂、酊剂、搽剂、软膏、糊剂、乳剂、混悬剂、硬膏等。

粘膜制剂（吸入、滴入或塞入）：栓剂、胶囊剂、膜剂、气雾剂、滴眼液、滴耳液、滴鼻液等。

注射剂：注射液、注射用混悬液、注射用粉剂。

植入剂：植入片剂、植入胶囊剂、植入棒剂、植入泵剂。

四、从药物作用的对象方面可分为两大类

第一类是以人体为作用对象的药物。主要对人体某些生理或生化机能产生调节性影响或作用。一种是人体的内源性物质，如内分泌激素、神经介质、酶类等不足或过多，产生病理状态。另一种是不存在于人体内的外源性化学物质，如植物成分、人工合成的化学物质、维生素、矿物质等，对病态机能进行人为调节，使已经紊乱的功能得到纠正，恢复或接近正常生理状态。还有一种是以人体肿瘤细胞为作用对象的药物。抗肿瘤药物能选择性地干扰癌细胞的生理和代谢机能，抑制癌细胞生长或杀死癌细胞。

第二类是以微生物、寄生虫、病毒等为作用对象的药物。主要是消灭病原体，一般对人

体机能没有明显影响。化学治疗药物对于病原体具有较高的选择性作用，能在不毒害机体的浓度之下，干扰病原体的特殊的生化过程而发挥其疗效。但是病原体在宿主体内适应得越好，其生活过程越接近于寄生的组织，也就难有选择性作用的药物。

五、从临床用药目的可分为四类

1. 预防药

是以中断疾病发生、发展过程为目标，使人体由亚健康状态恢复到健康状态。非损伤性疾病及非感染性疾病的发生和发展，包含了一个或数个环节或过程，有针对性地使用药物来干预发病过程中的任意环节，均可终止疾病发展的进程。对肿瘤、心脑血管疾病、癌转移、骨质疏松、早老性痴呆等，均可采取药物预防的措施。例如服用小剂量的阿司匹林，使环氧化酶乙酰化后失活，中断了血小板活化的通路，进而终止血栓形成。雌激素类似物他莫昔芬、雷洛昔芬等均可以抑制乳腺癌的发生。调查研究发现，人从饮食中摄取的硒量与人体患癌症的风险呈负相关，环境的硒水平与人体患癌症的风险具有类似的负相关关系，补充硒可以降低化合物引起的各种癌症、因自发的动物肿瘤引起的各种癌症和植入的动物肿瘤细胞株引起的各种癌症的发生率。

2. 治疗药

是指对已经出现的疾病产生治疗作用的物质。消除致病原因的药物称为**对因药物**。消除疾病症状的药物称为**对症药物**。

特异性药物是指生物活性对化学结构的改变特别敏感的药物，又称为结构特异性药物。非特异性药物是指生物活性与化学结构关系较小的药物，又称为非结构特异性药物。

3. 安慰药（placebo）

是指没有药理活性的物质（如淀粉、乳糖等）被制成与某种药品外观、气味相同的制剂（形状、大小、色泽、表面触感、重量、入口感、味道、包装容器基本相同）。但一般却无药理作用，凭借暗示所起的心理作用减缓症状或治愈疾病。

4. 诊断药

如造影剂，人绒毛膜促腺激素诊断试剂（早早孕检测试纸）等。

六、从国家对药品管理方面可分为以下几类

1. 法定药物

药典收载的药物通常称为法定药物。一般是疗效确切，毒副作用小、质量稳定的药物和制剂。

2. 基本药物（essential drugs，ED）

是指从中国目前临床应用的各类药物中，经过科学评价而遴选出的在各类药品中有代表性的药品，其特点是疗效好，不良反应小、质量稳定、价格合理、使用方便等。系能满足大多数人民卫生保健需要的药物，应在任何时候以适当的数量和适宜的剂型为人们所得到。

3. 处方药（prescription drugs，简称 R 药）

是指必须凭执业医师或执业助理医师处方才可调配、购买，在医师、药师或其他医疗专业人员监督或指导下方可使用的药品。处方药的范围：①国际规定的管制药品（麻醉药、精神病用药、毒性药品、放射性药品）均列入处方药的范围。②非肠道给药的制剂均列为处方药。③所有新药都自动归类为处方药。

4. 非处方药（OTC）

是指由国务院药品监督管理部门公布的，不需要凭执业医师或执业助理医师处方，消费者可以自行判断、购买和使用的药品。

5. 进口药

是指临床需要、安全有效、质量可控的品种，并取得国家食品药品监督管理局核发的《进口药品注册证》和口岸药品检验所《药品检验合格报告书》。

6. 新药

是指未曾在中国境内上市销售的药品。

7. 特殊管理药品

（1）麻醉药品　是指连续使用后易产生生理依赖性、能成瘾的药品。包括：阿片类、可卡因类、大麻类、合成麻醉药类及卫生部指定的其他易成瘾的药品、药用原植物及其制剂。

（2）戒毒药品　系指控制并消除滥用阿片类药物成瘾者的急剧戒断症状与体征的戒毒治疗药品和能减轻消除稽延性症状的戒毒治疗辅助药品。

（3）精神药品　是指直接作用于中枢神经系统，使之兴奋或抑制，连续使用能产生依赖性的药品。

（4）医疗用毒性药品　系指毒性剧烈，治疗剂量与中毒剂量相近，使用不当会致人中毒或死亡的药品。

（5）放射性药品　是指用于临床诊断或治疗的放射性核素制剂或者其标记药物。

七、从药理作用或临床药物治疗方面分类

神经系统药物：精神药、抗抑郁药、抗焦虑药、抗狂躁药、镇静催眠药、安定药、抗癫痫药、抗帕金森综合征药、镇痛药、麻醉药等；

循环系统药物：抗高血压药、血管扩张药、抗动脉粥样硬化药、抗心律失常药、抗心肌缺血药、强心药、抗心力衰竭药等；

血液系统药物：止血药、抗贫血药、抗凝血药、抗血栓药、降血脂药、升高白细胞药等；

呼吸系统药物：平喘药、镇咳药、祛痰药、气管炎药、呼吸兴奋药等；

消化系统药物：镇吐药、胃药、助消化药、消化道溃疡药、肠炎药、泻药、止泻药、护肝药、利胆药等；

内分泌系统药物：激素类药、糖尿病药、甲状腺病药等；

免疫系统药物：免疫抑制剂、免疫促进剂、抗变态反应药等；

泌尿生殖系统药物：补肾药、水肿利尿药、前列腺炎药、性功能障碍药、阳痿药、避孕药等；

抗菌消炎药、抗结核药、抗病毒药、抗真菌药、抗寄生虫药、抗艾滋病药、抗癌药、解毒药等；

维生素与矿物质元素补充剂、益智药、抗衰老药、减肥药等。

其他有按特殊科室专用药品分类的，如：皮肤科疾病药物、眼科疾病药物、口腔科疾病药物、耳鼻喉科疾病药物、痔科用药物、妇科药物、儿科药物等。

第三节　药物作用

一、药物作用

是指药物对于机体的影响或机体对药物的反应。药物可用以改变机体生理生化功能或病变的自然过程从而有利于患病的个体，称为**治疗效应**。大多数药物作用表现为正常生理或生化功能的增强或减弱。药物作用往往不是单一的变化，而是引起一系列有一定先后次序的变化过程。当药物对其中一个步骤发生影响时，就会导致一系列其他的变化。有人建议，把药物最初引起的变化称为**药物作用**（drug action）；而把其他继发性变化称为**药物效应**（drug effect）。利用药物增强/或减弱机体功能的作用，就可对病原体加以抑制，协助机体调整功能平衡或控制感染。

（一）药物作用的表现形式

1. 兴奋性的改变

使生物体原有的生理、生化功能增强，称为**兴奋作用**（stimulation）。如肾上腺素收缩血管平滑肌升高血压的作用。洋地黄增强心肌收缩力所致的强心作用。使生物体原有的生理、生化功能减弱，则称为**抑制作用**（depression）。如阿托品减少腺体的分泌作用。磺胺药抑制病原体叶酸代谢，阻碍菌体分裂繁殖的作用。氨茶碱松弛支气管平滑肌的平喘作用。

2. 新陈代谢的变化

生理上兴奋或抑制的变化是与机体的新陈代谢或物质、能量转变密切联系的。

3. 适应性的变化

适应性是指生活机体随环境变化而发生的机能变化，使机体与环境之间保持动态平衡。机体对药物作用也具有适应能力。

（二）药物对人体的作用按临床表现的分类

（1）当药物使低于正常的功能活动恢复到正常时，有苏醒作用、强壮作用。

（2）当药物使功能活动超过正常水平时，有兴奋作用、致幻作用、致惊厥作用。

（3）当药物使高于正常水平的功能活动降到正常水平时，有镇静作用、安定作用、解痉作用、抗惊厥作用。

（4）当药物使机体功能活动降到正常水平以下时，有抑制作用、麻醉作用、麻痹作用。

（5）化学治疗药是杀灭或抑制病原体和肿瘤细胞的分裂增殖，并相对地对人体无明显毒性。

二、药物作用的基本类型

直接作用　药物对所接触部位发生的作用，或称原发作用。如洋地黄兴奋心肌加强其收缩力的作用。阿托品滴眼液的扩瞳孔的作用。

间接作用　由直接作用所产生的继发性效果或通过神经反射及体液因素引起的其他部位的反应，亦称继发性作用。如洋地黄对心肌的直接作用，心肌收缩力加强，代偿性恢复心功能，改善血液循环，肾血流量增加产生利尿消肿的效果。

局部作用（local action） 药物还没有被吸收前就在其应用的部位呈现的作用。如普鲁卡因的局麻，碘酊的皮肤消毒等。

全身作用（systemic action） 药物被机体吸收进入血液循环后随着体液分布到器官或组织而呈现的作用，也称为吸收作用或系统作用。如口服解热镇痛药可退热。普鲁卡因过量引起中毒出现肌肉震颤、惊厥和昏迷的作用。

普遍作用（原生质毒或一般原浆毒作用）有些药物能够干扰任何原生质中最基本的生化过程，对机体各组织细胞都能呈现出性质相似的反应。如酚、醛、重金属盐类消毒防腐药与机体、病原体的蛋白结合，使蛋白质变性，产生收敛和抗菌作用。

选择性作用（selectivity） 是指某个药物在治疗剂量的范围内，仅对机体某些组织或细胞呈现最明显的作用，而不是对机体所有组织或器官发生同等强度的作用，对其他组织器官作用很弱或者几乎无作用。如洋地黄的强心作用；异烟肼的抗结核杆菌作用。

选择性高的药物大多药理活性也较高，使用时针对性强，疗效较好，不良反应较少。选择性低的药物其针对性不强，且副作用较多。药物的药理作用越多，治疗作用的选择性则越差，其副作用越容易产生。对于复杂的人体组织结构，要求药物的选择性越强越好。但无论药物的化学结构，还是药物在体内的分布，目前还不能完全做到令人满意的特异性。药物的选择性是相对的，不是绝对的，在机体内药物不可能集中分布到病变部位，而不分布到其他器官、组织内。在一定的条件下选择性是可以变化的，如尼可刹米适量能选择性地兴奋延脑呼吸中枢，过量即可兴奋脊髓引起惊厥。

预防作用 阻止或抵抗病原微生物的侵入，或促使机体产生相应抗体以预防疾病发生的作用。如磺胺嘧啶预防流脑。服用乙胺嘧啶防治疟疾流行。各种预防接种疫苗等。

治疗作用 能杀灭或抑制病原微生物以控制感染，或通过其他作用达到治疗效果。可分为对症治疗和对因治疗。两者是相辅相成的。如抗生素能抑制或杀灭细菌而消除病因，同时起到控制症状和预防的效果。疾病时发高热可致惊厥，解热药可降低体温，防止惊厥，控制病情的发生和发展。

三、药物作用机理

药物作用机理（mechanism of action）是对药物为什么起作用和怎样起作用所做的某种推理和解释，也包括对药物产生作用或效应的初始作用部位或关键部位的阐明。所谓药物作用机理一般就是指药物作用的基本生理、生化变化过程而言。生活机体的生理、生化功能是非常复杂的，任何生理、生化机能往往不是单一的生物变化，而是一系列彼此相互衔接和相互影响的生物过程。譬如：传出神经对周围器官的生理、生化调节除了神经冲动之外，还有神经介质的合成、储存、释放和介质与受体的结合以及介质的灭活等。

（一）特异性作用机制

凡是能与药物结合并受药物作用的部位，称为靶体。

作用于同一靶体同一部位并且彼此竞争者称为竞争性药-靶关系。

作用于同一靶体不同部分或作用于不同靶体但在效应上又有关联时，称为非竞争性药-靶关系。

靶器官：有些药物作用的主要效应器官，称为靶器官。如强心药主要作用于心脏，健胃药主要作用于胃，利尿药主要作用于肾脏。器官所处的功能状态会影响药效。许多器官具有内源性活性物质，如组胺、前列腺素、甲状腺素、胰岛素等可产生自身调控作用。乙酰胆碱对心脏的直接作用是降低心率。

靶组织：有些药物作用于某一组织，如平滑肌、神经中枢等可对多个器官起作用。不同部位的靶组织对药物的敏感性有时不同，其出现药效的时间及药效的强度也不同。例如：中枢兴奋药根据主要作用部位和效应不同，分为大脑兴奋药、脑干呼吸兴奋药、脊髓兴奋药。又如某药舒张血管平滑肌，使血压下降并可引起反射性心率加快。

靶细胞：许多药物可选择性地作用于细胞。例如：抗心律失常药作用于自律细胞；降血糖药作用于胰岛β细胞。

靶部位：是指亚细胞水平上受药物作用的部位。它是可与药物结合并受药物作用的生物“组分”。例如：维拉帕米对心肌细胞膜 Ca^{2+} 慢通道的阻滞；丝裂霉素对基因的干扰；磺胺药对二氢叶酸合成酶的抑制等。

靶分子：药物的分子与生物机体大分子间的相互作用。药物作用的靶分子、功能分子或大分子一般为受体、酶或酶系、遗传物质等分子。例如：肾上腺素兴奋心肌细胞中的腺苷酸环化酶从而引起心脏兴奋。咖啡因作用于磷酸二酯酶，从而增强心肌的收缩。氯苯那敏与组胺竞争 H_1 受体，从而阻断了组胺的一部分作用。运用量子力学的电子轨道波函数方程，可推算药物靶分子的电荷分布、分子电势场、分子能量、各位置的前沿电子密度等，并可计算药物与靶体作用前后在分子构象、轨道能量、键角及键轴扭转、振动频率等方面的变化，从而使药物作用机制的研究达到“亚分子水平”或“电子水平”。

1. 受体学说

药物为什么对组织细胞具有特异性的选择性作用？不少药物能选择性地作用于人体的一定部位。这是因为人体组织和细胞中存在着很多不同的受体，可以接受不同的药物，而产生不同的作用。

1975 年 Goldstein 将受体定义为：与药物相结合并发生效应的机体组分的大分子物质。受体是指与配体结合的位点，是构成细胞的大分子化合物，主要是细胞膜或细胞内的蛋白质、核酸、脂质、酶等。它们与配体结合后能发生生物化学、电学或机械等反应。现已确定的受体有 30 多种。

(1) 受体及其亚型的分类

受体有高度选择性的激动剂，并依生理激动剂来命名。例如乙酰胆碱受体（包括毒蕈碱型 M 受体和烟碱型 N 受体）、肾上腺素受体（包括α、β二种受体）、多巴胺受体（D 受体）、5-羟色胺受体（包括 5-HT_1、5-HT_2、5-HT_3、5-HT_4 四种受体）、阿片受体（包括μ、δ、κ三种受体），γ-氨基丁酸受体（包括 GABAa、GABAb 二种受体）、苯二氮䓬受体、组胺受体（包括 H_1、H_2、H_3 三种受体）、前列腺素受体（包括 DP、EP、FP、IP、TP 五种受体）、腺苷受体（包括 A_1、A_{2A}、A_{2B}、A_3 四种受体）。

每一种受体又含有不同的亚型或亚单位。许多受体的亚型是通过拮抗剂而区分的。例如乙酰胆碱受体，M 受体存在 M_1、M_2、M_3、M_4 四种亚型。肾上腺素受体包含α和β受体，依其不同的生理药理作用又分为 α_1、α_2、β_1、β_2 四种亚型，进一步又可分出 α_{1A}、α_{1B}、α_{1C}、α_{1D}、α_{2A}、α_{2B}、α_{2C}、β_1、β_2 和 β_3 等亚型。多巴胺受体存在 D_1、D_2、D_3、D_4、D_5 五个亚型。5-羟色胺受体中 5-HT_1 受体存在五个亚型：5-HT_{1A}、5-HT_{1B}、5-HT_{1D}、5-HT_{1E} 和 5-HT_{1F}。5-HT_2 受体又分为 5-HT_{2A}、5-HT_{2B} 和 5-HT_{2C} 三个亚型。

受体分布很广，不仅在细胞膜上有，细胞质有，外围组织甚至中枢神经系统内也有。不同组织或同一组织的不同区域受体密度不同。

（2）受体的特征

1）特异性与专一性（specificity） 受体对它的配体具有高度的识别能力，一种特定受体只与其特定的配体结合，产生特定的生理效应，而不被其他生理信号干扰。

2）立体构象选择性（stereo selectivity） 受体的分子链很长，极易缠卷，可以同时存在几个立体构象，因而受体可分成几个亚型。受体与特异性配体的结合，双方均有严格的构象要求，不同亚型的受体构象不完全相同，与其相适应的药物就会有所不同。而同一药物的不同光学异构体与受体的亲和力相差很大。药物在机体内部发生作用往往通过不同的立体构象，与受体等部位发生三维结合而产生作用。药物分子在立体构象上的差异会对其效应的特征及强度产生显著影响。

3）同类受体的不同亚单位的分子量、亚细胞或分子特征各具特性。有些亚单位上存在配体的特异结合位点，专与配体结合；有些亚单位则与酶或/和离子通道耦联；有些亚单位为调节亚单位。

4）高亲和力（high affinity） 配体与受体之间必须有亲和力才能形成配体-受体复合物。受体与药物结合的强度与产生生理效应的药效强度相关。受体对其配体的亲和力应该相当于内源性配体（endogenous ligand）的生理浓度。亲和力大的配体与受体结合多，亲和力小的配体与受体结合少。由于药物与受体的亲和力不同，其药理作用也就有强弱之分。

5）饱和性（saturability） 每一细胞或每一定量的组织内受体数目是有限的，当放射配体达到某一浓度时，最大结合值不再随配体浓度的增加而加大。

6）可逆性（reversibility） 药物与受体之间形成的化合键一般比较弱，受体与配体的结合不太紧密，可以解离，因而是可逆的；也能被其他特异性配体置换。但有少数是通过共价键结合形成稳定的复合物，不易解离，所产生的效应强而持久，甚至是不可逆的。

1933 年和 1954 年 Clark 的“受体占领学说”（receptor occupation theory）指出：药物必须占领受体，才能发挥作用。药物效应取决于药物与受体的亲和力（affinity）及药物的内在活性（intrinsic activity）。受体与药物的亲和力只能决定其结合，结合后的效应取决于“内在活性”，而内在活性是药物的化学活性基团在起作用。它与细胞受体的特异结构相结合形成药物-受体复合物，从而触发细胞的理化、代谢变化而产生生理效应或药理作用。

如果某一药物与相应受体的亲和力大，同时又有明显的内在活性，则这个药物为该受体的兴奋剂或**激动剂**（stimulant 或 agonist）。有时很低浓度的激动剂就可以引起明显的生理或生化效应。1954 年 Ariens 发现有些低效的激动剂虽用到很高浓度，其最大效应仍始终低于高效的完全激动剂的最大效应。

如果某药物与相应的受体亲和力虽大，可是与受体结合后却没有内在活性，反而因占据了受体，阻碍了生物活性物质或类似药物与受体结合，竞争性地阻断兴奋剂的作用，则该药物为这个受体的阻断剂或**拮抗剂**（blocking agent 或 antagonist）。如普萘洛尔能阻断肾上腺素 β 受体的效应。

凡是通过特异性受体产生效应的药物，其疗效取决于受体的数目和亲和力。并且受体的数目和亲和力随病人的生理、病理状态不同而有所变化，药物疗效也随之发生改变。受体的数量和质量总是处在动态平衡状态。长期用受体激动剂可导致受体脱敏，称为不应性或向下调节，从而减弱药理效应。相反，长期用拮抗剂可致受体的高反应性或向上调节，突然停药可引起反跳反应，使病情加重或恶化。

1956 年 Stenphenson 提出“备用受体学说”（spare receptor theory）：药物产生最大效应不需要占领全部受体，这时仍未与药物结合的受体称为**备用受体**。药物效应相同，被占领的受体可以不同，药物效应与药物的效能（efficacy）有关。

1961 年 Paton 提出药物作用的“速率学说”（rate theory）：药物的作用主要取决于药物与受体结合的速率以及结合后药物的解离，而与药物占领的受体数量无关。药物效应的产生是由于一个药物分子和受体碰撞产生一定量的刺激，并传递到效应器的结果。结合快、解离快的药物是高效激动剂，结合快而解离慢者是拮抗剂，结合慢、解离慢者是部分激动剂。

Karlin 和 Changeux 提出药物-受体相互作用的“两态学说”（two state theory）：受体存在两种互变的状态，紧密状态（tensing state）代表失活态的受体；松弛状态（relaxing state）代表活化态的受体；它们对配体的亲和力不同，配体的选择性取决于配体对两种状态受体的亲和力。配体与受体的结合，改变了受体的带电性，同时释出很高的能量，使被占领的受体变构，被结合的受体还会影响其余受体变构。激动剂与 R 态的受体结合产生效应，并促进 T 态的受体转变为有活性的 R 态。

1977 年 Greaves 提出“能动受体学说”（motile receptor theory），阐明受体分子如何在细胞膜内运动、耦联 、传递和放大信息。受体与药物作用后，往往激活并启动了生物放大系统。当生物放大系统被激活/启动后，药效过程就不再完全依赖于药物，效应器官可以在生物放大系统的支配下，发生一系列的功能或形态的变化，产生具体的局部效应。由于效应器官的反馈功能和制约功能的影响（如受体数量的变化，受体亲和力的变化，常规脉冲的调控，适应性和耐受性的出现等），以致某些药物在靶体附近的浓度与药效强度并不完全呈平行关系，有的甚至无显著相关。产生 90%药效的药物浓度，比 9%药效的浓度约大 100 倍；比 50%药效的浓度约大 9～10 倍。

效应器官的局部功能变化发展成整体药物效应，要受到机体整合及反馈功能的控制，还会受到药酶活性的变化、药物代谢物的竞争以及机体生理学与生化学调理和适应等因素的影响。如是联合用药则情况更为复杂。

药物和受体的结合是“锁-钥关系”、“互补契合”和“诱导契合”关系。受体学说只能阐明某些药物的作用原理，如某些降压药、抗休克药、抗心律失常药、抗心绞痛药等；但不能解释全部药物的作用原理。如液体石蜡软化粪便、导泻作用；氢氧化铝中和胃酸的作用；氯化铵的祛痰作用；维生素纠正机体缺乏症的补充作用；新斯的明抑制胆碱酶的作用等。

2. 生物膜学说

细胞膜、线粒体膜、细胞核膜及溶酶体膜等统称**生物膜**。它是机体各组织或器官之间、细胞之间以及细胞器之间的屏障结构，在这里进行着有节制、有选择性的物质转运交换，以保持各部分的独特生理功能。生物膜具有传递信息，进行物质代谢和物质转运等多种生理功能。有些药物能影响这类膜的功能而呈现作用。如抗心律失常药主要通过影响 Na^+、K^+ 或 Ca^{2+} 转运，纠正电生理紊乱而发挥作用。利多卡因和苯妥英钠的抗心律失常作用是由于增高心肌细胞膜，特别是浦氏系统对 K^+ 的通透性，促进 K^+ 的转运外流，从而抑制自律性。普鲁卡因胺和奎尼丁能渗入心肌细胞膜，与膜上脂蛋白结合使之发生构型变化，阻塞膜通道、阻止 Na^+、Ca^{2+} 内流，从而抑制去极化。多粘菌素 B 和 E，能损伤细菌的胞浆膜，使膜的通透性增加，导致细胞内盐离子、氨基酸、核苷酸、磷酸化物的外漏，从而产生杀菌作用。维拉帕米能选择性阻滞心肌及平滑肌慢通道，抑制 Ca^{2+} 内流。

许多非特异性药物可能是作用于细胞膜上。例如：麻醉药的抑制作用似乎是由于神经细胞膜类脂质相的膨胀和液化所致。所有麻醉药都能对细胞膜产生类似的作用。

3. “药酶”学说

Brodie 学派提出“药酶”为体内专司代谢化学异物的“组分”，并且是在长期进化历程中逐步形成的。

几乎所有药物进入机体后，都在酶的控制下发生生物转化，并且与血浆和组织蛋白质相结合，与受体结合产生反应。代谢是在酶的催化作用下进行的。参与代谢变化的小分子化合物，先与酶结合成为结合物，然后经过一系列反应（或一步反应）生成最终产物，同时将酶释放并产生生理效应。如果药物与代谢物化学结构相似，也可以与相应的酶结合，从而干扰或阻断正常的代谢过程，表现为代谢对抗（metabolic antagonism）。例如磺胺药的化学结构与对氨基苯甲酸（PABA）相似，能与对氨基苯甲酸争夺二氢叶酸合成酶，从而干扰二氢叶酸直至核酸和蛋白质的合成，进而抑制细菌的生长和繁殖。甲氨蝶呤为叶酸的同型物，可竞争性地抑制二氢叶酸还原酶，从而阻断核酸的形成过程，使癌细胞遭受抑制或死亡。

青霉素分子中含有高活性的β-内酰胺环，能选择性地争夺转肽酶，与之结合形成青霉噻唑酰酶，使转肽过程不能进行，从而阻碍细菌细胞壁合成，因而可使菌体肿胀破裂，具有杀菌作用。在低浓度时主要作用于G^+菌。在浓度极大时也能对某些G^-菌发生作用。阿司匹林、吲哚美辛能抑制前列腺素合成酶。

新斯的明能可逆性地与胆碱酯酶结合，使乙酰胆碱（ACh）在体内堆积，表现出乙酰胆碱的全部作用。有机磷酸酯类物质能与胆碱酯酶牢固结合，不易解离，酶的活性难以恢复，使体内乙酰胆碱持久地积聚而引起中毒；碘解磷定和氯磷定均是吡啶甲醛肟的季铵盐，解离后形成带正电荷的阳离子头与胆碱酯酶的阴离子部位结合，肟基则定向的与磷酰化酶的磷原子结合，继而裂解成磷酸肟，使胆碱酯酶游离而复活。

（二）非特异性作用机制

一般与药物的理化性质有关，而与药物化学结构关系不大。

1. 物理屏障作用

油性或胶性物质常作为缓和药覆盖在炎症粘膜表面，以减轻刺激，起到保护皮肤和减轻疼痛的作用。润滑性泻药如蜂蜜、液状石蜡等，口服后涂布于肠粘膜表面，抑制对水分的吸收，从而润滑肠壁，软化粪便利泻。

2. 吸附作用

活性炭、矽炭银、白陶土、赤石脂等粉末或细颗粒，能吸附大量的气体、毒物，起到保护、止泻、阻止毒物吸收等作用。

3. 表面活性剂

阳离子表面活性杀菌剂如新洁尔灭、度米芬、消毒净等，能吸附于细菌表面，改变细胞膜的通透性，使菌体内酶、辅酶及一些生理产物逸出，起杀菌作用。

4. 渗透压作用

脱水剂如甘露醇、山梨醇等，静脉注射后主要分布在细胞外液，不能进入脑组织、脑脊液及房水，使血液渗透压升高而产生脱水作用。硫酸镁口服后，不易透过肠壁吸收，故增加肠内渗透压，储留水分而导泻。右旋糖酐、706 代血浆等血容量扩充剂，静滴后不易透过血管壁，增加血浆的胶体渗透压，可以维持或增加血浆容量，用于补充急性失血。

5. 脂溶作用

许多麻醉药具有较高的油/水分配系数，能溶于类脂中，对神经细胞有高度亲和力。亲脂性越大，中枢抑制作用越强。

6. 原浆毒作用

许多消毒防腐剂如酚类、醇类、醛类、酸类、重金属盐类，能使蛋白质变性或沉淀，从而抑制病原体生长繁殖或导致死亡。收敛药如鞣酸、锌盐、铝盐用于皮肤烧伤、擦伤或溃疡的病灶，能沉淀蛋白质形成一层保护膜，减少渗出。

7. 中和作用

碳酸氢钠、氧化镁等能直接中和胃酸。乳酸钠可纠正酸血症，氯化铵可纠正碱血症。

8. 氧化还原作用

高锰酸钾、过氧化氢遇有机物时放出新生氧，氧化细菌体内活性基团而发挥杀菌作用。亚甲蓝低剂量时，可使高铁血红蛋白还原成血红蛋白，用于治疗高铁血红蛋白血症；高剂量时，将血红蛋白氧化成高铁血红蛋白，与 CN^- 结合力很强，可以从氰化细胞色素氧化酶中夺取 CN^-，使细胞色素氧化酶复活而解毒，可用以治疗氰化物中毒。

9. 络合作用

二巯基丙醇可与重金属离子络合成环状络合物，用以解除重金属中毒。

10. 放射线作用

放射性碘 ^{131}I 治疗甲状腺功能亢进，剂量极小，仅为 10^{-12} g，主要利用甲状腺有高度聚碘的能力，在口服后短时间内约 80%可聚积于甲状腺。^{131}I 在甲状腺内放出 β-射线（占 99%）和 γ-射线，β-射线在组织内的射程仅约为 2mm，电离辐射只破坏甲状腺的腺泡上皮，而不影响邻近组织。剂量适当可起到与甲状腺切除同样的效果。

第四节　药物选择

一、正确选用药物

选用药物就是通过药物的干预作用达到预定的治疗目的。正确选用药物，在众多可以选择的药物中，根据病人的生理、病理、免疫状况和身体条件，以及疾病情况，全面考虑药物的安全性、有效性、经济性，必须做到选用药物正确，剂量恰当，用法适当，合并用药合理，达到充分发挥药物的作用，尽量减少药物对人体的毒性或副作用，迅速有效地控制疾病的发展，恢复人体健康。

一般来说，用药治病、防病必须有三个前提条件：①疾病诊断必须正确，辩证地推断疾病的病因及病理生理变化；②针对病因和主要症状选择适当的药物，选用便宜的好药；③用药恰到好处，安全而有效地用在“火候”上，并且随着病情的变化而改变用药的品种和给药方案。

二、药物选择时应考虑的因素

药物的选择是否恰当，关系到药物治疗的好坏和成败问题。因此，医生开处方前应考虑如下几点：

（1）是否有用药的必要？不少病症可不必用药。希波克拉底医生有一句名言：“有时不用任何东西，就是很好的治疗。”例如单纯性的轻度骨折和早期的轻症糖尿病，可以不用药。小孩厌食、偏食更无需用药，只要作些科学生活的指导即可。因此，在没有必要用药或可用可不用的情况下，就尽量不要用药。

对于清洁切口的手术，一般不提倡预防性使用抗菌药物。对于一时尚不能作出准确诊断的疾病，也不要乱用药物进行试探性治疗。亦不可随便乱用止痛药。

（2）如果必须用药，就应考虑到用药的目的。即希望通过用药改变病人什么情况，达到什么效果？所用的药物是否能达到预期的效果？在临床药物治疗方面，要求的有效性也依用药目的不同而有很大差别，分别为：①治愈疾病，根除致病原；②缓解临床症状；③延缓疾病进程；④调节人的生理功能；⑤避免某种不良反应的发生；⑥预防疾病发生。

无明确指征的预防用药，不但不会取得预期效果，还会引发多种不良反应，有害健康。外科预防性使用抗菌药通常应明确用药目的，如是否有潜在的局部或全身感染用药的指征。一般可选用半衰期长、疗效高、毒性小的药物；手术前一般单次给药。

（3）对症用药是选择药物的首先原则。药品的疗效取决于是否对症，是否合理。治疗用药必须具有准确的针对性并正确使用，才能获得显著的疗效，包括消除病因，减轻或消除症状，改善人体生理功能，以及补充体内某些物质的不足。无的放矢，有可能引起严重的医疗事故。泛泛用药，有害无益。王孟英说：“用之不当，参术不异砒硇。”（清）徐灵胎说：“故虽甘草、人参，误用致害，皆毒药之类也。”

盲目地把激素药当做“止痛药”或“退热药”使用，是非常危险的。如有些腰腿痛病人服用泼尼松止痛，结果造成结核病扩散而导致粟粒型肺结核、结核性脑膜炎。股骨头无菌坏死的患者约有60％～70％均有用过激素的病史。

去痛片的药理作用是通过抑制大脑的痛觉中枢，使痛的冲动不能传到大脑皮层，只能缓解病情，不能消除病因。而腹痛本身只是一种症状，不论急性或慢性，原因很多，在未诊断出病因之前，乱用去痛片可能会掩盖症状而贻误病情。

病毒感染应用抗生素就不是对症用药，因为抗生素对病毒无效。例如流行性感冒是由流感病毒（甲型、乙型或丙型）引起的一种上呼吸道感染，病毒常因变异而产生新的亚型流行。应用抗生素对流感病毒显然是无效的，而应使用抗病毒药物治疗。只有当并发细菌感染时才可考虑使用抗生素。然而有的为了治一个感冒花上几十元、甚至几百元实在不值得，而且未必对症，乱用抗生素可能会导致二重感染。

慢性支气管炎稳定期患者虽常有咳嗽、咳痰，但不需要使用抗菌药物；在急性发作期，如痰多、黄痰或粘稠、肺啰音明显，白细胞增高甚至发热时，需要在医生指导下使用抗菌药物。

长期以来，类风湿病被医学界视为难以治愈的顽疾之一，在症状上类似风湿病（属寒痹症），因此，不少人常用抗风湿的药物治疗。由于抗风湿性药有扩张毛细血管的作用，可以缓解淤滞对机体组织的压迫，表面上可使类风湿病症状减轻，但只可缓解一时，没有治疗的实际意义；加之抗风湿性药多属热性药物，类风湿病却属湿热性骨痹症，用药不对症，等于“火上浇油”，不仅不能治好类风湿，相反会引起其他副作用。

因此，用药必须对症，而“对症用药”决非是简单地将药名与病名“对号入座”就行了，它需要知识、判断、技巧和智慧。对症用药的决定权在医师手中，误诊、漏诊、错诊或医药知识不足，必然会导致用药错误。无病用药，轻症用重药，都属于用药不对症，轻则无效，重则贻误病情，危及病人生命。

（4）每一种药物都有一定的功能主治、适用范围，可用于一些疾病的治疗或症状的改善，即该药的适应证。药物作用的选择性是用药的基础。很多药物在适当剂量时对某一组织或某一器官发生作用，而对其他组织或器官很少或几乎不发生作用。生物体组织结构不同，生化机能不同，对药物的反应也不同。掌握这些规律就可以在治疗不同疾病时选择不同的药物。

同一疾病和同样的治疗目的，可以通过多种作用机制不同的药物实现。应该在了解其机制和应用条件后再选用，力求使药品符合个体要求。尽可能选择针对性强的高效、特效药。例如，抗高血压的降压药物有几十种，扩张血管的常用药物就有近10类。每个人患高血压的程度（Ⅰ、Ⅱ、Ⅲ期）和类型（原发性高血压，继发性高血压包括肾实质性高血压、肾血管性高血压）各不相同，而可用于降血压的药物更是多种多样。每一种药可能只对某类型有效，而对其他则效果不好。对轻度至中度高血压患者进行的降压治疗的观察研究发现，降压效果较好的药物依次是：钙阻滞剂硫氮䓬酮有效率为63％，α_2激动剂可乐定有效率为59％，α_1阻滞剂哌唑嗪有效率为47％，利尿剂氢氯噻嗪有效率为46％，β受体阻滞剂阿替洛尔有效率为41％，血管紧张素转换酶抑制剂卡托普利有效率为37％。理想的降压药应是：能有效地降低血压而不产生耐药性；无不良反应；不影响患者的生活质量；不增加心血管的危险因素；能逆转靶器官损害；服用方便，适宜长期用药；价格便宜。

过敏性休克及中毒性休克都表现为低血压，而前者是由于周围血管扩张，因而应采用收缩血管的肾上腺素类药物；而中毒性休克是由于微循环小动脉及小静脉的收缩引起回心血量减少，因而常采用酚妥拉明扩张血管疗法。

（5）应考虑药物的禁忌证

禁用是指绝对禁止使用的药品，此类药品一旦误用就会出现严重不良反应或中毒。如阿司匹林对胃溃疡病人、临产前3个月的孕妇、有过敏史或哮喘病的患者、血友病或血小板减少症患者禁用。有些药物虽然适合于所治的病症，但不能为病人所耐受，如青霉素虽能有效地治疗大叶性肺炎，但对该药过敏者必须禁用。对于曾有过敏史或对某一药物有反应史的患者尤应慎重，一般不应再给予该种药物，并且对某些化学结构相近似的药物也应慎用，防止出现交叉过敏的严重反应。一定要慎重或避免重复使用已经发生过不良反应的药物。如果某一药物确属必需，在解决了过敏反应后才可应用。但一般认为只有快速脱敏才有价值，尽快达到药理上足够有效的剂量。临床与实验提示，过敏症状偶然也会在继续与有关过敏原的接触中消失。对胎儿或婴儿有害的药物孕妇或哺乳期间应禁用。

忌用是指避免使用，即最好不用，如果使用可能会带来明显的不良反应和不良后果。如异烟肼对肝细胞有损害作用，肝功能不良患者应忌用。

慎用是指用药时要小心谨慎，在使用该药时要注意观察，如出现不良反应需立即停药。慎用不等于不能使用。

（6）所用药物是否存在不良反应？需要权衡药物的疗效和安全度的关系，病人获益的可能性是否超过危害的可能性？一般来说，医生用药的目的必须是对病人有益而无害，至少是益多害少。通常用药是针对疾病需要，冒着药品的潜在不良反应而用药的，如盲目用药出了问题，则成为责任问题。特别是对治疗窗很窄的药物或者需要保持一定血药浓度的药物更应提高警觉。例如：氯霉素用于治疗伤寒极其有效，它虽能引起再生障碍性贫血，但发生率极低，其危险远比伤寒病本身为小，可以用之。然而，如果是一般慢性支气管炎则不宜采用。

（7）必须慎重考虑一药单用和几药合用的问题。一般来说，除少数情况外，多药合用是无益的，甚至是有害的。除非必要，所用药物宁少毋滥。否则容易产生意外的不良反应和干扰治疗的进程。

开具处方时应遵循的一条原则是“能用一种药物解决问题的就不要用两种药物”。高血压病人在接受降压治疗时应从单一药物开始，尽量不用两种以上药物。在单用某个药物治疗一段时间后，如发现确实无效，应将其停掉，再换用另一种降压药，这样比增加一种新药更好，既可避免药物之间的相互作用，又更省钱。

联合用药要选用有益的相互作用，避免使用有害的相互作用的药物。由于一个医生很难把所有用药成分的正反两方面从配伍到应用都研究得很透彻，所以应用单一药物治病容易看到效果和问题。

总之，应遵循“能窄不广、能低不高、能少不多”的原则。能用窄谱的就不要用广谱抗菌药；能用一种有效的就不必用多种抗菌药。

（8）药物的选用应注意个体差异，因人而用。药物的疗效是药与人体相互作用的综合表现，用药者存在性别、年龄、体质、病情严重程度等方面的差别，药物疗效不可能在每个人身上完全相同。

（9）了解有无同时并存的其他疾病。老年哮喘患者如同时存在高血压，则不可选用肾上腺素治疗。心绞痛伴有支气管哮喘的病人，如用普萘洛尔治疗，可能会加重支气管痉挛。患病同时有肾或肝脏疾病者，应避免使用对肾或肝脏有损害的药物。

（10）从整体出发，抓主要矛盾，全面考虑治标与治本。

三、医生的责任

医生们的处方责任是重大的，“人命关天”。医生每天面临的进退两难的处境是如何治疗和帮助病人而不会损害他们的问题。当疾病是轻的和自限性的时候，少冒风险才是正确的。当疾病是严重的，可能致死的，没有简单有效的疗法可以应用的时候，冒大风险可能是有道理的。但经常保持警惕就能使危害减至最少。选用药物必须结合病人的需要和利益。容易出事故、发生不良反应或相互作用的药物最好少用。

第五节　用药原则

一、对因疗法

是指消除致病的原因。巴甫洛夫曾经指出：只要知道了病因，我们就能集中力量来对付它，更重要的，我们还能防止它侵入机体；这样，现在的医学才能过渡到未来的医学——预防医学。例如应用氯胍预防疟疾。

二、对症疗法（symptomatic treatment）

是指消除疾病的症状。根据巴甫洛夫学说，病理状态是过度强烈的刺激破坏了机体正常平衡的结果。对症疗法能够有利影响病理过程，调整恢复被破坏了的机体平衡，使其趋向正常。各种症状都是整个病理过程的不同环节，有时这些环节具有决定性意义。对一些严重的症状，如不及时施以适当的治疗，可能危及生命。例如，剧烈的疼痛是一种劣性刺激，对大脑的冲击，可以产生休克。这时疼痛已成为二级病因，可使病理过程向恶性方向发展。止痛药的及时应用可以切断这个环节，对防止休克的发生起着决定性的作用。因此，对症疗法也可以解除疾病发展过程中的二级病因，从而防止疾病的进一步发展。但是腹痛在未明确诊断病因之前，不可随意服用止痛药，以免掩盖症状。有些疾病如高血压、糖尿病等目前还无法根治，只能控制或缓解症状，需要终生服药。

三、顺势疗法

又称同类疗法，即应用微量的天然药物，激发人体的反应，促进人体的自然平衡，提高人体的整体免疫能力，以达到改善人体健康状况的一种治疗方法。其基本理论即相同者能治愈：当一个健康人在服用某种药物时所产生的症状与某些患者所产生的症状相同时，这种药物便能将这些患者的疾病治愈。顺势疗法的优点：一是快速准确治疗绝大多数人体疾病；二是无毒副作用，药物成本极低。

四、首选药、末选药、备选药

一般情况下，任何一种疾病都有几种药物或治疗方案可供选择。

（一）首选药

通常给患者用药时应把国家基本药物作为首选药。选用国家基本药物可以避免在大量的化学结构类似而商品名各异的药品中，重复用药或滥开处方，可以提高医生合理用药的水平。据载，美国市场上现有超过 22000 种处方制剂，即所谓合规格的药品，其中很多是没有用的。还有数以千计的特许专卖药，大多数是复方制剂，有很多也是无效的。况且，每年还有数百种新药投入市场，大多数并不比旧药有所改进，都是多种旧药的新组合，只是取个好听的新名称，包装更吸引人。例如：过去沙利度胺（反应停）掺在一百种以上的成药中，非那西丁组成了几十种复方制剂，氨基比林仍然是很多头痛药的成分。日本医师们统计，碘氯羟喹组成了 184 种不同的药。使用多种复方制剂不仅造成混乱，而且在发现有副作用时，它们会妨碍或延误采取有效的措施。因为医生们常常不知道这些制剂中的成分。通常在任何制剂中含有超过一种药都是不可取的，没有必要的。因此，近年来一些国家除严格对药品生产实施 GMP 管理外，并规定生产单一组分的制剂和一次服用剂量的最小包装。不但减少了药物组分间相互作用，避免多次取用造成的污染，保证质量稳定，大大减少了制剂品种数量，也便于临床医师掌握和灵活应用。

特效药是指药物有高选择性的作用机制，对其他受体均无作用，副作用小。特效药对某个疾病有特殊疗效，应作为首选药。

奥美拉唑（洛赛克）是一种治疗胃、十二指肠溃疡的特效药，抑制胃壁细胞的 H^+-K^+ ATP 酶，对基础分泌和各种应激状态下的胃酸分泌都可产生有效的抑制作用，作用快，晨服药一次足可，连续服药 8 周即可达到溃疡愈合；而对十二指肠溃疡，每晨一次，连续 4 周即可有效。儿童不宜服用。

近年来国内外公认：肾上腺素是所有心脏骤停病人的首选加压药物。

磺胺嘧啶与血浆蛋白结合率低，分布到脑脊液中的药量较多，可作为治疗流脑的首选药。

青霉素至今仍是治疗许多感染性疾病的首选药。青霉素曾一度被视为治疗淋病的首选药，但自 1976 年抗青霉素淋球菌菌株（PPNG）呈上升趋势以来，应用青霉素治疗不但疗效差，而且可导致久治不愈或播散全身产生其他严重不良后果；故第三代氟喹诺酮（FQ）类（如环丙沙星、左氧氟沙星、依诺沙星等）可作为目前治疗淋病的首选药，治愈率达100％。红霉素为治疗军团病和弯曲菌属感染的首选药。临床上遇到重症肠球菌感染可首选万古霉素或替考拉宁治疗。沿袭40年之久的治疗伤寒病的首选药氯霉素因伤寒菌普遍耐药，如今已被摒弃；目前第三代氟喹诺酮类如诺氟沙星和氧氟沙星特别适用于耐药性伤寒的治疗，可作为首选药。阿昔洛韦是迄今最强的抗疱疹病毒药，对人类所有5种疱疹病毒（DNA病毒）的增殖均有抑制作用，选择性高，作用强，效力比碘苷强10倍，比三氟脲苷强15倍，比阿糖腺苷强160倍，尤其对Ⅰ型和Ⅱ型单纯疱疹病毒作用最强，毒性低，故作为目前治疗疱疹病毒感染（包括疱疹病毒性脑炎等全身感染）的首选药。

替硝唑抗阿米巴原虫作用较甲硝唑强2～8倍，且毒性更小，安全性更高，耐受性更好，可作为治疗阿米巴病的首选药。吡喹酮是目前治疗各种血吸虫病的首选药。

1987年我国批准上市的抗疟新药青蒿琥酯和蒿甲醚高效低毒，可作为治疗疟疾病的首选药。

一般情况下，应将口服药作为首选药而不是肠道外用药。

有些“单方”、“验方”、“秘方”或成药对某些特殊疾病确有明显疗效，可以作为首选药物。但没有了解药品的正、副作用和无害性，以及没有经过政府部门批准的“成药”不应随便应用。

（二）末选药

皮质激素在治疗类风湿性关节炎中是末选药，一般情况下不主张使用。因为糖皮质激素不良反应较多，长期使用易诱发胃溃疡、糖尿病、高血压、精神症状，引起库欣综合征、无菌性骨坏死、结核病扩散、机遇性感染等，这些病症的严重程度超过原来的疾病，有的可能会导致死亡。国外类风湿性关节炎患者中使用皮质激素者只占5％左右，而目前我国一些医院仍然作为治疗类风湿性关节炎的首选药，约有50％的患者使用过。

（三）备选药

选用药物要留有余地，病情不太严重的情况下，就不可以一开始就用最新、最贵的药物（尤其抗生素），否则用不多久，细菌对各种抗生素产生抗药性，患者就失去了对抗细菌的有力武器，而面对严重感染却无可奈何。因此，需要保留有力的武器——备选药在关键时刻发挥作用。

五、第一线、第二线、第三线药物

通常对于某一疾病的治疗药物可分为第一线、二线、三线药物。目的是维持现有药品和新药的有用性。特别是要保持现有的少数对其他抗菌药物无效的严重或致命性感染有效的抗菌药。

第一线药物：疗效肯定、副作用小、价格合理、货源充足，依临床需要使用。

第二线药物：疗效好、但毒副反应相对较大或价格比较昂贵，应控制使用。根据病情需要，按临床治疗用药方案需要第二线药物治疗时，应由主治医师以上同意后方可使用。

第三线药物：疗效好、价格昂贵、或近期研制出的保留品种，应严格控制使用。根据病情需要，按临床治疗用药方案需要第三线药物治疗时，应由副主任医师以上或科主任同意后方可使用。

目前临床上常用于抗结核病的第一线药物有异烟肼、链霉素、对氨基水杨酸。其中异烟肼对各种结核菌都有高度选择性抗菌作用，对其他细菌无效。第二线抗结核药物有利福平、乙胺丁醇及其他抗结核药。因此，在治疗结核病初期应当首选疗效好、价格低的第一线药物，保留第二线药物以备用。譬如利福平的价格比异烟肼高20～100倍，但抗结核效果仍以异烟肼为优，所以利福平只能作为第二线药物。

第一代抗精神病药（典型抗精神病药）有吩噻嗪类奋乃静、氟奋乃静、三氟拉嗪、硫利达嗪，硫杂蒽类泰尔登，丁酰苯类氟哌啶醇。第一代抗精神病药受体作用范围窄，主要作用于多巴胺（D_2）受体，对阳性症状疗效好，而对阴性症状和认知障碍疗效差。有效剂量大，锥体外系反应（EPS）和迟发性运动障碍（TD）明显，常见催乳素升高，镇静作用强，治疗依从性差。第二代抗精神病药（非典型抗精神病药）有氯氮平、利培酮、奥氮平、舍吲哚、喹的平、舒必利、洛沙平。第二代抗精神病药受体作用范围广，同时作用于5-羟色胺（$5-HT_2$）受体和多巴胺（D_2）受体，对5-羟色胺受体的作用大于对多巴胺受体，对阳性、阴性症状和认知障碍疗效均较好，有效剂量一般较小，锥体外系反应和迟发性运动障碍轻或无，治疗依从性好。利培酮能有效改善阳性、阴性症状及部分认知功能障碍，具有较低的锥体外系反应，很少引起粒细胞缺乏，已经成为治疗精神分裂症的第一线药物。氯氮平对难治性精神分裂症的疗效优于氯丙嗪，但因副作用多，主要是粒细胞减少，并不作为第一线药物使用。

抗癫痫药物的正确选择：对有病因可查者，应针对病因用药；对那些找不到原因的所谓特发性癫痫或虽然病因去除仍有癫痫发作者，应根据癫痫发作的类型决定选择何种药物。常见几种癫痫发作类型治疗药物选择：①特发性失神发作第一线药物首选乙琥胺，其次是丙戊酸钠；第二线药物为乙酰唑胺、氯硝安定。②特发性全面性强直——阵挛发作（又称大发作）或与失神发作合并发生时，第一线药物首选丙戊酸钠，其次为苯妥英钠或苯巴比妥。③单纯部分性发作以及继发性的全面性强直——阵挛发作，第一线药物首选卡马西平，其次为苯妥英钠或苯巴比妥；第二线药物为乙酰唑胺或氯硝安定。④复杂部分性发作，第一线药物首选卡马西平，其次为苯妥英钠，第二线药物为扑痫酮或苯巴比妥。⑤儿童和青春期的肌阵挛发作，第一线药物首选丙戊酸钠，其次为乙琥胺或氯硝安定；第二线药物为乙酰唑胺、苯妥英钠或苯巴比妥。⑥中央——颞部或枕部棘波的良性儿童期癫痫，可用卡马西平或丙戊酸钠。⑦对婴儿痉挛症应在发病后一个月内给予促肾上腺皮质激素（凝胶）注射，辅以泼尼松口服剂。

六、阶梯用药法

是指采用药物治疗某些疗程较长的慢性疾病时，需要根据病情、治疗效果、不良反应、药物之间的相互作用等多种因素，有计划、分阶段地对所用的药物加以调整。这种方法能充分利用各种药物的特点，结合机体反应，取长补短，提高疗效，减少副作用。

世界卫生组织（WHO）拟定的治疗高血压病的阶梯用药原则是：第一阶段患者首先口服利尿药氢氯噻嗪、呋塞米等，目的一是排出体内的钠，减少血容量，从而有利于血压下降；二是减少血管平滑肌对交感神经兴奋物质的反应性，因此可以防止某些物质刺激交感神经而导致血管收缩使血压升高。若是用药后7～10天血压不能下降，就应加用第二阶段药物，即交感神经阻滞药如普萘洛尔、利舍平、可乐定、甲基多巴等。如果血压还不能下降，则需加用第三阶段药物，即血管扩张药如巯甲丙浦氨酸、肼苯哒嗪、呱唑嗪等。虽有引起反射性心跳加速及水钠潴留之不足，但这些不足均可被第一、二阶段所用的药物抵消。只有当使用第一、二、三阶段药物治疗后，血压仍不能下降到所要求的水平时，才加用第四阶段药物，主要有胍乙啶、长压定等。这时，前面所用的药物便可酌情减量或去除，但利尿药和交感神经阻滞药仍需作为基础治疗药物而继续服用，切不可随意停用。

世界卫生组织推荐的癌症三阶梯止痛疗法，就是在对癌症疼痛的性质和原因作出正确的评估后，根据病人的疼痛程度和原因适当地选择镇痛药，由弱到强，逐步升级，逐级增加。第一阶梯止痛疗法即对轻度疼痛的患者主要选用非阿片类解热镇痛药阿司匹林、吲哚美辛、对乙酰氨基酚等。第二阶梯止痛疗法即对中度疼痛应加用弱阿片类镇痛药可待因、二氢可待因、曲马朵、右丙氧酚等。第三阶梯止痛疗法即对重度疼痛应使用强效阿片类镇痛药吗啡、氢吗啡酮、羟吗啡酮、美沙酮、酚太尼、丁丙诺啡等。正确实施癌症三阶梯止痛疗法，90％的癌症患者可免除疼痛的困扰。口服给药对于大部分病人来说经济方便。止痛剂量应根据病人的需要，由小到大直至患者疼痛消失为止，不要对药量限制过严而致用药不足。美国专家调查显示，晚期癌症患者使用麻醉药产生依赖性的极为少见，即使出现也很容易解脱。癌症病人所要求的是镇痛效果，而不是精神上的刺激。不应过分强调麻醉药的成瘾性，重要的是控制住癌痛，施予人道主义，消除心理障碍，克服恶性循环。其次，应当有规律地按时给药，即每 3～6 小时给药一次，而不是只在病人诉说疼痛时给药。因为预防疼痛的复发比治疗复发性疼痛更为重要，效果也更好，同时能减少止痛药的用量。此外，辅助药物可在三阶梯治疗的每一阶梯上与止痛药物联合使用。其作用有：①增强止痛效果，有时可减少止痛剂的用量；②减轻止痛药的副作用；③改善癌症病人伴有的精神心理症状，如抗抑郁药和抗焦虑药的使用；④治疗特殊类型的疼痛，如抗惊厥药对枪击性和针刺样疼痛有效，阿米替林对浅表烧灼样疼痛有效。通过控制疼痛和姑息治疗，可以改善病人的生活质量，以致延长生存时间。没有任何理由让病人忍受本可控制而由于人为的原因不去控制的精神上和肉体上的痛苦。

抗生素降阶梯治疗法：开始抗感染时选用广谱、强效的抗生素，尽量覆盖可能的致病菌，或称为“猛击”原则；其后 48～72 小时根据药敏试验结果再调整抗生素，以降阶梯或缩窄抗生素足量、全程用药治疗。广谱抗菌药的抗菌范围广泛，如氯霉素、氟喹诺酮类不仅对 G^+ 和 G^- 细菌有抗菌作用，且对衣原体、肺炎支原体、立克次体等也有抑制作用。窄谱抗菌药仅作用于单一菌种或单一菌属，如异烟肼只对分枝杆菌属有效。

七、效果-风险比最大原则

即是在选择治疗药物时，努力寻找效果与风险之间适当的平衡点，力求在获得尽可能大的治疗效果的同时，使病人承担尽可能小的治疗风险。对于危及病人生命的严重疾病，使用疗效高而不良反应大的药物是可以的。如癌症病人应用化疗药物，毒性较强，对人体有一定损害，病人用药过程要忍受短期剧烈呕吐、脱发、血细胞减少的痛苦，这是不得不使用的治疗措施。但需要采取必要的措施以减轻用药后的毒副反应。不良反应发生率高的药物让病人承受的风险相应增大。有时必须考虑让病人冒较大的风险换取疗效是否值得。

俗话说：“是药三分毒”。人们为了治病，减轻病痛，不得不承担一定的用药风险。从用药者的感受和人身安全的角度出发，用药风险的表现形式和程度千差万别，轻者稍感不适，严重的致残或死亡。从用药的效果出发，用药者对风险的承受能力差别很大。对于挽救生命的药物治疗（如化疗），病人能够耐受比较严重的药物不良反应；对于调节正常生理机能的用药（如避孕），用药者可能会因任何轻微的不适而加以拒绝。

第六节　剂型选择

一、剂型（dosage form）

系指将原料药和辅料经过加工制成各种适宜的形式，以适应医疗应用上的各种需要。剂型是一切药物施予机体前的最后形式。剂型是用药治病的核心实体，关系到药物作用的理想发挥。每一种药物都以一定的形式存在。它被赋予一定的剂型，由特定的用药途径给药，以特定的方式和量被机体吸收、分布、代谢、消除，又以特定的方式和靶器官组织发生效应，达到治病的目的。适宜的剂型能调节药物作用的快慢、强度和持续时间，能减轻药物的副作用和毒性，甚至能完全改变某些药物的作用。

选择剂型目的是为了满足临床治疗的需要，使药物在人体的靶组织或病原体上达到一定的有效治疗浓度，并持续所需要的时间；另一方面是尽量降低药物与非靶组织的接触，以免副作用的发生。剂型因素已成了理想发挥药物疗效的一个重要方面，如可以调节药物作用的快慢和持续时间，甚至可以像“导弹”一样导向、定位，提高命中率，减少副作用；是提高现代用药质量的必要途径之一。

二、对剂型的一般要求

①适合防治与诊断疾病的需要，以及适应给药部位的特点。②适应药物本身性质的要求。③药物制剂生物利用度较高。④便于服用、生产、储存和运输。

剂型质量的优劣直接关系到治病救人的速度和医疗质量。好的剂型病人乐于接受，疗效突出，毒副作用小，用量小，便于服用和保管。

三、对剂型的选择

临床上选择适宜的药物剂型，是确保药物的有效性、安全性、稳定性的需要。剂型因素与体内效应的关系已逐渐为人们所重视。

1. 同一药物的不同剂型所产生的治疗作用迥然不同

硫酸镁溶液剂热敷可以消肿；口服可以导泻；注射液可用于惊厥、尿毒症、破伤风与高血压性脑病等。

胰蛋白酶肠溶片或肠溶胶囊口服后，在肠内可发挥消化淀粉、蛋白质和脂肪的效用。注射用胰蛋白酶却可用于治疗胸腔疾患，如脓胸、肺脓肿、肺结核、支气管扩张以及血栓性静脉炎等；还可用于治疗毒蛇咬伤，且具有高效、速效、副作用小的特点。

医用酒精的75％溶液为外用消毒剂；制成无水乙醇注射液可用于穿刺注射入肝肿瘤内以杀死癌细胞。

过氧化氢外用作为消毒剂；若配成0.3％过氧化氢注射液静脉注射可作为内给氧疗法。

酒石酸锑钾注射剂用于治疗血吸虫病；但少量口服（如复方甘草合剂中）却作为祛痰药。

醋酸氯己定（洗必泰）的水或醇溶液为外用杀菌剂；而制成栓剂用于治疗阴道炎或宫颈

糜烂有较好的治疗效果。

2. 同一药物的剂型不同，其产生的副作用、毒性反应也不同

阿司匹林微囊，与片剂、散剂比较，具有缓释性和长效化，不但可以消除对胃的刺激性，而且还能提高解热止痛的效能。

吲哚美辛具有抗炎、镇痛之效，但常伴有头痛、失眠、呕吐、耳鸣、胃出血等副作用。由于片剂在保存过程中逐渐硬化，使药片在体内的崩解时间延长，吸收量减少，故需加大剂量才能产生作用，而剂量加大则副作用亦增加；如将药粉灌装成胶囊剂口服，虽然用量较小，因吸收较快较好，故能发挥治疗效果，而且副作用较小；如制成栓剂给药，就可避免药物直接作用于胃肠粘膜引起的一系列胃肠反应，达到最高血药浓度的时间比口服快，临床证明疗效没有差别。

抗癌药氟尿嘧啶，主要为注射给药，毒性也较大；通过改变剂型和处方组成，加入增加白细胞、健胃、止血、止吐的中药制成复方氟尿嘧啶，既可口服，又降低了毒性。

3. 同一药物的剂型不同，其作用的快慢、强度、持续时间均不同

图 2-1 为各种剂型的血药浓度与时间的关系。

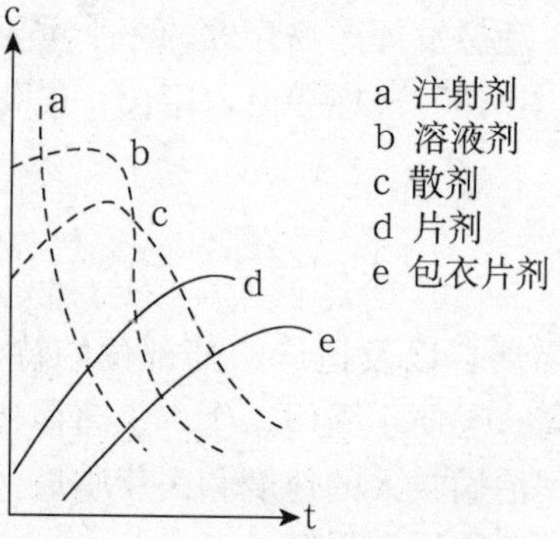

图 2-1 几种剂型的 c-t 曲线

不同的剂型影响药物的释放、吸收和体内分布，影响药物作用时间并直接影响疗效。一般来说，气体或易挥发成气体的药物，经肺吸收也易经肺排泄，所以作用迅速而短暂。液体药物吸收较慢。固体药物必须溶解后方能被吸收，所以发挥作用最慢。同样的药物其颗粒越小，溶解越快，发生作用越快。例如灰黄霉素口服直径 0.2μm 的粉末 0.5g 吸收速度与口服直径 10μm 的粉末 1.0g 几乎相等。

氨茶碱是治疗哮喘的首选药物，具有血管和支气管扩张作用。其剂型有注射剂、栓剂、片剂和长效制剂等。注射剂是速效的，适宜于哮喘发作时应用。但快速推注易发生呼吸骤停，减慢注射速度则可减少其发生。药典规定：氨茶碱以葡萄糖注射液稀释后缓慢推注，需历时 10 分钟以上，较为安全。栓剂用作直肠给药，吸收亦较快，且维持药效时间较长，同时可避免氨茶碱对胃肠道的刺激性，减少副作用。片剂作用时间中等，在使用过程中有一定的副作用，而且服药频繁，血药浓度起伏较大。氨茶碱的安全有效血药浓度为 10～20μg/ml，普通片剂不能很好地维持此浓度。长效片剂可维持药效达 8～12 小时，减少了服药次数，使哮喘病人免于晚间服药。氨茶碱渗透泵片剂体外溶出基本为零级，释药速度约为 8.21mg/h，体内血药浓度比较稳定，每次给药 4 片，可在 24 小时内维持在安全、有效的范围之内。

服用普通的硝苯地平片常可出现心动过速，而服用硝苯地平缓释片则少见心动过速发生。

硝酸甘油片剂的崩解和吸收随储存时间而变慢，硝酸甘油药膜在体内起效时间比片剂快3倍，且储存时间对它的影响不大。

氢氧化铝治疗胃溃疡，疗效以凝胶剂最好，药粉次之，片剂最差（需嚼碎吞咽）。

从药物释放度看，素片＞蜜丸＞糖衣片。从药物吸收速度上看，注射液＞溶液剂＞粉散剂＞片剂。

4. 同一药物的不同制剂的生物利用度不一定相同

同一药物的不同制剂在相等剂量时，能被机体吸收利用而发挥疗效的差异现象，叫做药物制剂的生物利用度。药物剂型的生物利用度顺序是：注射剂＞溶液剂＞散剂＞颗粒剂＞胶囊剂＞片剂。片剂、胶囊剂或颗粒剂口服后必须先崩解、溶解后才能被消化道上皮细胞吸收，其吸收速度决定于药物在消化道吸收部位的溶解度和溶解速度。近年发现有些药物舌下含片含化吸收更好。例如，对卡托普利的分组治疗对比研究发现，含化组降压作用是口服组的2倍。这种不同对于剂量需要准确的药物有可能引起明显的不同效应。但对剂量的需要不那么准确的药物（如铁剂、阿司匹林）所得结果可能差别不大。

5. 同一药物同一剂型由于处方组成不同或工艺条件不同，疗效也不同

过去认为，药物的同一制剂只要含量相同，则其进入血液循环或靶组织的速度和药量就会相同，它们的临床疗效也会相同。但近年来发现，同一药物同一剂型同一剂量时，其生物利用度有时有较大差异，因而治疗效果有时也可能有很大差异。例如，不同药厂生产的地高辛片，虽然每片含量相同，而血药浓度可相差4～7倍之多；甚至同一药厂生产的不同批号的地高辛片也有此种现象。这是由于药物的粒径、晶形、赋形剂或制造工艺条件的变化，加速或延缓了药物崩解与溶解的速度，进而影响药物吸收的结果。

据研究证实，制备制剂所用的各种辅料对药物的释放有一定的影响。例如，在1968～1969年澳大利亚用苯妥英钠治疗癫痫病时，曾发生广泛的苯妥英钠中毒事故。后经调查发现：厂方在制备苯妥英钠胶囊时，用乳糖代替硫酸钙作稀释剂，增加了苯妥英钠的吸收，提高了血药浓度，从而引起了中毒。

羟丙基甲基纤维素（HPMC）赋形剂的用量、粘度及片子大小对硫酸奎尼丁释放速率有显著影响。羟丙基甲基纤维素用量越大，释药越慢；粘度越大，释药越慢；粉末直接压片法比颗粒法释药快，因为采用湿法时，羟丙基甲基纤维素已接触过少量水分，在释放过程中，这部分羟丙基甲基纤维素容易形成凝胶骨架，使药物释放减慢；同一批颗粒压制的片子越大，药物释放越慢，由于片子越大、表面积也越大，则遇水溶胀，形成凝胶层的速度越快，且形成的凝胶层越厚，则使药物释放速度减慢。

又如用同一批号的无味氯霉素原料制备混悬剂时，采用加热法制备可使无效的A型转化成有效的B型，能发挥很好的疗效。而采用冷配法不能使之转型，结果疗效较差。

微晶螺内酯20mg胶囊的疗效，可与普通晶型的螺内酯100mg胶囊相仿。

50%葡萄糖注射液可用于造成血管内暂时性渗透压增高，可作为脱水剂；但5%葡萄糖注射液无此作用。

四、靶向给药系统

靶向给药系统（targeting drug delivery system，TDDS）是通过载体使药物选择性地浓集于病变部位的给药系统。

靶向制剂能把药物指向机体的病变部位，由此可增加靶组织中药物浓度很高，并滞留一定时间，而在其他组织细胞中的药物浓度很低。靶向给药和定位给药，既可提高病变部位（或细胞）的药物浓度而增强疗效，又可降低其毒副作用。

药物自身的结构和性质，不仅影响药效，还影响药物在体内的吸收分布过程。由于机体对药物有特定的处理方式，药物发挥药理活性的仅仅是它的结构的一部分。而药物在到达靶部位要经历漫长的体内处理过程，使得可成为药物的分子数量极少。所以，有些药物在体外有较强的活性，但在体内药理活性却没有了。有些药物如能直接到达靶部位就能发挥极佳的疗效，但因靶向性太差而无效果；有些药物在体内也有强大的活性，但因有较大的毒性或副作用而不能应用；有些药物如果能进入血液循环就能发挥良好的治疗作用，但因溶解度极差而无法被机体吸收。为了能发挥药物的治疗活性，必须选择合理的剂型，增添辅助分子和载体材料，保证药物分子能被较好地吸收，能经受人体的处理过程到达靶部位。

靶向给药系统，将药物与载体连接，以提高其选择性，将有效物质带往靶组织或靶细胞，而防止与正常细胞作用。所谓选择性就是药物如同“巡航导弹”自动寻找选择“轰炸”目标；而靶向性犹如“定位导弹”集聚目的地“轰炸”。

- 初级靶向，即给药系统分布到希望到达的靶器官或组织的毛细血管床。
- 次级靶向，指药物载体或药物选择性地到达肿瘤细胞。
- 三级靶向，指药物载体通过内吞或融合进入靶细胞内释放药物而发挥治疗作用。

靶向给药制剂最诱人的莫过于“导弹式药物”，定向击中病灶而不伤害正常机体细胞。

靶向给药制剂大体上分为三大类

1. 被动靶向制剂

是指进入体内的载药微粒被巨噬细胞作为外来异物所吞噬，使药物选择性地浓集于病变部位而发挥药效。

细胞药物就是把药物装入人体细胞内，然后再将这种含有药物的细胞注入患者体内，让其在体内有目标地缓慢释放。人体细胞种类很多，最适宜用来输送药物的细胞是红细胞。红细胞生活在血液中，具有较长的循环时间，可自然地降解，因而，可用抽血的方法从患者身上取得。当血红细胞被透析处理时，红细胞膜因释放电解质或发生化学变化易膨胀起来。红细胞内的血红蛋白，可通过细胞膜上出现的20～50纳米直径的孔或裂缝出去，此时，可将药物或酶装载于内，然后通过等渗（0.9%）盐水的孵化，再封闭细胞膜。重新封闭的红细胞的大小和血红蛋白含量不均匀，但它们在人体内能相当正常地执行功能。在体内红细胞最终要被吞噬细胞吞噬和分解，这就意味着装上药物的红细胞能自然地“瞄向”巨噬细胞。如类风湿性关节炎是由于巨噬细胞活动过度而引起，把治疗该病的非甾族化合物装在红细胞内，药物就选择性地到达巨噬细胞内，其副作用大为减轻。

细胞导弹　血液中的红细胞可以像微型胶囊一样把药物包在细胞中进行静脉注射，使它随着血液循环缓慢地释放，可以取得一般药物所无法比拟的效果。如将抗癌药物装到临近死亡的红细胞中，让它自动地把药物送到肝脏，成为征服肝癌的一种有力武器。

脂质体　是指用天然的或合成的卵磷脂及胆固醇制备的具有复层或单层单位膜结构的小泡囊，相当微小，在电子显微镜下观察，形似“洋葱头”，也有的形似“汤圆”。小单室脂质体粒径在 0.02～0.08μm，大单室脂质体粒径在 0.1～1μm，双分子层的多室脂质体粒径在 1～5μm。脂质体的结构与细胞膜相似。脂质体的表面电荷与其包封率、稳定性、靶器官分布及对靶细胞作用有重要的关系。1965 年由班戈哈姆发现并命名。脂质体进入人体内可被巨噬细胞作为异物而吞噬，浓集于肝脏、脾脏、骨髓和淋巴结等单核-巨噬细胞丰富的组织器官中。脂质体的生物降解性、缓释性较好，可长时间吸附于靶细胞周围，易于细胞融合，毒性甚微，对正常组织细胞不会产生损害作用，从而为治疗这些部位的肿瘤、感染性和寄生虫性疾病提供了可靠的保证。脂质体包封抗癌药物“弹头”，犹如“导弹”一样能瞄准攻击目标。肿瘤细胞代谢旺盛，产热、产酸均较正常细胞多，而载有抗肿瘤药物的热敏感脂质体、pH 敏感脂质体只有在到达肿瘤部位才会释放药物，杀死癌细胞。例如用脂质体包封唐松草新碱治疗胃癌，临床效果较好。

“生物导弹”　里面包封药物，外表连接特异性抗体的脂质体。抗体如同导向器，药物犹如炸药。如果连接的是乙肝表面抗原的抗体，则对乙肝病毒有特异的亲和力与杀灭作用。

纳米囊（nanocapsules）属药库膜壳型，**纳米球**（nanospheres）属基质骨架型。将药物溶解或包裹于纳米粒中，经静脉注射，一般被单核—巨噬细胞系统摄取，主要分布于肝（60%～90%）、脾（2%～10%）、肺（3%～10%），少量进入骨髓。许多肿瘤细胞吞噬活性增强，纳米粒能从肿瘤部位的有隙漏的血管内皮中逸出而滞留于肿瘤内，有些纳米粒对肿瘤的血管壁有生物粘附性。因此，纳米粒作为抗癌药的载体是最有价值的应用之一。

2. 主动靶向制剂

一般是将微粒表面加以修饰后作为“导弹”性载体，将药物定向地运送到并浓聚于预期的靶部位发挥药效的靶向给药制剂。

单克隆抗体　是由两种特殊细胞融合而成的杂交细胞所分泌出的高纯度单一抗体，具有高度的特异性，能够从正常组织中识别癌细胞。它对癌细胞有很强的吸引能力，再携带抗癌药“弹头”，便像巡航导弹一样跟踪追击，彻底消灭。单克隆抗体是一种主动靶向制剂。单克隆技术的目标药物主要限于抗肿瘤和免疫药物。应用单克隆抗体-生物导弹药物，强化导弹药物对癌细胞的识别、跟踪和攻击力。但是，导向疗法因指向目标的抗体过分特异，同一病人的同一瘤块中的癌细胞常具有不同的抗原，这样某些癌细胞就将躲过“导弹”的攻击；其次对大的实体瘤无能为力，由于瘤结节内供血不良，“导弹”达不到靶点；在整体条件下如何保证导弹药物在到达靶部位之前弹头与载体不分离也是非常重要的；还有多次给药后引起的全身毒性、过敏性休克等副作用也不容忽视。

以分子靶向治疗为代表的生物治疗，其原理是利用分子生物学技术，获得肿瘤相关抗原的单克隆抗体，将放射性核素标记在单克隆抗体上，引入人体后，由于单克隆抗体与肿瘤细胞有特殊的亲和力，像导弹的制导系统一样，自动精准地追寻肿瘤细胞并与之结合，放射性核素就像“生物导弹”一样选择性地攻击肿瘤细胞，而不伤害正常细胞。而且通过内照射杀瘤，不受机体免疫功能影响，穿透力强，可到达肿瘤深部。南方医院利用这项分子靶向技术治疗难治性淋巴瘤，使其缓解率超过 70%。

智能化抗癌药　系将毒性较大的化疗药物加工成“前体药物”再与抗体、特种酶或水溶性聚合物（如硫丁基环糊精等）一起加工成为络合物新制剂。分两大类：一类是抗体诱导酶-前体药物治疗剂，为一种新型乳化注射剂，一旦注入体内后，在抗体引导下可集中于肿瘤体内，随后前体药物被酶激活，杀死肿瘤细胞。选用一种细菌特有的酶——羧基肽酶

GZ，作为前体药物激活剂。由于羧基肽酶 GZ 只有在遇见肿瘤细胞时才会起作用，而对正常健康细胞则不起作用，所以不会像普通化疗药那样具有严重毒副作用。另一类是水溶性聚合物-前体药物络合剂，将前体药物（如阿霉素、柔红霉素、氟尿嘧啶等）与水溶性聚合物（如 α、β、γ 等环糊精）骨架络合在一起加工成新制剂，进入体内后，水溶性多聚物能与肿瘤细胞结合并释放出化疗药物，杀死肿瘤细胞。并且在肿瘤组织中停留时间较长，这样就能使大量抗癌药集中于肿瘤部位，大大提高杀伤力。

3. 物理化学靶向制剂

是用某些物理方法或化学方法使靶向给药制剂在特定部位发挥疗效。

“光控导弹” 由红细胞中提取出来的血卟啉，能自动钻进癌细胞内，并停留较长的时间；用紫外激光进行照射探索，哪里有癌细胞存在，就会出现鲜艳的橘红色荧光，确诊定位后再用红色激光照射肿瘤部位，这时潜入癌细胞内的血卟啉吸收激光的能量，不断地释放出有毒的“激发态氧”，杀死癌细胞。

采用精确定位的针刺法，把产生脉冲波的超速激光能量聚集于一个部位，虽然这种激光平均能量只有 1 瓦，但聚焦时最高能量可高达 100 千瓦左右，用以激活抗肿瘤药物，使脱氧核糖核酸受到破坏，从而达到杀灭或抑制癌细胞再生的目的。可选择性地杀灭人类乳腺癌细胞，亦可用于治疗皮肤癌、肝癌等许多其他癌症。研究表明，将针刺入 2 英寸深的部位疗效最佳。这项技术是在一个严密控制的区域内进行的，不会损伤到周围其他的健康组织。即使激光光束的焦点有所偏离，也不会对人体有任何伤害。

纳米级微型“金弹” 是由黄金制成的微型小球，小球中心含有少量云母，能吸收近红外线辐射。控制“金弹”只到达肿瘤部位，再向这一部位施加近红外线辐射，温度升高到足以杀死肿瘤细胞的水平。而人体组织本身通常不会吸收低能量的近红外线辐射，所以不会伤及健康正常组织。“金弹”可直接注入肿瘤组织，或静脉注射通过循环系统抵达肿瘤部位。可用于治疗绝大多数软组织肿瘤，特别是对付存在于大脑等部位、无法利用常规手术摘除的肿瘤。

“微波导弹” 用热敏感脂质体包裹抗癌药物，进入体内后，只要用微波照射肿瘤部位，导弹即会遇热释放，杀死癌细胞。

^{153}钐-乙二胺四甲基膦酸做内照射治疗（又称导向治疗），其原理是^{153}钐-乙二胺四甲基膦酸（^{153}钐- EDTMP）与骨肿瘤病灶具有高度的亲和性，用药后通过生物代谢途径能浓聚到所有的骨转移肿瘤病灶中，在骨肿瘤灶中的浓聚量较正常分布高出十倍、百倍甚至千倍，它能发出高能量的射线，有效地杀伤骨肿瘤细胞，不仅能有效地抑制和消除骨转移病灶，而且多数病人用药后 6～12 小时即可使剧烈骨痛逐渐消失，还能预防新转移病灶的发生。

甲氨蝶呤热敏感脂质体 是将不同比例的二棕榈酸磷脂和二硬脂酸磷脂混合包封药物制成热敏感脂质体，在局部微波加热的肿瘤部位，药物吸收量增大 10 倍以上，抑制肿瘤生长的效果较好。

“磁控导弹” 抗癌药物磁性微球是把药物和极细的磁铁粉（如 Fe_3O_4）用高分子材料制成 1～5μm 的导弹，在足够强的外磁场作用下，通过动脉注入滋养肿瘤的组织，渐渐地把载体定向于靶位（肿瘤部位），使其所含药物得以定位释放，集中在病变部位发挥作用，从而达到高效、速效、低毒的效果。药物含量和磁性微球的稳定性可以控制靶位的浓度，磁场强度和磁场离肿瘤部位的距离可以影响载体在靶组织和正常组织的分布。磁性药物微球对肿瘤的靶向定位治疗尤其对离表皮比较近的乳腺癌、膀胱癌、食管癌、皮肤癌等疗效最佳。应用磁性微球可使有些药物的化疗指数提高 10～100 倍。磁性微球制剂可减少网状内皮系统（RES）的吸收，减少血循环中的药物分布，有缓慢释放作用。现在已制备磁性药物微球的药物有：盐酸阿霉素、丝裂霉素 C、放射菌素 D、两性霉素 B、博莱霉素、白介素 2、葡萄球菌蛋白 A、肝素、胰岛素、氟尿嘧啶以及一些诊断药物。如秋水仙碱用人血清白蛋白包埋制成磁微球（Fm-HAS-Co），在外加磁场的导引定位下到达病灶部位起治疗作用，且药物的释放较为缓慢而持续，可在一定程度上减轻秋水仙碱的毒性。

瑞士苏黎世研究实验室利用纳米技术研制成微型药物输送器，携带一定剂量的药物，然后注入体内，在体外电磁信号的引导下，将药物准确地送到病灶部位，有效地起到治疗疾病的作用。既可节省药物，又可防止全身性用药的不良反应。

美国杜克大学的尼达姆等模仿人体自身的分泌物质释放机制，设计出一种新型药物胶囊，类似于微型小球，由聚合物水凝胶制成，里面有一层保护性的类脂膜层，类脂膜具有防 Na^+ 渗透的特性，只有在接到特定的外在生物化学信号“指挥”后，类脂膜才“允许”微型颗粒释放出内部药物。借助新型药物胶囊，可以将抗癌药物运至肿瘤部位，然后利用加热或生物化学方法破坏“微囊小球”外的类脂膜，从而控制药物只在肿瘤区域发挥效力。

五、计算机控制的给药系统

为了达到向病人提供生理或药理所需的药量，以避免过量或中毒，以及提供最佳药效而设计了计算机控制的给药系统。最简单的有输注泵加手控计算机，称为开环系统（或外部输入控制释放系统）。复杂的有生物传感器，带有软件微处理机及释药机构，称为闭环系统。根据血压、肌肉紧张度及血糖浓度等指标及软件设置，微处理机可通过连续计算控制药量、时间及给药间隔，以达所需生理效应。这种自动程序化给药系统已在胰岛素、抗肿瘤药及麻醉药、拟肾上腺素类药、抗心律失常药、抗生素等给药试验中得到应用。

六、临床根据病人的实际需要选择剂型与给药途径

对同一药物的不同剂型及不同给药途径的效果-费用分析比较发现，一般口服剂型给药最简单、最方便、最安全、最省钱，病人依从性好。凡是口服制剂能奏效的就不用注射剂。

注射给药作用较快较强，可避免首过效应和胃肠道对药物的破坏，但是不方便，要求无菌操作技术，增加病人的痛苦和不安全因素，增加护士的工作量，而且成本费用较高。

- 必须注射给药的情况是：①吞咽困难，存在明显的吸收障碍（如呕吐、严重腹泻、胃肠道病变）或潜在的吸收障碍；②口服明显降低生物利用度的药物，没有合适的口服剂型；③通过口服给药不易达到有效治疗浓度；④疾病严重、病情进展迅速、需要紧急处理等情况。
- 凡是肌肉注射吸收好、疗效好的就不用静脉注射或滴注。
- 必须注射给药的应尽可能减少注射次数。适时采用序贯疗法。当病人的病情一旦改善（通常在用药后 3～7 天），迅速转换为口服给药。

第七节　联合用药与相互作用

一、联合用药

指在一个病人身上同时或相继选用两种以上的药物治疗一种或同时存在的多种疾病。联合用药在临床上比较常见，多药合用的目的是为了增强主药疗效，减少用量，纠正不良反应或减轻副作用，避免发生抗药性。如果应用得当，就会获得较好的治疗效果。在临床上，一些慢性病和多种疾病同时存在的治疗中联合用药往往是必需的。实践证明疗效是相当满意的，有的已经成为常规的治疗方法。如双联疗法、三联疗法、五联疗法等。

一般来说，联合用药主要根据以下几种情况来决定：

（一）利用两种或两种以上的药物相互之间有协同作用、协同相加作用或协同增强作用，提高疗效

需要联合使用抗菌药物的疾病多为一种抗菌药物不能控制的严重感染（包括败血症、细菌性心内膜炎、化脓性脑膜炎等）、混合感染、难治性感染、二重感染以及为防止耐药菌株的发生而需要长期使用抗菌药物的疾病。抗菌药物联合应用的原则通常是：①病原体未明确的严重感染；②已应用或考虑应用单一抗菌药物难以控制的感染；③机体深部感染或抗菌药物不易渗透部位的感染；④慢性难愈的感染，病程较长，病灶不易清除，长期应用抗菌药物治疗可能会产生耐药者；⑤为减少药物不良反应。

抗菌增效剂甲氧苄啶（TMP），它本身是一种抑菌药物，但与抗生素或磺胺类药联用时，可提高疗效数倍至数十倍。磺胺甲唑（SMZ）能抑制细菌体内二氢叶酸合成酶，甲氧苄啶能抑制细菌体内二氢叶酸还原酶，使二氢叶酸不能还原为有活性的四氢叶酸，两药合用可使病原体内叶酸代谢遭到双重阻断，呈现杀菌作用。甲氧苄啶的 $t_{1/2}$ 为 10 小时，磺胺甲唑的 $t_{1/2}$ 为 8 小时，两者的体内过程情况相似，可在体内保持两药浓度呈一定比例，使其发挥最高疗效。

繁殖期杀菌药和静止期杀菌药合用，由于作用于不同环节可增强协同作用。速效抑菌药与慢效抑菌药合用有相加协同作用。异烟肼对结核菌系特效、高效的全杀菌药；利福平有强大的抑制和杀灭繁殖期、半休眠的间断繁殖及细胞内的结核杆菌的作用；而链霉素有较明显的抑菌作用，但在高浓度时有杀菌作用。三药合用，作用于不同环节，既增强疗效，又能减轻抗药性的发生，在短程强化治疗浸润性结核早期使用，临床疗效满意。

青霉素与链霉素合用，主要是青霉素能阻碍细菌细胞壁的合成，使链霉素容易进入菌体发挥强大的杀菌作用。

环孢素与硫唑嘌呤和泼尼松合用构成三联疗法，硫唑嘌呤及其代谢产物可以穿过细胞膜，改变核酸结构，抑制 T 细胞及 B 细胞转化，减弱免疫应答；泼尼松能有效地抑制多种具有免疫活性因子的表达；上述三药联用可增加环孢素的疗效，减少其毒副反应。

苯巴比妥能促进环磷酰胺在体内活化，从而使其作用增强。

在应用一种药物治疗效果不好时，可考虑加用一、二种其他药物。

如抗胃酸药与抑制胃肠蠕动的药物联用：抗酸药与西咪替丁联用，不仅能够增加药物疗效，而且还可以减少不良反应的发生。据研究证实，胃溃疡可因幽门螺旋杆菌感染引起，新

的抗胃溃疡疗法，口服抑制胃酸分泌药（西咪替丁、奥美拉唑等）和抗菌药物（如庆大霉素、红霉素、黄连素、呋喃唑酮等），合并用药的作用是消灭胃里的幽门螺旋杆菌，保护修复好的胃粘膜不被其破坏，收到较好的疗效，而且溃疡复发率明显降低。临床上对于幽门螺旋杆菌引起的消化道溃疡，采用二联疗法（奥美拉唑＋阿莫西林）或三联疗法（奥美拉唑＋阿莫西林＋克拉霉素）。由于克拉霉素为 CYP_2C_{19} 抑制剂，抑制了奥美拉唑代谢，使其在快代谢型（EM）者中血药浓度增加一倍，而在慢代谢型（PM）者中血药浓度增加了两倍，所以对幽门螺旋杆菌的清除率远高于二联疗法，治愈率大大提高。

调查显示，约有63％的高血压患者需通过两种或两种以上不同降压机制的药物联合治疗，才能将血压降到达标值。如将血管紧张素Ⅱ受体拮抗剂厄贝沙坦与利尿剂氢氯噻嗪合用，不仅起到了两药互补协同降压作用，还可减少或抵消单药长期使用中可能出现的不良反应。

（二）利用药物改变尿液 pH 值，提高抗生素的抗菌活性

红霉素与碳酸氢钠合用，不仅抗菌作用明显增强，当尿液 pH 值从 5.5 升到 8.5 时，每增加 1 个 pH 值，抗菌作用增加 1 倍，而且抗菌谱可扩大到引起尿路感染的常见阴性杆菌，如变形杆菌、大肠杆菌、肺炎杆菌尿路感染的治愈率可达 80％以上。当尿液 pH 值从 5.0 升到 8.5 时，庆大霉素抗菌活性增强 100 倍。用链霉素治疗尿路感染时，加服碳酸氢钠 6～10g，使尿液 pH 值升到 7.5 左右，则疗效较好；如 pH 值由 8.0 降到 5.6 时，链霉素的抗菌作用下降 20～30 倍。

（三）合用药物能阻止某些病原体对药物的抗药性

对氨基水杨酸钠与异烟肼合用，可延缓结核杆菌对异烟肼的抗药性。两者代谢都是经乙酰化后而失活，合用后能竞争乙酰化过程。由于对氨基水杨酸易被乙酰化，使异烟肼生物转化受阻，血药浓度下降慢，可能成为对氨基水杨酸钠与异烟肼联合用药起协同作用的原因。

氨苄西林与甲氧苯青霉素合用有协同作用，因为氨苄西林易被能产生青霉素酶的细菌破坏而失效，而甲氧苯青霉素能抑制青霉素酶的活性，防止氨苄西林被破坏。

（四）利用药物间的拮抗作用，联合用药可对抗某些不需要的副作用

在术前应用吗啡与阿托品，就是利用阿托品来防止麻醉药吗啡对心脏的抑制，并减少粘液过多的分泌。

麻黄素有松弛支气管平滑肌和引起中枢兴奋的作用，当用于治疗支气管哮喘时，常会发生失眠现象，需要加入镇静催眠药苯巴比妥钠，以消除其对中枢的兴奋作用。

当药物急性中毒时，可以用拮抗药相互解毒。例如巴比妥药物中毒所致呼吸中枢的抑制，可用呼吸中枢兴奋药美解眠解救。

但应当注意的是掩盖不良反应的药物联用是有害的，它只是给患者以虚假的自我良好感觉，而不减轻不良反应的严重性。如抗组胺药物可掩盖氨基糖苷类药物引起的眩晕，而不减轻其耳毒性。β受体阻滞剂掩盖降糖药引起低血糖反应（出汗、心悸等），而不改变血糖的水平。

（五）有些药物对机体功能有一定的影响，需要加服其他药物克服这方面的缺点

长期服用利尿药可引起体内电解质和酸碱平衡的失调，常见的是 K^+、Mg^{2+} 大量从尿中排出，引起低血钾症，同时伴有低血镁症，引起心律失常。所以，常加用氯化钾和硫酸镁注射液，以防止和纠正缺钾、镁现象。

磺胺药经乙酰化后，水溶性变小，易发生肾结石和尿路结石。为防止结石的产生，磺胺药常与碳酸氢钠合用，使尿液呈碱性，这时，磺胺药和乙酰化物大多呈离子型，从而降低重吸收，对药物的排泄起了有效的作用。

单独使用庆大霉素可造成永久性失聪，但如果与阿司匹林并用，失聪风险将会减小。因为阿司匹林具有抗氧化作用，也不影响庆大霉素的疗效。

（六）两种药虽不存在药效上的协同或拮抗作用，但一药可影响另一药在体内的吸收、分布、转化、排泄过程

保泰松能与蛋白质结合的青霉素或磺胺类药发生置换作用，使游离的青霉素或磺胺药的血中浓度增高，而增强其抗菌作用。但如果置换过多，也可引起不良反应。

（七）为了抢救危重病人，及时发挥各种急救药的疗效，也常常进行联合用药

常将两种或两种以上的注射剂进行混合使用，或加入输液中同时滴注。在抢救有机磷农药中毒时，阿托品与碘解磷定合用，碘解磷定可复活胆碱酯酶，减少乙酰胆碱蓄积，阿托品对抗乙酰胆碱，两药合用可起协同作用。

二、联合用药的不利作用

临床上合用药物，往往只注意有利的一面，而忽视有害的另一面，即某些药物联合应用，可使疗效降低或毒副作用增强。实践证明，疗效的协同仅见于少数药物之间；至于不良反应的拮抗也只是在少数场合下才得以实现，药物的作用很少能完全彼此抵消。多药合用将会使不良反应大大增加。同一种药物治疗的病人，增加另一种药物时，其不利作用出现的机会可以增加 1 倍以上。服用的药物种类越多，发生不良反应的可能性就越大。

合用药物种数与副作用发生率：

合并用药数	2～5	6～10	11～15	17～20	21 以上
副作用发生率	4.2%	7.4%	24.2%	40.0%	45.0%

如果同时合用几种强效药物，其副作用往往会相对增多，毒性也增大。最严重的相互作用产生的不良反应有：中枢神经系统抑制、严重高（或低）血压、胃肠道出血、精神失常、二重感染等，严重的甚至影响到病人的治疗与生命的安全。因此，药物之间产生的相互作用已成为临床医疗实践中面临的一个实际问题，必须引起足够的重视。有资料表明，在美国，每 10 张处方中平均只有 3 种药品；在我国，每 10 张处方中平均有 30 种药品，多药并用的几率远远大于美国人。

甲氧苄啶（TMP）过去一直被认为和任何一种抗菌药物合用治疗感染性疾病均能起到

“增效”作用。近年来研究证明，甲氧苄啶不是“万能增效剂”。如单用磺胺嘧啶对脑膜炎双球菌的敏感率为 96.5%，但联用甲氧苄啶后则下降为 86.4%；单用甲氧苄啶治疗尿路感染有效，而联用磺胺药后并未见到显著的增强作用；甲氧苄啶对氯霉素治疗绿脓杆菌感染，卡那霉素、创新霉素治疗肺炎双球菌感染，头孢噻定、苯甲异噁唑青霉素治疗流感杆菌感染，联合用药均起不到“增效”作用。

利福平和异烟肼（INH）均有很好的抗结核作用，合用能起到协同治疗作用，但也产生毒性作用。临床观察证明，单独用利福平治疗，肝毒性反应发生率约 10%，合用异烟肼后则上升为 22.6%～35%，轻则恶心、厌食，重则胆汁淤积、肝脂肪变性、肝细胞广泛坏死。这可能是利福平有较强的酶促作用，使体内乙酰化异烟肼生成增多有关。因此两药合用应当十分谨慎，需定期检查肝功能，并应限制异烟肼的剂量，每日不超过 0.6g，利福平每日不超过 10mg/kg，一旦发现肝功能改变，立即停药。有肝病史者更不宜将两药合用。利福平与对氨基水杨酸钠合用时黄疸发生率增加。对氨基水杨酸能引起肠吸收障碍，使利福平吸收减少。利福平与乙胺丁醇合用治疗结核菌感染，有协同作用，但是乙胺丁醇可引起球后视神经炎，而利福平能增强这种副作用。故用药过程中要特别予以注意。

同类抗生素（如氨基糖苷类抗生素）合用，易引起很多毒性反应，特别是引起听神经和肾脏的损害。如将链霉素、卡那霉素、庆大霉素与呋塞米等合用，可明显地增加耳聋的发生率，因为它们对听神经的损害有着相加作用。

一些药物能作用于正常菌丛而改变另一药物的吸收。如甲氨蝶呤通常是受肠道内正常菌丛代谢的，减低毒性后才被吸收。与新霉素合用后，这些菌丛被杀死，致使甲氨蝶呤毒性增大。

乳酶生是活的乳酸杆菌，在肠道内可产生乳酸，改变肠道 pH 值而抑制某些细菌，若与土霉素或呋喃唑酮等合用，因抗菌药抑制乳酸杆菌而使乳酶生失效。

肠道内的共栖微生物能产生维生素 K，而口服广谱抗生素后因杀死肠道微生物而不能合成维生素 K，使血中凝血酶原的含量降低，若口服抗凝血药的患者不注意这一情况，致抗凝血作用增强，可能会引起出血的危险。

青霉素与四环素合用治疗肺炎球菌性脑膜炎的疗效比单用青霉素死亡率高 1 倍。氨苄西林与氯霉素合用治疗杆菌性脑膜炎时，其死亡率比单用氨苄西林要高 3 倍。

可的松类激素与水杨酸类合用，可增加消化道溃疡的发生率。消化道的粘膜是经常进行脱落和再生的，若连续使用可的松类药物，对细胞分裂有抑制作用，影响粘膜再生，而再在内源性的胃蛋白酶、胰酶等作用下产生溃疡，水杨酸类的刺激作用也能引起消化道溃疡或出血，若两药合用，势必增加副作用的出现，故两类药物禁用于溃疡病人。

为了发现和防止不良反应的发生，应特别注意以下几点：

- 临床医师在治疗疾病时，应详细询问患者的病史及用药史，熟悉和掌握所选用的药品特点，熟悉和了解药物间的相互作用及在治疗过程中患者可能发生的反应。
- 如果为了某种目的，在治疗上增加或减少某一药物，而药物作用呈现加强或减弱时，应该怀疑有药物相互作用的可能。
- 详细记录药物治疗过程，对不良反应的发生保持高度警惕性。药物相互作用在体内反应隐蔽，易与疾病本身症状相混淆，不易发现，变异性大，难以预测。所以，医、护人员要提高警惕，细心监护，及时发现，及早处理，防患于未然。

对临床合用药物引起的相互作用要进行具体的分析，有些是不良反应应予避免，有些是有益反应则可以利用，也有些本可能为不良反应的复合用药，通过调整用法、用量反可以发挥较好疗效。因此，要从积极的意义上来对待药物相互作用，既要看到临床用药中因药物相互作用引起药害事故的易发性与严重性，加强医药学工作者的责任，应用临床药学综合知识，针对病人的具体情况，周密与严格地审定药物处方及复合用药方案，以防药害于未然；但也要避免把合用药物一概看成有危险性，毫无必要地引起所谓“药物相互作用焦虑综合征”。

三、药物相互作用

药物相互作用（drug interaction）是指病人同时或者在一定时间内先后使用两种或者两种以上药物后所出现的复合效应。常与两种药物单独使用时所能预测到的作用完全不同。由于它们之间的相互影响或干扰，改变了一种药物的理化性质、体内过程和组织对药物的敏感效应，从而改变了药物的药理效应，可能会使药效增强或减弱，作用时间延长或缩短，毒副作用减轻或产生严重不良反应。

研究药物相互作用的目的，是为了掌握药物在体内的相互作用机理和规律，科学地预见药物配伍后给疗效带来的正、负变化，指导合理用药，提高临床合并用药的水平，更好地为提高医疗质量和病人健康服务。

人体内药物相互作用一般有两种方式。

（一）药物代谢动力学方面的相互作用

1. 影响药物吸收的相互作用

表现为可改变药物的崩解度、溶解度、解离度和其他理化性质，也可改变药物在胃和肠道停留的时间，常导致药物吸收速率和吸收量的变化。一般来说，药物吸收速率下降时，对某些单剂量给药并希望迅速发挥疗效的药物影响尤其明显。药物吸收量减少等于药物用量不足，从而难以达到有效血药浓度和延缓药物显效时间。

药物与能改变胃肠道 pH 值的药物合用，可影响其吸收。碱性药物在酸性环境下多呈离子状态，脂溶性弱，吸收可因此减慢。例如阿司匹林与碳酸氢钠合用，可使阿司匹林解离而致吸收量减少。四环素类与抗酸药等合用时溶解度下降，生物利用度可下降 30%～40%。抗酸药、H_2 受体阻滞剂和质子泵抑制剂均可提高胃内 pH 值，并产生某些相互作用，从而改变药物在胃肠道的吸收。

有些药物合用口服后，在胃肠道中相互作用形成络合物（包括螯合）和复合物，使药物吸收状况发生改变。如氢氧化铝可减少氯丙嗪的吸收。氢氧化铝凝胶可使地高辛、乙胺丁醇吸收受影响。铁剂可显著降低四环素、喹诺酮类的吸收。

合用药物时，有些可以促进胃排空率，有些则抑制胃排空率，均影响药物的吸收速度。一般说来，胃排空减慢，多数药物的吸收减慢，对于需要快速达峰而起作用的药物有明显影响。胃排空加快，可使许多药物的吸收加快，峰浓度提高。如甲氧氯普胺、吗丁啉、西沙必利等胃动力促进药，可促进胃排空速度，可使对乙酰氨基酚的吸收加快。甲氧氯普胺与茶碱缓释制剂合用时，可提高茶碱的吸收速度，由此造成的头痛、恶心等不良反应则是单用茶碱者的 3 倍多。丙胺太林、阿托品类延缓胃排空，可减慢对乙酰氨基酚在小肠的吸收。而对于溶解度较差的药物如呋喃妥因、双香豆素等，可因胃排空的减慢而在胃内的溶解时间延长，使吸收量增加，胃排空过快则使这些药物的吸收减少。左旋多巴可被胃粘膜代谢，如果胃排空减慢则在胃内停留时间延长使吸收的原型药物减少（可减少 50%）。

有些药物能损害胃肠粘膜的吸收机能，减少合用药物的吸收。应用新霉素、秋水仙碱治疗时，可引起吸收不良综合征。抗肿瘤药物可损伤胃肠粘膜，改变胃肠运动，故可减少苯妥英、地高辛、维拉帕米的吸收。一般化疗所造成的粘膜吸收功能损害，至少需要一周的时间方能恢复正常。对氨基水杨酸钠可使合用的利福平血药浓度降低一半。

某些药物联用往往会影响胃肠道粘膜内酶和酶系统，从而影响药物的吸收。如秋水仙碱能抑制肠粘膜中多种酶系统而影响肠粘膜的增殖，使空肠形态发生改变，维生素 B_{12}的正常吸收减少。

抗生素可抑制肠道菌丛，使药物的正常生化反应不能进行，从而改变药效。柳氮磺胺吡啶在肠道细菌的作用下转变为活性成分，若细菌被抑制，则转化受阻。抗生素可干扰肠道菌丛合成维生素 K，使其来源减少，从而加强抗凝药物的活性。

局部麻醉剂中加入缩血管药，使用药部位的局部血管收缩，减少局麻药的吸收，可保持长时间的局麻效果。如普鲁卡因肾上腺素注射液。

竞争主动吸收机制：β-内酰胺类抗生素是通过小肠的二肽载体的主动转运机制吸收的，当与硝苯地平合用时，有竞争同一载体的可能。二肽载体功能的发挥取决于小肠壁刷状缘 Na^+-H^+ 离子交换所形成 pH 梯度，阿米洛利可抑制 Na^+-H^+ 交换，故可抑制阿莫西林等的吸收。

2. 影响药物分布的相互作用

（1）药物与血浆蛋白结合的置换　甲药使乙药的蛋白结合率改变之后，也就伴随着分布容积、半衰期、肾清除率、受体结合量等一系列改变，最终导致药效的改变与不良反应的发生。大多数药物可与血浆蛋白或组织蛋白发生疏松可逆性结合，酸性药物主要与白蛋白结合，而碱性药物主要与 α_1-酸性糖蛋白及白蛋白结合。不同的药物分子与血浆蛋白结合力有所差别。若两种药物联合应用时，结合力强的药物分子竞争血浆蛋白的能力大，使结合力弱的药物在血液中的游离型浓度升高，药物的组织分布也随之增多，由于游离型药物具有药理活性，故显示较强的效应。如：华法林的正常血浆结合率为 95%，即结合型为 95%，则游离型为 5%，若合用药物使华法林血浆蛋白结合力下降至 90%，则游离体为 10%，即血液中游离体浓度增加 1 倍，故药效明显增强。甲磺丁脲和保泰松或大量的磺胺药合用，会引起严重的低血糖症。这是由于和血清蛋白结合的甲磺丁脲被保泰松或磺胺药置换而急速从血清蛋白中游离出来所致。双香豆素与阿司匹林合用，会发生出血反应，因为阿司匹林能将结合于血浆蛋白的双香豆素置换下来，使其抗凝血作用增强。

（2）药物与组织结合的置换　如果一种药物将另一种药物从组织结合部位置换出来，则可使后者的分布容积减小，使药物的游离浓度增加，从而改变药物的药代动力学。但由于组织结合的能力巨大，这种血浆游离浓度的增高仅是一过性的。奎尼丁可减少地高辛的分布容积，还可抑制地高辛的清除，因此两药合用时地高辛应减量。

3. 影响药物代谢的相互作用

一些药物代谢在血清、肾、小肠和皮肤内进行，绝大多数在肝细胞内质网膜进行，由酶催化。主要是肝微粒体的细胞色素 P_{450}混合功能氧化酶。联合用药时，甲药可通过对肝微粒体药酶的干扰影响乙药的代谢，使其药效发生改变。一般来说，合并用药若起酶促作用，促进代谢，则使药效降低；若起酶抑作用，抑制代谢，则使药物在体内蓄积，药效增强。代谢性相互作用是所有药物相互作用中机制最复杂、发生率最高的一种，而且 96%是由细胞色

素 P_{450} 酶系介导的。

具有酶促作用的药物有：巴比妥类、苯妥英、尼可刹米、扑米酮、格鲁米特、保泰松、螺内酯、卡马西平、甲丙氨酯、灰黄霉素、利福平、乙醇等。巴比妥类药物是一种很强的酶诱导剂，可促进 60 种以上的化合物的代谢。苯巴比妥和双香豆素合并应用时，双香豆素的血药浓度降低。这是由于苯巴比妥能诱导肝脏代谢酶而促进了代谢的结果。随着血药浓度的降低，凝血酶原生成的时间也变短，从而增加凝血效果，故药效和血药浓度之间有明显的相关性。因此，苯巴比妥和双香豆素连续合并应用时，若停止给予苯巴比妥会招致出血。长期服用华法林者，若服用巴比妥类后，约在 1～4 周后其抗凝作用明显下降，需增加华法林的剂量 1～10 倍方可达到原来的抗凝效果。停用巴比妥类后，酶活力约在 1～4 周后恢复至原来的水平，如果此时不减少华法林的剂量，则会出现致命的出血现象。

具有酶抑作用的药物有：磺胺药、甲氧苄啶、磺吡酮、氯霉素、红霉素、环丙沙星、异烟肼、甲硝唑、丙戊酸钠、羟基保泰松、奋乃静、奎尼丁、普萘洛尔、氯丙嗪、别嘌呤醇、丙咪嗪、西咪替丁、乙胺碘呋酮、地尔硫䓬、美托洛尔、右丙氧芬、酮康唑、去甲替林、伯氨喹、硫利达嗪、维拉帕米、口服避孕药等。酶抑制相互作用的临床意义在于受影响药物的治疗指数和药物血清浓度升高的水平，如果血药浓度尚在治疗范围内，此相互作用可能是有益的；若血药浓度达到毒性范围，就会变成不良的相互作用。氯霉素抑制药酶，又抑制肠道中合成维生素 K 的菌丛，减少维生素 K 的合成与吸收，与双香豆素合用，能明显增强抗凝作用。西咪替丁是药物氧化代谢的重要抑制剂，可延长苯妥英钠、地西泮、硝西泮、安替比林、华法林、茶碱等的半衰期。维拉帕米、地尔硫䓬、红霉素、克拉霉素，可抑制环孢素的代谢，使其肝、肾、中枢神经系统的毒性作用增强；但临床上可应用酶抑制剂来达到用较小剂量的环孢素即可有效控制排异反应的目的。单胺氧化酶（MAO）抑制剂可通过不同的作用机制，引起多种药物严重的相互作用。如与拟交感药物苯丙胺、伪麻黄碱等合用，可使交感神经末梢去甲肾上腺素（NE）大量释放，导致恐慌反应，病人伴有严重的头痛、高血压，有时可能出现急性左心衰竭或脑出血。单胺氧化酶抑制剂如与三环类抗抑郁药、麻醉药哌替啶等合用，可出现严重的不良反应，表现为激动不安、心动过速、低血压、高热、惊厥、昏迷。

有少数药物具有酶促和酶抑两相作用，如：导眠能、羟基保泰松、乙醇等。

4. 影响药物排泄过程的相互作用

主要局限于经尿液排泄来消除药物或其代谢产物，其排泄的快慢，往往影响在体内存留的时间，即影响药效的久暂。消除途径包括肾小球滤过、肾小管重吸收和肾小管分泌。

（1）肾小球滤过：血液流经肾小球，小分子物质通过肾小球膜孔滤过到肾小管腔中，大分子物质如血浆蛋白、血细胞留在血管内。当血液流经肾小管时，可把药物及其代谢产物分泌到肾小管滤液中。结合型的药物不能通过肾小球滤过。磺胺乙基噻二唑往往有 86%与蛋白结合（血浆浓度 100μg/ml），当给予倍量的苯磺唑酮 U 时，有一半的结合型磺胺乙基噻二唑被置换释出成游离型，易为肾小球滤过。所以合并用药后，滤过的磺胺药的比例量就急速增加。许多药物如氨基糖苷类抗生素、环孢素、卡托普利、两性霉素 B、锂盐可引起肾损害，减少肾小球滤过率，导致肾肌酐清除率降低，血浆肌酐水平升高，对大量药物及其代谢产物的排泄减少。

（2）肾小管重吸收：肾小管细胞具有重吸收药物的主动和被动转运系统。干扰肾小管液 pH 值、主动转运系统及肾血流的药物均可影响其他药物的排泄。药物的被动重吸收取决于由药物 pKa 值和尿液 pH 值所决定的非离子化及脂溶形式的程度。解离的药物脂溶性低，穿透肾小管膜的能力差，故很少被肾小管重吸收，因而从尿中排出增加；而非解离的药物脂溶性高，较易穿透肾小管细胞膜被再吸收，因而从尿中排泄较少。酸性或碱性药物的解离度与尿液的 pH 值有关。酸性尿可促进碱性药物排泄，而碱性尿可促进酸性药物的排泄。口服苯丙胺后，约 30%～40%的药物以原形从尿中排出，如果尿液被酸化（pH 约为 5），则原形药物的排泄量增加至 60%～70%；如果尿液被碱化，则排泄量下降至 10%。如苯丙胺与碳酸氢钠合用，碱化尿液使苯丙胺排泄量明显减少，药物作用时间延长；如果与氯化铵合用，则缩短其作用时间。

（3）肾小管分泌：肾小管通过两种特殊转运系统分别将酸性药或碱性药分泌到肾小管的管腔内，两种酸性药（或碱性药）合用，在特殊运转系统上发生相互竞争，使其中一种药物不能被分泌到肾小管内。许多酸性药物及药物的代谢产物这种相互作用较为明显，且产生与消失均较快，并具有剂量依赖性。临床上可利用这一机制来提高某些药物的疗效。如青霉素以原型从肾脏排泄，其中 90%通过肾小管分泌，10%通过肾小球滤过到肾小管内，若与丙磺舒合用，因同属酸性药物，竞争占据酸性转运系统的结果，阻碍青霉素从肾小管分泌，因而延长青霉素的排泄，使其发挥较长持久的药效。苄磺胺苯酸、保泰松、阿司匹林、吲哚美辛有抑制青霉素肾小管分泌作用。布可龙使磺胺甲基噻二唑长时间保持有效血药浓度，是由于它能抑制肾小管分泌，使磺胺药的肾清除率降低。另一方面，磺胺乙酰化物的分泌亦被抑制。所以体内代谢物的排泄速度也受合并用药的影响。保泰松可使口服降糖药的排泄减少。西咪替丁可抑制肾脏对普鲁卡因胺的清除率。奎尼丁、胺碘酮可抑制肾小管对地高辛的分泌，维拉帕米亦可一过性地抑制地高辛的分泌。

与相同途径代谢的药物合并应用时，代谢反应有时会出现互相抑制作用。水杨酰胺（SAM）和对乙酰氨基酚合并口服时，水杨酰胺能暂时降低对乙酰氨基酚的硫酸结合物和葡萄糖醛酸结合物的尿排泄。

丙磺舒可减少利福平、吲哚美辛的胆汁分泌。奎尼丁、维拉帕米、胺碘酮可减少地高辛自胆汁的排泄。

（二）药效学方面的相互作用

主要是指一种药物改变了另一种药物的药理效应的机制，影响药物与受体的各种因素。药物在作用部位的相互作用包括：

- 竞争受体：若某一药物与某受体的亲和力比另一药物强，而其内在活性较弱或无内在活性，则另一药物的作用可被其阻断。如阿托品可阻断乙酰胆碱的作用。α 受体阻断剂与肾上腺素合用，可使肾上腺素的升压作用翻转。
- 改变受体：甲状腺素使抗凝剂与受体部位的亲和力增加，从而使抗凝作用增强。
- 改变受体周围组织生物活性：某些药物能使神经末梢作用部位的递质量改变或使酶活性改变，直接影响药物的作用。有些药物可以干扰作用于肾上腺素能神经元的药物在其作用部位的摄取和转运。
- 通过对不同的生物学系统产生协同或拮抗作用。

一般说来，药物相互作用的结果有协同作用（synergism of effect）、拮抗作用（antagonism of effect）及作用改变（alteration of effect）。联合用药时，由于对突触化学传递的相互干扰，往往会增强或减弱药物对受体的作用。合并应用有相同药理作用的两种药物，其结果可能是相加或协同。**协同相加作用**是指两药联合应用所产生的效应相等或接近两药之和。如普萘洛尔与奎尼丁虽作用于不同的环节，但最终的抗心律失常效应是相加的。**协同增强作用**是指两药联合应用所产生的效应明显超过两药之和。作用于同一系统或不同系统的具有相同生物学效应的药物所引起的相互作用常可互相增强。杀菌性抗生素间合用时大多表现为协同作用；而抑菌性抗生素合用时一般则呈协同或拮抗作用。拮抗作用是指两药联合应用所产生的效应小于其中单独应用的一种药物，是由于药物发生竞争性或生理性拮抗作用。如具有兴奋作用的茶碱可减弱苯二氮䓬类的镇静作用。非甾体抗炎药的水钠潴留作用可影响噻嗪类利尿药、β受体阻断药的降压效果。

影响药物相互作用的因素主要有病人年龄、生理和病理状态、用药剂量、疗程以及目前尚未弄清的原因。

药物相互作用的利弊是临床医师必须熟悉和掌握的合并用药的权衡技巧。某些类型的药物相互作用是有益的，已被用于治疗疾病。另一方面，某些药物相互作用的后果对病人不利，甚至非常严重，其中严重的不良反应包括：心脏意外（心律失常或骤停）、呼吸中枢抑制或呼吸肌麻痹引起的呼吸衰竭、低血压休克、高血压危象、低血糖昏迷、惊厥、出血、组织器官（肝、肾、骨髓等）实质性损害等，应当竭力避免之。

四、配伍禁忌

两种或多种药物混合联用，于给药前在体外所产生的物理性或化学性的相互作用，产生不利于应用和治疗的变化，即药剂学方面的相互作用，称为**药物配伍禁忌**。临床上遇到最多的是注射液的配伍禁忌。一般分为“可见的”和“不可见的”变化两大类。

（一）可见到的配伍禁忌

主要指产生沉淀、气体、变色、变味、潮解等变化。较易被发现。

1. 产生沉淀的原因

（1）溶媒的改变：非水溶性溶媒的注射剂加入水性的输液中时，会析出沉淀。如氯霉素注射液采用甘油或丙二醇为溶剂，若与输液混合时，很可能由于溶媒性质改变，氯霉素在水中溶解度小而析出沉淀，当输液量较大超过其溶解所需的量，仍可获得澄明溶液。

（2）混合后溶液的 pH 值改变：药物会产生沉淀或加速分解。与药物稳定时的 pH 值相差越大，分解失效也越快。如：20％磺胺嘧啶钠注射液加入到 10％的葡萄糖注射液（pH 值为 3.2～5.5）中可能析出磺胺嘧啶结晶。

（3）化学反应生成沉淀物：如氯化钙注射液与碳酸氢钠注射液混合可生成碳酸钙沉淀，故不可配伍合用。硫喷妥钠注射剂含有碳酸钠为稳定剂，若与林格液配伍，能产生碳酸钙沉淀。生物碱盐类的水溶液，遇碱性药物、鞣酸类、重金属、碘化物或溴化物等就产生沉淀。

（4）盐析：促肾上腺皮质激素注射液系蛋白制剂，在氯化钠注射液中可能使某些蛋白质沉淀，因此两者不宜配伍。四环素粉针剂不能直接用含盐的输液溶解，在未完全溶解时也不能用含盐的输液去稀释，必须用注射用水或葡萄糖注射液溶解之后，方可用含盐的输液进行稀释。

有些药物在特定的条件下容易形成结晶、沉淀、可以肉眼发现，不能使用。然而有的是形成微晶或产生轻微混浊，不易被发现，病人用了在血管内会注入大量微晶，聚集成微细的栓子，就会发生器官的栓塞，带来严重的危害。

2. 产生变色的原因

(1) 氧化是变色的主要原因。如止血敏注射液与5%碳酸氢钠注射液配伍，稍经放置，溶液即变红，温度越高，变色速度越快。

(2) 络合生成有色的络离子。如细胞色素C中含铁卟啉，铁离子与对氨基水杨酸钠可生紫色的络离子，故两者配伍后使溶液色泽加深。

(二) 不可见的配伍禁忌

虽无外观变化，但药物因降解失活等原因可引起效价下降甚至毒性增加。往往容易被忽视。

1. 降效

庆大霉素与青霉素虽有协同作用，但两者不能混合在一个注射器内，因为青霉素分子结构中有β-内酰胺环可以破坏庆大霉素而使其失效。妥布霉素与广谱青霉素卡比西林配伍时，可使妥布霉素效价降低。四环素与氢化可的松配伍时，可使氢化可的松效价下降。麻醉药硫喷妥钠与肌松药琥珀胆碱混合，可使琥珀胆碱失活。红霉素乳糖酸盐与葡萄糖氯化钠注射液配合后6小时，若pH值为4.5则效价下降约12%；若pH值为4.0则效价损失50%以上(25℃)。氨苄西林在含乳酸钠的输液中4小时可损失40%的效价。

2. 毒性增加

如解磷毒若与碱性注射液配伍，可使其水解产生有毒氰化物，毒性显著增加。

为了用药有效和安全，配伍禁忌问题已成为临床治疗上一个很重要的实际问题。医务人员除了要对每种药物的理化性质有所了解外，还需要了解产生配伍禁忌的因素，以避免与能产生配伍禁忌的药物联合使用。对药物配伍变化的一般处理方法是：① 安排好混合的顺序，往输液中添加注射剂时要根据每种药物的特性，以适当的顺序加入，以免稀释过程中出现混浊、沉淀。② 做到新鲜配制，并在规定的时间内滴完，避免药物在溶液中较长时间的变化反应过程，或被空气中的氧气氧化，或吸收二氧化碳使溶液的pH值下降。

五、中药与西药的合用

中药与西药的作用各有所长，随着中西医结合的深入发展，临床上中药与西药合用已相当广泛。中西药并用是中西医结合治疗的必然趋势和有效途径。实践证明，许多中西药物联合应用，能够取长补短，提高疗效，扩大适应证，标本兼治，缩短疗程，克服或减轻药物的不良反应，并能收到单用中药或单用西药都达不到的效果。如肿瘤病人长期或大量应用抗癌药环磷酰胺、氟尿嘧啶等易致白细胞减少，而中药人参、黄芪、刺五茄、灵芝、女贞子、甘草等均可升高外周白细胞数目。人参、当归、白芍、刺五茄等都能增强白细胞介素的释放。人参能提高γ球蛋白、IgM的含量。黄芪可使正常人血中IgM、IgE、cAMP增加，唾液中SIgA下降。党参、白术、冬虫夏草等能使血清IgG含量升高。冬虫夏草能明显地促进脾淋巴细胞增殖，提高E花结形成率，并对硫唑嘌呤引起的T细胞下降有明显的保护作用。阿胶能提高机体玫瑰花结形成率和单核吞噬细胞功能，能对抗氢化可的松所致的细胞免疫抑制，对NK细胞有促进作用。

但是，在临床上也常见到一些医生不了解药品制剂的组成成分和药理，常常将不宜合用的中药或中成药和西药一起使用，导致药物疗效下降，甚至出现毒性反应。例如：

含有朱砂（硫化汞）的中成药：朱砂安神丸、人丹、冠心苏合丸、七厘散、梅花点舌丹，不宜与西药三溴合剂、巴氏合剂、碘化钾合剂同服，否则容易产生有毒的碘化汞或溴化汞等沉淀物，并可引起毒痢性大便，导致药源性肠炎。

含钾离子高的中药：金钱草、白茅根、夏枯草、泽泻、牛膝等，与利尿药螺内酯、氨苯蝶啶合用，可引起高血钾的毒性反应。

含有钙、铝、镁金属离子成分的中药：磁石、明矾、牡蛎、石决明、珍珠层粉、牛黄解毒片等，不可与土霉素、四环素、红霉素、金霉素合用，因为这些金属离子能与上述抗生素起络合或螯合反应而失效。

含钙质的中药如：山楂、乌贼骨、穿山甲、蟹壳、龟板、鹿角霜等，忌与洋地黄、地高辛等强心苷类药合用，因 Ca^{2+} 对心脏有类似强心苷作用，会增加强心苷类的毒性，尤其对“洋地黄化”患者的危害较大。

含有乙醇的药酒：风湿骨痛酒、国公酒等，若与阿司匹林、水杨酸钠同服，能加重对消化道的刺激性，引起恶心呕吐，严重时可致消化道出血。

含有酸性成分的山楂丸、保和丸、五味子糖浆、乌梅丸等，不宜与碳酸氢钠片、氢氧化铝片、氨茶碱片等碱性药物同服，否则，酸碱中和，使药效降低或失效。

含鞣质多的中药如：虎杖、桂枝、萹蓄、荆芥、地榆、侧柏叶，忌与硫酸亚铁、维生素 B_1、胃蛋白酶、胰酶、淀粉酶等酶类制剂合用；含鞣酸的感冒片、四季片、舒痔丸、七厘散，忌与四环素、土霉素、红霉素、氯霉素、乳酶生、利福平、洋地黄、奎宁、阿托品、富马铁同服，因鞣酸与这些西药产生沉淀，不易被机体吸收而降低疗效。

含糖丰富的中药：枸杞、甘草、人参、鹿茸、川贝枇杷露或各种糖浆剂不可与甲苯磺丁脲、格列本脲、苯乙双胍合用。

中药麻黄与氨茶碱同服，不仅药效降低，而且能使毒性增加 1～3 倍，并可引起恶心、呕吐、头昏头痛、心动过速、心律失常、震颤等。含有麻黄的麻杏止咳片、通宣理肺丸、消炎宁片，也不宜与地高辛合用。

含有大黄的麻仁丸、牛黄解毒片、解暑片，不宜与多酶片、乳酶生、胃蛋白酶、胰酶同服，因大黄通过吸附或结合的形式，抑制酶类药物的消化作用，降低药效。

含有乌头碱、黄连生物碱的小活络丹、香连丸、贝母枇杷糖浆，不可与阿托品、咖啡因、氨茶碱同服，否则，容易增加毒性作用，出现药物中毒。

胃痛宁、新脉宁与洋地黄、地高辛合用，因对心脏的作用相似，可使疗效和毒性同时增加。

抗肿瘤药物环磷酰胺、阿糖胞苷、氟尿嘧啶、环已亚硝尿、争光霉素，忌合用复方丹参片，合用能促进癌细胞的转移。

当然，有时如病情确实需要，经医师同意后，只要间隔一定的时间（2～3 小时）服用，避开服药“撞车”，也是可以的。

六、中草药的配伍

（一）中草药的配伍

中草药的配伍就是按照病情需要和药物的性能，有选择地将两种以上的药物合在一起应用。

使用两种以上功效相同的药物而取得更大疗效的，称为“相需”；使用两种以上功用不相同的药物而取得更好疗效的，称为“相使”；两药合用后可以减少烈性或毒性的，称为

"相畏"；两药合用而减低疗效的，称为"相恶"；一药解除另一药的中毒反应的，称为"相杀"；两药合用后反而增加毒性的，称为"相反"。

(二) 方剂的组成

(1) 主药：根据病情选择一、二味针对主要病因的药物，为治疗的方剂核心部分，用量应该较重。

(2) 辅助药：根据病情特点，衡量所选用主药的利弊，相应地选用适当药物作为配伍，协助主药发挥最大的治疗作用，使其更合于病情，一般用量较轻。

(3) 随症用药：即针对病人的次要症状而加入的对症药物。

药物每因配伍的不同而作用有所区别。例如：桂枝配麻黄，可以加强麻黄的发汗作用；桂枝配芍药，其作用就只能止汗。生姜与半夏配伍，能制半夏的毒性，使其更能发挥止呕祛痰作用。

但有些中草药是不宜合用的，若配伍在一起时，将会降低或丧失药效。还有少数药物配伍时可能产生毒剧作用，发生不良反应或危及生命。

中草药配伍禁忌：《珍珠囊补遗药性赋》十八反、十九畏歌。

十八反歌：本草明言十八反，半蒌贝蔹芨攻乌，藻戟芫遂俱战草，诸参辛芍叛藜芦。

十九畏歌：硫磺原是水中精，朴硝一见便相争；水银莫与砒霜见，狼毒最怕密陀僧；
巴豆性烈最为上，偏与牵牛不顺情；丁香莫与郁金见，牙硝难合荆三棱。
川乌草乌不顺犀，人参最怕五灵脂；官桂善能调冷气，若逢石脂便相欺；
大凡修合看顺逆，炮监炙敷莫相依。

第八节 合理用药

一、合理用药

迄今为止，在疾病的治疗中，绝大部分疗效是通过应用药物而获得的。在长期的用药实践中，人们在接受惨痛教训和认真反思后逐渐总结出"合理用药"的概念。所谓"合理"就是一种以客观实际或科学知识为基础的，与经验论相对立的更高层次的思维过程。

(一) 合理用药的定义

合理用药（rational drug use）是指以当代的、系统的、综合的医药学和管理学等知识和理论来指导用药，使药物治疗达到安全、有效、经济的基本要求；同时还应考虑治疗是否及时和适时，药物供应和使用是否方便，保存是否容易等。

WHO（1997）给合理用药的定义：**合理用药**是指药物正确无误，用药指征适宜，药疗、安全性、价格对病人适宜，剂量、用法、疗程妥当，用药对象适宜（无禁忌证、不良反应等），药品调配及提供药品信息无误，病人能遵医嘱用药，从而达到安全、有效、经济的基本要求。

合理用药不但可助益诊治，且可减少用药的种类及数量，缩短治疗期，增加病床使用率，减少住院日，减少行政成本等，因而使医疗资源更能得到充分合理的利用。

（二）合理用药的基本要素

合理用药的含义是综合的，它包含安全、有效、经济、适当四个基本要素。

1. 安全性

安全性（safety）是合理用药的基本前提。某药物用于患有该药适应证的病人时，在正常剂量下不会造成严重危害。但是绝大多数人使用安全的药物，对特殊体质的病人也可能发生严重不良反应。安全性不是药物的毒副作用最小或者无不良反应这类绝对的概念，而是强调让用药者承受最小的治疗风险，获得最大的治疗效果。医务人员应把安全用药放在第一位，努力寻找效果与风险之间适当的平衡点。

2. 有效性

有效性（effectiveness）是用药的依据和用药的首要目标。药物的治疗效果必须确切，如降压药应用后，病人血压必然会有不同程度的降低。解热药应用后会使高烧病人体温下降。治疗哮喘的药物应用后能迅速缓解气喘病人的呼吸困难。虽然每个用药者的疗效不可能完全相同，但是绝大多数人用后都确有一定的疗效。临床上判断药物有效性的指标有：治愈率、显效率、好转率、无效率等。

3. 经济性

经济性（price）是社会可持续发展的基本要求。药物的经济性是指药物的“价值”，是药物的“功能”（质量和疗效）与“成本”（药品的寿命周期成本）之比。该值越大，表明药物的经济性越好。而用药的经济性是指对现有可供选择的多种药物进行经济性评价和选择的问题，研究药物用于不同对象、不同时间以及不同的疾病阶段所产生的经济效果。任何一种疾病都有很多种治疗药物，该病的患者用哪种或哪几种药物（联合用药）最经济？对某种特定的药物而言，哪种剂型和给药途径最经济？通常应选用等效而又安全的便宜药品，没有必要去追求高消费。经济地使用药物，强调以尽可能低的治疗成本取得较高的治疗效果。

临床上，有些药物治疗方案虽然在疗效、毒副作用方面无可非议，但医疗费用比较高。也有的药物适应证相同，但半衰期、疗效与副作用不同，而且治疗费用有较大差别。因此，提倡对不同来源的同一药物，同类药物的不同品种及不同药物治疗方案进行比较分析，重视高疗效、低费用的全疗程药物治疗。如拖长一倍住院时间，则间接成本和隐形成本都会加大。所以，临床用药在考虑价格的同时，也应考虑高效、速效等其他因素，从病人病情的轻、重、缓、急及经济负担能力全面权衡，综合考虑选用药品。药品对患者来说是被动消费，医生往往影响甚至决定消费者的选择。医生的不同用药方案，对处方额的影响很大。因病施治，安全、高效、经济地选择诊疗方案，是医生的责任。

4. 适当性

适当性是实现合理用药的必要保证。即将适当的药物，以适当的剂量，在适当的时间，经适当的途径，给适当的病人使用适当的疗程，达到适当的治疗目标。适当性的原则是尊重客观现实，立足当前医药科学技术和社会的发展水平，避免不切实际地追求高水平的药物治疗。用药过程的各个环节都要适当才行。

（1）适当的适应证：处方药物的决定完全符合医学原理，且该药物治疗是安全有效的。

（2）适当的药物：药物的选择是基于有效性、安全性、经济性考虑；在众多的同类药物中，根据病人的具体病情，选择恰当的药物。

（3）适当的患者：患者无用药禁忌证，发生不良反应的可能性最小，患者能接受该药。

（4）适当的剂量：用药量不能过多，也不能太少，适当的药物剂量应该是使药物在最小的毒副反应下发挥最佳的疗效。不是千篇一律而是力求给药剂量个体化。

（5）适当的时间：几乎各类药物的作用都有不同程度的昼夜节律性差异；所以在用药时，应把握适当的给药时间。

（6）适当的途径：同一药物的不同剂型的用法、给药途径不同，药物的吸收与起效快慢也不同，甚至可出现不同的作用。必须综合考虑用药目的、药物性质、病人身体状况以及安全、经济、简便等因素，选择适当的给药途径。

（7）适当的疗程：应以疾病有没有治好，慢性病是否已控制和不发展为衡量标准。疗程太短，仅仅是缓解症状，没有根除病因，以后易复发或会转成慢性。疗程过长，不仅浪费药品，还会产生种种不良后果。

（8）适当的治疗目标：给患者提供与其疾病和药物相关的、准确、重要和清楚的信息；确定双方都可以接受的，现实条件下可以达到的用药目标。如在现阶段的医药学水平上，对有些疾病的药物治疗只能起到减轻症状或延缓病情发展的作用，达不到病人希望的药到病除、彻底根治的目的。

（9）适当的观察：应该恰当地观察预料中的意外和药物作用。

（三）合理用药的标准

1987 年 WHO 提出的合理用药标准：①开具处方的药物应适宜；②在适宜的时间，以公众能支付的价格保证药物供应；③正确地调制处方；④以准确的剂量、正确的用法和用药时间服用药物；⑤确保药品质量安全有效。

合理用药的生物医学标准（WHO/MSH，1997）：①药物正确无误；②用药指征适宜；③疗效、安全性、使用、价格对病人适宜；④剂量、用法、疗程妥当；⑤用药对象适宜（无禁忌证、不良反应小）；⑥调配无误（包括提供适宜的用药信息）；⑦病人依从性良好。

合理用药的基本原则包括以下 6 个方面：①正确的疾病诊断和正确的药物选用，只有诊断正确，用药才能有的放矢，特别对急症和重症的早期诊断尤为重要，谨防误诊误治；严格掌握适应证，做到对症用药。②注意病史和用药史，防止由于不明而致药源性疾病或重复用药而造成中毒。③注意个体差异，调整给药方案，做到用药个体化。④选择合理的给药途径、准确的给药时间与间隔、恰当的剂量、适宜的疗程。⑤注意药物的相互作用。⑥注意药物的不良反应。

不同人员对合理用药的标准及认识有所不同，如医生们认为合理用药的主要标准是给病人用药后能迅速发挥疗效、毒副作用小、且使用方便。护士认为药物应使用方便、配伍外观无混浊。病人认为只要能治好自己的病，不管什么药，或贵或贱都行。人们出于使用药物不同的目的，站在不同角度上的看法都是片面性的。事实上，“合理用药”是一个相对的概念，必须是在特定的条件下才有其具体的意义。评价药物选用和药物治疗过程是否合理，主要依据当代的药物与疾病知识和理论。不同时期的合理用药评价标准具有不同的内涵。某种药物的安全性、有效性、经济性及使用的适当性都是在目前条件下，相对于其他药物或疗法而言的。认为某种药物治疗方案合理，一般是与其他供选的药物治疗方案以及非药物治疗方案比较得出的结论。

近年来，已把合理用药提高到改善病人生存质量的高度，综合形成这样的观点：花尽可能少的费用，用尽可能适当的药物，承受尽可能小的治疗风险，在尽可能短的时间，达到尽可能大的治疗效益。因此，合理用药的核心是个体化给药，而不能用统一模式给药。

（四）世界卫生组织/合理用药国际网络制订的合理用药指标

合理用药调研指标

1. 处方指标	（1）每次就诊处方用药平均品种数；
	（2）通用名药品占处方药物的比例；
	（3）使用抗生素患者的比例；
	（4）使用注射剂（不含计划免疫注射）的比例；
	（5）基本药物占处方用药的比例。
2. 病人关怀指标	（1）每人次平均就诊时间（不含候诊时间）；
	（2）每人次取药时间（不含排队等候时间）；
	（3）每百种处方药物中病人实得比例；
	（4）药袋标示完整率；
	（5）病人正确了解全部处方药物用法的比例。
3. 行政管理指标	（1）药房是否备有基本药物目录或处方集；
	（2）药库备有本地常用药的情况。
4. 其他补充指标	（1）不用药物治疗的比例；
	（2）住院病人联合使用抗菌药的比例；
	（3）采用标准治疗方案的比例等。

（五）影响合理用药的因素

1. 人员因素

合理用药必须包括正确诊断、合理处方、准确调配、正确给药、遵从医嘱或按说明书正确服药等各个环节，医生、药师、护士、病人及其家属、乃至社会各有关人员任何一方不合理用药，都会造成不利后果。

2. 药物因素

药剂学因素：药物的作用和使用因人而异，多药并用使不良反应发生率增加。时间因素：短期和长期使用效果可能不同。

3. 外界因素

社会文化与经济状况，医药促销活动与药品广告效应，片面夸大宣传其功效或适用范围，不实的广告会误导病人。

（六）促进合理用药的对策

- 营造合理用药的氛围；
- 提高全民的合理用药意识和能力；
- 完善相应的管理制度和评价体系；
- 充分发挥药师的作用；

- 医疗机构采取积极有效措施。加强对药物使用权限、过程和结果的监督，力求应用得当，趋利避害。

二、不合理用药

不合理用药是指用药指征不明确，违反禁忌用药，剂量过大或不足，疗程过长或过短，合并用药过多等。凡属于人为因素造成的非安全、有效、经济、适当的用药都属不合理用药。

（一）不合理用药状况

国外有资料表明，全世界每天至少服用一种药物的人占 60%，其中 40%的人是自我用药。美国医院药师学会认为医院内用药错误发生率为 1%～20%。（日）春山茂雄博士说："现在我们医生看病，实际治愈率只有 20%，其余 80%只是白白糟蹋了医药费"。

不合理用药的药品主要涉及抗生素、解热镇痛药、肾上腺皮质激素等品种。

世界卫生组织调查显示：中国住院病人抗生素使用率高达 80%，其中使用广谱抗生素和联合使用两种以上抗生素的占 58%，远远高于 30%的国际水平。抗菌药在医院门诊处方中所占的比例最大，平均为 46%左右。滥用的规律是南方高于北方，城市高于农村，经济发达地区高于不发达地区。

有资料指出，在美国，每 10 张处方中平均只有 3 种药品；而在中国，每 10 张处方中平均有 30 种药品，多药并用的几率远远大于美国人。我国不合理用药占用药者的12%～32%。

我国抗生素药的消费金额已占总药费的 30%左右，高居全球榜首。2001 年我国药品消费总额为 2301 亿元，抗菌药物用药约占 30%（折算为 690.3 亿元），其中不合理用药的比例在 40%以上，达 276.12 亿元，这其中不包括造成不良后果所需的费用。

（二）不合理用药的表现

（1）误用：是指医务工作者处方用药不当。即把无明确治疗目的的药物任意引进处方，这样就容易造成病人误用，引起胃肠道不必要的药物反应或发生药物之间不良的相互作用。在某些特殊情况下，例如：一定比例的乙型肝炎、丙型肝炎患者可能转变成慢性，但没有可靠的药物能阻止它们的慢性化，盲目用药反而会坏事，不仅于事无补，反而加重肝功能损害，导致肝细胞变性。

（2）滥用：是指患者经常或不时地应用不合病情的或与病情无关的过量药物。无适应证用药，就诊者不存在需要进行药物治疗的疾病或不适，而给予安慰性、预防性、保险性用药。无病用药或轻症用重药。无必要的使用价格昂贵的高档药品或开大处方。未经医生许可擅自用药，决定用药方法，加大剂量和配伍药物等。抗生素及合成抗菌药物的滥用是指社会人群对抗生素及合成抗菌药物的非理性使用。无指征地滥用抗菌药物不仅造成很大的浪费和加重病人负担，而且增加不良反应、菌群失调、二重感染及产生细菌抗药性。

（3）重复用药：是指一个病人同时被给予同一品种或含有相同活性成分的复方制剂；或开给成分、作用机制相同或相近的同一类的药物；或者提前续开处方。同一病人同时找多名医师开相同的药品。

（4）不适当地使用毒副作用过大的药物。若是选用了毒副反应大的药物，而没有足够的理由证明病情严重到非用不可，就是明显的不合理用药。

(5) 开处方时，不注意了解病人的用药史、药物反应史以及特异性体质（如某些遗传缺陷的个人史和家族病史、过敏体质等)，以致引起变态反应或其他不良反应。或由于不了解复方制剂的成分，对曾患过敏反应者再次给予致敏药物，以致引起变态反应。

(6) 联合用药不当：无必要或不适当地合并使用多种药物。处方时忽视药物之间的相互作用，以致显著地加强某一药物的作用，从而引起不良反应；或者合并用药配伍失当等。

(7) 开处方时不注意患者原有疾病及机体重要脏器的病理基础。如对慢性肝病者，却给予有肝毒性的药物。许多疾病的发生、发展和消除都有一个过程，若医药干预过度（用药量过大)，常使病情向机体难以耐受的方面转化，直至恶化和死亡。

(8) 对不适当的用药方法可能引起的严重后果缺乏认识，如青霉素和磺胺药的外用，极易引起过敏。

(9) 用药剂量不当：剂量过大或过小，疗程过长或不足；对小儿、老年、体弱患者，给予与成年人无区别的剂量，造成药物过量或中毒。

(10) 用药时间、间隔、途径不当：该停用的药物没有及时停药，或以为病情减轻而过早停药。由于用药时间过久，造成蓄积乃至中毒。

（三）不合理用药的危害

据统计，医院急诊病人中，有1%～4%的人是用药不当造成的。

世界卫生组织的资料表明：全球有1/7的人群不是死于自然衰老与疾病，而是死于不合理用药；而患病者中约有1/3死于不合理用药。

抗生素的发明，给吞噬过千百万人的致病菌以毁灭性的打击，从而拯救了无数垂危病人的生命。然而，随着抗生素的广泛应用，世界已走上一条滥用抗生素的歧途。世界卫生组织曾发出警告：世界各国滥用抗生素使一度可以治疗的疾病变得难以治愈。老一代的抗菌药物失去了原有作用，新一代的抗菌药物的临床寿命越来越短，医院内交叉感染增加，医生被逼到无药可用的尴尬境地。医生甚至得承认：一些在十年前不会死去的病人，现在却因抗生素无效而丧命。如当前耐多药的结核杆菌就成了世界上结核病防治的难题。全球因感染而造成的死亡病例中，急性呼吸道感染、感染性腹泻、麻疹、艾滋病、疟疾和结核病占85%以上，引起这些疾病的病原体对第一线药物的耐药率可从零到几乎100%，有时对二、三线药物的耐药性已严重影响疗效。2004年在世界范围内发生的非典型性肺炎的冠状病毒是由于滥用抗生素造成病毒基因变异的结果。

耐药性（resistance）或称**抗药性**（drug resistance）是指病原体对药物的反应性降低的一种状态。在治疗细菌感染的疾病或寄生虫病中长期使用某种药物，细菌或寄生虫对该药的敏感性降低，产生耐药性使药物作用减弱或失效。细菌具有迅速变异而产生耐药性的能力，且可转移、传播和扩散。这种耐药性往往能传至后代，造成抗药微生物性疾病流行。

细菌抗药性可分为两大类：①天然或突变产生的耐药性（或染色体介导的耐药性)，一般只对1种或2种相类似的药物耐药，且比较稳定，其产生和消失与药物接触无关。如肺炎杆菌可产生β-内酰胺酶，能对氨苄西林和羧苄西林产生耐药性。②质粒介导的耐药性，几乎所有致病菌均具有耐药质粒，通过转化、转导、接合或转座等方式转移。

细菌耐药性产生的机制：①产生灭活酶或钝化酶是引起细菌耐药性的重要机制，约占80%。②由质粒控制的细菌细胞壁或细胞膜通透性的改变，使很多抗生素难以进入细胞内到达作用靶位，因而细菌获得了耐药性，约占12%。③细菌还可以改变其代谢途径，改变或复制靶位蛋白，降低抗菌药物与靶蛋白亲和力而获得对某些抗生素的耐药性，约占8%。④细菌还可增加抗菌药的拮抗物的产量而耐药。如金葡菌抗磺胺药的耐药菌株产生对氨基苯甲酸（PABA）的量是敏感菌的20倍。

细菌耐药性的发生和发展是抗菌药的广泛应用，特别是无指征滥用的后果。重复暴露于低浓度抗菌药物是重要因素之一。在首次使用抗生素后，较弱的细菌便死去，只留下较强的一群继续生长繁殖，数天后，整个细菌群体便能抵抗抗生素了。因为抗菌药物浓度低于最低抑菌浓度（MIC）时只能对病原菌产生干扰作用而不能将之清除，并可能产生以变异耐药菌株为主的菌群，并容易从这些具有低水平耐药性的菌群中选择产生高度耐药菌株。所以，抗生素正是细菌越来越强壮的原因。

自青霉素应用于临床后的2～3年内，75%的金葡菌即对其产生了耐药性。目前对青霉素敏感的金葡菌株不到10%。表皮葡萄球菌与金葡菌对常用抗菌药物的耐药性基本相似，对利福平、复方磺胺甲噁唑耐药者约30%，但对万古霉素均敏感。对甲氧青霉素耐药的金葡菌（MRSA）对各种头孢菌素类、氯霉素、四环素、红霉素、庆大霉素、林可霉素以及氟喹诺酮类的耐药率达60%～85%。肠球菌属对青霉素和氨苄青霉素耐药率为20%～25%，对氯霉素、四环素、红霉素、庆大霉素、克林霉素、复方磺胺甲噁唑等耐药率均在50%～80%，但对万古霉素大多敏感，耐药菌株约为5%～10%。痢疾杆菌在国内大城市中对复方磺胺甲噁唑、四环素、氯霉素耐药率为50%～70%，对氨苄西林、羧苄西林、链霉素的耐药率为30%～50%，但对吡哌酸、哌拉西林、庆大霉素、诺氟沙星等敏感，耐药率小于10%。肠杆菌科细菌和绿脓杆菌对氨苄西林耐药率为65%～100%，对羧苄西林耐药率为40%～60%，对哌拉西林耐药率为10%～30%，对庆大霉素耐药率为20%～40%或以上。肠杆菌属、沙雷菌属、枸橼酸菌属、莫根菌属、普通变形杆菌对头孢噻吩的耐药率均在70%以上，对第二代头孢菌素如头孢呋辛的耐药率多在30%以下，但沙雷菌属、莫根菌属、普通变形杆菌的耐药率均在70%以上。细菌对第三代头孢菌素的耐药率多数在0～15%，但阴沟杆菌、假单胞菌属的耐药率在20%以上。

1998年WHO西太平洋地区16个国家淋球菌耐药性监测报告发现，对青霉素的耐药率非常严重，耐药率最高的是韩国为89.6%，其次是菲律宾为82%，越南为76.6%，蒙古为70%，中国香港特区为69%，中国为62.6%，新加坡为59%。主要是由染色体介导的耐药基因的广泛传播所致。对喹诺酮的耐药发生率：菲律宾为63%，中国为54.2%，中国香港特区为48.8%，越南为8.1%，澳大利亚为3.2%，日本为2.6%，新西兰为1.2%。对四环素耐药率最高的是新加坡为84%，所罗门群岛为74%，越南为35.9%，菲律宾为6.9%，澳大利亚为6.7%，新西兰为5.1%，中国为2.9%。目前我国耐药的金黄色球菌比例高达60%以上，70%肺炎球菌耐大环内酯类，耐氟喹诺酮类的大肠埃希菌达50%以上。对青霉素耐药的肺炎链球菌比例已从1995年的21%增加到1998年的25%。

抗菌药物的使用是产生耐药性的关键所在。一是过度使用，尤其是轻微感染时过度使用抗菌药物；二是因缺乏合理治疗而滥用，无使用抗菌药物指征情况下使用抗菌药物，未进行必要的药物敏感试验而使用抗菌药物，病毒感染使用抗菌药物，使用抗菌药物作预防用药，过度使用高档或广谱抗菌药物等；三是因资金短缺不能完成疗程而导致用量不足。为此，WHO发出警告：“新生的、能抵抗所有药物的超级细菌，将把人类带回感染性疾病肆意横行的年代”。

如何减少细菌对抗菌药物的耐药性？①严格掌握抗菌药物的使用适应证，病毒感染不应采用抗菌药物治疗；②对有适应证的病人，药物种类、用量及使用时间都要注意，能用窄谱的就不用广谱抗菌药，能用一种有效的就不必用多种；③调整用药策略，选用更理想的药物或联合用药，以关闭或尽量缩小突变选择窗（mutant selection window，MSW）——指致耐药突变菌株选择性富集扩增的抗菌药物浓度范围，即最低抑菌浓度（MIC）与防突变浓度（mutant prevention concentration，MPC）之间的浓度范围；④加强细菌耐药监测工作；⑤向群众开展合理应用抗菌药物有关知识的教育。

WHO制定的《遏制抗微生物药物耐药性的全球战略》主要措施有：减少疾病所带来的负担和感染的传播；完善获取合格抗菌药物的途径；改善抗菌药物的使用；加强卫生系统及其监控能力；加强规章制度和立法；鼓励开发合适的新药和疫苗。这项战略以人为本，干预对象是与耐药性问题有关并需要参与解决耐药性问题的人群：包括医师、药师、兽医师、消费者以及医院、公共卫生、农业、专业社团和制药产业等的决策者们。

（四）不合理用药的后果

- 延误疾病治疗；导致治疗失败。
- 浪费医药资源。
- 产生药物不良反应甚至药源性疾病。增加病人的痛苦和治疗的难度以及医药资源的耗费。
- 用药不当酿成药疗事故。

（五）世界卫生组织/合理用药国际网络对不合理用药成因和干预研究的框架

成因研究	1 确定药品使用中的问题	处方行为
		发药行为
		患者用药
	2 识别动机因素/问题成因	信息获取原因
		经济原因
		社会和文化原因
		药品供应原因
干预措施研究	3 列出可选用的干预措施	说服教育
		管理方法
		法律法规
	4 确定要采用的干预措施	文化接受程度
		成功的把握
		潜在的影响
		可行性
	5 进行干预措施的对照研究	
随访	↓	
实施	修改并重新研究	放弃
大规模实施时经济有效的干预	部分有效或昂贵的措施	无效或不经济的措施

1. 合理用药国际网络制定的工作模式

（1）调查摸底：确认处方、调配、用药各个环节中存在的问题，找出这些问题在信息、经济、社会文化、后勤供应上的原因；

（2）干预研究：调查不合理用药的原因后，列出在教育培训上、管理上、规章制度上可能有效的干预办法，从文化背景上的可接受性、成功率、代价、潜在影响、可行性方面选择一种或几种干预办法，应该安排对照组以提高研究水平；

（3）随访：总结不同的干预效果，推广经济实用的干预办法，完善不够理想的干预或放弃无效的、不经济的干预。

2. 促进药品合理使用的措施

促进药品合理使用的措施可以从教育，管理与制度等方面进行。促进合理用药措施的决策过程为：首先明确药品使用中的问题，然后确定并测评导致该问题的各种动机和原因，最后列出可选用的促进合理用药的干预措施。这些措施可以归纳为三大类：

（1）宣传教育：目的在于对处方者、发药者及病人提供正确的信息及劝导，以改变其不良用药方式。针对不同的教育对象采用培训、宣传资料及面对面的教育等方式。

针对医生和药师举办各种合理用药知识讲座及合理用药标准的学习培训。为什么要合理用药？什么是合理用药？抗感染药物应用原则，常用抗菌药物的合理使用，抗菌药物使用不合理的情况等。向病人宣传合理用药的基本知识，“新药、贵药不等于好药”，“不要看广告吃药”，如何正确服用药品等。

（2）管理方法：使用特定的路径、形式、详细的计划或经济激励手段，组织或引导干预措施的实施。通过制订和推广标准治疗指南等标准的治疗方法来规范医生行为。临床途径是一种将病在治疗期间全程均预制式化的措施，处置方法、使用医材、检验、药物均予以事先规划并照章按时实施。临床途径使治疗计划标准化，不但可减少治疗过程中医师个人偏好，提高效率，节省医材，也可大幅度减少药品的使用。如果全程或部分不能适用既定临床途径的病例，改用他法处理，但须注明原因并定期检查。

（3）规章制度：利用行政手段制定各种规章制度约束、规范医疗行为。通过制订限制性药品目录、限制医生处方药物品种数等规定改变医生处方行为。包括：制订医院基本药物目录；制订抗菌药物合理使用制度；制订抗菌药物一线、二线、三线品种，供临床医生参考；一级医院要求单病种处方费用平均不超过 25～50 元。对不合格处方采取教育与扣罚奖金相结合的办法强化管理。

抗菌药物临床应用分级原则

分级	界定	应用范围	使用权限
非限制使用	经临床长期应用证明安全、有效，对细菌耐药性影响较小，价格相对较低的抗菌药物	一般对轻度与局部感染患者应首选非限制使用抗菌药物	临床医师可根据诊断和患者病情开非限制使用抗菌药物处方
限制使用	这类药物在疗效、安全性、对细菌耐药性影响、药品价格等某方面存在局限性，不宜作为非限制药物使用	严重感染、免疫功能低下者合并感染，或病原菌只对限制使用抗菌药物敏感时，才选用限制使用抗菌药物	应经具有主治医师以上专业技术职务任职资格的医师同意，并签名

续表

分级	界定	应用范围	使用权限
特殊使用	不良反应明显，不宜随意使用或临床需要倍加保护以免细菌过快产生耐药而导致严重后果的抗菌药物。新上市的抗菌药物，其疗效或安全性任何一方面的临床资料尚较少，或并不优于现用药物者。药品价格昂贵	应具有严格临床用药指征或确凿依据，应从严控制	经抗感染或有关专家会诊同意，处方需经具有高级专业技术职务任职资格的医师签名

注：紧急情况下临床医师可以越级使用高于权限的抗菌药物，但仅限于1天用量。

医院在选购药物时，应有专职组织专责处理。药事委员会为全院用药之最高责任组织，凡新品药引进，不必要或不合适品种之删除，订定协定处方，特殊用药规则及限制，临床试验用药的处理原则等，均为其权责。医院引进新药必须研究它的STEP特性（即安全性safety、稳定性 tolerability、有效性 effectiveness、经济性 price ）并与同类药品进行比较，新药应比其取代品具有更好的费用效果。

推动合理用药的干预措施

干预范围	干预措施
处方	1. 使用基本药物目录 2. 制定自费药目录 3. 倡导通用名处方 4. 执行临床治疗指南
调剂	1. 处方限额 2. 处方权限 3. 通用名药品替换制度
病人分担费用	1. 处方附加费（通用名药品、专利药品） 2. 附加保险（急救药品、一般药品） 3. 规定免付范围
报销限制	1. 规定报销金额上限 2. 制定药品参考价 3. 药物经济学评价 4. 医疗供方预算审查

最有效的干预措施一般是结合教育、管理、法律法规等不同方法来达到最大的效果。做到用药基本合理，即是杜绝药疗事故，大幅减少滥用药物、不适当的合并用药、无适应证用药、无必要地使用高价药等不合理用药现象。

医师用药之适当性可分三个层次处理：

第一个层次为处方调配时药剂人员对医师处方内容进行复核，乃是促成合理用药的最基本或最起始之运作。针对有违背常用方法、用量或院方规定者，向开方医师提出警示，请酌情修改或确认，再作后续调剂或处理。

第二个层次由药事委员会制订规则，由药剂科将问题处方定期呈交院方，由院方与相关医师讨论纠正。

第三个层次为治本者，以全院或若干特别领域为对象，实施疗剂评估，以系统地探讨院内用药的优缺点及应改进之处。疗剂评估为针对全院或特定科室的整体性措施，不以检讨某一医师的处方行为为目的，研究结果不以特定医师为检讨对象。

三、用药差错

用药差错是医疗差错的主要部分，共分为 12 类：

（1）处方差错：选药不正确，不对适应证，有禁忌证，已知过敏而用致敏药物，用药与病人正在使用的药疗不相容，用药指示不正确或书写不清楚，导致病人接受了错误的药疗；

（2）遗漏用药：漏给一剂，而下一剂给药时间已到；

（3）时间错误：给药时间间隔超出规定；

（4）非授权给药：未经合法处方者口头或书面授意而给病人用药；

（5）剂量不当：用量一次大于或小于规定的允许范围，一次或多次重复给药；

（6）剂型差错：使用了非处方或医嘱规定的剂型；

（7）药品配制错误：给药之前，未能正确配制药品；

（8）给药技术错误：给药程序、途径、部位、速度不正确；

（9）使用变质或过期药；

（10）监测失误：未按治疗方案评估用药适宜性并发现问题，未作必要的实验室检验，未充分评估病人对药疗的反应；

（11）依从性失误：用药者存在不遵从医嘱的行为；

（12）其他。

用药差错约有 1%导致药品不良事件，而药品不良事件有 50%是可以预防的。

美国卫生部所属医学研究所（IOM，1999）指出，“以用药差错为主的医疗差错造成病人死亡的总数，超过车祸、艾滋病、乳腺癌和工伤事故”。

因用药造成严重毒副反应，给病人增加重度痛苦者为**三等药疗事故**；因用药造成病人残废者为**二等药疗事故**；因用药造成病人死亡者为**一等药疗事故**。由此而涉及人为的责任。

第三章 用药对象

第一节 种族

人类药理学研究表明，由于遗传基因和生活传统的差异，不同人种体内的血浆蛋白含量与组成以及肝脏中某些药物代谢酶的活性有所不同，对药物的代谢速度也不一样。如果要达到相同的血浆浓度，所需的药物剂量自然是不相同的。而且，即使是同一种药物，相同的血浆浓度在不同人种体内所产生的效果也有差异。

中国人与外国人存在着种族差异，因此体质与对药物的敏感性也不一样。

以普洛萘尔为例，若使患者心率平均下降2%，美国白种人所需的血浆药物浓度要比中国人高一倍多，说明中国人对普洛萘尔的敏感性远比美国白种人高。

吗啡在呼吸抑制方面，美国白种人的敏感性大于中国人。白种人应用吗啡后呼吸抑制和血压降低等不良反应发生率高于中国黄种人；而中国人用吗啡后发生恶心、呕吐等不良反应发生率明显高于白种人。

因病人药物代谢酶、转运体及受体的遗传缺陷，导致不同病人在药物代谢酶活性、药物转运体能力大小及药物受体敏感性等方面，存在着种族性、区域性差异。对用药有影响的遗传因素有肝脏N－乙酰转移酶的量、葡萄糖-6-磷酸脱氢酶（G-6-PD）缺陷、细胞色素P_{450}氧化障碍、过氧化氢酶缺乏症、苯妥英钠对位羟化缺陷、假性胆碱酯酶变异、对糖皮质激素反应的遗传变异、华法林耐受性、别嘌呤醇诱发痛风、卟啉症等。

例如：常染色体隐性遗传缺陷所致高铁血红蛋白还原酶缺陷，一旦应用硝酸酯类氧化性药物，可阻碍高铁血红蛋白还原为血红蛋白，出现高铁血红蛋白蓄积，组织缺氧，呈现发绀的症状。苯妥英钠羟化酶的缺陷是常染色体显性遗传。对苯妥英钠敏感的人因肝脏缺乏特异羟化酶，所以对苯妥英钠的代谢速率比正常人慢，药物血浆半衰期由正常人的14小时延长到30～40小时，造成药物在体内蓄积而发生中毒。

作为一个相对封闭的遗传体系，每个姓氏都有着相雷同的基因特性。特定的基因也与特定的疾病有着关联性。虽然患的是同一种病，但两个患者在症状上却有很大差别，并且相同的药对他们所起的功效也不完全一致。

目前发现原发性高血压涉及的相关基因已达70个，不同的基因导致的药物疗效对高血压患者也有差别。

抗生素致聋的遗传属于“线粒体遗传”，其特点是具有“家族聚集”性，同一家族中可有二人或多人发病，全都为母系遗传。

肠易激综合征（IBS）患病率与种族有关。白种人的患病率是黑人的5.3倍，西班牙裔白种人的患病率（16.9%）低于非西班牙裔白种人（21.8%）。33%的患者有家族史，而每一家族中肠易激综合征患者的临床表现相同。

传染病不仅受病原体的毒力和环境因素的控制，而且受遗传基因及其多态性的影响。病毒对宿主的感染力和感染结局存在着种群、地域和个体的差异。例如，我国乙型肝炎的感染率和发病率比欧美白种人高；同一家系或血缘关系相近的人群中，存在类似的乙肝发病特征；同一种抗乙肝病毒的药物或疫苗，对不同个体产生的治疗和预防效果不尽相同，如干扰素仅对20%～30%的病人有效，对70%的病人无明显疗效，约有15%的人其机体对现有的乙肝疫苗不产生保护性抗体。

临床药物基因组学是指利用药物基因组学的技术和方法增加药物的有效性和安全性，减少不良反应，实现个体化、可预测及可预防的医疗。一个人的基因型终身不变，对不同人群的药物选择应根据基因差异来决定。基因测定可避免病人使用既无效又昂贵的药物。在人类基因组计划即将完成之际，每个人都有可能得到一份属于自己的“基因型”药物。

第二节 血型

据报道，A、B和AB血型妇女服避孕药所发生的血栓性栓塞比O血型妇女要多。

肠易激综合征（IBS）是以腹痛、腹胀、排便习惯改变等为特征的胃肠功能性疾病。以腹泻为主（肠运动亢进型）和以便秘为主（肠运动缓慢型）的肠易激综合征患者以女性O型血者为多；以腹痛为主（肠节段收缩型）的肠易激综合征患者以B型血者为多。

肠运动亢进型的肠易激综合征患者以A型性格多见，肠运动缓慢型的肠易激综合征患者以B型性格多见。研究表明，抑郁质的人为肠易激综合征发病的高危人群。

A型人格（竞争型）所产生的压力激素要比B型人格（放松型）多4倍，压力激素会间接促进血栓形成，使之阻止心肌供血，导致心脏病发作。

第三节 性别

一、男女用药的性别差异

男女至少有三大生理区别：解剖学的生理差异，生物钟不同，性激素不同。女性体内脂肪组织的比例较大，在药物分布上与男性存在差异；女性较男性皮肤薄，屏障机能亦较弱，故药物透皮吸收能力也较强；女性肝微粒体CYP_3A活性明显高于男性；女性月经周期变化对胃肠吸收和胃排空率的影响；口服避孕药对肝微粒体氧化代谢具有抑制作用。

男女的生理机能不同，对于某些选择性作用于性器官的药物如性激素等反应不同。还有，妇女具有月经、妊娠或哺乳期等特殊的生理情况，因而女性对某些药物的反应是与男性有差异的。

（一）性别差异对药物代谢动力学和药效学的影响

不同药物其代谢率，有些在男性较高，有些在女性较高，而有些与性别无显著相关。

血浆清蛋白的浓度女性高于男性，故水杨酸的蛋白结合率女性高于男性。相反，磺胺的蛋白结合率男性高于女性。甲状腺素对球蛋白的结合能力为女性高于男性，而结合前清蛋白的能力为男性高于女性。

女性对解热镇痛药的清除率为男性的一半左右。口服阿司匹林900mg后，未服避孕药的妇女尿中的水杨酸清除率低于男性，而口服过避孕药的妇女与男性无差异，这可能是口服避孕药对甘氨酸和葡萄糖醛酸的结合途径产生诱导作用所致。

单剂量服用对乙酰氨基酚的试验发现，男性较未服用避孕药的女性的药物清除率高22%，而服用口服避孕药的女性较未服用避孕药的女性药物清除率高49%。

普萘洛尔的 $t_{1/2}$ 和分布容积在男性和女性之间具有可比性。男性经侧链氧化作用及葡萄糖醛酸化作用的清除率分别比女性高 137%和 52%。心梗后的病人使用普萘洛尔 80mg（每日 3 次），用药 5 次后，妇女的血药浓度明显高于男性约 80%。

地高辛在肾清除率上的差异与性别有关。还有肝葡萄糖醛酸化速率受到 CYP_3A 的支配。奎尼丁和奎宁在排泄时显示出与性别有关的差异，是因肾小管分泌阳离子的速度不同。

绝经前妇女和男性分别静脉注射甲泼尼龙 0.6mg/kg。结果显示，男性甲泼尼龙的 AUC 值明显高于女性，女性的清除率较男性高 55%。就抑制而言，女性的 IC_{50} 值明显低于男性，说明女性对此药具有较高的敏感性。

对 1015 例动脉瘤蛛网膜下出血的病人进行甲磺酸替拉扎特疗效的研究。结果表明，使用甲磺酸替拉扎特 6mg/kg 的男性组治愈率明显高于女性，而死亡率低于女性。女性的血药浓度及活性代谢均低于男性（约低 50%）。

女性吸烟者和非吸烟者的茶碱代谢率分别比男性吸烟者和非吸烟者快。女性吸收程度较高，故血药浓度较高，但消除半衰期与男性基本一致。女性非吸烟者的氯氮平血峰浓度较男性非吸烟者高 30%以上。

（二）性别差异对药物疗效的影响

由于男女在生理上的差别，对妇女的药物治疗可能产生与男性不同的效果。

同一种止痛药，对女性的止痛效果明显比男性好。专家们曾对一万多名男女手术病人进行了专题问卷调查，结果表明，在接受了相同手术并服用了相同止痛药的男性，比起女性来疼痛感减轻程度小，止痛有效时间也较短。吗啡类新镇痛药的研究发现，性别和对疼痛的反应有密切的联系，女子表现出比男子更痛苦，但在服了镇痛药之后，表现出更轻松些。一种鸦片制剂施用于女性患者时，能发挥相当强烈的药疗作用，但对于男病人来说，只产生一点点药物效应。卡巴粒鸦片制剂的镇痛效应，女性比男性增加 1 倍。

咖啡可以使血压升高，从而减弱痛感。咖啡的镇痛作用仅对女性效果明显，对男性而言几乎为零。

阿司匹林在被当做预防心血管疾病的药物使用时，在妇女身上产生的效果不如在男子身上那么显著。这种效果差异可能在于阿司匹林进入人体之后，妇女与男子对它的吸收过程有着目前还无法确知的不同之处。

（三）性别差异对不良反应的影响

一般而言，对药物不良反应，女性较男性更为敏感。据报告：不良反应男性发生率占 7.3%，女性则为 14.2%。

对于保泰松和氯霉素引起粒细胞缺乏症，妇女发病数比男人多 3 倍。氯霉素引起的再生障碍性贫血女人比男人多 2 倍。

患慢性哮喘的病人服用阿司匹林后发生过敏反应者，男性占 39%，女性占 61%。

妇女对地高辛和肝素的毒性作用更敏感。肝素引起的出血，60 岁以上的妇女反应率达 50%，而男性仅 19%；60 岁以下的妇女反应率 14%，而男性为 10%。

洋地黄、灰黄霉素等可引起男性乳房发育。

睾酮等雄性激素或某些蛋白同化激素可引起妇女声音低沉，阴蒂肥大等男性化现象。

口服避孕药可诱发外阴及阴道念珠菌感染，并且较难治疗。与口服避孕药后引起的“拟妊娠状态（pseudo-pregnancy state）”和葡萄糖耐受损害有关。在此情况下，上皮细胞中的糖原增聚，pH 值升高，导致了阴道内的阴道杆菌减少，容易引起念珠菌感染。据国外报道，有些口服避孕药的妇女，在其妊娠后由于输尿管功能性扩张而较易诱发大肠杆菌感染。

妇女较男性更易引起药源性疾病。药源性红斑狼疮，女性较男性更易发生。

一项初步研究显示，接受干细胞移植（又称骨髓移植）的患者在 10 年内患其他癌症的风险为 2.3%，是正常人群的近 2 倍。其中接受女性捐献者的干细胞的患者在移植后 10 年内患其他癌症的风险为 4.6%，而接受男性捐献者的干细胞的患者在移植后 10 年内患其他癌症的风险为 1.8%。

药物性皮炎的发生率男性与女性的比例为 3∶2。

（四）性别差异对发病率的影响

男性冠心病发病率明显高于女性，约为（2.5～5）∶1。男性患冠心病的首要因素是吸烟，患糖尿病的男性也可发生冠心病，但发病率较低。男性多从 40 岁后发生冠心病，发病率约 20%以上。男性冠心病发作时大多数表现为典型的心绞痛，发生心律失常者多。病情发展相对较快。女性冠心病发病率比男性冠心病发病率低 1/3。这种差别主要是和女性激素的保护作用有关。女性冠心病造成的寿命损失比男性要小。女性患冠心病的第一诱因是高血压，非高血压女性几乎不患冠心病。患糖尿病的女性易发生冠心病。女性在绝经后雌激素水平下降，女性多从 50 岁后发生冠心病。女性冠心病发作时主要表现为胸部憋闷、心悸、头晕，发生心律失常者少，只有少数人有典型的心绞痛。病程发展比较缓慢。

急性心肌梗死患者的男女比例约为 4.75∶1。男性患者在老年前期发生心肌梗死的几率最高。女性冠心病发生心肌梗死的可能性比男性要小，但女性一旦发生心肌梗死，其病死率高于男性。女性患者在老年期发生心肌梗死的几率最高。

葡萄糖-6-磷酸脱氢酶（G-6-PD）缺乏症患病率男性比女性约多 2 倍，属于性连锁不完全显性遗传。其等位基因在 X 染色体上。

恶性高体温发病率男性高于女性，属常染色体显性遗传。

肠易激综合征（IBS）在男女两性的发病率不同。在欧美、中国和日本，男性为 5%～19%，女性为 14%～24%。在美国女性发病率是男性的 3 倍。有 50.8%的女性患者认为月经期肠易激综合征症状加重。女性肠易激综合征患者中 65%有家族史，其双亲中患肠易激综合征者以母亲为多。肠易激综合征患者同胞中，患肠易激综合征以同性别为多。

更年期综合征方面的差异：男子更年期综合征又称迟发性性腺功能低下（LOH），出现潮红、发热、躁动不安、出汗等症状，是由于男性体内睾酮水平随着年龄增长而下降所引起的。研究发现，男性在 40～90 岁期间，体内的睾酮水平每年平均下降 1%～2%，总下降幅度可达 30%～50%，60 岁以后呈现高发态势，但并非每个男性都会经历。十一酸睾酮制剂（安特尔）为治疗男子更年期综合征的首选药。女性更年期综合征一般发生于 55 岁以前，是每个女性都要经历的阶段。

二、妇女不同生理时期对用药的影响

（一）月经期

妇女免疫系统的抗病能力随其月经周期而变动，其中以排卵期免疫力最强，因而患者在这期间接受治疗效果最好。

一般认为，月经期和妊娠期子宫对峻泻药、宫缩药以及其他强烈刺激性药物比较敏感，能引起盆腔器官充血、子宫收缩加强，引起月经过多、出血不止、流产、早产的危险。妇女在月经期服用导泻药或抗凝药会导致盆腔充血，月经量增多。

临床研究发现，妇女在月经周期的中期对阿司匹林的吸收最慢，表明激素对药物吸收有影响。

月经周期对茶碱药代动力学的影响：在月经周期的第 0、10、20 天分别静注茶碱 240mg，结果显示，第 0 天的最大血药浓度为 8.92mg/L，而第 10 天的最大血药浓度为 12.27mg/L，$t_{1/2}$和平均滞留时间较第 0 天低 40%，第 20 天的清除率最低。

（二）妊娠期

妊娠期是妇女一生中特殊的生理阶段。孕妇体内雌激素水平升高，伴随肾素及醛固酮分泌的增加，脂肪约增加 25%，血浆容积增大 50%，血管外液亦明显升高，总体水量可增加 80%，体重平均增加 10～20kg，白蛋白生成加速，但因血浆容积增加，血浆白蛋白浓度相对降低。部分蛋白结合部位可被内泌素占据。妊娠期心输出量增加，肝酶活性增强，肾血流量及肾小球滤过率增加。妊娠期生理功能改变，会出现各种妊娠并发症。妊娠早期及中期胃酸分泌减少，出现恶心、呕吐等早孕反应。妊娠期间胃肠蠕动减慢，这可能是因平滑肌放松的结果。

妊娠期由于母体的变化，胎儿和胎盘的存在及激素的影响，药物的代谢和转运与非妊娠时期差别很大。由于妊娠期的一系列生理变化可以导致药物在体内过程的种种改变，使某些药物的吸收速率减慢，但吸收程度更加完全；血浆容量增大导致总血药浓度下降，而且在病灶部位往往达不到有效血药浓度；肾血流量增加，使经肾排泄的药物消除速率增加；性激素分泌量的改变可影响肝脏对药物代谢活性。

妊娠期用药既关系到孕妇自身的健康，又直接关系到下一代的生长发育。药物对胎儿的影响包括 4 个方面：①出生前或分娩时死亡；②出生前或出生后生长发育迟缓；③出生后功能异常；④发生畸形。不同药物引起的畸形表现各不相同，这与药物在胎儿体内分布及其作用特点不同有关。畸形类型与药物应用时胎儿发育状况有密切关系。临床用药时应根据适应证，权衡利弊后作出选择，谨慎使用：①用药需有明确的指征。②选用的药物已证明对灵长类动物的胚胎是无害的。③采用对于药物代谢有清楚说明的药物。选用的药物要尽可能不通过或少通过胎盘，减少母体用药对胎儿的影响。④需清楚的了解妊娠周数。一般孕期前 3 个月不用药物，3 个月后慎用药物。胎儿生长发育的不同时期，对药物敏感程度有所不同。人类胚胎对致畸药物的敏感期在妊娠第 3 周至 3 个月。例如胎儿神经系统对药物敏感期是妊娠的 15～25 天，心脏是 20～40 天，肢体是 24～26 天。在妊娠初期，药物有使胎儿出现畸形的危险。在妊娠末期，药物对胎儿、新生儿主要可导致某些机能障碍，产生严重不良后果。在妊娠后期，绝大部分药物均可到达胎盘，胎盘对药物的转运方式主要是经被动扩散、主动转运、胞饮及经膜孔直接进入胎儿血循环。胎盘对药物转运的速度和程度主要取决于药物的理化性质、药物在母体内的药代动力学过程以及胎盘的结构和功能。大部分药物是以被动转运通过胎盘，非解离型药物脂溶性越大越易透过。分子量 1000 以上的水溶性物质也难以透过。只有不与蛋白结合的游离型药物才能通过胎盘。高脂溶性药物如全身麻醉药或巴比妥类可从母体血液进入胎儿血中。低脂溶性或高度解离的药物则不易通过胎盘屏障。因此，在孕妇用药时，应考虑药物通过胎盘屏障的情况及其后果如何，以便慎重选用药物。当孕妇有严重感染、缺氧、中毒或其他疾病时，可使胎盘屏障的机能受到破坏，对药物的透过性也会发生改变，甚至可使正常情况下不能渗透到胎儿体内的许多微生物和其他物质也能渗透进去。有些药物尚可经羊膜转运进入羊水，可经胎儿皮肤或被胎儿吞饮进入胃肠道而吸收。胎儿的血脑屏障功能较差，药物易进入中枢神经系统。胎儿肾小球滤过率很低，肾脏排泄药物的功能差，易引起药物及其代谢物的蓄积。

美国 FDA 将妊娠期用药分为五类：

A类：	妊娠早期应用，经临床对照观察未见对胎儿有损害，其危险性相对较低
B类：	动物实验未见对胎仔有危害，但缺乏临床对照观察实验资料；或动物实验中观察到对胎仔有损害，但临床观察未能证实
C类：	动物实验中发现对胎仔有损害，但缺乏临床对照观察实验资料；或动物实验和临床对照观察资料均缺乏。应用此类药物要权衡利弊后再用
D类：	已有一定临床资料说明对胎儿有损害，但孕妇治疗必须应用，而又无合适替代药物。此时，可权衡其危害性、临床适应证和疾病的严重程度作出决定
X类：	动物实验结果和临床资料已证实对胎儿危险性大，一般已超过治疗应用所能达到的有利效应，属于妊娠期禁用药物

妊娠期用药重点在于避免致畸和母体用药对胎儿的不良反应。妊娠妇女用药不慎，可导致胎儿流产、发育不良、畸胎等严重后果。妊娠者应严禁使用锂盐、华法林、苯妥因、乙醇、性激素等。

在妊娠期内使用血管紧张素转换酶抑制剂（ACEI）治疗妊娠高血压，可引起多种胎儿及新生儿疾病和畸形，导致早产甚至死亡。这与胎儿宫内低血压、慢性缺氧、血管紧张素转换酶抑制剂所致缓激肽和前列腺素作用增强以及羊水过少等有关。

服用β受体阻断剂（如普萘洛尔等）的孕妇所生婴儿三分之一或更多发生窦性心动过速，明显呼吸抑制症状，低血压等。服用β-拟交感药物可能引起新生儿Ⅰ度或Ⅱ度心室外/内出血发生率增加。

妊娠期使用皮质激素（如氢化可的松），可引起胎儿内分泌功能失常。服用抗甲状腺药物如丙基硫氧嘧啶，可影响胎儿的甲状腺功能，导致死胎或先天性粘液水肿。服用已烯雌酚可致胎儿脑积水、内脏畸形和女胎男性化，所生女婴当长到 13～24 岁时，发生阴道腺病和阴道、子宫颈腺癌的危险性明显增加；而所生男孩显示泌尿生殖系异常及精子数减少。

四环素能引起新生儿手指畸形、先天性白内障、溶血性贫血、牙黄染、珐琅质发育不全、骨生长障碍等。

妊娠时如服用苯妥英钠，其婴儿的 30％可能出现精神和身体发育不良、颅面异常、肢体畸形、骨发育不全。丙咪嗪可导致短肢。苯丙胺可致水脑儿、兔唇、四肢畸形等。妊娠早期服用抗过敏药苯海拉明、马来酸氯苯那敏、安其敏等可引起腭裂、小肢症或诱发脑脊髓系统功能障碍。服用双香豆素、华法林可致胎儿皮肤紫癜、软骨发育不全、鼻骨发育不全。

孕妇若大量服用维生素 AD，则会引起胎儿骨骼发育异常、先天性白内障、新生儿血钙过高及智力迟钝等。孕妇若过量服用维生素 B_1 会造成产后出血不止。孕妇若使用 25mg 以

上的维生素 B_6，可影响胎盘对胎儿营养的供给，使胎儿的发育发生障碍。维生素 K 可致新生儿溶血、高胆红素血症、核黄疸。

妊娠妇女不宜服用吲哚美辛，因为吲哚美辛能显著抑制前列腺素合成，使胎儿动脉导管提前闭合。

孕妇服用磺胺、氯喹、非那西丁、维生素 K、二硝基酚等氧化性强的药物，可导致新生儿出现暂时性高铁血红蛋白症，表现为全身灰紫色。

孕妇应用抗凝剂或巴比妥类药物时，会抵消或降低胎儿凝血因子 2、7、9、10 的活性而引起凝血障碍，出生后容易发生颅内出血或其他部位的出血。孕妇服用利福平也会引起凝血障碍。阿司匹林等水杨酸制剂可以自由通过胎盘进入胎儿血循环，通过阻止血小板释放二磷酸腺苷等作用，来干扰血小板凝血功能，使新生儿发生一定程度出血。有些药物如青霉素、先锋霉素，会引起胎儿体内发生异常抗原抗体反应，使红细胞破坏而发生免疫性溶血性贫血。

孕妇服用能直接兴奋子宫的药物后，可引起子宫收缩，有导致流产或早产的危险。

有致泻作用的药物由于对肠道有刺激作用，能反射性地引起子宫收缩导致流产或早产。一些具有泻下、理气或活血化瘀的中草药或中成药也须禁用或慎用。

母亲临产前接受镁盐治疗，产下的婴儿可出现嗜睡、张力减低、体弱、不吃奶等症状。

凡是在慢性铅接触环境中出生的新生儿，其智力发育迟缓的发生率升高。

母亲临产前子宫旁或阴部神经阻断所用局麻药可经胎盘转运引起新生儿中毒，表现为心动过速、张力减低、瞳孔散大、窒息。临产前要禁用吗啡类镇痛药，以防胎儿窒息。

孕期经常使用海洛因或美散痛可导致较高的宫内生长迟缓的小样儿的发生率。

孕妇吸烟对许多胎盘酶有刺激作用，可使胎儿绒毛和胎儿毛细管形态的变化显著，同时可使胎儿血液粘稠度增高，并且吸烟与流产、早产及畸形的发生率增高有关。孕妇吸烟与新生儿低体重有明显关系。

乙醇可致胎儿颅面、四肢及心脏缺损，以及在子宫内生长受阻，发育迟缓与精神迟钝而构成“胎儿酒精综合征”。

孕妇患糖尿病也可能使胎儿畸形，服用甲苯磺丁脲和氯磺丙脲可引起死胎、新生儿死亡或多发性畸形和兔唇。虽然胰岛素直接用于胚胎可使胎儿畸形，但胰岛素治疗糖尿病合并妊娠并不致畸，因为胰岛素不能通过胎盘。

胎儿对抗癌药物的作用特别敏感，抗肿瘤药物能导致胎儿畸形和基因突变，引起流产，胎儿死亡，发育障碍和畸形（包括性腺发育不全）。患癌症的孕妇服用抗癌药物甲氨蝶呤、白血宁、巯嘌呤易引起无脑儿、脑积水、腭裂等颅面和脑部畸形；氟哌啶醇可导致胎儿四肢畸形。胎儿因化疗而受到的损害包括遗传方面的影响要到一生的较晚时期才能完全表现出来。

（三）哺乳期

哺乳期母体用药应考虑药物的排泄情况及其对婴儿的影响。一般来说，乳母服药其乳汁中便会含有一定量的该药物成分。大多数药物以被动扩散方式进入乳汁，进入乳汁的药量及速度受药物分子量大小、脂溶性、解离度、血浆与乳汁的 pH 值及浓度梯度等因素影响。人奶 pH 值为 6.8～7.3，弱酸性药物在奶汁中浓度比血浆中浓度为低，而弱碱性药物在奶汁中浓度等于或高于血浆中浓度。乳汁中的脂肪含量比血浆高，一般脂溶性高、非解离型的药物容易透过生物膜进入乳汁中。药物分子量愈小、蛋白结合率低的药物易进入乳汁中。有的药物进入乳汁中后即失去活性。但有些药物进入乳汁中作用变得强烈，能导致婴儿发生毒副反应。

哺乳期妇女服用红霉素片，其乳汁中便会含有 0.4～1.6mg/L 的药物；若是静脉滴注，乳汁中药物的含量约是口服用药的 4～5 倍，如长期服用的话，容易使婴幼儿的谷丙转氨酶升高。

哺乳期妇女服用氯霉素片后进入乳汁的药量也较多，乳/血浆比率约为 0.5。药物可以无活性形式进入乳汁中。氯霉素在乳汁中浓度较高，可导致婴幼儿腹泻、呕吐、呼吸功能不全等；如果婴儿长期吮吸含有氯霉素的乳汁，有可能引起“灰婴综合征”，可破坏和抑制婴儿的骨髓功能，对婴儿造血机能影响极大。

四环素服用后分布于乳汁的浓度高于血液 5 倍，可使婴儿牙齿染黄色和骨骼生长异常。

氨茶碱因其治疗量与中毒量接近，服用后约有 10％的药量进入乳汁，对婴儿心脏大有影响。

如果哺乳期妇女服用避孕药的话，可能引起男婴的乳房增大，女婴阴道上皮细胞增生，同时可抑制母体乳汁分泌。己烯雌酚有退乳作用，此类药物在哺乳期间应避免应用。

阿托品进入乳汁的药量虽不多，但它抑制乳汁分泌作用特强，极易导致母乳缺乏。

哺乳期妇女服用硫氧嘧啶和碘可造成婴儿甲状腺机能减退和甲状腺肿。

乙醇在母乳中的浓度相当于血浆中的浓度，可致婴儿患“假性库欣综合征”。

咖啡因可引起婴儿失眠和兴奋性增强。右旋丙氧酚、苯甲酰苯并二氮䓬酮可使婴儿发生嗜睡、黄疸和喂养困难。抗癫痫治疗的母亲哺乳的婴儿有周期性嗜睡，巴比妥类或苯妥英钠可引起婴儿多铁血红蛋白血症，全身淤斑、虚脱等现象。

异烟肼、甲硝唑可大量转运到乳汁中，分别造成婴儿肝毒性和产生血液及神经系统毒性。

抗癌药物对婴儿有抗 DNA 活性作用，影响生长发育。

服用苯茚二酮后有 4％进入乳汁，使婴儿凝血过程受碍，导致自发出血。

母乳喂养者禁用萘啶酸、锂盐、放射性碘、利尿药、利血平、麦角和麦角衍生物、抗组胺药、抗肿瘤药、抗凝血药、抗甲状腺药、抗忧郁药和治疗精神病药等。

哺乳期妇女用药原则：①除非十分紧急，否则母乳喂养期不用药。②不选用对安全性或疗效有怀疑的药物以及正常情况下新生儿不使用的药物。③首选短期作用的药物，不选长期作用、排泄缓慢或有积蓄作用的药物。④尽可能选用在母乳中排泄少的药物。⑤选用每天 1 次或 2 次的给药方法。⑥应在哺乳之后 30 分钟到下次哺乳前 3～4 小时用药为宜，不应在刚用药后哺乳。⑦最好是使用药物治疗的乳母停止哺乳。

第四节　年龄

人随着年龄的不同，许多生理机能也发生变化。例如，新生儿出生时体液总量约为体重的 78％，到 1 岁时约为 60％，成年人约为 58％。细胞外液也随年龄增长而减少，初生儿细胞外液约为体重的 45％，到 1 岁时则降至 27％，到成年时为 18％。胃酸分泌在出生 10 天的大部分时间内是偏低的，随后才逐渐上升，3 岁左右达到成年人水平，到晚年又慢慢下降。出生时，肾小球滤过和肾小管分泌机能都比较低，年龄增大，这些机能就逐渐成熟，但成年以后，它们的功能又开始随年龄的增长而下降，年老时，下降特别明显。在肾功能方面，用菊糖和甘露醇清除率对肾小球滤过率的测定表明：新生儿为 30ml/min，1 岁时为 130 ml/min，从 1 岁到 20～25 岁期间保持不变，以后则逐渐下降，到 90 岁时约为 65 ml/min。新生儿对马尿酸的清除率为 12 ml/min，出生 30 周后，上升到成人水平，最高峰达 650 ml/min，成人后又逐渐下降，到 60～65 岁时，仅约为成人最高峰的 30%。

表 3-1 不同年龄人体体液的总量及分布（占体重%）

	足月新生儿	1 岁婴儿	2 岁以上儿童	成人
液体总量	80	70	65	55～60
细胞内液	35	40	40	40～45
细胞外液	45	30	25	15～20
组织间液	40	25	20	10～15
血浆	5	5	5	4～5

人体发育的不同阶段及不同的生理病理因素可以改变药物的体内处置，对药物的吸收、分布、代谢和排泄过程产生影响。年龄对药物的吸收、分布和消除具有明显的影响。苄星青霉素在胃酸中极易水解，胃酸偏低的新生儿口服后不易被破坏，其血浆药浓度比年长婴儿高；胃酸低的成年人从胃肠道吸收青霉素也要比一般人多。

年龄也可能影响机体对药物的反应。总的说来，年龄对药物作用的影响主要表现在幼小婴儿和老年人方面。与一般成人相比，药物代谢或排泄功能在幼小婴儿尚未发育完善，而老年人则有所衰退。这种药物代谢过程的差异似乎是年龄影响药物作用的主要原因。

一、新生儿

新生儿体液比例较大，约占体重的 80%（成人为 60%），体液含水量也很高。骨骼肌约占体重的 20%～25%。体内的脂肪含量较低，早产儿只有 3%，足月儿 12%，1 岁婴儿为 30%。血浆蛋白的总量较少，药物与血浆蛋白结合低，水盐转换快，所以对影响水盐代谢及酸碱平衡的药物较敏感。如幼儿服用利尿药容易出现严重血钾及血钠减少症。水杨酸盐类引起的酸血症也多见于幼儿。新生儿脐带血的血浆清蛋白浓度约为 42g/L，比成人低，故新生儿的药物蛋白结合率较低。另外，新生儿体内存在内源性蛋白结合物如胆红素等，致使药物的血浆蛋白结合率低于成年人。

苯妥英在新生儿与未成熟儿体内的血浆蛋白结合率只有 70%（正常的为 90%），导致游离药物浓度增高，为 12%～19%（成人为 9%～11%），易产生毒性反应。奈夫西林的血浆蛋白结合率为 16%～28%，而成年人为 86%。

新生儿的胃排空时间很慢（大于 6～8 小时），胃酸分泌很少，胃液 pH 值较高，约 6～8。肠蠕动不规则，胆汁分泌功能不完全等，这些因素均能影响药物的吸收，改变药物的可利用度。

新生儿和婴儿对水溶性药物较成人分布快，在细胞外液的浓度低，而在细胞内液浓度高，能把药物较快地分布到靶器官。

新生儿的酯酶活性较成人低，约在出生后 10～12 个月才能接近成人的水平。刚出生时，葡萄糖醛酸转移酶的活性只有成人的1%，约3岁时才能接近成人的水平。细胞色素 P_{450} 的催化氧化反应的能力亦较成人为低。

新生儿由于酶的分泌量不足，转化的能力有限，导致血中未结合的胆红素浓度增加。胆红素为神经细胞和其他组织吸收，使氧促磷酸化作用不能进行而引起细胞死亡，出现黄疸、嗜睡、大脑皮质受刺激、躯身强直、头后仰等症状的脑核性黄疸，其死亡率可达50%以上。存活者预后也不好，可出现脑瘫痪、耳聋、抽搐发作或智力迟钝。磺胺可与胆红素竞争血浆蛋白结合，使血中游离胆红素增多，通过血脑屏障进入脑组织，结果致使新生儿出现脑核性黄疸。

成人口服氯霉素24小时后，约有90%的药物形成葡萄糖醛酸结合物从尿中排出，新生儿肝脏葡萄糖醛酸转移酶的量不足，可使氯霉素和葡萄糖醛酸不能结合，出生后10天的新生儿在同一时间内从尿中排出的结合物却不到给药量的50%。出生后1～2日及10～15日的新生儿氯霉素的代谢比4～5岁幼儿缓慢得多，其生物半衰期分别为27小时、10小时，而4～5岁幼儿为4小时。出生后的两个月中肾功能不好，造成未结合的药物排泄不良，氯霉素在血液中浓度过高，抑制了细胞蛋白合成，氨基酸堆积而中毒，易导致“灰婴综合征”，症状有呕吐、厌食、腹胀、面色苍白、发绀、血管性虚脱等，其死亡率达40%。苄星青霉素对出生0～6天者药物半衰期为3小时，7～13天者为1.7小时，14天以上者为1.4小时，1～2个月者为0.5～1小时。新生儿的生物氧化反应低下，如苯胺的氧化加羟为成年人的40%，甲基丙咪嗪的氧化去甲基约为成年人的35%。

新生儿血脑屏障的作用差，使药物容易进入脑脊液。有些药物如青霉素及溴化物在脑脊液中的浓度较成人高。对吗啡有较强的亲和力，并有蓄积，应用吗啡易导致呼吸抑制。地塞米松可引起下丘脑-腺垂体-肾上腺轴功能抑制，引起应激性溃疡和上消化道出血。

新生儿的肾小球数比成人少，肾脏有效循环血量及肾小球滤过率仅为成人的30%～40%，每分钟滤过约2～4ml，肾小管分泌功能只有成年人的20%，药物清除率低，应用庆大霉素、新霉素、卡那霉素、链霉素等肾消除的药物时 $t_{1/2}$ 明显延长容易引起蓄积中毒，可致耳聋。庆大霉素的 $t_{1/2}$ 成人为2小时，新生儿达5小时。苄星青霉素及其半合成品主要通过肾小管分泌，以原形从肾排出，它们在新生儿和早产儿的排泄都很缓慢，仅约为成人的2%。一般说来，肾功能在出生后6个月至1岁半左右即趋于成熟，达到成人水平。肾小管最大排泄能力在1岁左右才能达成人水平。

四环素与钙离子形成络合物储于骨及齿中，使其半衰期延长到几个月，可导致小儿骨生长抑制以及牙齿发黄或畸形。故已禁用于小儿。葡萄糖酸钙可引起手软组织钙盐沉积等。

新生儿皮肤体表面积与体积的比例是成人的3倍，且皮肤薄，通透性良好，药物穿透性比成人要大，能使药物有较多的吸收。如酚及酚衍生物、雷琐辛、卡氏涂剂、硼酸、肾上腺素、皮质类固醇激素，局部外用于体重较轻、有严重炎症或有广泛表皮剥露的婴儿或早产儿时的危险性较大。硼酸经皮吸收可致新生儿全身红斑伴皮肤剥落、中枢神经反应、呕吐、腹泻、尿少、肾衰竭及心血管性虚脱。碘溶液经皮吸收可引起新生儿甲状腺功能低下和甲状腺肿等。用甲紫涂剂治疗鹅口疮时，引起齿龈溃疡、胃炎。局部使用1∶1000高锰酸钾溶液产生严重的全身性皮炎。1%阿托品滴眼液2滴引起高热、惊厥、谵妄。

新生儿应慎用解热镇痛药，6个月以内的婴儿最好不用复方阿司匹林（APC），以免因大汗淋漓、散热过多而出现体温不升或虚脱现象。另外，复方阿司匹林类药物在血中可与胆红素结合，有引起新生儿黄疸的可能性。吲哚美辛可引起肾小球滤过率降低、肾功能紊乱、肌酐上升。

一般而言，新生儿和婴儿的药物反应与成人相比较，主要是反应程度上的差别，质的不同较少见。新生儿和婴儿期药物引起的中枢神经系统反应较多见。

新生儿胃肠道处于发育阶段，口服给药吸收不规则，个体差异很大。一般采用胃肠道外给药方式，以静脉注射或直肠给药最为常用。首选静脉点滴给药，能使药物直接进入血液循环达到治疗目的。新生儿用药要按出生日龄或每公斤体重来调整剂量，而不能单纯用成人剂量折算。一般给药剂量宜小，间隔时间适当延长，需进行个体化给药。

二、婴幼儿

婴幼儿的脏器功能发育不全，药物代谢速度慢，肾脏排泄功能差，很多药物的消除在婴儿要比成人慢得多，某些药物容易积蓄在体内。药物易通过血脑屏障，对药物的敏感性高，所以不良反应发生率较高。尤其对中枢抑制药、影响水盐代谢及酸碱平衡的药物较敏感。婴儿皮肤比成人的要薄，药物穿透性比成人要大。

小儿呼吸道较窄，有炎症时容易出现呼吸道梗阻，因此小儿肺炎出现剧烈咳嗽时，应使用祛痰止咳药，慎用或忌用强效镇咳药。婴幼儿应用氨茶碱对神经系统有兴奋作用，容易引起患儿的过度兴奋及惊厥。

对腹泻的婴幼儿不宜过早应用止泻药，以免使肠毒素吸收增加，加重全身中毒症状，宜选用饮食疗法为主。对便秘婴幼儿也应改善饮食，适当加用蔬菜、水果、蜂蜜等，非常必要时，只能用缓泻药。

婴儿大量服用维生素 C，常出现睡眠不安、消化不良、水肿、腹泻、风疹块等。

婴幼儿用药应以口服溶液或糖浆为宜。由于婴幼儿吞咽能力较差，且大多数不肯自愿服药，家长应向患儿耐心说服，使其乐于接受。病情严重时应用静脉注射给药。注意给予剂量的准确性，可以按照 mg/kg 或 mg/m^2 给药。不论采用何种方法计算，均应根据具体情况，斟酌应用。用药时要严密观察小儿的病情变化及治疗后药物反应，以决定继续用药还是调整剂量或者更换药物。

三、儿童

临床实践充分证明，儿童尤其是新生儿及幼婴，因新陈代谢、生长发育和生理特点不同，选药和用量应特别慎重，要从多方面考虑。

有些药物（如激素等）对儿童的生长发育有明显的影响，而这种影响对成人可不加考虑。如长期应用激素类药和中枢抑制药均会影响体格与智力的发育。若长期应用雄激素，可使骨髓闭合过早影响小儿生长，可使女婴男性化。

儿童处于生长发育阶段，应用氟喹诺酮类药物可影响生长发育，四环素可影响骨骼及牙齿生长发育，发生“黄牙”。

抗惊厥药对儿童智力和行为均有影响。苯巴比妥能使记忆力低下，且治疗时间越长，理解力得分和智商值越低。测验表明，儿童接受丙戊酸治疗后其操作能力要比接受苯巴比妥治疗后高。丙戊酸对儿童的影响因剂量不同而各异，接受低剂量者在精神运动性试验中的表现总是比接受高剂量者强。渐进性脑病和智力衰退与苯妥英的使用有关。血清苯妥英水平的升高伴有认知力的降低。接受苯妥英治疗的儿童的阅读能力的提高，明显比接受其他惊厥药治疗者低。改用卡马西平治疗后，认知力有改善。眼手协调和手的灵巧性与服用卡马西平的剂量有关，提高卡马西平水平还可能改善反应速度，但准确性降低。

阿司匹林能引起非常严重的雷耶综合征，这是一种罕见的儿童肝脏和大脑疾病，因此对12岁以下的儿童应禁用阿司匹林。

四、老年人

老年人随着年龄增长，机体各主要系统都发生不同程度的形态及生理生化功能的衰退。衰老表现为各解剖结构有所缩小。如心、脑、肝、肾、消化和呼吸系统器官老化及功能减退。心肌耗氧和能量需要增加，心排出量减少，血压随年龄增长而上升。血浆白蛋白含量随年龄增长而减少，以每10年0.54g/L的速率下降，70岁时可降至30g/L。脑血流量减少，脑代谢明显降低；血脑屏障也随着衰老而通透性增加。神经细胞再生能力丧失，呈退行变并减少，神经纤维传导速度减慢。消化道血流量减少约40%，胃酸分泌随年龄增长而下降，平均可达20%～30%，胃酸pH值升高，胃排空延缓，肠蠕动减慢，消化能力减弱。肝重量随年龄增长而减少（缩小17%～32%），功能性肝细胞减少，肝细胞灭活能力下降，肝微粒体的氧化功能降低，细胞色素P_{450}含量下降，肝血流量每岁降低0.3%～1.5%，到60岁时减少40%以上，只有青年人的50%～60%。肾脏逐年减轻，肾血流灌注量降低，肾血流量以每年1.5%～1.9%的速率下降，肾血流量为青年、成年人的40%～50%，肾小球滤过率在50～90岁间约下降50%，肾功能约丧失50%，肾小管功能降低，肌酐清除率减少。老年人的肝脏解毒能力和肾排泄能力只相当于年轻人的三分之二，甚至更低。老年人体内水分减少，内环境调节功能减弱，机体免疫力降低，体质减弱，伴随而来的是易患多种慢性疾病，尤以心脑血管病为多发。

老年人数量目前虽占世界人口的6%，但用药量却为总消耗量的30%～40%。同一老年人可患多种疾病，少则2～3种，多则5～6种以上，用药的机会和合并用药的品种增多，造成药物治疗的多样性，较成年人更容易发生不良反应，这使得老年人的药物治疗具有一定的特殊性。临床研究表明：老年人对药物副作用的发生多属于药物动力学方面的原因。

老年人代偿适应能力较差，生理机能减退，对安替比林和保泰松的代谢比年轻人显著缓慢。

老年人对中枢抑制药敏感性增加，作用于中枢神经的药物造成的药源性意识障碍、神经错乱、精神异常的发病率也很高。老年人较年轻人对强效镇痛药作用更敏感，应用吗啡后，药物半衰期为4.5小时，表观分布容积为4.7L/kg，镇痛作用比年轻人强而持久。服用巴比妥类药可引起头昏、共济失调，从轻度的烦躁不安到明显的精神病。老年人对戊巴比妥羟基化率减少。服用一般成人剂量的硝基安定，特别易引起脑功能紊乱。服用地西泮容易产生醒后困倦等不良反应。老年人睡眠紊乱常常由呼吸暂停、心脏或呼吸道疾病所致，滥用睡眠药物有可能抑制对呼吸暂停的正常唤醒反应，从而引起严重的后果。滥用睡眠药者比不服药者死亡率高1.5倍以上。而且，某些镇静剂或副交感神经阻滞剂其本身即可引起睡眠紊乱。对有缺氧的老年人，特别是患有慢性支气管炎、肺气肿、慢性呼吸衰竭的老年病人，要慎用或禁用安眠药。

老年人服用心血管系统的药物易致血压下降，心律失常；服用阻滞M胆碱受体药物易致尿潴留、便秘及青光眼发作。老年人对抗高血压药和吩噻嗪类易引起体位性低血压。老年人对保泰松和普萘洛尔极易发生药物不良反应。

老年人一般都有前列腺肥大，排尿不畅，使用阿托品、山莨菪碱等胆碱能类药物，可阻断通尿肌的胆碱能受体，使膀胱逼尿肌松弛，易造成尿潴留。抗胆碱药和抗帕金森病药易发生尿潴留。

老年人肝脏合成凝血因子的能力减退，对抗凝血药非常敏感，容易产生出血并发症。在应用肝素、华法林等抗凝血药时，其抗凝血作用及潜在的毒性明显增加。70岁以上的病人应禁用抗凝血药。

老年人对肾上腺素能受体激动剂敏感性降低，心脏对儿茶酚胺最大效应降低。

老年人对失水敏感，迅速大量利尿可造成电解质紊乱，且可引起血容量减少和血压下降，还可引起老年病人急性尿潴留。老年人对利尿治疗较年轻人易发生钾耗竭。噻嗪类利尿药（氨苯喋啶除外）能引起尿酸滞留，激发急性痛风；可使糖耐量降低，血糖升高，易激发糖尿病。老年人普遍存在低血钾，利尿药可进一步降低血钾浓度，容易造成低氯低钾性碱中毒。呋塞米和利尿酸作用快而强，不宜列为老年病人首选利尿药。利尿药可增加地高辛的毒性。

老年人肾功能降低，使得主要经肾脏排泄的药物排出减慢，药物清除率降低，半衰期延长。如服用地西泮，其$t_{1/2}$较青年人延长4倍。同样肾脏排泄氨基苷类抗生素$t_{1/2}$延长2倍以上。四环素的$t_{1/2}$青年人为5小时，老年人为8小时。地高辛的$t_{1/2}$青年人为51小时，老年人为80小时，80岁以上的老人为73小时。利尿酸的$t_{1/2}$青年人为2.7小时，老年人为11.5小时。如肌肉注射青霉素20万单位，1.5小时后，老年组（71～80岁）的血浆药物浓度约为青年组（15～30岁）的3倍，3小时后约为13倍。老年人服用异戊巴比妥后，血浆药物浓度比成年人高，而尿中排出羟基化代谢物却比成年人少，老年人的排出量约为给药量的4.3%，而成年人则为14.2%，这种差异可能与老年人药物代谢酶的活性下降有关。

保泰松和吲哚美辛等抗风湿药物有水钠潴留的副作用，服用时间过长会引起双下肢水肿，常引起恶心、呕吐、胃肠道出血等副作用，有高血压病和各种心脏病的人应该尽量避免使用。

吩噻嗪类药物可使老年人便秘加重，可引起肠梗阻、粪积性溃疡、尿潴留甚至肠坏疽等疾患。

老年人因皮肤较干燥、萎缩，而皮肤附属器的功能亦减低，故其渗透和吸收能力也最差。

老年人用药原则是：应减少用药的种类，以减少药物相互作用的发生；应选择最小的有效剂量；应选用最适宜的剂型；应根据病情变化及时调整给药方案、更换或停用药物；应耐心细致指导老年病人按医嘱用药。

老年人用药应注意：①应从老年患者的体重、健康状况、用药历史以及解毒和排泄功能等实际情况出发，选用不良反应较少、较轻的药物。药性剧烈、副作用大的药物，老年人使用时要特别谨慎。对瘦小老人特别是老年妇女，对患有多种脏器慢性疾病的老人，对肾脏及大脑功能有障碍的老人，对有用药过敏或其他过敏史的老人，选用药品应特别注意。②一般来说，年龄越大，个体差异也越显著。因此，对老年人不能单一地以年龄为计算剂量标准。由于老年人对药物耐受性降低，一般开始剂量应比普通成人减少一半，然后根据病情，缓慢增加，以达到治疗剂量水平。除紧迫情况外，一般应避免大剂量用药。对急性病症，开始用药剂量可略增加，待病情稳定后，即应调整或减少药量。③如无必要，给药方法以口服较为适宜，尽量避免静脉注射或肌肉注射。④用药时间不宜过长，一般可采取临时或短期用药，以免引起蓄积。⑤用药期间，除注意原发疾病的治疗外，尚应注意水、电解质代谢，血液酸碱度及补充维生素等。

第五节 个体差异

不同个体对同剂量的相同药物有不同的反应称为**个体差异**（individual variation）。这是正常的生物学差异现象。由于机体对药物处置的能力有很大的个体差异，接受相同的常规剂量后，有的病人达不到疗效或疗效甚微，另一部分病人却已出现了毒性反应，疗效好又没有毒性反应的只占接受治疗病人的一部分。人们个体之间在用药方面存在差异，主要有以下方面的原因。

个体对于药物的敏感性或耐受性不同

高敏性（hypersensitivity）指个体对于药物一般作用特别敏感，只要用很小的剂量就可引起较强的作用或能产生毒性反应，而对于大多数人只有应用很大剂量才会产生同样的反应。例如：高敏性的病人每日服用奎宁0.3～0.5g时便会出现耳鸣或重听等反应，而一般人每日服用量超过1g才发生同样反应。

耐受性（tolerance）是指机体对药物的反应性降低的一种状态。有些人对于药物的敏感性低于一般个体或由于习惯性用药而产生耐受性，需很大的剂量才能产生反应，甚至使用中毒剂量也不出现毒性症状。高耐受性者，如剂量较小则很难见效，必须服用很大剂量才能展现药理效应。例如，服用水杨酸钠总量为6.5～13g，约有2/3的病人发生不良反应；有个别病人服用总量达30g时才出现不良反应；但有少数病人服用剂量仅为3.25g时即出现不良反应。巴比妥类药物在一般催眠剂量时，对大多数人可以产生催眠作用，但对于个别人不但不催眠，甚至引起焦躁不安、难以入睡。吗啡对个别人不表现抑制作用反而产生兴奋作用。高耐受性患者华法林的用量需要超过普通剂量的20倍才能达到抗凝血的效果，这是由于肝脏中华法林的受体部位变异，降低了与抗凝剂的亲和力所致。

药品的有效性会受到耐受性的冲击影响。有些人长期应用某种药物以后，似乎感到越来越不灵了。这是因为机体对该药的敏感性在渐渐降低，药效随之减弱，需要不断地增加剂量，才能产生治疗作用。耐受性的产生多半是机体对于药物适应性的一种表现。其机制包括：①诱导肝药酶；②内源性配体改变；③受体的变化。有些药物经反复应用后，可产生**后天耐药性**。有些药物在极短时间内反复应用后可产生快速耐受性。长期使用激动剂，可使药物疗效降低。有些病人即使对从未用过的药物也能耐受很大的剂量，此谓**先天耐受性**，与遗传因素有关。遗传方式为常染色体显性遗传。

某些过敏体质的人用药后出现过敏反应，这是机体将药物视为一种外来物质所发生的免疫反应。因此，对某种药物过敏的人应当忌用该药品。

有些人对某种药物不该出现反应时却出现了特殊的药理反应，称为“特异质”。具有先天性、遗传性缺陷的病人容易发生异于一般人的药物的特异质反应。例如：肝细胞内缺乏乙酰化酶的病人，服用异烟肼等药物后容易发生多发性神经炎；使用肼屈嗪后容易出现全身性红斑狼疮样综合征。

同一药物的同一剂量在不同的个体产生不同的血浆浓度，也能影响药物作用部位对药物的敏感性，从而导致不同个体药物效应的不同。甚至同一个体在不同的时间内对于同一药物的反应也是不同的。

患者的生活环境、生活习性、饮食习惯等可影响药物的作用，而以烟酒嗜好尤为突出，用药时应予以重视。

第六节　患者病理情况

一、病人的病理状况（包括同时存在的潜在性疾病）影响药动学和药效

（1）疾病状态会明显地影响药物的作用。如治疗剂量的解热药对体温正常的人并不引起体温下降，但对体温调节中枢功能异常而处于发热状态的病人，则使其体温下降。

强心苷对心力衰竭者能增加心脏输出量，而对正常心脏却不增加心输出量。

地高辛血药浓度低于 2ug/L 时对心脏病人可出现心脏毒性，而对甲亢患者高于 2μg/L 时也不会中毒。

（2）疾病可影响机体对药物的敏感性，也可以改变药物在体内的代谢过程，从而影响药物的效应。

许多疾病常能干扰胃肠道生理功能，改变药物的胃肠道吸收，从而增强或减弱药物的体内效应。胃肠道疾病病人的药物吸收易发生变化，且无法预测。胃酸缺乏可增加阿司匹林的吸收，减少青霉素 V、四环素等吸收。腹泻可扰乱许多药物的吸收，亦可减少避孕药的吸收，导致避孕失败。脂肪泻可并发吸收障碍综合征。胃切除术后增加头孢氨苄、左旋多巴等的吸收，减少对叶酸、铁剂、奎尼丁、乙胺丁醇等吸收。

胆道阻塞病人维生素 K 吸收减少，对口服抗凝血药反应增强。慢性胰腺炎或胆囊纤维化的病人对头孢氨苄的吸收量明显减少。

偏头痛、抑郁症、帕金森氏症、震颤麻痹、胃溃疡病、创伤或手术后，可使胃排空时间延长，延缓口服药的吸收。在偏头痛发作期间口服阿司匹林及麦角胺治疗时，病人对药物的吸收速度要比正常人慢，疗效延迟出现而且欠佳。帕金森病人服用左旋多巴时，因胃排空时间延长，药物在胃中停留时间增长，加速药物的降解致使疗效下降甚至使治疗失败。贝切特综合征减少阿米替林的口服生物利用度。硬皮病人对青霉胺的吸收亦下降。

中枢炎症时血脑屏障功能降低，药物进入中枢量增加，有可能提高疗效，也可能增加中枢毒性。

心功能不全因血液循环不畅也影响药物吸收。休克时，周围循环衰竭，明显影响药物吸收。心肌梗死病人口服普鲁卡因胺，吸收迟缓且不完全，吸收量甚至低于给药量的 5%。

粘液性水肿病人对洋地黄毒苷特别敏感，但对控制甲状腺毒性引起的房颤却需要大剂量的洋地黄毒苷。

（3）许多疾病可影响血浆蛋白的浓度，因此可以改变药物的分布情况。烧伤、创伤、炎症、脓毒血症、心力衰竭、肿瘤、营养不良以及应激状态下，常伴有严重的低蛋白血症，低蛋白血症患者药物的蛋白结合量减少，使血液中游离药物浓度增高。胃手术病人可明显增加奎尼丁与血浆蛋白的结合量。颅内肿瘤手术及动脉瘤神经外科手术的病人，镇痛新的血浆结合率要比正常人高。心力衰竭时，心脏及中枢神经系统的血液灌流量变化较少，减少药物与血浆蛋白的结合，肝血流量减少，减慢了药物在肝脏内代谢，使药物半衰退期明显延长。心力衰竭越严重，血浆非结合型的药物浓度越高，持续时间也越长，会增强药物对器官的毒性作用。

（4）疾病时由于药物受体异常会改变组织反应性，从而增加机体对不良反应的易感性。

在疾病状态时，许多药物的不良反应明显增多。慢性支气管炎患者服用阿司匹林过敏反应的发生率可达28%，而一般人很少发生过敏反应。患单核细胞增多症的病人应用氨苄西林后皮疹发生率可达42%～100%，而在一般人中的皮疹发生率约3.1%～3.8%。有严重呼吸系统疾病的病人，尤其在伴发有缺氧时，能增加机体对地高辛心脏作用的敏感性。

高血压病人服用吲哚美辛，可使体内前列腺素减少，会导致水钠潴留，外周阻力增加，引起血压升高，且吲哚美辛还会抵消部分降压药的降压效果。

吲哚美辛可抑制前列腺素的合成，前列腺素E有舒张气管的作用，缺乏时出现哮喘发作。所以，对哮喘病人不应使用吲哚美辛。

二、肝肾疾病

肝肾疾患及其功能障碍的疾病可明显改变药物的代谢与排泄，可使许多药物的血浆蛋白结合率降低，游离型药物比例上升，药物的清除率降低，半衰期延长，易发生药物蓄积中毒。因此，在临床用药治疗中务必根据患者肝肾功能调整用药。

（一）肝病患者

药物的生物转化或代谢主要在肝脏进行。肝脏疾病时，可影响药物代谢动力学过程和药物的效应。一般说来，对药物代谢的影响与疾病的严重程度相关。肝功能不全时，肝内代谢酶减少，使药物的首过效应降低，与血浆蛋白结合率下降，药物代谢减少，血浆半衰期延长，肝内清除率降低，消除时间延长，血中游离药物浓度增加，能增加药物的作用或毒性。肝功能不全的病人，胆汁对药物的转运及排泄可被完全或部分阻断，间接使药物的血浆总浓度升高。

肝病患者用药后，^{3}H-地高辛在7天内的胆汁排出量仅为给药量的8%，而健康者为30%。

肝硬化病人应用奎尼丁后因奎尼丁与血浆蛋白结合率降低，使游离型药物浓度几乎增加了3倍。

肝硬化患者应用地西泮的血浆半衰期可达105.6小时，而在一般人约为46.6小时。急性病毒性肝炎患者应用哌替啶的血浆半衰期可长达7小时，而一般人为3.8小时。安替比林几乎全部在肝内代谢，肝病患者其血浆半衰期可延长5倍左右。正常人甲丙氨酯的半衰期为12.6小时，而慢性肝炎患者则为26.3小时。

肝病患者对药物的敏感性增高。如严重肝病病人应用吗啡、巴比妥类药物时，给予正常人的33%～50%剂量，就可引起明显的脑电图异常，甚至诱发肝性脑病。肝硬化病人脑中γ-氨基丁酸受体和苯二氮卓类药物的结合位数目增多，因此导致病人对苯二氮䓬类药物的敏感性增加。

在严重肝病时，一些对肝脏有损害的药物应当禁用。如四环素、依托红霉素、灰黄霉素、新生霉素、利福霉素、两性霉素B、异烟肼、对氨基水杨酸、对乙酰氨基酚、阿司匹林、氨基比林、安替比林、磺胺药类。口服避孕药、降血糖药、甲基多巴、甲基硫氧嘧啶等在肝病时也不宜使用。

肝功能不全的病人用药时必须注意保护肝功能，如果用药不当便会增加肝脏的负担。原则上宜选用以原形经肾脏直接排出的药物，选用无潜在肝毒性的药物，减少和避免使用对肝脏毒性大的药物。同时要注意几点：一忌调换药物过频，最少要坚持使用1至2个疗程以后，才可考虑是否换药。二忌用药种类过多，最好选择1至2种药物进行治疗，以减少对肝脏的负担和毒副作用。三忌滥用保肝药，可用可不用的药物最好不用。其实治疗肝炎尚无特效药，任何保肝药只有辅助作用，如葡醛内酯、肝宁、益肝灵、复肝康、维丙胺、垂盆草糖浆、辅酶A、肌苷等对慢性肝炎来说作用甚微、迄今未见显效。

（二）肾病患者

肾脏是人体排泄药物及其代谢产物的主要器官，也是药物代谢的器官之一。肾功能不全可影响药物体内处置过程，从而使体内原形药物及其代谢物、结合物浓度与肾功能正常者相比会有明显差异。肾功能不全时内环境改变，如酸血症及微循环灌注不足，造成药物在注射部位沉积以及吸收时间延长，使吸收无规律性。肾病引起体液pH值变化，可影响药物的解离度，从而影响作用部位的药物浓度。肾脏含有多种药物代谢酶，氧化、还原、水解及结合反应在肾脏均可发生，所以肾脏疾病时，经肾代谢的药物生物转化障碍。

肾病晚期病人口服呋塞米吸收率降低到43％～46％，而健康人的吸收率为60％～69％。

肾功能不全病人肾单位数量减少，肾小管酸中毒，25-维生素D_3羟化不足，致肠道Ca^{2+}吸收减少。而有些药物，肾功能损害并不影响其吸收，但能明显增加其生物利用度。

肾病综合征病人血浆白蛋白浓度较低，蛋白结合能力减低。肾脏病人的白蛋白结构和分子构象还会发生改变，如白蛋白氨甲酰基化，影响药物和蛋白的结合。肾衰时常伴有血液中内源性酸性化合物（如马尿酸、游离脂肪酸、吲哚酚硫酸酯、各种呋喃羧酸等）浓度升高，能与药物竞争血浆白蛋白，因而使游离型药物浓度升高。有报导伴有尿毒症的癫痫病人服用苯妥英钠后，其血中游离型苯妥英钠比肾功能正常者高4倍。肾病综合征病人合用呋塞米及安妥明，在一般治疗剂量下就已很明显地降低血清钾并增强肌酸磷酸激酶的活性。

当肾功能不全时某些药物代谢可发生障碍，引起某些药物、活性代谢物或毒性产物积蓄。肾功能不全的病人可能出现血浆中伪胆碱酯酶及胆碱酯酶的活性下降，减慢普鲁卡因胺和琥珀胆碱的降解，延长药物半衰期。

肾病综合征破坏了肾小球滤过膜功能的完整性，使结合型和非结合型的药物都能从尿中排出。急性肾小球肾炎使功能活动的肾单位减少，药物的总滤过量也减少。

当肾功能减退时，主要经肾脏排泄的药物消除速率减慢，排泄速率明显下降，血浆半衰期随之延长，延长时间的多少与肌酐清除率有一定关系。正常人的青霉素半衰期为0.5小时，但在肾功能不良者则为7～11小时。四环素在肾脏肌酐清除率为100ml/min时，半衰期为6小时；而在肌酐清除率为2ml/min时，半衰期可延长到42小时。

肾功能不全病人，许多药物不良反应发生率明显高于肾功能正常者，且与肾功能损害程度密切相关。慢性肾衰病人易有神经系统反应。肾功能正常者多粘菌素的神经系统毒性反应的发生率约为7％，但在肾功能不良者可高达80％。肾功能损害病人服用呋喃妥因易引起外周神经炎。在肾功能下降的病人中用镇静药或利尿药时的副作用往往比正常人大数倍。

肾功能不全病人的用药原则：

（1）应选用以肝脏代谢为主或者经肾排出但肾毒性较小的药物。有些药物可直接损害肾脏及其功能，或者通过免疫性损害、阻塞泌尿道间接损害肾脏，应力求避免使用此类肾毒性大的药物。其次，可选用那些治疗效果容易衡量或者选用其非毒性的副作用较易辨认的药物。用药时间要尽可能缩短，并且要尽量不用那些长效的药物。

（2）使用对肾衰的推荐剂量方案，再根据临床实际治疗情况，调整给药方案。其调整步骤为：①估计肾功能；②根据肾功能预测所选药物在该病人体内的半衰期；③确定适当的给药剂量及给药间隔。可根据肌酐清除率推算调节剂量，一般认为，首次负荷量无需改变，但其维持量与给药间隔必须根据肾功能损害的程度及药物的血浆半衰期予以调整。以期达到安全有效的用药目的。

三、胃肠道疾病

胃肠道疾病能改变口服药物的吸收，改变胃的排空速率。如幽门狭窄可延缓固体制剂中药物的吸收。胃肠切除、十二指肠溃疡、腹腔疾病可加速胃排空；胃梗阻、胃溃疡、急性腹痛可减慢胃排空。部分或全部胃切除病人使药物很快从胃移至小肠，实际上，药物立即进入十二指肠。

腹泻时由于快速通过小肠而能减少药物的吸收。患脂肪痢的病人对苯氧基甲基青霉素的吸收率降低；而氨苄西林与萘啶酸在志贺杆菌性痢疾儿童体内的吸收下降。

小肠疾病时，绒毛与微绒毛被破坏，减少药物吸收的有效面积。肠腔 pH 值改变可降低粘膜中酶的活性。节段性小肠炎主要影响小肠末端，也影响小肠及结肠的全部，可增加磺胺甲唑和林可霉素的吸收，使磺胺甲唑在血浆中的峰浓度升高为正常时的 3 倍。经手术切除大部分小肠的病人，多半对药物的吸收不好。

胆管闭锁病人对维生素 B_2 的吸收减低，这是由于维生素 B_2 向肠管快速运行的结果。

胰腺疾病能产生脂肪痢，减少脂溶性药物的吸收，可显著地降低林可霉素和头孢力新的吸收。

四、心血管疾病

心衰时，降低了心输出量，还使脾脏血管收缩，继发性的改变胃肠道的运动、分泌、pH 值等，从而影响药物的吸收、分布、半衰期和清除率。心衰可使利尿剂甲苯唑磺胺和氯噻嗪的吸收减少达 30%～40%；使普鲁卡因胺吸收滞后时间为 2 小时，达峰时间为 5 小时，生物利用度下降 50%以上，半衰期延长，口服常用剂量时血药浓度达不到有效水平。充血性心衰病人口服奎尼丁后的表观分布容积仅为正常人的 1/3。心肌梗死后组织被破坏，血液中急性相作用蛋白浓度升高，能和许多碱性药物结合，可降低某些药物的效果，如急性心肌梗死的头 5 天，游离型达舒平血药浓度降低 50%。

第七节　职业与经济状况

一、职业与用药

长期接触染料的工人而发生膀胱癌者，慢乙酰化者居多。他们接触的芳香致癌物在体内的乙酰化能力减弱，致癌物消除减慢，从而导致膀胱癌发生。

长期接触卤化碳氢化物杀虫剂的工人，其安替比林的血浆半衰期明显缩短。

不同工种的人需要维生素的量不同。如驾驶人员应当适当补给维生素 A。经常接触毒气的人需增加维生素 C 的量。从事重体力劳动的人应适当增加维生素 B_1、B_6、PP、C 的量。

驾驶员、机器设备操作员、高空作业人员工作时不得应用有易致过敏或致嗜睡的药物。如吲哚、芳基丙酸、邻氨苯甲酸类药物。抗过敏药苯海拉明、异丙嗪、克敏嗪、氯苯那敏、赛庚啶等服用后可能出现嗜睡、眩晕、头痛、乏力、颤抖、耳鸣和幻觉等症状。镇静催眠药地西泮、氯硝西泮、阿普唑仑等服用后可引起嗜睡、头痛、头晕、乏力、运动失调，严重者可出现视力模糊、精神紊乱、兴奋不安、眼球震颤等症状。地西泮在一定程度上会降低人的反应能力，尤其是司机服药后驾驶技术受到影响，在曲线行驶、跟随前车、注意行人、注意交通信号的控制等方面均变得反应迟钝，容易导致车祸的发生。服用巴比妥类可产生头晕、困倦等后遗效应。镇咳药可待因、克咳敏、右美沙芬等服用后，可出现嗜睡、头晕等不适反应。止吐药甲氧氯普胺、多潘立酮等可引起倦怠、嗜睡、头晕等不适反应。胃肠解痉药阿托品、东莨菪碱、山莨菪碱等服用后，可出现心悸、视物模糊等，过量服用则出现焦躁、幻觉、瞳孔散大、谵妄和抽搐等症状。抗心绞痛药硝酸异山梨酯、普萘洛尔、硝苯地平、硝酸甘油等服用后，会有搏动性头痛，在高速行驶或颠簸不平的道路上开车的驾驶员容易出现眼压、颅压升高，导致视力不清、头痛、头晕、乏力等症状。以上均可影响驾车的安全性。

二、不同文化背景、不同经济条件和不同社会地位的人对用药的不同要求

WHO 和 WTO 认为，获得健康是一种人权，获得基本药物是享有健康的人权的组成部分。人类的五种健康基本状态：非健康、次健康、准健康、亚健康、健康。五种医药基本需求：生命、生存、生育、生理、生活。

人们或社会的经济状况，与人们的健康状况与医药需求有着密不可分的关系。人类健康需要与医药需求具有多样性、发展性、结构性、制约性，相对应的健康消费需要与医药消费需求也呈现出多选择性、多层次性、多差异性、多种满足度。高层次需要和稳的状态需求，对人们行为的追求吸引力更为强大、持久。两个社会阶层不同的人而患同样的疾病所得到的治疗药物也可能大不相同。

公费和基本医疗保险参保者与个人自费医疗用药可能不同。有些享受公费医疗或基本医疗保险者可以报销费用的，认为用的药品越贵越好，越多越好；而无医保报销需个人自费的群众更多顾忌家庭的经济承受能力，最希望在治好病的前提下，尽可能用更经济或便宜的药品。

一般来说，当病情轻微时，医患双方都倾向于选用一般的“普通药物”，当病情较重时，则倾向于选择“高档药物”。

两个不同级别医院的医生对同一类病的用药选择可能完全不一样。城市医院与农村医院用药结构不同，《医院基本用药目录》品种也不一样。

第八节　用药心理

心理状态不但对疾病的发生、发展有重要影响，也直接影响药效的发挥。人的心理状态常常改变甚至决定了药物的作用。例如，不同的医生开的相同的药物，由于患者对医生的信任程度不同，疗效也就可能有差异。甚至于有的医生给病人开的只是“安慰剂”，却收到颇佳的治疗效果。

一、神经类型

神经类型可以显著地影响某些药物（如咖啡因、溴剂）的作用。神经机能状态的不同也可以改变药物的作用。病人的精神状态对治疗效果可有显著影响。积极乐观的情绪、充沛的

信心，均可提高疗效。反之，则可显著降低。

二、患者的心理因素

患者的心理因素对病情变化、药物疗效都会产生较大的影响。并且，有许多疾病会在治疗过程中自愈。由于精神因素，所有的治疗都具有安慰剂的效应，如物理治疗、外科手术、心理治疗、药物治疗等都很明显。在任何治疗措施中，人们对治疗所采取的态度，可对治疗效果产生深刻的影响，热情和信心可加强药物的药理作用。如果病人对自己所患疾病失去了能治愈的信心，即可出现情绪不佳、萎靡不振，调动不起自身的免疫力、神经体液调节能力，从而使用药效果不佳。有的病人在服用无药理活性的物质后，常认为所服药物起了作用。这样的人极易受暗示或安慰剂的影响，也容易对任何治疗产生有利反应。但不适当的怀疑可妨碍药物产生应有的效果。

许多外界因素，如气候变化、家庭气氛、周围的环境，尤其是医护人员的态度，主治医生鼓舞性的语言，保护性医疗制度的执行情况等，均可影响病人的精神状态，对治疗效果往往可起重要的作用。

三、安慰剂效应

安慰剂效应是指安慰剂虽然不含有任何具药理活性物质，但通过心理因素却可产生意想不到的“疗效”。经调查发现，约 1/3 的病人能对安慰剂作出有效的反应。据临床报道，大约有 30％的躯体病者和 40％以上的精神病者可对安慰剂产生反应。对于一般主观症状如头痛、咳嗽等，平均疗效为 35％±2.2％。安慰剂对头痛的有效率高达 60％，甚至对于术后剧痛止痛率达到 20％，可能是由于刺激大脑产生并释放脑啡肽，从而间接地减轻病人的疼痛。安慰剂可使心绞痛发作率降低 80％。

安慰剂对患者的某些生理、生化指标也能引起变化，如使胃酸酸度下降可达 62％，血压下降，白细胞计数增高等。

安慰剂也能引起不良反应，还会随剂量加大而加重。如口干发生率达 45％，视力模糊发生率达 43％，还会发生头晕、嗜睡、心悸、腹痛、腹泻、胃烧灼感、恶心、呕吐、尿频、皮疹等。

安慰剂的反应是不恒定的。在一定时间和一种条件下有效，在另一个时间和另一种条件下可以无效。但对安慰剂特别容易反应的人则是相当恒定的。对神经质、意志薄弱、心理缺陷、易受暗示的病人尤为有效。但安慰剂不得用于危、重、急病人，以免贻误病情。

安慰剂的用途有：①在某些必要的条件下，作为一种心理治疗措施，对一些轻度精神病症可以暂时有效；②对某些麻醉药成瘾病者渐次戒断治疗措施，对已证实有安慰剂效应的慢性疼痛病人可作为间歇治疗期用药。③作为药物临床药理研究或评价中用于某些作用较弱或专用于治疗慢性病的药物的阴性对照物。④一些已证实不需要用药的病人，坚持要用药时可以给予安慰剂。

四、依赖心理

有些人在长期治疗过程中必须用某一种药物才能有效，此时称之为产生了对该药物的“依赖性”。如果是心理上或精神上产生了依赖性称之为“习惯性”。如果有的药物对某些人产生了生理机能上的依赖性称之为“成瘾性”。如麻醉药品用之不适当，容易造成严重的社会问题。

五、偏信心理

有的人偏信媒体广告中的宣传，有的人偏信单方、验方，还有的人偏信药名或偏爱药品包装。盲目崇尚特效药、贵药、好药，有的人误以为贵药就是“好药”。其实，“好药不等于贵药”。应当明白，药品价格并不完全与药品的使用价值或质量画等号，用药对症有效，能治好病的药才是真正的好药。若有等效而安全的便宜药可用，则不必使用高档的新药、贵药，以减少医药卫生资源的浪费。民间素有“草方气死名医”之说，就是这个道理。

六、求新心理

人们渴望用到新药，医生们也乐意开新药，所以新药总是畅销的。十八世纪，希伯登医师指出：“新药和新疗法常常象魔术一般风行一时。”Moser 在《医学进步的疾病》一书中说：“今天的医生们是处在新药的洪流中不知所措，不得不在无暇熟悉药物情况下使用它。”大多数人对于上市的新药缺乏了解，只是相信它的好听的广告词和吸引人的包装与说明书，对其潜在的弊端知之甚少，当后来弊端显露出来时，它的身价才跌落下来，但受害的人们已悔之不及。如“反应停”药物引起的灾难是最引人注目的事件，沉痛的教训告诫人们：“良药试屡验，永志不敢忘，新药未谙性，慎易勿轻尝”。其实，新药未必就是好药，无需一味猎奇求新。聪明者也不会自愿用自身作新药试验对象。许多所谓“新药”实际成分并没有多少新的东西，而是一些老药成分经过重新组方或改变剂型规格、改装换名之后价格成倍或几十倍地向上提升。这种“杂烩药”不仅质量不稳定，更不利于医生对症灵活运用。

七、崇洋心理

不少人有盲目崇拜洋药的现象，都是同一产品，却不知国产药疗效也毫不逊色；国产药的价格比进口药要低得多，如国产胺腆酮的价格只及进口的 1/4。而不少进口药尤其是新药，在国人中应用病例少，时间短，不容易发现其真实疗效及不良反应。中国人与外国人种族不同、体重不同，洋药的剂量是按照洋人的种族反应所判定的，服用洋药不慎有可能出现严重的毒副作用。

八、食多心理

有的人不听医生劝告，过量服用某种药物，还有的人认为“多药齐下”才顶事，不仅造成浪费，而且难见疗效或适得其反。受害的最终是病人自己。

九、进补心理

有的人盲目追求进补，无病也滥用药，如美容减肥药、益智聪明药、身子长高药、延年益寿药、营养保健药、加药食品等。滋补药并非滋补品，切不可片面地认为吃些滋补药对身体有益无害，将之当作延年益寿的灵丹妙药。滥服补药，结果是“满招损”，事与愿违。“无病吃药，岂能无害。”必须懂得使用不必要的治疗和药物是愚蠢而危险的事情。

第四章　用药剂量

第一节　剂量划分法

剂量（dose）系指应用药物的数量。适当剂量的药物方能产生特定的作用。用药量不足不能产生疗效。在通常情况下，药量与药效成正比。剂量愈大，药物对人体所起的作用也愈大；但是当应用剂量过大时，就会发生质的变化，引起中毒，乃至死亡。药物剂量的大小和作用强弱可如图 4－1 所示：

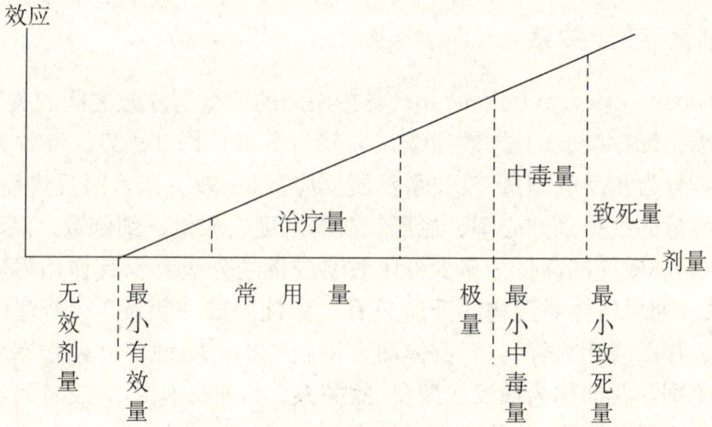

图 4－1　药物剂量划分法示意图

无效量：用药量过小，不表现药理作用。

最小有效量（minimal effective dose）：达开始出现药物作用的剂量。即能发生疗效的最小用量。

有效量（effective dose）：是指起治疗作用而不引起中毒反应的剂量。在大于最小有效量而小于极量的范围内。

治疗量（usual dose）：即常用量，是一般常用的治病剂量，也就是在规定给药途径下，成人一次的平均用量。在药典中所收载的药品项下都有具体规定。在临床上，药物的常用量或治疗量主要是根据临床观察制定出来的，一般都比最小有效量大而比最小中毒量小得多，这就保证了药物使用的可靠性和安全性。一般来说，大多数药物的常用量对大多数病人可以收到满意的效果，少数人可能需要加大或减少剂量。

极量：系指允许使用的最大限用量。几乎接近最小中毒量，是人们确定治疗作用与中毒反应的分界点。除特殊情况需要外，一般不得超过此限量。药典中对毒药、剧药、麻醉药品都规定了极量。极量对于大多数人并不引起毒性反应。有极少数人对药物的反应可能特别敏感或特别不敏感，因此，药量必须根据病人对药物的反应性酌情增减。除非在必要情况下，一般不用极量，更不应该超过极量。如用量必须超过“极量”时，医生应在处方上注以“!”，否则药师不予配药。

最小中毒量（minimal toxic dose）：是指超过极量而开始表现毒性反应的剂量。

药物治疗安全范围（safety margin）：是指最小有效量与最小中毒量之间的距离，两者之间的范围越大，药物越安全；反之安全度小，稍有不慎易致中毒。

中毒量（toxic dose）：是指大大超过有效量并能引起毒性反应的剂量。这在临床治疗中是绝对不允许应用的。

致死量（lethal dose）：是指比中毒量大，可造成死亡的剂量。

中毒量和致死量在正常医疗中没有意义。但在测定药物的毒性试验中，常常测定其半数致死量（LD_{50}）作为药物毒性大小的指标。

第二节　量-效关系

一、药物剂量-效应关系

量-效关系（dose - effect relationship）是指用药的剂量与疗效之间的关系。以剂量为横坐标，以疗效为纵坐标，绘成的量-效曲线，大都为S形（图4-2）。量效关系依据所观察的效应指标不同，分为量反应型量-效关系，质反应型量-效关系，时反应型量-效关系。如果效应强度为可测量的数据（如心率、血压、血糖浓度、尿量、细胞数、酶活性、平滑肌的收缩或松弛等），药理效应的高低或多少可用数字或量的分级表示其作用强度，此即称为**量反应型量-效关系**。如果机体对药物的反应只有“阳性”或“阴性”（药理作用出现或未出现、有效或无效、存活或死亡等），对群体而言用阳性率、出现率、死亡率等数据表达，其反应只存在质的差别，此即称为**质反应型量-效关系**。以某效应的呈效时间或持效时间为指标的量效关系称为**时反应型量-效关系**。

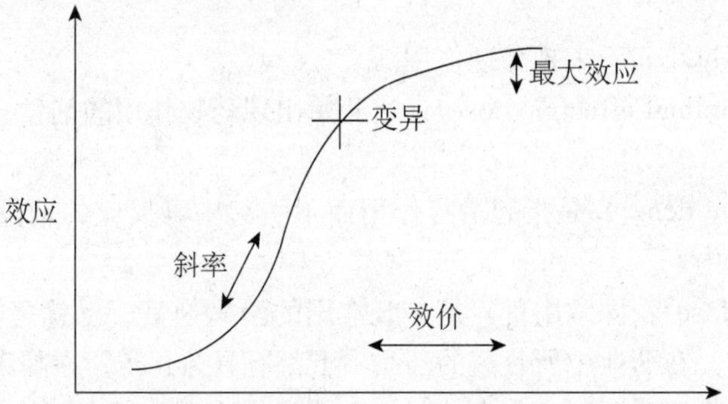

图4-2　量-效曲线示意图

药物剂量不同，机体反应程度也不一样。在一定范围内同一药物剂量增加或减少时药物效应也相应增强或减弱。如果药物剂量过小，不能达到阈值，就不会产生任何效应。当用药量达到一定剂量或浓度时才产生效应，这一剂量称为**最小效应量**（minimal effective dose）

或叫**阈剂量**（threshold dose）。随着剂量或浓度的增加，效应强度呈一定斜度增加，但到一定程度，剂量再大而效应不再相应（成比例地）增强，而可能出现毒性反应，称为**最大效应**，即为该药的**最大耐受量**。由药物最大剂量所引起的最大效应称为药物的效能（efficacy）。药物的效能取决于药物本身固有的性质，但也可被其他性质所影响。如果药物的不良反应限制了它的剂量，它的效能就会相应受到限制。

根据量反应型量-效关系，产生 90% 药效的药物浓度，比产生 9% 药效的浓度约大 100 倍；比产生 50%药效的浓度约大 9～10 倍。与已知同类药物进行量-效曲线比较其效价的强弱，用产生同量效应所需剂量的大小来判断，如 A 药比 B 药的药效强 10 倍，仅仅是说 A 药比 B 药的剂量小 10 倍而已，并不一定表示 A 药比 B 药要“好”10 倍。

二、血药浓度

血药浓度（blood drug concentration）通常指血清或血浆总药浓度。当给予一定药物剂量后，就会在机体内产生相应的血药浓度，而大多数药物的治疗效应与其血药浓度有较好的相关性。

根据机体产生的效应将血药浓度分为若干部分（图 4－3）。

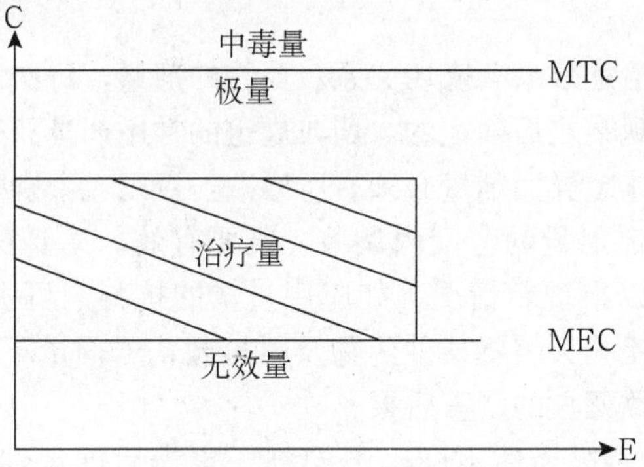

图 4－3　血药浓度-效应关系图

最小有效浓度（minimum effective concentration，MEC）：是指血药浓度上升至药物效应开始出现时的浓度。当药物在体内达到最小有效浓度并维持在这一浓度水平之上时，表明治疗作用开始。药物在体内低于 MEC 则无效。

最小中毒浓度（minimum toxic concentration，MTC）：是指能引起毒性反应的最小浓度。药物在体内高于 MTC 则会引起中毒，甚至死亡。

在 MEC 与 MTC 之间为药物的**治疗血药浓度范围**，称为**治疗窗**。大多数病人对于常用剂量能产生满意的治疗效果，而不会出现严重的不良反应。只有少数人对常用剂量可能无效或产生毒性反应。

一般而言，药物作用的强弱与维持时间长短，在理论上取决于在受体部位保持有效活性药物的足够浓度。对绝大部分药物来说，药物作用的强弱与细胞外液中的药物浓度成正比，而细胞外液的药物浓度又与血液中药物浓度相平衡。因此，血液中的药物浓度可间接地作为受体反应部位药物浓度的指标。血浆药物浓度的改变常能反映药物体内过程的变化规律。在一定范围内，药物的作用随剂量增加而递增。所有药物均有从量变到质变的规律。药物作用或毒性与血浆药物浓度的关系较之与剂量的关系更为密切。

血药浓度与药效之间的关系，可用 Hill 方程式表示：$E=E_{max}\cdot C^{s}/(C^{s}+C_{50}^{s})$

E 表示药效　　　　　　　　Emax 为最大药效

C 为产生该药效 E 时的血药浓度　　C_{50}是产生最大药效 50％时的血浆浓度

S 是 E 对 C 的线性关系的斜率

临床实践和药理研究表明：血药浓度与药理效应以及毒性反应之间存在相关性。如庆大霉素血药浓度若低于 2μg/ml 时，则药物达不到治疗作用；2～8μg/ml 为治疗最佳血药浓度；如果血药浓度高于 12μg/ml 时，容易引起毒性反应。水杨酸的血药浓度在 50～100μg/ml 时，出现镇痛作用；大于 250μg/ml 时，具有抗风湿作用；在 350～400μg/ml 时，具有抗炎作用；当达到 550μg/ml 时，则出现毒性反应；而血药浓度在 1600～1800μg/ml 时，就会引起中毒死亡。苯巴比妥小剂量（30～60mg）有镇静催眠作用，中剂量（100～200 mg）有抗惊厥作用，大剂量（200～250 mg）有麻醉作用，超大剂量（＞250 mg）可抑制延脑呼吸中枢，引起呼吸停止而致死。

第三节　剂量的掌握

药物的剂量与药物的治疗效果有密切关系。药物的剂量，每次该用多少，是经过严格的科学验证、长期医疗临床观察之后确定的。药典规定的常用剂量只是相对的，对大多数人可以适用。但个别人由于个体差异而剂量必须有所增减，否则对个别病人来说可能无效或引起毒副作用。其原则是在规定剂量的范围内调节，既要有效，又要安全，不得超过极量的限度。有的药物加大剂量可以出现新情况。如应用过量的抗凝剂可引起出血等。如果剂量过小，特别对危险病人在生死关头需要某种药物及时抢救，若剂量不足，则起不到治疗作用，反而延误病情，甚至有导致死亡的严重后果。

由于药物对不同器官的选择性不同，不同剂量也先后出现性质不同的药理作用。例如：阿托品剂量增加可依次出现心悸、散瞳、腹胀、面红、兴奋不安、神经错乱等作用。

还有，一般药物的作用不止一种，往往用途不止一项，而每种用途的剂量也不相同。例如，阿司匹林是一个常用退热药，但又可抗风湿。若用于退热，可按药品说明书所指定的剂量；若用于风湿病人就要“遵照医嘱”按较大剂量服用。

一、剂量折算法

（一）按公斤体重（body weight）计算法

对于毒性较大或用于危急情况的药物，尤其是静脉滴注药物，多要求按体重计算用量。纠正体内酸碱中毒的药物，应根据体重计算。抗肿瘤药物多用体重计算给药（表 4－1）。

表 4-1　男女身高对应的标准体重表

H (cm)	WM (kg)	WF (kg)	H (cm)	WM (kg)	WF (kg)	H (cm)	WM (kg)	WF (kg)
140		44.9	154	56.6	52.5	168	65.2	61.4
141		45.4	155	57.2	53.1	169	65.9	62.1
142		45.9	156	57.9	53.7	170	66.6	
143		46.4	157	58.6	54.3	171	67.3	
144		47.0	158	59.3	54.9	172	68.0	
145	51.9	47.5	159	59.9	55.5	173	68.7	
146	52.4	48.0	160	60.5	56.2	174	69.4	
147	52.9	48.6	161	61.1	56.9	175	70.1	
148	53.5	49.2	162	61.7	57.6	176	70.8	
149	54.0	49.8	163	62.3	58.3	177	871.6	
150	54.5	50.4	164	62.9	58.9	178	72.4	
151	55.0	51.0	165	63.5	59.5	179	73.1	
152	55.6	51.5	166	64	60.1	180	74.2	
153	56.1	52.0	167	64.6	60.7	181	75.0	

注：表中 H 为身高（cm），WM 为男性体重（kg），WF 为女性体重（kg）。

瘦型体重（lean body weight，LBW）估算公式：

LBW（男性）$=1.10\times W-128\times W^2/H^2$ 或 LBW（男性）$=50-(152.4-H)\times 0.89$

LBW（女性）$=1.07\times W-148\times W^2/H^2$ 或 LBW（女性）$=45.4-(152.4-H)\times 0.89$

（二）体表面积（body surface area）计算法

药物在体内的血药浓度和作用，与体表面积有平行关系。用体表面积计算剂量比用体重计算剂量更准确。由于病人的身高和体重间的关系是多变的，因而按体表面积来计算用药量较好。目前国外抗癌药物的剂量的计算多按此法（表 4-2）。

人的体表面积计算公式：

$S = W^{0.5378}\times H^{0.3964}\times 0.02426$ 或 $\lg S = 0.5378\lg W+0.3964\lg H-1.6151$

$S = W^{0.425}\times H^{0.725}\times 71.84$ 或 $\lg S = 0.425\lg W+0.725\lg H+1.8564$

S 为体表面积（cm^2），W 为体重数（kg），H 为身高数（cm）。

表 4-2　成人体重与体表面积的关系

体重（kg）	40	50	60	70
体表面积（m^2）	1.3	1.5	1.65	1.75

成年男人的正常平均体表面积为 1.73 m^2。具体可查阅《人体身高、体重与体表面积表》。

（三）用药途径与剂量

肛门灌注…… 2 ×口服剂量

皮下注射…… $\frac{1}{2}$ ×口服剂量

肌肉注射…… $\frac{1}{3}$ ×口服剂量

静脉注射…… $\frac{1}{4}$×口服剂量

二、血药浓度与半衰期

（一）血浆药物浓度

一般来说，坚持正常剂量是安全的。然而随着生物药剂学的发展，对正常剂量的概念应该有新的含义。即需要从血浆药物浓度是否适宜来考虑用药剂量。只有血浆药物浓度维持在治疗水平，才能保证药物有效而无害。药物在体内的吸收、分布、蛋白结合率、代谢、排泄以及制剂的生物利用度等的不同，都能影响血药浓度，改变药物的正常剂量为低剂量或超剂量可能产生种种不良反应。

作用部位的药物浓度决定它的生物效应。药物用量大小，是决定体内有效浓度高低的一个重要因素。在一定范围内，剂量愈大，体内血药浓度愈高，作用也就愈强。一般来说，血浆药物浓度可作为作用部位药物浓度的可靠指标。测定血浆药物浓度用以指导给药，决定剂量和疗程。尤其是对疗效不易在短时间内作出判断，治疗指数较小的药物，以及个体差异大或在治疗疾病时有潜在毒性的药物，测定血浆药物浓度是提高疗效，避免不良反应的重要手段。

（二）药物的生物半衰期

生物半衰期（plasma half-life，$t_{1/2}$）即是药物在体内分布平衡后血浆药物浓度下降一半所需的时间。半衰期可用于计算药物积聚的速率（达稳态时间）和消除速率以及合适的给药间隔时间。一般按照半衰期的长短用药，既可使血药浓度维持在最佳治疗水平，而又不至于引起毒性反应。

临床药物治疗中根据半衰期计算适当的用量，确定给药间隔时间，以维持恒定的有效血药浓度并避免积蓄中毒，从而达到满意的疗效。通常的剂量间隔时间约等于一个血浆半衰期。如磺胺异嗯唑半衰期为 6 小时，则应每 6 小时给药一次。土霉素 250mg 可达到有效抗菌浓度，其血浆半衰期为 8 小时，则可按每 8 小时给药一次，首次量加倍。

每天维持量＝$D \cdot \tau \times 0.693/t_{1/2}$　　D 为首剂量，τ 为给药间隔时间，$t_{1/2}$ 为半衰期。

药物的消除是按照指数衰减，其作用时间的长短与剂量有关，是与血药浓度的对数大小成正比例。因此，一个作用时间短的药物，单凭剂量加倍并不能使其作用时间相应加倍。故半衰期短的药物，应用较高的维持量和较短的给药间隔，以达到有效血药浓度的维持，致使获得预期的效果。

（三）多次用药坪值原理

在相同剂量下，按半衰期间隔时间给药，在用药经过 3.32 个半衰期后达到坪值的

90%，6.64个半衰期后达到坪值的99%，经过7个半衰期后可达到稳态血药浓度的99.2%。因而等量多次用药虽然简便，但对半衰期过长的药物，需很长时间才能基本上达到坪值，此时往往需要加用负荷剂量。

(1) 对于毒副反应较小的药物，首剂量可以加大，使药浓度立即达到坪值以后再给予维持量。

负荷量 $= X_0 \cdot \frac{1}{1-R}$　　X_0 为维持量

对于静脉注射用药或药物吸收较快而且在消除相给予维持量的情况下，负荷量近似等于 $X_0/(1-R)$。当用药间隔与半衰期相同时（$\tau = t_{1/2}$），负荷量为维持量的2倍。如磺胺药"首剂量加倍"即可使血药浓度立即达到坪浓度，以后只需每次给予维持量即可。

(2) 对于毒性较大的药物，如地高辛，采取一次负荷量的办法安全性差，不如采取分次负荷法较为妥善。总负荷量 $= 2X_0 \cdot \frac{t_{1/2}}{\tau}$。将总负荷量在一个 $t_{1/2}$ 时间内分次给予，因每次用药量小，药浓度波动小，而趋坪值时间可提前4～5倍。

对于像镇痛、催眠、止喘、止吐等药物往往用一剂就见效。在单剂量给药时，如果剂量稍有出入，一般来讲，对药效的影响还不大。而对于大多数疾病，必须在一段较长的时间里始终维持有效的血药浓度，以保证疾病的彻底治愈。特别是某些慢性疾病，需要长时期用药。对于多剂量给药时，如剂量偏低，则多次应用后，会显得药效不足，甚至造成致病源（如病原微生物、肿瘤等）的耐药性；而当剂量偏高时，则会出现体内药物的大量蓄积，甚至造成中毒或死亡事故。因此，制定合理的多剂量给药方案，对合理用药是极其重要和必要的。

临床药动学，通过严密的数学方法，推导出一系列多剂量给药后血药浓度经时变化的基本公式，可作出正确、合理的给药方案。

多剂量函数法：$C = \sum_{i=1}^{m} A_i \cdot \frac{1-e^{-nk\tau}}{1-e^{-k\tau}} \cdot e^{-kt}$

稳态血药浓度：$C_{ss} = C_{n\to\infty}(t,\ n) = \sum_{i=1}^{m} \frac{Ai}{1-e^{-ki\tau}} \cdot e^{-kit}$

绝大多数药物需多次用药才能产生预期的疗效。当给药次数比较多后，其血药浓度的变化不再受给药次数的影响，即血药浓度不再逐渐升高而基本维持在一个相对稳定的水平，此时在单位时间内摄入的药量与被清除的药量大致相等，这时的血药浓度叫做**"稳态血药浓度"**（steady-state concentration，Css）或"坪浓度"。坪值原理：①平均坪值的高低与剂量大小成正比；②单位时间内总药量固定，平均坪值与用药次数无关；③剂量一定时，平均坪值与Ke、Vd、τ成反比。长期用药，疗效的高低以及副作用或毒性的大小，最终取决于坪浓度的高低。最后获得的坪浓度是否合适，必然反映出较长期给药后的疗效是否理想，在临床上具有重要意义。

多数药物的有效血药浓度范围是以达稳态后的血药浓度为标准。平均稳态血药浓度可以大致反映出长期用药后体内的血药水平。$Css = \frac{1}{\tau} \cdot \int_0^{\tau} C_{ss} d_t = \frac{1}{\tau} \cdot \sum_{i=1}^{m} \frac{Ai}{Ki}$

然而，也并非所有药物的血浆药物浓度与药物作用都呈平行关系。例如：①药物本身无活性，需在体内转化为活性代谢物，这时原形药物的血浆浓度不能反映其作用强度。②间接激发的药物效应，如利血平、胆碱酯酶抑制剂等是通过抑制酶活性而发生作用的，它们作用的持续时间较药物在血中停留时间长，即使它们在体内完全被消除后，其作用仍能维持一段时间。

三、首剂量 突击量 维持量

单剂量给药是指仅给一次药物剂量就能达到治疗目的的给药方法。

多剂量给药（multiple dosing）：对于一些慢性疾病，为使药物能连续产生治疗作用，常常按特定的时间间隔重复给予固定剂量，使体内的血药浓度维持在最小有效浓度（MEC）之上的给药方法。

首剂量是指为了使血药浓度迅速达到稳态所用的比第二次以后给药剂量都要大的第一次给药量。

$X_0^* = R \cdot X_0 = X_0 \cdot \frac{C_\tau}{C_\tau - C_{2\tau}}$　X_0^* 为首剂量　X_0 为维持量　R 为蓄积率

多剂量口服给药时稳态血药浓度比第一次给药后的血药浓度高多少的参数叫做蓄积率（R）。

$R = \frac{C_\tau}{C_\tau - C_{2\tau}}$　或者　$R = \frac{1}{1 - e^{-k\tau}}$

若根据药物的生物半衰期（$t_{1/2}$）确定给药间隔时间为 $t_{1/2}$ 时，则首剂量（X_0^*）等于维持量（X_0）的 2 倍。

$X_0^* = 2X_0$，而 X_0 必须大于出现疗效的最小剂量。这样，血药浓度可迅速地达到稳态血药浓度。

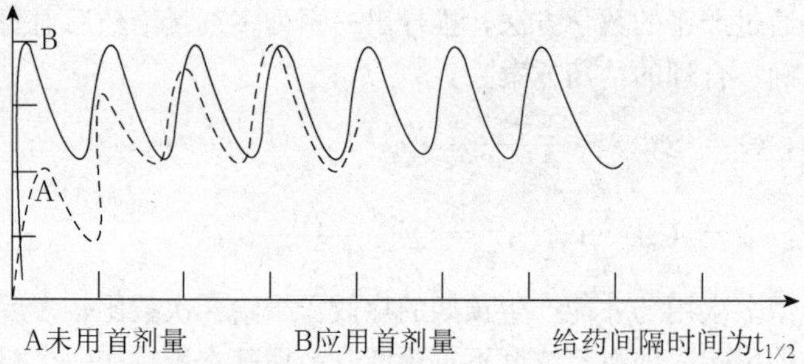

图 4-4　使用首剂量与不用首剂量时两者血药浓度变化的比较

显然，使用了首剂量，血药浓度迅速地达到稳态血药浓度。但该法不适用于 $t_{1/2}$ 过短或过长的药物。药物的 $t_{1/2}$ 值受患病者体内药物的消除速度变化而改变（图 4-4）。

负荷剂量（loading dose，D_L）或称底药量（priming dose）就是使药物在第一次剂量间隔内即能达到治疗浓度的剂量。为了维持血中有一定的有效浓度，在常规给药前予以负荷剂量，这取决于药理特点和病情的轻重缓急。如口服药间隔时间与其半衰期相近，可首次量加倍。半衰期长或毒性大者，要分次应用，以免一次大剂量引起中毒及一旦发生中毒难于短时间内缓解。

$D_L = \frac{C_{max}^{ss} \cdot Vd}{F}$　C_{max}^{ss} 为稳态血药浓度的峰值　V_d 为表观分布容积　F 为生物利用度

维持量（maintainance dose）：是使药物在体内维持治疗浓度（MEC～MTC）的基本剂

量。即继续按照适当的剂量间隔时间应用较小的剂量维持有效浓度。在多剂量给药时，下一次补给的药量只相当于前次给药后从体内消除的量，则体内的药量为一定值，即保持稳态水平。由重合原理可知，只要给药间隔时间 τ 一定，血药浓度和给药量成正比。

通常将多剂量口服给药后的平均稳态血药浓度作为制订给药计划的最适当的指标（图 4－5）。

$\overline{C}_{SS}=\frac{F \cdot X_0}{\tau \cdot cl}$　F 为吸收率　X_0 为维持量　τ 为给药间隔时间　cl 为清除率

但用此法时对安全范围狭窄的药物需注意。因稳态血药浓度波动幅度大，故血药浓度每次都上升到毒性区，同时每次又下降到最低有效血药浓度以下。但平均稳态血药浓度的值都相同。

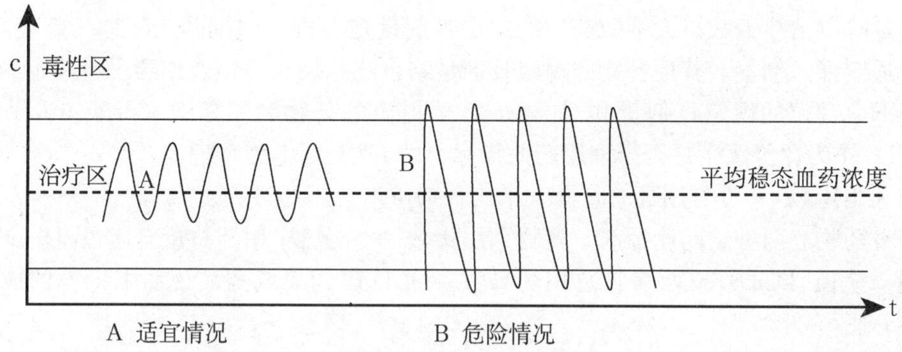

图 4－5　多剂量口服给药

如强心药地高辛，现已提倡不用传统的洋地黄化（即饱和量），而是按照每日每千克体重给予维持量 5.5μg，这样经 6～8 天，血药浓度就能达到稳定的治疗水平，且能降低中毒的发生率。

突击量：有时为了使药物在体内迅速达到有效浓度，及时缓解病情，先用一次或数次大的剂量。如磺胺甲唑或磺胺嘧啶、强力霉素等药物，采用“突击量疗法”，这样一开始就给病菌以致命性的打击，然后使用维持量，以彻底消灭之。

间歇冲击疗法：即以一次大剂量使血药浓度水平升得很高，达到很强的杀菌浓度，过一段时间，再给一次冲击，这样反复冲击多次。如抗结核药的疗效并不需要较稳定的血药浓度，而主要取决于高峰浓度。在短时间内达到最高有效浓度比长时间维持低浓度疗效好。因此，现多采用每日总量或多日总量一次给药的方法，将一天的剂量由分次服用改为一次口服，即**“顿服疗法”**，效果更佳。如应用异烟肼治疗结核病，由于结核杆菌相当顽固，未被药物杀灭的细菌会出现延缓生长的情况，于是采用间歇冲击疗法，对快乙酰化者采用每日总量顿服或两日总量隔日顿服的疗法，即将一天的剂量集中在一次使用或者将两天的剂量作为一次服用；对慢乙酰化者采用每周给药两次的间歇冲击疗法，以保证药物在血液中的高峰浓度，结果都能获得较好的疗效。但必须遵照医嘱用药。间歇性或脉冲式给药，使细胞外液中抗生素浓度上升地更快、更高，药效亦会更好。局部抗生素浓度直接与它的杀菌作用或抑菌作用相关。对处理急性感染来说，提高感染部位抗生素浓度而免遭产酶菌所破坏，显得很重要。抗菌药物脉冲式给药的良好疗效，已为临床应用中证实。氨基苷类抗生素疗效的主要参数是血药浓度的 AUC 及峰值，浓度高，杀菌作用明显增强。而 β-内酰胺类抗生素，血药浓度大于最低抑菌浓度（MIC）的时间是关键，杀菌的效应及速度受药物接触时间的影响。一般而言，大剂量可增加组织穿透力及感染组织中抗生素浓度与药效。但一日一次抗生素给药方案主要适用于在正常免疫人群范围内、中等程度感染的敏感菌株；对于免疫功能低下、白细胞数量减少的患者是不适合的。周期非特异性抗癌药物应采用间断大剂量静脉一次性推注，在病人最大耐受量下以最大限度杀灭恶性肿瘤细胞。如环磷酰胺 9 天给药一次，治疗指数比每天给药要高几倍。

规定日剂量（defined daily dose，DDD）是指为达到主要的用于成人的药物平均日剂量。由于许多药品的适应证多，剂量差异大，用法不统一，因此 DDD 值只能以常见适应证的用量为准。通常规定：与体重有关的剂量一般按成人 70kg 计算；预防与治疗兼用的药，一般选用治疗剂量；因初始剂量按照维持剂量定，一般用维持剂量；间隙治疗的 DDD 值应为所给剂量除以治疗天数。大多数药物的规定日剂量是根据《中国药典》和《新编药物学》中的主要适应证、剂量、其他药物的规定日剂量结合临床用药习惯及用药手册确定的。

将 WHO 建议的规定日剂量和 Ghodse 教授提出的**药物利用指数**（drug utilization index，DUI）作为评价医生是否合理用药的指标。即 DUI $\leqslant 1$ 为合理。

药物利用指数 = 处方用药总量÷（平均日剂量×总用药日数）。

当一种药物有两种给药途径时，药物利用指数 =（途径$_1$ 用药总量÷途径$_1$ DDD+途径$_2$ 用药总量÷途径$_2$ DDD）÷两途径总用药日数。DDD 以药典或药品说明书推荐的成人平均剂量为准。

维生素 C 的日推荐剂量应为 200mg，剂量高于 400 mg 没有明显意义，剂量大于 500 mg 时其生物利用度便下降，如果超过 1000 mg 则可能因草酸盐及尿酸盐排泄量增高而使人罹患肾结石。

疗程总量：是一个疗程中所用的药物总量。

四、病人病情与遗传因素

一般病情时，可按常规剂量应用。但是，每个人的体质、病情、对药物的敏感性或耐受性不同，用药的剂量也不可能相同。有少数药物在不同个体所需剂量最多可相差几十倍之多。

有的个体具有先天或后天的不耐受性，即使给予很小剂量就能引起预期的药理效应（但变态反应和特异质反应与一般药物效应完全不同）。有的病人对于从来没有用过的药物也能耐受很大的剂量，这叫做先天耐受性。也有些人长期服用某种药物，机体对该药物的敏感性降低，要提高药物的剂量甚至接近中毒剂量时才能产生治疗作用，这叫做后天耐受性。例如：应用抗凝血药华法林防治血栓疾病，个别患者的用药量竟超过常用量的 20 倍，才能发挥作用。这种差异需要通过适当调整剂量加以克服，这将有助于防止不耐受者的中毒，也将有助于防止耐受者因剂量不足、未见药效，而任意更换药物。

病理过程也是影响用药剂量的一个重要因素。可能是由于疾病改变了药物代谢动力学过程。最为明显的例子是严重肾脏疾病对主要经肾脏排出的药物，以及严重肝病对主要经肝脏代谢的药物的影响。上述情况，一般需要减少给药剂量。

病理状态也可能引起机体对药物敏感性的改变。例如：甲状腺功能亢进的病人对肾上腺素表现高度敏感等。有的佝偻病人对维生素 D 的需求超过常用量的 1000 倍以上。

在临床实践中，许多药物的最适宜剂量必须根据每个病人对药物的反应情况才能作出判断。因此有必要测定血浆药物浓度。由于个体的差异，同一药物的同一剂量在不同的个体内产生不同的血浆浓度，从而影响药物受体部位对药物的敏感性。一般说来，血浆药物浓度相同，其所引起的反应也常大体相同或差异较小。此外，人的身高、体重、食量、饮食习惯、身体活动力等也影响一些药物的代谢。因此，医生在临床用药时必须根据病人具体情况，加大或减少用药剂量，注意剂量个体化的原则。

五、多种药物同时应用

药物的合并应用以及药物的重复使用对用药剂量也有极大的影响。某些药物可以刺激或阻抑另一些药物的代谢。应对并行疗法所用药物的相互作用多加注意。合用药物数越多，相互作用发生率越高。

六、中药剂量

“中医不传之秘在于药量”。同一种中药，用量不同可产生完全相反的作用。如人参小剂量可升高血压，大剂量可致血压下降。红花、枳实，小剂量能使心脏兴奋，大剂量则使之抑制，若对心力衰竭患者应用大剂量则适得其反。龙胆草小剂量健胃消食，大剂量则碍胃停食。老鹳草小剂量能抑制肠蠕动，大剂量则促进肠蠕动。川芎小剂量使子宫收缩加强，大剂量反而麻痹停止收缩。

第四节　剂量单位

一、重量单位

克（g）	1g = 1000 mg
毫克（mg）	1mg = 1000μg
微克（μg）	1μg = 1000ng
纳克（ng）	

二、容量单位

升（L）	1L = 1000ml
毫升（ml）	1ml = 1000μl
微升（μl）	

三、效价单位

（一）抗生素效价表示法

抗生素的效价通常以单位（U）来表示。系根据抗生素标准品在相同条件下加以对比测定而得。对同一抗生素的不同盐类制品，只要单位一样，即表示有效部分重量一样。虽然其称重不同，但实际有效含量却是相同的。临床上只按其有效含量作为剂量基准。

抗生素制品的剂量单位表示方式有如下几种：

1. 重量单位

系以抗生素的生物活性部分（纯盐基或纯游离酸）的重量作为单位。

如链霉素（硫酸盐）、卡那霉素（硫酸盐）等，均以盐基纯品的重量 1μg 等于 1U 计算。同样，新生霉素不论何种制品，均以纯游离酸的重量 1μg 等于 1U 计算。土霉素碱 1μg＝1U，1mg＝1000U。

随着科学技术的发展，抗生素类的化学结构也逐渐明确，有的可以进行人工合成或半合成，它们的含量可用理化方法测定。所以目前也较多地逐渐采用重量单位表示了。

2. 类似重量单位

系以特定的纯抗生素盐类的重量作为单位。

如纯四环素盐酸盐、纯金霉素盐酸盐（包括盐酸根在内）的重量 1μg 等于 1U。

3. 重量折算单位

即以特定的纯抗生素的某一重量为 1U。

如青霉素 G 钠称重 0.6μg 规定为 1U（第二次国际标准品以 0.5988μg 为 1U）。又如纯多粘菌素 B 碱 1μg 等于 10U，1mg 等于 10000U。

重量 ＝ 抗生素效价总单位数/纯度

纯度：即每 1mg 重量所含效价单位数。如杆菌肽 1mg ＝ 55U。制霉菌素 1mg ＝ 3000U。

表 4－3 常用抗生素重量和效价的关系

药品名称	理论效价 （U/mg）	药品名称	理论效价 （U/mg）
链霉素	1000	苄星青霉素	1211
硫酸链霉素	798	硫酸新霉素	1000
盐酸链霉素	842	硫酸卡那霉素	1000
链霉素氯化钙复盐	779	硫酸抗敌素	6500
盐酸土霉素	927	红霉素乳酸盐	672
红霉素硷（含 $2H_2O$）	953	红霉素琥珀酸酯	910
左旋氯霉素	1000	红霉素棕榈酸酯	721
氯霉素棕榈酸酯	575	争光霉素盐酸盐	1000
四环素硷	1082	制霉菌素	3500
盐酸四环素	1000	硫酸庆大霉素	1000
青霉素 G 钠盐	1670	硫酸巴龙霉素	620
青霉素 G 钾盐	1595	硫酸多粘菌素 B	10000
普鲁卡因青霉素 G	1009	万古霉素盐酸盐	1000

（二）生物制品效价表示法

有些药物如维生素 A 和 D、垂体后叶素、促皮质激素、抗毒素类生物制品等，它们的化学成分不恒定或至今尚不能用理化方法检定其质量规格时，往往采用生物实验方法，与标准品比较来鉴定其效价。通过生物鉴定，具有一定生物效能的最小效价单元就叫做“单位”（U）。经由国际协商规定出的标准单位叫做**国际单位**（IU）。一个“单位”或一个“国际单位”可以有其相应的重量，但有时也较难确定。单位与重量的换算在不同的药物是各不相同的。如：维生素 A 的 1 个国际单位相当于 0.3 μg；而维生素 A 的乙酸盐 1 个国际单位相当于 0.344μg 。维生素 D 的 1 个国际单位相当于 0.025 μg。维生素 E 1 个国际单位相当于 1mg。虽然有许多维生素现今已改为重量表示，但维生素 A 和 D 仍沿用国际单位。

激素类制剂如黄体酮 1 个国际单位相当于 1mg，绒毛膜促性腺素 1 个国际单位相当于 0.1 mg，神经垂体激素 1 个国际单位相当于 0.5 mg，催乳激素 1 个国际单位相当于0.1 mg，胰岛素 1 个国际单位相当于 45.4μg。

抗毒素的效价鉴定，通常是以能中和 100 单位毒素的量，作为一个**抗毒素单位**。

第五节　儿童用药剂量的计算

一、按年龄估算

1. 按中国药典规定剂量估算

表 4-4　中国药典附录老幼剂量折算表

年龄	为成人剂量的 1/n	年龄	为成人剂量的 1/n
1 个月以内	1/18～1/14	4～6 周岁	1/3～2/5
1～6 个月	1/14～1/7	6～9 周岁	2/5～1/2
6～12 个月	1/7～1/5	9～14 周岁	1/2～2/3
1～2 周岁	1/5～1/4	14～18 周岁	2/3～全量
2～4 周岁	1/4～1/3	18～60 周岁	全量～3/4

注：本表仅供参考，使用时可根据病人体质、病情及药物性质等各方面的因素斟酌决定。

2. 简便折算法

(1) 1 岁以内小儿用药剂量 ＝ 0.01× （月龄 ＋ 3） × 成人剂量

例如：成人阿司匹林一次量为 0.5g，问 6 个月婴儿一次用量为多少？

根据公式 6 个月婴儿用药剂量 ＝ 0.01× （6＋3） × 0.5 ＝ 0.045 （g）

(2) 弗氏公式法：婴儿剂量 ＝ 婴儿月数×成人剂量÷150

例如：某患者月龄是 5 个月，需服用巴比妥，问应取成人剂量（为 0.5 g）的几分之几？

根据公式 5 个月婴儿剂量 ＝ 5× 0.5÷150 ≈ 0.017 （g）

5 个月婴儿剂量 ＝ （5× 0.5） ÷ （150× 0.5） ＝ 1/30

(3) 1 岁以上小儿用药剂量 ＝ 0.05× （年龄 ＋ 2） × 成人剂量

例如：成人阿司匹林一次量为 0.5g，问 5 岁小儿一次用量为多少？

根据公式 5 岁小儿用药剂量 ＝ 0.05× （5＋2） ×0.5 ＝ 0.175 （g）

(4) 1 岁以上小儿用药剂量 ＝ （小儿岁数 × 1/2 ＋ 0.5） × 成人剂量÷10

例如：成人阿司匹林一次量为 0.5 g，问 5 岁小儿一次用量为多少？

根据公式 5 岁小儿剂量 =（5× 1/2 + 0.5）×0.5÷10 = 0.15（g）

（5）一岁以上儿童剂量 =［成人剂量×（年龄+3）］÷24

例如：一 6 岁儿童，需用红霉素多少克？（成人剂量为 0.25～0.5 g）

根据公式 儿童剂量 =［0.25～0.5 g×（6+3）］÷24 ≈ 0.1～0.2 g

按年龄估算小儿用药剂量占成年人剂量的分数，对于体型弱小的儿童可能会使药物过量，而对于体型肥大的儿童可能会使药物剂量不足。所以，按年龄估算小儿剂量并不十分安全可靠。

二、按体重计算

1. 每次（或日）用药剂量 = 已知体重（kg）×药量/［kg·次（或日）］

表 4-5　正常小儿体重计算法

1～ 6 个月	体重（kg）= 月龄× 0.6 + 3
7 ～ 12 个月	体重（kg）= 月龄× 0.5 + 3
1 周岁以上	体重（kg）= 年龄× 2 + 8

注：如已知成人用药量，可除以成人平均体重 60（kg），即得每公斤体重的药量。

上述方法简便易行，但对年幼儿此量偏低，年长儿则偏高。故计算后，再根据临床经验作适当增减。瘦小和肥胖小儿，可请医生估算体重。

2. 儿童用药剂量一般可根据药典规定的成人剂量，按体重比例加以估计

（1）克氏公式法：儿童剂量 =［儿童体重（kg）÷成人平均体重 60（kg）］× 成人剂量

例如：有一 2 岁儿童体重 15 公斤，需用氯霉素多少克？（成人剂量为 0.5g）

根据公式　2 岁儿童剂量 = 15÷60 ×0.5= 0.125（g）。

（2）心算法：儿童剂量 = 儿童体重（kg）×2× 成人剂量÷100

例如：已知 5% 的可待因糖浆，成人剂量 2～5ml，求一 4 岁儿童（14kg）的剂量是多少？

根据公式　儿童剂量=14×2×（2～5）÷100=0.56～1.4（ml）。

按照体重计算剂量，儿童体重较轻，剂量也较小，在一定意义上是合理的。因为药物的表观分布容积是和体重密切相关的。但另一方面，体重不过是影响药物反应的许多因素之一。儿童对药物反应与成人不同，这不仅是由于体重较轻，主要是由于儿童机体对药物代谢和排泄的机能尚未发育完全，尤其是新生儿和婴儿。根据成人剂量按照常规方法估算婴儿剂量给药，曾经发生过严重事故。如氯霉素引起“灰婴综合征”，维生素 K 引起“核黄疸症”。

年龄较大的儿童，用药剂量可按体重公式计算，因为他们与成人个体对药物反应的差别主要是体重不同。至于幼小婴儿则必须根据机体机能发育情况而定，不能按一般公式计算。

利用小儿体重估算剂量是最简单的方法，但此法估算的药物剂量往往偏低，对于治疗指数较大和耐受性好的药物，估量偏低的缺点更为明显。

三、按体表面积计算

由于体表面积同样与体重有关，而且与代谢速率成比例，按体表面积计算用药量比较合理。用体表每平方米面积表达药量，能适合各年龄小儿和成人。

1. 根据体重（kg）计算体表面积（m^2）法

（1）体表面积（m^2）＝［4×体重（kg）＋7］÷［体重（kg）＋90］

体表面积（m^2）＝ $5.99\sqrt{体重（g）×身高（cm）}$

（2）30kg以下小儿体表面积（m^2）＝ 体重（kg）×0.035 m^2/kg ＋ 0.1 m^2

（3）30kg以上儿童体表面积按体重每增加5kg，体表面积增加0.1 m^2 计算。

小儿用药剂量 ＝ 成人剂量×小儿体表面积（m^2）÷1.73（m^2）

例：成人阿司匹林一次剂量为0.5g，问4周岁小儿一次用量为多少？

解：4周岁小儿体重 ＝ 4×2 ＋ 8 ＝ 16kg

4周岁小儿体表面积 ＝ 16×0.035 ＋ 0.1 ＝ 0.66 m^2

4周岁小儿每次用药量 ＝ 0.5×0.66÷1.73 ＝ 0.19 g

表4-6 小儿体重与体表面积换算表

小儿体重	小儿体表面积（m^2）
1～5 kg	0.05×体重（kg）＋0.05
6～10 kg	0.04×体重（kg）＋0.1
11～20 kg	0.03×体重（kg）＋0.2
21～30 kg	0.02×体重（kg）＋0.4

注：①以体表面积计算小儿用药剂量比较正确，但较麻烦。另外，在用药时还应考虑小儿特点、儿童发育、营养状况及个别药物性能而决定用量。

②上述方法适用于体重40 kg以下者，一般成人体表面积为1.73 m^2。

表4-7 小儿年龄体重与体表面积查阅表

年龄	1周～1个月			1～12个月					2～4岁				5～8岁		
体重（kg）	2	3	4	5	6	7	8	9	10	12	14	16	18	20	25	30
体表面积（m^2）	0.16	0.21	0.25	0.29	0.33	0.39	0.42	0.46	0.49	0.56	0.62	0.7	0.75	0.8	0.95	1.1

2. 根据身高（cm）和体重（kg）计算体表面积（m^2）法

$S=0.0061H + 0.0128W - 0.1529$

根据小儿体表面积估算出的剂量，大于由体重估算的剂量，这是由于小儿的单位体表面积较大所致。对于治疗指数小或耐受性差的药物，有可能导致给药剂量过大的危险。

总的说来，由于药物和机体之间的差异，上述任何一种折算剂量的方法都不可能广泛适用于每一种药物。在临床实践中，有的药物适合按年龄折算剂量，有的药物剂量按体重折算为妥。有时同一药物，对于四五岁以下小儿按体重折算较好，较大儿童则不宜。还有少数药物小儿与成人剂量无多大差异。临床儿科医生往往要根据药物的药理性质并结合小儿的生长发育、体重、体质强弱、病情轻重、对药物的反应等情况来折算小儿的用药剂量。

应用不同的计算公式算出的用量可能不同。使用的计算公式取成人剂量作依据时，对有些药物有时算出的剂量比按公斤体重算出的剂量偏小，如异烟肼、苯巴比妥；对某些药物算出的结果又偏大，如静注氨茶碱。因而其可靠性小于按公斤体重计算的药量。婴儿对镇静催眠药、洋地黄类、磺胺药和激素的耐受性较大，一般按公斤体重计算的药量，总量应相对偏大。对强心苷类、抗癌药物必须按公斤体重或体表面积参阅规定剂量给药。

一般来说，对小儿的用药剂量，除毒、烈性药物和儿科专用成药外，可用成人作比例。婴儿期用1/4，1～3岁用1/3，3～7岁用1/2，8～13岁用2/3，14岁以上可按成人量给予。

但必须要指出的，许多药物仅对成年人的体内过程进行研究后即推向市场，缺少有关小儿给药剂量的资料，以致不得不采用一些估算公式按比例减少剂量。这些估算方法以小儿是“小成年人”的假设为基础，都存在有不足之处。因为小儿的生理功能与成年人是有差别的。同龄小儿的体型体质也不同，可能导致给药剂量的偏差。

第六节 老年人用药剂量

老年人的生理功能趋于衰退，给药剂量总是低于平均剂量。老年人用药剂量，一般应略低于成人。

根据中国药典规定，60岁以上老人用药量应酌减为成人剂量的3/4。80岁的老人用药量为成年人的1/3。治疗药物，应选择最小的有效剂量。同时还应根据老年人的性别、病史、用药史、肝肾功能情况和身体吸收情况来决定个体化药量。避免不必要的长期服药。

第七节 特殊管理药品的常用量与极量

按照《药品管理法》的规定，我国实行特殊管理的药品有四类：麻醉药品、精神药品、医疗用毒性药品、放射性药品。

一、麻醉药品的常用量与极量

药品名	给药方法	常用量/次	常用量/日	极量/次	极量/日
阿片粉	口服	0.03～0.1g	0.1～0.4g	0.2g	0.6g
阿片酊	口服	0.3～1ml	1～4ml	2ml	6ml
阿片全碱	口服	5～15mg		30mg	
	皮下注射	6～12mg		30mg	
复方桔梗片	口服	1～2片		6片	
盐酸吗啡	口服	5～15mg	15～60mg	30mg	100mg
	皮下注射	5～15mg	15～40mg	20mg	60mg
盐酸乙基吗啡	口服	5～30mg	15～60mg	30mg	100mg
磷酸可待因	口服	15～30mg	30～90mg	0.1g	0.25g
	皮下注射	15～30mg	30～90mg		
磷酸可待因糖浆	口服	2～5ml	10～15ml	20ml	50ml
阿法罗定	皮下注射	10～20mg	20～40mg	30mg	60mg
盐酸哌替啶	口服	50～100mg	0.2～0.4g	0.15g	0.6g
	皮下或肌注	25～100mg	0.1～0.4g	0.15g	0.6g

续表

药品名	给药方法	常用量/次	常用量/日	极量/次	极量/日
美沙酮	口服	5～10mg		10mg	20mg
	皮下或肌注	5～10mg		10mg	20mg
枸橼酸芬太尼	肌注	0.05～0.1mg			
福尔可定	口服		60mg（分次服）		
盐酸可卡因	粘膜麻醉			30mg	

麻醉药品的每张处方量，注射剂不得超过 2 日常用量，片剂、酊剂、糖浆剂等不超过 3 日常用量，连续使用不得超过 7 天。

经县以上医疗单位诊断确需使用麻醉药品止痛的危重病人，可持《麻醉药品专用卡》增加供应量。

二、精神药品常用量与极量

药品名	给药方法	常用量/次	常用量/日	极量/次	极量/日
甲喹酮	口服	0.1～0.2g			
哌醋甲酯	口服	10mg	20～30mg		
	注射	10mg	10～30mg		
安钠咖	口服	0.1～0.6g	0.3～2.0g	0.8g	2.0g
	肌注、皮注	0.25～0.5g		0.8g	3.0g
咖啡因	口服	0.1～0.3g	0.3～1.0g	0.4g	1.5g
强痛定	口服	60mg			
	肌注	50mg			
复方樟脑酊	口服	2～5ml	6～15ml		
对乙酰氨基酚可待因	口服	1	3		
异戊巴比妥	口服	0.1～0.2g		0.2g	0.6g
戊巴比妥钠	口服	0.1～0.2g		0.2g	0.6g
导眠能	口服	0.25～0.5g		1.0g	
司可巴比妥	口服	0.1～0.2g		0.3g	
	皮注	0.1g			
巴比妥	口服	0.3～0.6g		0.6g	0.9g
氯氮	口服	5～10mg（镇静） 10～20mg（失眠）			
氯硝西泮	口服		4～8mg（分 3、4 次）		
地西泮	口服	2.5～5mg	7.5～15mg		
	肌注、静注	10～20mg			
艾司唑仑	口服	1～2mg（镇静） 2～4mg（催眠）	3～6mg		
氟西泮	口服	15～30mg			
甲丙氨酯	口服	0.2～0.4g			
硝西泮	口服	5～10mg（失眠）	5～30mg（癫痫）		
苯巴比妥	口服	15～100mg	30～200mg	250mg	500mg

依据精神药品使人体产生的依赖性和危害人体健康的程度，分为第一类和第二类精神药品。

除特殊需要外，第一类精神药品的处方，每次不超过 3 日常用量；第二类精神药品的处方，每次不超过 7 日常用量。

三、医用毒性药品常用量与极量

药品名	给药方法	常用量/次	常用量/日	极量/次	极量/日
去乙酰毛花苷丙	静注	0.4～0.8mg	1～1.6mg		
洋地黄毒苷	口服、肌注		0.7～1mg（全效量）		
			0.05～0.1mg（维持量）		
硫酸阿托品	口服	0.3～0.5mg	0.5～3mg	1mg	3mg
	皮注、静注	0.3～0.5mg	0.5～3mg	1mg	
硝酸士的宁	口服	1～3mg	3～9mg	5mg	10mg
	皮下注射	1～3mg		5mg	
氢溴酸东莨菪碱	口服	0.3～0.6mg	0.6～1.2mg	0.6mg	2mg
	皮下注射	0.3～0.5mg		0.5mg	1.5mg
氢溴酸后马托品	滴眼用	(1%～5%)			
毛果芸香碱	滴眼用	(1%～2%)			
水杨酸毒扁豆碱	滴眼用	(0.2%～0.5%)			

中药名	主要成分	主要功能	用法用量
砒石	三氧化二砷	杀虫、蚀恶肉	内服丸散 20～40mg 或外用调敷
水银	汞	杀虫、攻毒	忌内服
生马钱子	番木鳖碱、马钱子碱	通络、止痛、消肿	0.2～0.3g 入丸、散，孕妇忌服
生川乌	乌头碱、中乌头碱	祛风湿、散寒止痛	0.05～0.2g，宜久煎，孕妇忌服
生草乌	乌头碱、中乌头碱、次乌头碱、异乌头碱、	祛风湿、散寒止痛	0.05～0.2g，慎用，孕妇忌服
生附子	含 6 种结晶性生物碱，以次乌头碱较多	回阳、温里、除寒、止痛祛风痰、镇痉	0.05～0.2g，久煎无麻辣感，孕妇忌服
生白附子	有机酸、皂苷、β-固甾醇	燥湿、化痰、止呕	0.05～0.2g，慎用，孕妇忌服
生半夏	β-固甾醇、三帖烯醇、生物碱		忌内服、可研末调敷
生南星	三帖皂苷、苯甲酸	解痉痫、消肿毒	忌内服、外用适量
生巴豆	巴豆油、巴豆苷、蛋白质	峻下积滞、逐水、消毒、蚀疱	巴豆霜 0.1～0.3g，多入丸散，生品外用，研末涂患处，孕妇忌服

续表

中药名	主要成分	主要功能	用法用量
生甘遂	三帖类、大戟酮	泻水饮、破积聚、通二便	0.5～1g，多入丸散，孕妇忌服
生狼毒	三帖类、大戟醇	散结、杀虫	多熬膏外用
生藤黄	藤黄素	消肿、化毒、止血	忌内服，外用调敷
生千金子	千金子甾醇、白瑞香素	行水消肿、破血散结	0.1～0.2g，炮制品多入丸散，或外敷，孕妇忌服
生天仙子	莨菪碱、阿托品	定痫、止痛、解痉	0.06～0.6g，青光眼患者及孕妇忌服
闹羊花	梫木毒素、石楠素	驱风、除湿定痛	0.3～0.6g
洋金花	莨菪碱、东莨菪碱	平喘、镇咳、止痛	0.3～0.6g，青光眼、外感初咳者忌用
雪上一支蒿	乌头碱、乌头次碱	祛风、镇痛	25～50mg，极量 70mg，心脏病、孕妇忌服
白降丹	氯化汞、氯化亚汞	治痈疽、疔毒	忌内服，外用宜微量
红粉	红氧化汞	拔毒、去腐、生肌	忌内服，研细粉外用适量
轻粉	氯化亚汞	攻毒、去腐	忌内服，供外用
雄黄	硫化砷	解毒、燥湿、杀虫	0.3～1g，多入丸散，内服宜慎，孕妇忌服，多外用涂患处
斑蝥	斑蝥素、蚁酸树脂、色素	攻毒、破血、引赤、发泡、冷灸	30～60mg，炮制后煎服或入丸散，生品供外用，肾功能不全或孕妇忌服
青娘子	斑蝥素	攻毒、逐瘀	炙后品 1～2 枚煎汤或入丸散
红娘子	斑蝥素	攻毒、通瘀、破积	炙后品 0.1～0.3g 煎汤或入丸散
蟾酥	华蟾蜍毒素、华蟾蜍次素、去乙酰华蟾蜍素、精氨酸	解毒、消肿止痛	15～30mg，多入丸散，孕妇忌服，外用适量

医疗用毒性药品分为毒性西药品种（9 种）和毒性中药品种（27 种）。

毒性药品每次处方剂量不得超过 2 日极量。

群众自配民间单方、秘方、验方需用的毒性中药，购买时要持有本单位或居住地乡（镇）人民政府的证明信，每次购用量不得超过 2 日极量。

凡在分子内或制剂内含有放射性核素的药品都称为放射性药品。我国国家药品标准收载的 36 种放射性药品全都是由 14 种放射性核素（^{32}磷、^{51}铬、^{67}镓、^{123}碘、^{125}碘、^{131}碘、^{132}碘、^{131}铯、^{133}氙、^{169}镱、^{198}金、^{203}汞、^{99m}锝、^{133m}铟）制备的。医疗单位使用放射性药品，必须符合国家放射性同位素卫生防护管理的有关规定。无《放射性药品使用许可证》的医疗单位不得临床使用放射性药品。

第八节　剂量过大的危害

每种药物都有它能产生治疗作用的所需用量，即“剂量”。几乎对于任何药物，只要剂量超过治疗量时，大部分患者就会产生毒性作用，称为**绝对过量**（absolute overdose）。而大多数药物的毒性反应是由药物的常用量引起的，称为**相对过量**（relative overdose）。在通常情况下，如果病人对药物的反应较弱，可以通过增加剂量的方法来提高体内的血药浓度，达到希望的疗效。但不是所有药物的用量加大后，疗效也一定会增强。相反，药物都有一定的副作用和毒性，药物的用量超过治疗量的范围，轻则产生毒性反应，损害健康，重则危及生命。还有，大剂量或长期用药必将导致机体对药物反应性的改变，引起机体的负反馈调节，从而使药物效应降低。有些药物通常是没有副作用的，但由于给予过大剂量也可以引起药源性疾病。这些病经过很长时间才被认识，但已造成巨大的不幸。在发现其原因之后，谨慎地控制剂量，这些药仍然继续使用，也很少发生不幸。

血药浓度长期维持较高水平，会增加毒性。如氨基苷类抗生素的耳毒性，取决于谷浓度。过量可以引起耳聋和肾功能损害。

应用维生素要对症下药，缺啥补啥，剂量适当。在维生素之间保持着严格的平衡关系。如过量也会带来害处。

婴儿和儿童大量使用维生素 A 会产生一种特殊的病，表现为不适、生长缓慢、成长中的骨发生变化，有时颅内压增高。减少剂量后可复原。维生素 A 小儿一次用量若超过 30 万单位，成人超过 50 万单位，就会引起急性中毒，主要表现为头痛、烦躁、嗜睡、恶心、呕吐、腹泻，婴儿出现脑水肿、脑内压增高、前囟隆起，以及发热、多汗、鼻出血、眼内斜视、皮疹、食欲缺乏、少尿等。长期大量口服维生素 A，可发生骨骼脱钙、关节疼痛、皮肤干燥、食欲减退、肝脾肿大等中毒症状。

维生素 B_1 过量可出现疲倦、头痛、烦躁、心律失常及水肿、腹泻。

孕妇过量应用维生素 B_6 可引起胎儿短肢畸形和感觉神经障碍等不良后果。

维生素 C 用量过大可出现高尿酸血症、痛风及肾结石的发生。大量维生素 C 能破坏体内的维生素 B_{12}。生长期儿童服用大剂量维生素 C，可使儿童日后易患骨科疾病。大剂量服用维生素 C，对胃粘膜有刺激作用，引起出血；空腹服用时可以引起胃部疼痛或不适，尤其胃溃疡患者大量服用维生素 C，不仅无效，还会加重对胃的刺激，影响正常治疗。

维生素 D 的常用治疗剂量与有害剂量的距离是很大的（即安全性较大），但大剂量却对动物和人都是有毒的。维生素 D 大剂量地用于不同的情况下，会导致不同的疾病。第一是佝偻病以外的疾病，每天用大剂量维生素 D，引起肾的严重损害；第二是正常婴儿摄食添加维生素 D 的食物，引起血钙过多。超剂量维生素 D 在短期内使一些婴儿表现出食欲减退、呕吐、便秘、衰弱、生长迟缓。维生素 D 用量过大可出现恶心、呕吐、腹痛、腹泻、胃与十二指肠溃疡、精神不振、失眠、幻觉、抑郁、心肌及动脉壁钙化、肺钙化、骨钙化、弥散性肌肉乏力、肌肉疼痛等。维生素 D 中毒以 6 个月至 3 岁的婴幼儿发病率最高。过量维生素 D 引起的第三种疾病是永久地侵犯脑、肾、动脉和骨，以及有高钙血症。有不同程度的智力迟钝，而且经常有一种心脏杂音；这些小孩都有“小精灵样”面孔。

大剂量长期服用维生素 E 对人体有害，会引起不良反应，如头痛、眩晕、恶心、腹泻、肠痉挛、口腔炎、抑郁等。对于心血管病患者，可能会导致血压升高，心绞痛加剧，血胆固醇、甘油三酯升高；还会影响内分泌功能，男性乳房增大，妇女月经紊乱；还可能引起肌无力、肌萎缩；并可拮抗维生素 A，造成维生素 A 缺乏，影响视力；也可拮抗维生素 K 的止血作用。过量服用维生素 E 会造成皮下裂危害，出现唇裂，延迟伤口愈合，造成久而不愈，以及形成危症的肺栓塞、乳腺瘤，使心绞痛、糖尿病患者的病情加重，生殖功能障碍，重者可致低血糖，阴道出血，使机体抵抗力降低，以及免疫系统功能改变等。若维生素 E 每日用量大于 400mg，长期应用可能导致血栓静脉炎和眼球晶状体损害，还会引起月经过多或闭经现象；当剂量用到 2000～12000mg 时，对有些病人会影响其生育。

大量维生素 K 能引起贫血和肝肾功能障碍。过量的维生素 K 易引起小儿高胆红素血症，甚至产生核黄疸。

滥用钙剂是很危险的。有人以钙剂作为补品大量服用，结果体内血钙增加，导致多尿、尿石、肌肉及关节疼痛等毒性反应。静脉注射钙剂，能引起心跳过缓、心室纤颤；注射过快，可引起心脏停搏。

长期或超大剂量服用补锌剂，锌的血药浓度达 15mg/L，则有损害巨噬细胞和杀灭真菌的能力，增加脓疮病的发生率。

心衰时，利尿剂用量大、时间长可产生绝对或相对性血容量不足，可导致左心室充盈不足，心排血量降低，心衰恶化甚至死亡。

应用脱水剂甘露醇降低高颅压，剂量过大使脑组织过度脱水，可损害脑细胞和体温调节中枢，引起“脱水热”(尿量少、血钠升高、发热、意识障碍加重)；可引起血容量不足，出现血压降低、心律失常、意识障碍、昏迷等与高颅压相似的“低颅压综合征”，此时若误认为是高颅压加剧而继续应用脱水剂治疗，可使病情恶化而死亡。

休克时，若应用大剂量或药理作用强烈的血管收缩剂或血管扩张剂，可加重微循环障碍或因生命器官灌注不足而引起细胞损害，造成“难逆性休克”的严重后果。

使用抗凝血药过量就会引起出血。

阿司匹林常用量有解热、抗血凝作用，阿司匹林可抑制血小板聚集，对防止冠状动脉和脑血管的血栓形成有预防作用。倘若大量服用阿司匹林片，可致高热、诱发和加重变异性心绞痛，可能引起中毒甚至死亡；高浓度的阿司匹林反而抑制前列腺素合成酶活性，造成前列腺素合成减少，加速血小板凝聚和促进血栓形成。阿司匹林过量可引起胃出血。久服可引起胃肠道出血及牙龈出血，还能诱发胃溃疡，使胃溃疡恶化，导致胃溃疡出血或穿孔；长期服用还可引起缺铁性贫血，在少数病人中可引起巨幼红细胞贫血及粒细胞数减少，血小板减少；偶可产生耳鸣、耳聋或眩晕，以及急性肾小球坏死、肾炎、血尿、蛋白尿、管型尿等。

长期大量应用糖皮质激素引起的不良反应是严重的，如高血压、高血糖、低血钾、满月脸、水牛背、向心性肥胖、严重骨质疏松、无菌性股骨头坏死、诱发加重感染、使感染扩散、导致消化道大出血或穿孔、诱发精神病、致畸胎等。

胰岛素剂量过大常导致低血糖、低血钾、脑水肿等，且低血糖的临床表现多种多样，隐匿性强，不易及时发现。如果低血糖昏迷超过 6 小时，脑细胞病变不可逆，常可引起死亡。

人参是著称的“滋补药”，有健脾益肺、生津止渴、宁心安神等功效，也不能长期过量服用，否则会出现高血压，并伴有兴奋、失眠、头痛、神经衰弱、食欲缺乏、咽喉刺痒及水肿、皮疹、瘙痒等症状，称为**“人参滥用综合征”**。长期服用人参蜂王浆可导致体内氨基酸平衡紊乱，脱钙、肝功能异常及肝细胞变性。

第五章　用药途径

第一节　用药途径的选择

一、药物进入人体可分为经胃肠道和不经胃肠道两个主要用药途径

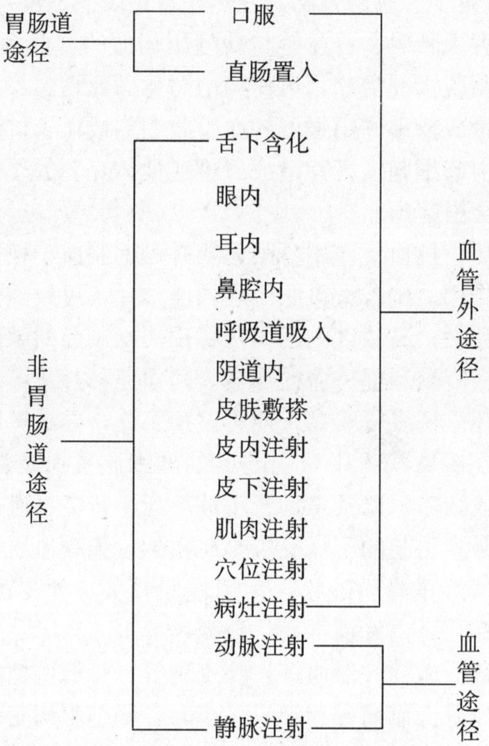

二、用药途径对药物的吸收、作用与疗效的影响

（一）用药途径不同，药物的吸收率和速度都不同

用药途径（route of administration）中药物吸收快慢的顺序为：静脉注射＞吸入＞肌肉注射＞皮下注射＞舌下含药＞直肠给药＞口服＞皮肤给药。如平喘药色甘酸钠口服给药每小时吸收率仅 4％左右，而采用吸入法给药可使吸收率高达 50％～80％，用药后 10 分钟即见效，可维持 4 小时。

（二）用药途径不同，药物的生物利用度亦不同

科研试验结果显示，几种常用给药途径的生物利用度高低顺序为：静注＞直肠＞肌注＞口服 。硝酸异山梨酯舌下含服的相对生物利用度约为口服的 2 倍，舌下含 5mg 片剂与口服 10mg 溶液剂相比，两者的血药浓度—时间曲线相似，即两者在临床上等效。

（三）用药途径与血药浓度-时间曲线的形态的密切关系

湖北医科大学等单位对健康成人志愿者直肠给药氨苄西林，其最大血药浓度比口服大 2.7～5.6倍，给药后 6 小时的浓度曲线下面积（AUC）比口服大 1.4～2.9 倍。

1. 血管外途径用药的 c－t 曲线（图 5－1）

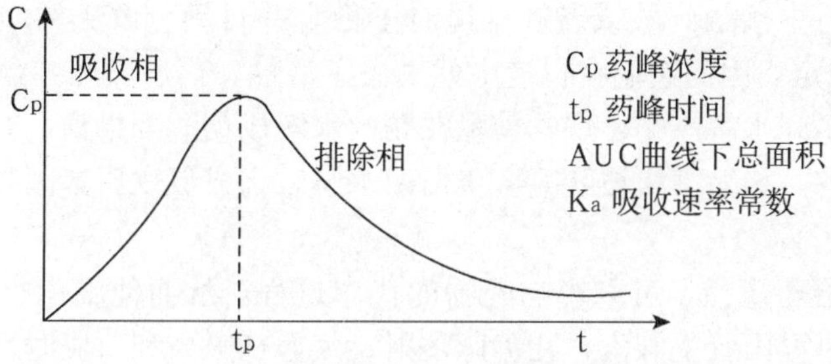

图 5－1　血管外途径用药的 c－t 曲线

2. 血管途径用药的 c－t 曲线（图 5－2）

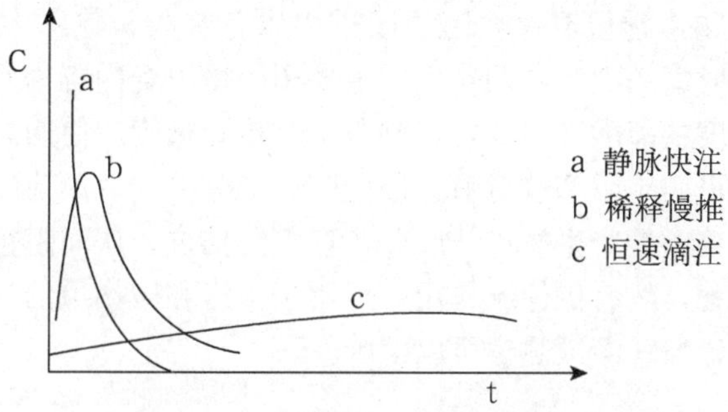

图 5－2　血管途径用药的 c－t 曲线

（四）用药途径不同关系到药物是否产生首过效应

若是选择口服给药，因吸收的药物全从肠壁进入门静脉系统，故首次循环非通过肝脏不可，其结果是到达肝静脉的药物已全部遭到代谢或结合反应的影响，因此进入体循环的活性药物量相当于被吸收的药物中扣去这些损失部分后所剩余的量，这种现象称为首过效应（first－pass effect）。而用栓剂直肠给药时，除了部分药物进入门静脉系统外，大部分不经过肝脏而直接进入体循环。

有少数药物以消化管粘膜的首过效应为主，如氯丙嗪、左旋多巴、磺胺异噁唑等。虽然

氯丙嗪在消化管的吸收很完全，但肌肉注射后的血药浓度要比口服给药后的血药浓度大3～10倍，其原因就在于氯丙嗪受到了消化管粘膜的首过作用。一般而言，大多数药物将同时受到肝脏和消化管粘膜的双重首过效应。

也有个别药物（如氯仿）受到肺脏的首过作用。

（五）用药途径影响药物代谢的方式，从而影响到药物及其代谢物在血浆、组织和排泄物中的特性和浓度，使药理效果受到影响

药物口服时要受到消化液的酸碱度、胃肠粘膜中的酶类和肠道微生物的影响；经注射给药时，药物直接进入血液循环，除非随后经由胆汁排泄，药物躲开胃肠道中代谢这一过程。例如普萘洛尔用于治疗心绞痛时，口服给药后血浆中除普萘洛尔外，尚存有其大量的代谢产物4-羟基普萘洛尔；而静脉注射后血液中却不会出现4-羟基普萘洛尔。

有些药物在胃肠道中接触到酸或碱性环境时不稳定并自动分解。例如青霉素类药物在pH酸性的条件下不稳定，因而它们在胃液中就失去了活性。而肽胺哌啶酮在肠道弱碱性的条件下自动分解成一系列水解产物。烟呋糖酯在肠内水解成烟酸及果糖。有些药物，特别是肽类被肠道内的酶分解。如缩宫素被胰凝乳蛋白酶水解。合成促皮质素因肠内肽酶的作用而失去活性。

同一药物的不同给药途径，可以影响药物的代谢过程，从而使临床疗效产生较大的差别。较为典型的例子是异丙肾上腺素，在静脉注射、气雾剂吸入和口服时，其获得同等药效的剂量比为1∶20∶1000。

（六）同一药物的给药途径不仅与药物作用的强度和治疗有关，还可影响其作用性质

例如：通过不同的给药途径应用硫酸镁所产生的药理作用不同。口服硫酸镁因其不易被肠壁吸收，可使肠内容物渗透压升高，阻止肠道内水分吸收，使肠内容积增大，肠道被扩张，因而刺激肠壁增加肠蠕动而起导泻作用，主要用于排出肠内毒物及服某些驱虫药后导泻以排出虫体。口服高浓度的硫酸镁溶液，可刺激十二指肠粘膜，使胆总管括约肌松弛，胆囊收缩，促使胆囊排空，可用于阻塞性黄疸、慢性胆囊炎等。注射用硫酸镁可引起中枢神经系统的抑制，在神经肌肉接头处产生Ca^{2+}与Mg^{2+}竞争性拮抗，从而阻止运动神经末梢释放乙酰胆碱，引起骨骼肌松弛，故有抗惊厥作用，可用于子痫和破伤风的治疗。直肠给药时硫酸镁灌肠液可治疗便秘。硫酸镁溶液热敷可以消肿。

（七）给药途径不同，引起的反应是有差别的

同一药物同一剂型用药途径、方法不同，作用有差别。如：地西泮注射液肌注后注射部位疼痛且吸收不规则。静脉推注时剂量不易控制，具有一定的危险性。而采用静脉滴注给药，较为安全，而且血药浓度稳定。

三、用药途径的选择

临床上用药途径的选择，主要是根据用药的目的、药物本身的性质与剂型特点、病人的生理病理状态以及安全方便和是否经济等因素，全面考虑后作出决定。有目的地选择给药途径，就可以获得良好的临床效果；反之，则收效甚微，甚至造成不良影响。选择给药途径的原则是操作简便、减少痛苦。

（一）根据用药目的选择给药途径

局部作用是在药物还没有被吸收前就在其应用部位产生一个高浓度药物的局部环境从而呈现药理作用。主要用于皮肤粘膜表面或局部腔内如蛛网膜下腔、关节腔等或病灶部位，希望药物发挥局部作用以达治疗目的。但这些用药部位都能或多或少地吸收药物，并有可能引起中毒。主要发挥局部作用的给药方法有皮肤、粘膜表面给药（包括眼、耳、鼻、口腔、尿道、阴道等处的给药），离子透入法，蛛网膜下腔、硬膜外间隙、关节腔、胸腔、腹膜腔注射，穴位注射，病灶注射和喷雾注射。

全身作用是当药物被机体吸收后，随着体液分布到器官或组织而呈现药理作用。主要发挥全身作用的给药途径有口服、舌下给药、直肠给药、吸入法、皮下、肌肉、静脉、动脉注射给药。

（二）根据病灶部位选择给药方法

如中耳炎或外耳道细菌感染适宜耳内给药。皮肤疾患可选用洗剂、搽剂、软膏剂、酊剂等外用药局部治疗。阴道炎可选用阴道栓剂塞入治疗。用无水乙醇治疗肝癌可直接注射入肝肿瘤体内杀灭癌细胞。

（三）药物的性质是限制用药途径的一个因素

如胰岛素、肾上腺素和乙酰胆碱、苄星青霉素，口服后能被消化液或消化酶破坏，不能发挥作用。为保持其稳定性，必须采用其他给药途径。

（四）单次或重复给药

对于某些单次给药，肠道外给药（静注、皮下或肌注）就能满足疗效。而对于重复给药，则一般多选择非注射给药方式。

（五）患者的病情

病情危急、昏迷、呕吐的病人或因药物刺激性大，口服易引起恶心、呕吐时，可选择注射给药。而一般慢性病治疗以口服药物为宜。

（六）经济因素

同一药品的注射剂要比口服剂价格昂贵，在选择给药途径时经济因素也应考虑在内，尽量降低医疗成本，减轻病人负担和医疗保险支出。因此，凡是口服给药同样可以达到治疗目的的，应尽量采取口服给药的方式。

（七）病人的主观因素

多数病人宁愿吃药，不希望打针。但口服给药并不是适用于一切情况。有些时候必须选择其他更适当的给药途径。

（八）病情改善后可转换用药途径

序贯疗法（简称 SAT），就是当抗生素经非胃肠道途径给药（如静注）适当地控制敏感菌感染的症状后，及早地转换为胃肠道途径给药（口服或直肠给药）的一种治疗方法。序贯疗法的优点：①肠道给药方便易行，又安全有效，提高了给药的顺应性；②减少了打针、住院的时间，节约了患者的住院医疗费用；③降低了医疗的成本—效果比，减少不必要的医疗风险。

以社区获得性肺炎为例，开始时使用头孢唑肟钠 1.0g 或头孢曲松钠 1.0g 静脉滴注，一日一次；当患者发热、咳嗽和呼吸困难的症状改善，白细胞计数逐步接近正常后，即可实行序贯疗法，口服头孢克肟 400mg，一日一次，平均住院天数由原来的 6 天变为 4 天。对医生来说，最关键的是把握静脉给药后改为口服给药的转换时机。

第二节 注射给药

注射给药是通过注射器具按无菌操作要求将药液注入体内达到治疗目的。

注射给药的优点是：①药量准确，吸收快而且完全，作用迅速，疗效确实可靠。②尤其适合于危重病人的急救。③有些由胃肠道给予易被破坏或不易吸收的药物，都可以采用注射方法给药。注射给药可以免受消化道中酸、碱、酶的影响。注射给药仅 30%左右首先进入肝脏，首过效应比口服小得多。④除了注入关节腔内或神经丛等产生局部定位作用外，注射给药大多用于发挥全身作用。

注射给药的缺点：①注射时需用注射针刺入组织内部，从而产生损伤，能破坏局部组织。据研究，针头刺入组织后，无论是否给药都可以引起局部水肿，而且随注射容量的增加水肿程度变大。注射部位产生外伤因而一般伴有疼痛，其痛觉感与给药局部的神经末梢分布情况有关。由于皮肤的痛觉神经分布较多，所以针刺的部位越接近皮肤，痛觉就越明显。注射给药容易引起过敏反应或静脉炎、静脉输液反应，也容易发生肿块、硬结或瘫痪，还有产生血栓的危险。②使用不便，需要注射器具和无菌操作技术，不宜自己给药，而且，注射后药物也无法回来。③应高度重视注射的安全性。据世界卫生组织关于安全注射的“亚穆苏克罗宣言”指出：在发展中国家，儿童每年要接受 55 亿次注射，其中占 10%的免疫注射（即预防接种）中约有 30%是不安全的；占 90%的非免疫注射（即治病打针）中约有 50%以上是不安全的。据有关部门统计，对人类健康威胁最大的传染性乙型和丙型病毒性肝炎，半数以上是医源性因素引起的，而不安全的注射是主要途径之一。常见的不安全注射有：不消毒的连续注射，即不换针头针管，一副注射器一个针头连续给多人注射；不换针管只换针头，即用一副注射器连续给多人注射，注射一次换一次针头；用煮沸消毒时间过短和温度达不到 100 摄氏度“消毒”的注射器和针头进行注射；用开水或酒精或其他消毒液清洗代替高压蒸气灭菌的针头针管注射；用高压蒸气灭菌的压力和时间达不到规定标准的“已消毒”针头针管注射；包装袋破损了的一次性注射器或一次性注射器用后不焚毁而重复使用等。凡是上述列举的不安全注射，均有可能传染乙型、丙型、己型、庚型病毒性肝炎，甚至艾滋病病毒，导致严重的后果。为此，注射必须严格消毒，坚持一人一针一管注射；一次性注射器用后必须焚毁，以保证注射安全。④注射制剂制造复杂、成本较高、质量要求高，因此远不如口服制剂经济、方便、安全。

注射用剂型：注射液；缓释注射液系不溶性药物的水性或油性混悬液或油溶液，肌肉注射后药物可沉积于组织中形成“贮库”而缓慢释药。注射用粉剂；毫微型胶囊剂是一种带乳光的分散体系，透明，在水中似胶体分散系，多用于注射。超微囊制剂是用天然高分子物质如纤维素、蛋白质等，包裹药物而成的微粉分散系。脂质体是将药物包封于类脂双分子层形成的薄膜中而成的微粒体剂型。

注射给药方法有：皮下注射、皮内注射、肌肉注射、静脉注射、动脉注射、脊椎内注射、鞘内注射、脑池内注射、眼内心内注射、腹腔注射、关节腔注射、穴位注射、病灶注射等（图5-3）。

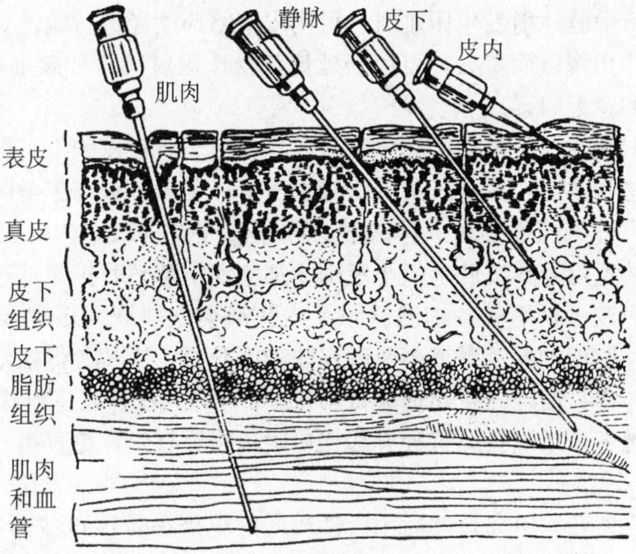

图5-3　皮内、皮下、肌肉、静脉注射部位示意图

一、皮内注射

皮内注射（i·d）是将药物注射到真皮以下的部位。此部位虽有很多血管分布，但由于血管非常细小，药物吸收慢，所以不宜大剂量应用。目前主要用于抗生素、血清等的皮肤过敏试验，组胺脱敏和皮内封闭，预防接种等。

注射部位要适当，如预防接种注射在三角肌处；过敏试验注射在前臂掌侧中段，药液注入表皮与真皮之间。皮内注射一次剂量0.05～0.1ml，所用溶液必须等渗，无刺激性。

二、皮下注射

皮下注射（i·h）多用于疫苗和菌苗预防接种、局部麻醉、某些不能或不宜口服药物需要迅速发生药效时。

注射部位应在皮下组织疏松、摩擦少的部位，如三角肌下缘、大腿外侧、后背等。消毒皮肤，直径不小于4～5cm。注射前先排净空气，绷紧注射部位皮肤，针头应斜面向上；进针时针头与皮肤呈30°～45°倾角，快速刺入深度约1.5～2cm；回抽活塞无回血方可注射。长期注射者应更换注射部位；注射器选用2～5ml为宜；为避免污染针头，持针时手指不得接触针梗。药物注入皮下组织后，经毛细血管吸收入血而后分布全身。皮下结缔组织内的间隙较多，故可注入较多的药液，但血管较少，所以吸收速度缓慢，有时甚至还不及口服给药吸收快。尤其在外周循环衰竭时，皮下吸收速度极其缓慢。按摩、热敷、增加注射部位的运动可促进吸收。

皮下注射一次注射量为1～2ml，一般用水溶液，不需等渗。使用透明质酸酶有助于增加某些药物的分散、吸收和减少组织的膨胀。但皮下注射不适用于刺激性药物、血管收缩药以及油类特别是矿物油类制剂，否则注射部位容易产生疼痛、发炎、硬结以及脓肿，甚至坏死。

大剂量则需用皮下输液法，缓缓输入，以大腿内侧或乳腺附近较好，注射后加以按摩或分数处注入。当进行静脉注射发生困难时，可用皮下给药途径进行输注。

由于皮下注射作用缓慢而持久，可用于延长药物作用时间（如胰岛素），减少注射次数或避免作用过烈（如肾上腺素）。

超声波无痛注射法：科学家们曾经试验将药直接涂于患者皮肤上，但是只有小分子药物可以穿过皮肤进入患者体内，大分子则无法渗入皮下。美国麻省理工学院的科学家们的研究表明，声波有助于大分子药物穿过人体皮肤。利用声波使皮肤结构变松，好让药物进入体内。产生超声波的装置可导致皮肤上极小范围的细胞间空隙暂时扩大，这样含有大分子的药物便可进入。当超声波一旦消失，细胞空隙及皮肤都会立即恢复正常。以20000Hz/s的超声波作用于皮肤时，剧烈的振动摩擦会引起皮肤表面升温，使其变得松弛，缝隙也增大，药物大分子便能进入体内，渗透速度比普通膏药快5000倍。超声波注射法可以减少因针头导致的感染，不会给患者带来痛苦，这种方法比口服药物更有效，更直接，不受人体消化系统的影响。

电离渗透法：先使药物电离，然后用极性相同的电极去排斥这些药物，使之渗入皮肤，适用于治疗肌肉和关节损伤、阳痿以及女性不育症。

手表式电脉冲药泵：戴在手腕上，皮肤在一定强度的脉冲电压下，会扩大间隙，甚至连治疗糖尿病的胰岛素和可杀灭癌细胞的DNA等大分子药物也能通过，使药物持续不断地渗入体内，渗透速度可通过旋钮控制。

三、肌肉注射

（一）肌肉注射（i·m）的原理

肌肉结缔组织有丰富的毛细血管网和淋巴管网，一个药物分子只需通过几个微米平均耗时不到1秒就能从注射点到达任一毛细管。脂溶性药物透过毛细管壁及毛细管实质部分而吸收；分子量较小（200～800）的非脂溶性药物可通过膜上的微孔吸收；分子量大于4000，未被毛细血管吸收的药物通过毛细淋巴管吸收进入血液循环。

（二）影响肌肉注射后药物吸收的因素

药物经肌肉注射避免了口服给药的一些干扰因素，但仍受到生理因素、药物理化因素和剂型因素的影响。

一般认为大多数药物经肌肉注射的吸收是被动扩散，属于一级速度过程。

即吸收速率正比于药物在注射部位维持的浓度。药物达到完全吸收的90％时约需吸收半衰期3倍的时间。

注射部位血管的血流量可影响药物的吸收速度。如注射胰岛素，吸收最快的是腹前壁，上臂和臀部的吸收居中，最慢的是股骨部（大腿前上方）。结缔组织中的间质和水分，能影响注射后药物扩散路程的长短，从而影响药物的吸收。透明质酸酶能分解结缔组织间质物质，与其他药物合用则有利于药液的扩散。血流变化对大分子量的水溶性药物或油溶液等在淋巴液的流量亦有很大的影响。

一般药物分子量愈大，肌肉注射后吸收速度也越慢，吸收亦越差。

一般来说，药物的吸收速度与药物的脂溶性大小成正比。油/水分配系数对肌肉注射剂的吸收速度影响不大。

药物的水溶液在注入肌肉后迅速扩散而被吸收。高渗注射液对水溶性药物吸收的影响不大。但注射低张溶液可引起可逆性的吸收变差。酸性溶液注射后可产生不可逆的组织障碍而使药物吸收变差。碱性溶液注射后又可引起局部出血及肌肉组织的破坏。

混悬型注射液中的药物在注射部位呈微粒沉积，因尚有溶出和扩散过程而吸收较慢。一般说来，在药液通针性许可的情况下，药物粒径愈大吸收愈慢，具有触变性的药液的吸收亦较缓慢。

油注射液注射后，药液则形成较大的油滴而分散在注射局部，逐渐扩散，吸收更为缓慢。油滴的分散和表面积的不同，对注射药物的吸收产生限速的影响。

有时也利用吸收缓慢的因素以达到延长药效的目的。如局麻药与肾上腺素等血管收缩药合用，可减慢末梢血管的血流量而延缓吸收。

肌肉及皮下注射的药物吸收后大部分以原形进入血液循环而送达各组织。而从心脏输出的全血量中仅有28%送至肝脏，故大部分药物可避免肝脏的首过作用。

肌肉注射给药的吸收速度一般比口服快，也快于皮下注射，仅次于静脉注射。适用于不能或不宜口服及静脉注射的药物，而要求比皮下注射更需迅速发生药效者或水肿的皮下注射不易吸收的患者。

（三）肌肉注射的方法

肌肉注射一次注射量在5ml以下。常用肌肉注射部位是臀部肌肉或臂部三角肌。由于肌肉的感觉神经较少，所以疼痛程度轻于皮下注射。肌肉注射时，药液一般以30～40mm的静水压注入，从而在肌肉内部强制性地开造一个空洞，造成注射部位产生损伤而疼痛，同时，组胺或类组胺物游离释出，使毛细血管扩张，造成潮红和水肿。加局部止痛剂的方法可望改善。对肌肉注射部位热敷、揉搓、按摩，可使注射液从积聚状态向四周扩散，促进吸收，减轻疼痛。过酸或过碱的注射液在肌注时往往引起疼痛或组织坏死，所以应控制pH值在4～9范围内。中草药注射液肌注后产生疼痛的原因也是多方面的。如注射液中含鞣质多时，注入肌肉后能与蛋白质结合，形成不溶性的鞣质蛋白，在局部产生硬结、肿块和压迫痛、牵引痛。含有刺激性的成分、不等渗、pH过高或过低超过人体耐受范围，含K^+浓度过高时都会引起疼痛。

对于难以吸收的药物，应增加注射的深度或应用分层注射法，即一边推药，一边退针，使药液的分布面广，以加快吸收速度。给肥胖病人注射时应选择长一些的针头，增加注射的深度，保证药物不淤积在脂肪组织中。需要长期肌肉注射的病人，应有计划地交替注射部位，防止药液过于集中在一处，形成硬结。肌肉注射后最好用热毛巾在注射部位热敷按摩5～10分钟，可使注射液从积聚状态向四周扩散，促进吸收。如已形成硬结，可用50%硫酸镁溶液做热湿敷处理。具体方法是将50g硫酸镁溶解于100ml热水中，用纱布块浸湿后稍拧干，敷在硬结处，上面再放一只热水袋，每次敷15～20分钟（每5分钟浸换药布一次），每天2～3次。其作用是使肌肉松弛，血管扩张，加速血液循环，以便于药物吸收。这样，硬结会逐渐变软、变薄，直至缩小和消失。或者用艾叶40g，加水400ml煎煮成汤液，用纱布浸湿，敷于硬结处，每隔3～5分钟更换纱布一次，每次热敷30分钟，每日2次。这些方法都具有消炎、消肿、止痛等功效，简便易行，无副作用。

根据患者胖瘦确定注射器进针深度。据统计发现臀部皮下脂肪的厚度在2.1～3.0cm的男性占42%，女性占46%；在3.0cm以上的男性占11%，女性占32%。一般医院肌肉注射时，多用5.5号至7号注射针头，5.5号针头长2.1cm，7号针头长3.4cm。常规肌肉注射时，为防止针梗与针座连接处脱落或折断，往往将注射针头末端露出皮肤外约0.5cm。由于实际进针深度不够，很容易造成药物未被完全注入肌肉层，大部分药物被注射到了皮下脂肪组织，在脂肪层蓄积。尤其是注射浓度高或刺激性强的药物时，积蓄到一定量时很容易对局部组织产生刺激作用，引起血管扩张，通透性增加，脂肪层和肌肉层粘连，纤维结缔组织增生，从而导致注射部位红肿、疼痛、产生硬块。严重时不仅因药物吸收不良而影响药效，还容易造成注射部位继发感染，产生脓肿。因此，护士在进行肌肉注射时，应根据病人的臀部脂肪层厚度选择合适的针头，并注意进针深度，以使药液真正注入肌肉内。

注射后不宜用手按摩。因为人的手上常带有许多的致病菌，这些病菌可沿着尚未闭合的针眼侵入到人体内，引起局部组织发炎。同时，按摩可促使或加重注射部位毛细血管出血，引起水肿，从而影响了肢体的活动及药物的吸收。

注射后正确的处理方法是：不论是肌肉、皮下或静脉注射，都应在针头拔出后，用已消毒的棉球在局部稍稍压迫一下，待皮肤损伤出血停止，针眼自然封闭后，再把棉球丢掉，这样药物在体内易吸收，也减轻了疼痛感。

（四）注射器具

玻璃注射器：可以清洗消毒，反复使用。但若清洗消毒不彻底，可能会造成交叉感染。

一次性使用无菌塑料注射器：尤其适于传染病科使用以及适于注射抗生素、疫苗等，可避免交叉感染。

回缩型安全注射器：设有一个特殊结构，当操作人员在注射过程中将推杆推至针筒最底部时，这一特殊结构就会启动，将针头缩回到针筒中，使针尖不再露在外面。

自毁式一次性注射器［新疆泽普县塔西南石油勘探开发公司研制，专利号：ZL95213605.8］：是在常规注射器的基础上增加隔层套管等附件，然后按常规操作即可实现一次性使用后自毁的目的。而普通一次性注射器由于使用完毕后完好无损，具备继续使用的条件，仍会留下隐患。

医用多孔肌肉注射针：是采用激光技术在常规医用针头前端侧壁规定部位上打出多个微孔，以达到专门医疗的目的。经检测及临床使用，这种针头上的侧壁微孔孔径均匀、孔周围表面光滑无毛刺，临床使用时无注射疼痛现象。医用多孔肌肉注射针与常规注射针相比，有以下优点：①该注射针能提高标准流量50%～100%，推药轻松、省时；②能改善肌肉组织微循环状况，有利于注入药液的吸收，从而较快地发挥药效；③能大大地减轻注射时引起的局部胀痛感，能避免因长期注射出现的肌肉组织内的肿块现象，减少患者的痛苦。

一次性使用无管挤压注射器［解放军总参管理局卫生处研制，中国发明专利申请号90203036.1］：由装入药液的塑料瓶、针头座及双尖针头组成，它改变了活塞式注射器的结构，省去注射前从安瓿中吸取药液等复杂过程，将药液和注射器合为一体，结构极为简单、成本低廉。

无痛钝针注射器：顶端有一个封闭的针头，不锋利，相对较钝，为平滑的流线型，在针体上侧开一小孔，药物即通过这一小孔释放的。长度刚好能穿透皮肤，能几乎无痛地传输药液后退出皮肤。针头联在一个手持装置上，预装的推进器可实现快速给药，之后，针头退出人体并自动缩回装置内。钝针进入皮肤是拉伸和置换组织，降低了可激活疼痛受体的炎性细胞因子的释放，降低了对人体的损伤，注射部位的愈合也更快。由于皮肤组织具有弹性，且并没有被割伤，针头退出后真皮会回复到原位，这样就大大减少了药液的渗漏，而且不会出血。钝针可将多种混合物包括高黏度或含微粒的混合液在皮肤的任何深度进行精确给药。无痛钝针注射器的类型：

①**Imprinter ™**是一种由精致的针头、液体给药装置和剂量调节器联合组成的注射器，可在皮下（0.5～5mm）进行多次微量（0.01～100μl）给药，在指甲、脚底、手掌和头皮部位传输药物较好，特别适合于不能以油膏、软膏和凝胶形式给药的化合物。应用范围包括皮肤癌、乳癌、真菌性甲床疾病的治疗以及局部麻醉的给药。另外，对于那些需要多次连续注射给药的药物，可在大面积范围内进行脉冲给药。对各种皮肤病和脱发的治疗非常有用，并且可用于传输大分子的抗体药物。②**笔式注射器**可注射的体积为0.1～1ml，可注射的深度为5～15mm，药液外渗很小。几乎无痛，使用方法简单，可由患者自行装药和注射，适用于需要频繁自我给药的情况，如糖尿病人。③**Depot Ject ™**是一种大针头自动注射器，有可能用16号或更大的针头，可进行长效黏性或含微粒制剂的单次肌肉或皮下注射，临床可用于激素和精神疾病的给药。目前被认为是人生长激素的理想给药方式，由于它极大地降低了对人体的损伤程度，有可能应用于不太正规和更方便的地方，如诊所甚至患者家中给药。

高压喷雾注射器：是利用高压喷雾使注射液从皮肤进入组织，可免于注射时的疼痛。

笔形粉末注射系统［英国牛津高技术生物科学公司首创］：用钢笔大小的微型气枪，以3倍于声音的速度经皮给予粉末化药物的方法，最终可能代替90%以上的针管注射，无痛，并可解决发展中国家免疫接种时期对疫苗保持冷冻的需求。

补充胰岛素的装置：美国米尼梅德公司发明由一个火柴盒大小的胰岛素存储器和一个电子遥控器组成。存储器可安放在患者腹部，并与一条植入患者腹部的导管连接通。使用时，患者根据医嘱在遥控器上设定每次注入的剂量及注射频率，即可按要求自动注射。每隔6～12周需重新向存储器中补充胰岛素。此装置不仅解决糖尿病人需定期接受胰岛素注射的不便，而且由于注入比较缓和，避免了通常一次性注射胰岛素过多引起的副作用。

诺和笔II型（NOV pen II）：系由丹麦诺和诺德公司研制出的一种新颖精巧的自来水笔型专用注射器，配用一种专门的卡式瓶装高纯度人胰岛素。根据病情需要，选好合适的剂量单位（有数字显示），然后只要按动一次电钮，就可将预定剂量的胰岛素注入体内，操作非常简单。用完后还可将注射器与备用针头、卡式瓶装药液一道放入精制的袖珍盒中，携带方便。因为这种笔上的针头采用了硅膜超锐细小针头，故注射无疼痛，使患者敢于自我注射。另外，笔中设计了一种结构，伴有弱视的患者可听到咔嗒声来计算单位数，也方便了伴有眼部病变的糖尿病人。为更好的控制血糖，研究人员还专门配备了一种按中、短效比例预先混合好的卡式瓶装人胰岛素，供胰岛素非依赖型糖尿病人使用。这种胰岛素既安全，又方便，尤其适用于出差旅游的患者自我注射。

无针头注射器装置（NFIMS）：该装置由一个手持装置和一个无针头注射器组成。具有五个基本的器件：圆柱形的装药室、药室末端的小孔、带弱性密封的活塞、驱动活塞的装置及其动力源。通常由硬质（聚碳酸酯）注射器或压缩气室提供动力，对注射器中的药物施加压力（一般要超过 4 千帕），使药物以能穿透组织并沉积在所需深度的速度通过小孔。手持装置能安全地提供恒定的压力，分为弹簧装置和压缩气体装置两种。由弹簧提供动力的装置使用一个压缩弹簧，当其被释放时促动一装置向前推动活塞进入装药室，排出体液。其优点是装置较小，重量轻且相对较便宜；其缺点是弹簧的本性限制了它的应用，一般仅能注射小体积（最大 0.5ml）的药液。压缩气体装置使用压缩的二氧化碳，能在注射器内产生最佳的压力—时间曲线。喷射注射技术已被证明能产生更大的注射液分配模式，这就消除了注射后在注射部位按摩以使药物分布的需要。可用于皮内、皮下或肌肉注射。使用时，只要扳动开关，便能把注射剂由人体毛细血管注入手臂。不但使用方便，而且病人没有痛感。无针头注射器可自动注射各种免疫制剂、诊断溶液和非肠道药剂。药液是在高压下，通过极小的喷射孔，喷射渗透到肌肉或皮下一个适当的深度。喷射孔的可调范围在 0.1～1ml 之间。无针头注射器具有许多优点：消毒简便，注射简单，注射液无损失，注射所需时间短，接受注射的人无疼痛和恐怖的感觉，药液向体内渗透、扩散快，无针头刺入人体，没有病菌感染的危险等。这种注射器对儿童尤为适用。

基因枪：可将需要的基因附着在金微粒上，大量的金微粒组成一颗“基因子弹”，然后在高压氦气的驱动下打入皮下组织内。由于金微粒非常小，而且速度非常快，可以轻松地穿过皮肤到达指定的部位。当金微粒上附着的基因进入细胞后，能与细胞中的基因拼接或穿插在一起，从而使细胞内含有新的基因。这一新基因发挥作用，就可达到治疗疾病、改善品种的目的。基因枪一次可连续发射 12 发“基因子弹”，每发间隔 5 秒钟，可提高基因拼接成功率，且副作用较少。

可控式 On－Q 镇痛泵灌注系统：可持续将镇痛药灌注到手术部位，从而减少甚至取消全身性麻醉镇痛药的使用。患者不会感觉到术后疼痛，病人术后起床活动的时间常常要比未使用该镇痛泵的病人提早很多，并很快恢复正常活动。可控式 On－Q 镇痛泵是一个弹性球，球内可放入镇痛药，由一个置于切口附近的导管与病人相连，然后借助一个小型调节器按需要调节给药量，镇痛药物通过一组弹性多聚物制成的膜被释放。容量为 100ml 的泵可以2ml/h的速度持续灌注 48 小时。

四、穴位注射

穴位注射法是一种针刺和药物相结合的方法，其优点是药物剂量小，每穴一次注射量约 0.5ml，因而不良反应少，并能同时起到针刺治疗效果。注射液应近中性，近等渗，无刺激性。其缺点是刺激性大的药物能引起剧痛。

五、病灶注射

（一）瘤体内注射

穿越肿瘤屏障的直接注射方法是直接穿刺肿瘤体向瘤体内注射抗癌的专一用药，提高抗癌药物直接杀灭癌细胞的有效攻击，并减轻其全身不良反应。例如：用无水酒精局部注射治疗肝癌时，临床医生在 B 超透视下操作，准确将注射针头通过皮肤，直达肝脏的肿瘤部位，根据病情，把一定数量的无水酒精直接注入病灶，达到杀灭癌细胞的目的。这种治疗方法简便、疗效快。又如对中、晚期膀胱癌患者，在膀胱镜下对肿瘤根部注射 1 支复方硫酸铝注射液，肿瘤即行坏死；晚期患者注射后也可起到止血作用。

（二）阴茎海绵体内注射

阴茎海绵体内注射罂粟碱、酚妥拉明、前列腺素 E_1 等药物，是一种简便而有效的治疗阳痿的方法。但它不是治本的方法。一般都需在每次房事前注射，当然也可在医生指导下自行注射。但药量一定要由医生确定，选用有效的最小剂量，还要避免重复性交。若勃起超过 4 小时以上，应及时去找医生处理。注射血管收缩药如间羟胺等，一般是没有什么后遗症的。如果不及时处理，可使海绵窦中的血液凝固，最后导致海绵体纤维化，造成永久性阳痿。

（三）前列腺注射

应用药物注射疗法治疗前列腺增生症，将前列腺注射液（I 号、II 号）直接注射在前列腺部位，使前列腺变软缩小，每周注射 1～2 次，10 次为一个疗程，大部分患者经一个疗程后即可治愈，远期疗效好，有效率达 90%以上，适应于年老体弱，患有高血压、糖尿病等不能耐受手术的患者。

（四）其他病灶注射

美国一家卫材厂发明一种接骨剂，用时医生将其中的钙粉和磷酸盐粉混合在一起，然后再加入一种酸性溶液，摇匀后即为接骨剂溶液。医生必须在 10 分钟内用注射器将这种接骨剂注射到骨折处（否则就会凝固），接骨剂借助体温迅速凝固，12 小时后就和骨头一样坚硬，可将断骨重新接起来。这种新疗法非常适用于手腕、髋骨和胫骨等部位的骨折。

盐酸四环素注射液治疗某些囊肿（如甲状腺、坐骨结节、肾脏、附睾等部位的囊肿）时，首先用无菌注射器抽尽囊内液体，然后随之将四环素注射液注入 1～10ml。药液（pH 值 2.0～2.8）进入囊腔后，可迅速使囊壁产生无菌性炎症，并逐渐使其粘连、闭合，最后使囊腔消失，直到痊愈。利用上述原理治疗某些体腔积液（如胸腔积液、睾丸鞘膜积液等），亦收到同样的疗效。

应用四环素注射液治疗内痔，即将药液注入脱出的痔核内，会迅速使痔静脉发生栓塞、纤维化，一般注射一次即可控制出血，一周后痔核就会平复。

六、腔内注射

（一）胸腔注射

对顽固性、自发性气胸的治疗，可将四环素注射液注入患侧胸膜腔内，会促使胸膜粘连、闭合，可免受手术之苦。

（二）腹腔注射（i · p）

腹腔注射药物以门静脉为主要吸收途径。所以，药物在向各组织分布前，必须首先经过肝脏后才能转运到全身，此时因药物遭受首过效应，其生物利用度受到很大影响。同一药物经腹腔注射要比其他注射途径给药的活性低。由于腹腔注射给药具有一定的危险性，故很少用于人体。

（三）关节腔内注射

如关节腔内注射甾体类药物用于关节炎的局部消炎。有两大优点：一是提高病变组织中的有效药物浓度；二是减少了某些药物的用量及不良反应。目前对类风湿关节炎来说，局部注射是十分可取的方法，不仅收效快、用药少，而且通过合理的配方可以取得全身的治疗效果。

（四）心内注射

心内给药常用的为肾上腺素 1～2mg，异丙肾上腺素 0.5～1mg，阿托品 1mg，普鲁卡因胺 50～100μg，10%氯化钙 5～10ml 等。只用于心搏停止时急救给药，如肾上腺素心内注射可以治疗心脏骤停。

（五）鞘内注射

药物经血流向中枢神经系统转运时，可能要通过血-脑屏障和血-脑脊液屏障。一般的注射方法甚至静脉注射后的药物也很难由血液进入脑室或脑脊液内。有时药物可以渗透进去，也常很快被分泌而回到血液中，故很难达到足够的浓度。有些药物则完全不能进入脑内。例如青霉素是一个非常有效的全身性抗生素，但不能单独用于控制和治疗脑膜炎等中枢性感染。然而，鞘内注射将药液直接注入脊椎底部的蛛网膜下腔，从而可以进入脑脊液。例如鞘内注射异烟肼和激素等治疗结核性脑膜炎。又如将局部麻醉药注入蛛网膜下腔作椎管麻醉。

（六）脑池内注射（icv）

将药液直接注射入延髓与小脑之间的下部。

（七）脊柱内注射

仅限于水溶液，必须与脊椎液等渗，一次注射量在 10ml 以下。

（八）硬脊膜外腔注射

用于硬脊膜外腔阻滞麻醉，将麻醉药液自脊椎间隙注入硬脊膜外腔，沿脊神经根扩散进入椎间孔，使神经干传导阻滞。但要注意不得将药液误注入蛛网膜下腔。操作要求准确，宜将药液从小量到大量分次注入，以防意外。为此，可先将 5ml 药液注入，待 5 分钟后，病人无腰麻反应时，即可注入达全量。由于硬脊膜外腔不与颅腔相通，故用药量可比蛛网膜下腔用量大 5～10 倍。

七、眼内注射

若用滴入法不能透入眼前段或透入速度太慢的药物，可将药物注入结膜下或眼较后部位的特农囊（Tenou's capsule），药物可借助于扩散过程通过巩膜进入眼内，对睫状体、脉络膜和视网膜发挥作用。若将药物作球后注射，则药物可扩散进入眼后段，可对球后的神经及其他结构发挥作用。

眼用注射液具有严格的质量要求：①绝对不允许有微粒或异物存在。②一般只使用水溶液或仅含浓度很低的甘油、丙二醇。③等渗溶液、高渗溶液注入前房可使组织细胞干缩，低渗溶液则导致组织水肿、角膜混浊。④刺激性或局部细胞毒性较小的药物制剂。

八、动脉注射（i·a）

动脉注射一般适用于造影剂、抗肿瘤药物和抗生素等，动脉靶向给药则导向肝。动脉给药的最大优点是第一关进入瘤内的药液保持高浓度、活性型，能对瘤组织立即发挥细胞杀伤效应。

（一）动脉内灌注（TAI）

要使癌组织暴露于药物中的时间成倍增加，必须通过动脉给药，减少灌注区靶动脉的血流量（Q），使靶组织的药物量增加。实验证明，动脉内给药较静脉内给药的浓度高 2～6 倍，如阿霉素有很高的总体消除率、更适于 TAI，TAI 不同程度地减缓了局部血流量。如用球囊阻断肝血流 10 分钟，可提高血药浓度 6～7 倍，阻断时间延长可提高瘤区药液浓度 30 倍。剂量增加一倍，杀伤癌细胞的能力可增加数十倍或上百倍。Chen 等对多种药物 TAI 与静脉灌注（IVI）的效果进行了比较，阿霉素的 TAI 临床效果比 IVI 高 2.1 倍、博莱霉素为 2.5 倍、甲氨蝶呤为 4.17 倍、Melphalan 为 7.07 倍、氟尿嘧啶为 22.67 倍。

（二）栓塞疗法

是将某种物质通过导管注入血管内阻断血流以达到治疗的目的。1968 年 Doppman 首先用栓塞剂治疗脊髓血管畸形，1970 年 Lang 对肾癌病人进行肾动脉栓塞，1974 年 Doyon 开始用于肝癌。80 年代以后，栓塞疗法广泛应用于各种实体瘤的治疗。

用以栓塞的物质称为**栓塞剂**。理想的栓塞剂应具备：①取材方便，操作容易；②能保持长期堵塞；③对局部和全身无严重反应；④不透 X 线；⑤价格便宜。常用的栓塞剂有：明胶海绵、不锈钢圈、无水酒精、碘油乳剂、聚乙烯醇等。栓塞剂分类：①短效栓塞剂：如自身血块，多在数小时至 24 小时内吸收；②中效栓塞剂：在数周或数月内吸收，如肌肉或脂肪组织，氧化纤维素和明胶海绵等；③长效栓塞剂：包括碘油乳剂、含药微球、硅酮橡胶球、液态硅胶、带毛不锈钢圈、聚乙烯醇，异丁-2 氰丙烯酸盐、脑膜组织和无水酒精等；④其他：可分离气囊导管、磁控金属颗粒、电凝疗法、钇^{90}玻璃微球、真丝线段等。

化学栓塞治疗剂：系将抗癌药物制成栓塞性微球，通过选择性动脉插管输送至靶部位，栓塞肿瘤供血动脉，同时缓慢释放药物，延长药物在靶部位的作用时间，从而达到阻断营养和化疗的双重作用。

肿瘤动脉栓塞疗法：是将抗癌药物制剂选择性注入支配癌组织的微动脉内，使微动脉发生机械性栓堵，以阻断癌细胞增殖所需营养来源，并定向释出药物，杀伤癌细胞。

肝动脉栓塞疗法：是目前治疗无法手术的中、晚期肝癌的首选疗法。例如将丝裂霉素白蛋白微球混悬液注入病人肝动脉，剂量相当于丝裂霉素 15mg，注药后由于肝微动脉栓堵，会出现一过性肝功异常，之后很快恢复正常。肝功能比注药前明显好转，肝区肿块迅速缩小，癌浸润得到控制，病人全身状态得以改善。

九、静脉注射（i·v）

（一）静脉注射

静脉注射是一种将药物直接注入静脉的给药方法。适用于不宜口服或其他途径给药，或者期望立即产生药效时。由于静脉注射给药可使全部药物立即进入血液，其峰浓度几乎立即到达，作用最快，没有明显的潜伏期，故常用于某些急救病例。

由于静脉注射部位的血流能迅速稀释局部药物浓度和静脉壁对痛觉不敏感，某些刺激性药液和高渗溶液也可少量由静脉注入而不致引起刺激。但仍应避免多次反复应用，或应经常更换注射部位，以免发生静脉炎，尤须注意高渗溶液不可漏出血管。

药物经静脉注射后，由肝动脉到达肝脏，原型药物及其代谢产物可能经胆汁排泄。某些抗生素如四环素、红霉素、利福平等在胆汁中的浓度很高，适用于胆道感染疾病的治疗。

静脉注射有三种方式：①小体积快速静脉推注。静脉一次快速推注，排除了药物吸收过程的影响，干扰因素较少。药物浓度变化只受分布、消除过程的影响。②稀释后缓慢静脉推注。③恒速静脉滴注。

静脉注射由于将药物直接注入血管，不存在吸收过程的问题。注射结束，血药浓度已达最高，习惯上把静脉注射的生物利用度看作为100%。一般而言，静脉注射特别是末梢静脉的注射因避免了首过作用而可维持较高的血药浓度。但经门静脉的药物仍遭受首过作用的影响。

静脉注射时，大多数药物的消除过程是一级速度过程。药物作用的持续性与药物的初剂量和分布、代谢、排泄过程有关。

静脉注射的危险性较大，如用药不慎，容易产生不良反应。为保证用药安全，必须注意下列事项：①药液必须澄清透明，不得应用混悬液与油溶液，以免发生血管栓塞。②避免注入大量低渗溶液，以免引起溶血。③高渗药液不可漏出血管。防止药液外渗引起的局部组织坏死。④凡能凝固蛋白质或引起凝血的药不能作静脉注射。⑤作用强烈的药物，注射速度宜缓慢，以免对靶器官产生药物休克或血管中毒的浓度。⑥谨防静脉药误注动脉内造成严重危害。⑦注射操作要绝对无菌。

对静脉注射液的要求：①注射剂量特别是5～10ml以上的注射液不得污染，否则会引起发热反应。②药液必须澄清透明。③油状或油溶性药物制成乳浊型注射液后能与体液（特别是血液）相混，可供静脉注射。静脉注射用的乳浊液必须具有最合适的pH值、无毒性、无热源、分散相的均匀性高、稳定性好。其中油滴不能过大，以免栓塞毛细血管；也不能过小，以免吸收过快而可能增加药物的毒性。一般油滴直径在1μm左右。④因血液具有缓冲作用，故小量供静脉注射的注射液pH值可在3～10之间。

静脉注射常用的部位是肘正中静脉和贵要静脉，它的支较粗大，便于穿刺，易于固定。静脉一次注射量在50ml以下。

（二）静脉滴注（i·v·gtt）

也称静脉输液（v·lgtt），是现今临床上应用十分广泛，且难以被其他方法替代的一种有效的给药方式。它具有给药迅速、计量准确、给药速度可调节等优点。

1. 输液量的计算：

（1）根据体表面积计算输液量

体表面积（m^2）= 体重（kg）×0.035（m^2/kg）+0.1m^2

休克前期补液量：800～1200ml/（m^2·d）

休克晚期补液量：1000～1400 ml/（m^2·d）

休克纠正后补液量：为生理需要量的50%～70%

（2）根据休克指数判定输液量

休克指数 = 脉率 ÷ 收缩压

休克指数 =1，表示血容量损失 20%～30%

休克指数>1，表示血容量损失 30%～50%

正常血容量（ml）= 体重（g）×7%（男）或 6.5%（女）

（3）按血液比重（正常值为 1.056～1.058）计算输液量

血液比重	供给等渗生理盐水（ml）
1.056～1.060	100～800
1.060～1.062	1000～1200
>1.062	>1500

（4）根据血细胞比容（正常值为 42%）计算输液量

$$输液量 = 正常血容量 - \frac{正常血容量 \times 正常血细胞比容}{患者血细胞比容}$$

（5）根据病情确定输液量

无明显额外的水分及盐分损失：每日所需液体总量为 2000～2500ml 或以 30～50ml/kg 体重计算；

大量出汗、发热及甲状腺功能亢进：总量为 2500～3000ml（或 2500～3500ml）；

消化道失液：每日输液总量应加以消化道损失的液体量；

急性脱水或明显脱水症：补液量相当于体重 5%～10%。

2. 输液疗法的应用原则

（1）了解病人原有疾病及目前情况，开始输液时除明确输液目的外，应注意病人的年龄、体重、体温、脉搏、血压、皮肤干燥或出汗、尿量、末梢循环状态、有无水肿、消化道排出情况以及心肾肝功能状态，必要时应参考血糖、红细胞比容、血电解质及渗透压等，选择应输的液体及其浓度，估计用量，掌握输液速度。切不可机械地按估算出的剂量补充，应边治疗边观察，观察输液的反应，经常注意电解质及酸碱平衡，以及各脏器的功能状况，及时调整输液计划，不可粗心大意，更不可依赖病人家属观察，以保证不引起肺水肿、心功能不全或电解质紊乱等。

（2）输液应补充其每日基本需液量及矫正需液量，并考虑热量的供给原则应用葡萄糖。一般根据出入量平衡的原则估计当天补液量，即（前一日尿量+粪失水量+不显性蒸发一代谢内生水）+额外失液量。液体组成应包括葡萄糖 150g/d 以上、氯化钠 102～119 mmol/d、K^+ 40～60 mmol/d。必要的能量于基础代谢时为 84 kJ/kg、安静基础值 126 kJ/kg、轻活动 126～168 kJ/kg、发热或中等活动 146～188 kJ/kg。

（3）输液的安全范围取决于水分及钠盐的必要最低量及最大容许量，钠的必要最低量为 10mmol/（m^2·d），最大容许量 250 mmol/（m^2·d）。在老人、小儿、肾功能不全者则安全范围变小，例如老年人生理性细胞内液量减少，细胞内液是体内电解质紊乱的缓冲系统，其减少则意味着老年人水电解质调节能力降低，再加上各组织脏器功能均减低，因而补充水电解质的安全范围变窄，所以要防止过多输液，在纠正水电解质紊乱时，需较慢、较长时间的调整。成人每天基本需要：水 30～50 ml/kg；热量 126～167 kJ/kg；氨基酸 1～2 g/kg；

脂肪 0.5～1 g/kg；Na^+ 2～3 mmol/kg；K^+ 1～2 mmol/kg；P 0.278～0.556 mmol/kg；Ca^{2+} 0.25～0.5 mmol/kg；Mg^{2+} 0.25～0.5 mmol/kg。

（4）液体的种类应根据输液的目的加以选择，并应熟悉其成分及副作用（特别是混合各种药物时，应了解有无配伍禁忌），其合适的浓度及对血管有无刺激。较长期输液时，应注意保护血管。静脉营养法较长时间留置导管时，应注意导管感染、血栓形成等并发症。

3. 根据应用的目的性不同，临床输液大致可分为以下几类

（1）调整机体的水和电解质代谢平衡。通过补充水分或调整体内的离子浓度，用以抢救各种原因引起的机体严重失水或电解质平衡失调等，恢复细胞内外液的容量和渗透压的平衡，以保证细胞的正常代谢，维持生理功能的正常。

（2）输注营养液。

补充高能营养源，用以支持或修复病弱的机体，如水解蛋白、氨基酸、山梨醇、果糖、维生素，补加 K^+、Ca^{2+}、Mg^{2+}、Fe^{2+}、Al^{3+}、Li^+ 和其他微量金属离子。值得注意的是，需要营养输液的病人多数本来体内就存在某些代谢环节上的紊乱，营养输液中的某些成分长期应用后，往往加剧这些代谢紊乱，在体内蓄积大量乳酸之类的代谢产物，发生丙酮血症性酸中毒，使机体的酸碱平衡失调而造成严重后果。

（3）作为药物的运载溶媒。许多药物在静脉注射瞬间药浓度极高，易引起严重反应；而且一些药物溶解度小，需大量注射水稀释，不宜静注。半衰期中等和较短的药物（如大多数抗生素类药）静脉注射后维持的血药浓度并不持久，临床上常采用静脉滴注的方法给药，可以使药物有效治疗血药浓度维持较长的时间，而且能使病人免受频繁注射带来的痛苦。利多卡因用于抗心律失常，选择静脉滴注给药最为恰当，因为它的消除半衰期只有 90min 左右。

由于控制病情和临床治疗的需要，将一些强效药物如抗生素类、激素、升压药、抗癌药等掺入输液剂中，以一定速度注入体内，抢救与控制感染、发热、癌肿、低血压、休克等危重病症。此时输液剂作为运载溶媒，主要起着混合药物、调节药物输入体内速度的作用，使药物能够在机体的血循环中维持一定的浓度。

（4）血浆增量剂。若遇大失血病人，还需补充输入胶体溶液如右旋糖苷、代血浆、全血等，以维持血容量，保证血循环正常进行。

4. 目前临床常用的输液剂有以下几类

（1）盐类输液：如氯化钠注射液、复方氯化钠注射液、乳酸钠注射液、碳酸氢钠注射液。根据病人失液性质与病人具体情况选择应用，一般病人输液多用 10%葡萄糖注射液、5%葡萄糖氯化钠注射液、氯化钠注射液。如无特殊情况，按盐糖各半补充。补充血容量多用平衡液——复合电解质输液剂。

（2）糖类输液：如葡萄糖注射液、麦芽糖注射液。糖是人体热量供应的主要来源，不能经口摄食者短期补液每日约需葡萄糖 100g，以防止发生酮血症并减少对蛋白质的消耗。高热量输液时应用高浓度糖注射液，缓慢恒定输注，供应热量而不产生高血糖、尿糖及脱水，与氨基酸注射液同时输注易为人体利用，且减少对静脉的刺激，应注意同时补钾及其他电解质如钠、钙、镁以及维生素等。

（3）多元醇输液：如甘露醇注射液、山梨醇注射液、木糖醇注射液。

（4）氨基酸输液：如复方氨基酸注射液。氨基酸是机体代谢及各种生理功能的必要物质。适当配合各种左旋结晶氨基酸制成注射液，以符合于机体的需要。由于氨基酸的浓度、与非必需氨基酸比例、配合糖量的不同，氨基酸输液有各种制剂，尚有特制用于各种疾病的氨基酸输液剂，如肾衰时所用8种必需氨基酸和肾衰时必需的组氨酸组成的制剂，因肾衰时由大量尿素合成非必需氨基酸，故不加入非必需氨基酸。

(5) 乳剂输液：如静脉脂肪乳注射液、炭氟乳剂注射液，为大豆油乳化的制剂，用于静脉高营养时补充脂肪酸及热量。

(6) 胶体输液：如右旋糖苷、淀粉衍生物、明胶等。右旋糖酐有分子量7万及4万的制剂，以后者（低右）为主，它代谢较快，除扩容作用外，可降低血液粘稠度，改善微循环，但不宜大量（每日不超过1000ml）输注以免细胞脱水，应与晶体液配合应用。

(7) 水解蛋白注射液：大多由酪蛋白加酶水解而制得，内含多种氨基酸及1/3上下的短肽，短肽可引起过敏反应，且溶液中含有游离氨亦对人体不利，已趋于被复方氨基酸所代替。应用中有多种配方，基本原则为水解蛋白氮含量克数与非蛋白质营养提供热量的千卡(kcal)数之比为1∶200。每克蛋白质平均含氮0.15g，一般以1000ml为一单元，即5%水解蛋白750ml及50%葡萄糖250ml，含氮4.69g及葡萄糖125g。可酌情增加电解质，以mmol计，钠40～50，钾30～40，镁4～8及钙4.5～9，以及维生素K_1 5～10mg，维生素B_{12} 10～30ug及叶酸1mg。但不能加磷酸盐，否则会产生磷酸钙及磷酸镁沉淀。

5. 输液的配伍变化

在临床治疗工作中，通常将多种治疗药物添加到大量液体中一起滴注，对治疗和抢救危急病人起着重要作用，同时亦减少患者多次注射的痛苦。但是配伍不当会给病人带来痛苦或造成危害。因此，多种药物的配伍应用既要保持药物的有效性和稳定性，又要防止相互间配伍应用而产生理化和药理作用以及药物在发挥疗效前受到吸收、代谢、排泄等影响的生物药剂学上的不利配伍变化。例如新生霉素与5%葡萄糖注射液配伍时析出沉淀，与pH值低于6的大输液配伍时有可能产生沉淀，析出沉淀后则不符合静脉滴注要求。四环素加入pH值4～8的输液中24小时内，容易发生差向异构化，差向四环素的抗菌活力只有四环素的4.7%。一般认为，药物不宜加入血液、血浆、脂肪乳剂、甘露醇饱和溶液、氨基酸、碳酸氢钠、右旋糖酐等输液中。

6. 间隙静脉滴注给药或大剂量冲击疗法

可增强组织穿透力及感染组织中抗生素的浓度、药效，同样可达到甚至明显优于持续静脉滴注给药的疗效，而不良反应亦有所降低。

青霉素类抗生素一般半衰期短，消除速度快，属于快速杀菌药，其疗效与血药浓度峰值密切相关。当它与致病菌接触后可迅速杀灭一些菌株，对某些不敏感菌株又可产生抗生素后效应（PAE），当血药浓度低于最低杀菌浓度（MBC）时，仍可维持较长时间的抑菌作用。采用快速静脉滴注的冲击疗法可获得较好的临床效果。

对氨基糖苷类抗生素采用一日一次给药法，既可提高疗效，又可降低其肾毒性、耳毒性。

达到稳态血药浓度所需时间仅与药物的半衰期有关。当输液时间约4倍于药物的半衰期后，血药浓度将升到稳态水平的90%以上；当经过4.3个半衰期后才能达到95%的稳态血药浓度；当7倍于半衰期后，则血药浓度进一步上升到稳态水平的99%以上。对于半衰期较长的药物，静脉滴注后要达到稳态血药浓度需要很长时间，往往延缓治疗。因此，必须给予负荷剂量才能使期望的稳态血药浓度早点到达。采用的方法有以下几种：

(1) 在开始时通过静脉注射给予负荷剂量

$DL=V_d C_{ss}$ 使血药浓度“瞬间”达到稳态水平，而后恒速滴注维持该浓度的输注速度

为 $C_{ss}V_dK_e$。

例：已知庆大霉素的 $t_{1/2}=2h$，$C_{ss}=5ug/ml$，$V_d=0.28L/kg$，如果将 320mg（32 万 u），加入 5%葡萄糖氯化钠注射液 1000ml 中，给予 50kg 体重且肾功能正常的患者静滴。问：①维持滴速是多少？②应静注多少负荷剂量？③若 T＝2h，求负荷滴速。

解：①$d=\frac{5\times0.28\times50\times1000}{320\times2}\times0.173=20d/min$

②$D=0.28\times50\times5=70mg$

③T＝2h 时，$t_{1/2}/T<6.93$

$dl=\frac{20}{1-e^{-0.693}\times2}=40d/min$

即先静注 70mg 庆大霉素后，再以每分钟 20 滴的恒速滴注，有效血药浓度可立即到达。

例：对某患者给予羧苄青霉素静脉滴注，希望血药浓度维持在 0.15mg/ml，假定该药为单室模型药物，$V_d=9L$，$t_{1/2}=1h$，试设计最佳给药方案。

解：$D=0.15\times9000=1350mg$

$K_0=0.15\times9000\times(0.693/1)=936mg/h$

即快速静注 1.35g，同时以 0.94g/h 恒速静滴，便能使血药浓度维持在 0.15mg/ml。

例：氯霉素的 $V_d=0.59L/kg$，$K_e=0.3/h$ 给体重为 70kg 的病人静滴希望维持最佳浓度 10mg/L，应如何用药？

解：氯霉素 $t_{1/2}=\frac{0.693}{0.3}=2.31$（h），若单纯静滴需 3.32 个 $t_{1/2}$（7.67h）后才能达到坪值 90%，故采取静注负荷量加静滴维持的方法较好。

$D_L=C_{ss}V_d=10\times0.59\times70=410$（mg）

$K_e=10\times0.59\times70\times0.3=123$（mg/h）

对该病人可先静注 410mg，同时按 123mg/h 速率恒速滴注，血药浓度即可迅速达到并维持在 10mg/L。

（2）双瓶法静脉滴注：具体操作方法是将 A、B 两个输液瓶经莫菲氏滴管串联。A 瓶内药量、药浓度与一般恒速滴注相同；B 瓶内药浓度高而体积少。当两瓶同时恒速滴注时，初始进入体内的药液较浓，随着 B 瓶药液不断被 A 瓶药液稀释，进入体内的药量随时间呈指数函数衰减。在足够长的时间后，两瓶药浓度相等，则每分钟进入体内的药量恒定。按本法用药，可使血药浓度迅速达到坪浓度，并维持在稳态水平。

（3）变速滴注法：先快速滴注短时间（0.5h），然后慢速滴注。

在护理治疗中，输液的滴速通常控制在成人为 60～80d/min，儿童为 20～40d/min。静脉输液滴速的快慢可影响药物的疗效，在临床合理用药中具有重要的作用。对于某些药物的剂量浓度（即每毫升液体中含有药物的量），如果滴速过快，血液浓度达到稳态后又超出治疗浓度水平之上，可能产生毒副作用，甚至导致死亡；如果滴速过慢，则药物在体内达不到治疗浓度，以致无效。

拟定合理的输液给药方案，往往依据药物的特性和患者的疾病状态，以及合并用药等多种因素。在医师给予了合适的剂量浓度后，药物能否在病人机体内产生理想的治疗浓度，往往取决于护士对输液滴速的调节。静滴速度的调节对那些治疗指数小的药物尤其重要。最好每半小时检查输液滴速一次，确保药物恒速输入。如采用两种不同速率滴注时，应注意负荷滴注时间，防止毒性反应。

7. 静脉高营养疗法

静脉高营养浓缩液滴入中心静脉，一般用上腔静脉，可经头静脉或颈外静脉切开插管，将导管送至上腔静脉。更多采用锁骨下静脉或颈内静脉穿刺插管。两种方法的操作都须在严格无菌条件下进行，导管均为硅胶管，不宜用塑料管，导管宜在皮下潜行数厘米再穿出皮肤，以减少感染的机会。

静脉高营养疗法适用于：①严重的营养不良，甚至已进入恶病质，而口服或管饲都无法进行或肠道不能吸收。由于一般情况太差，导致手术或抗癌等有效的治疗不能进行。②恶性肿瘤病人进行放疗或化疗，有严重的胃肠反应，一般情况差而又不宜放弃放疗及化疗。③克隆氏病及溃疡性结肠炎等需要肠道休息及改善病人的营养状况，以及各种原因引起的慢性严重腹泻。④严重灼伤、创伤或重大手术后，急需补充营养而病人食欲很差或胃肠手术后无法进食。⑤出血性坏死性胰腺炎，急需补充营养而早期进食又容易引起胰腺炎复发。⑥重度破伤风，频发抽搐，不能进食，管饲又有发生窒息的危险。⑦大量小肠切除后，可发生消化吸收不良，通过静脉高营养，使之有一个代偿适应的过程。⑧急性肾衰竭，补给适当营养及氨基酸，以利于肾小管的恢复。

8. 滥用输液疗法的危害

近年来，临床上滥用输液疗法的问题日益突出，由此引发的输液反应等情况，给很多人带来不应发生的危害和隐患。解决这一问题，不仅要靠医生们严格把握输液疗法的适应证，还要加强输液疗法知识的更新和普及。

由输液引起的不良反应叫做**输液反应**（infusion reaction）。临床表现多是发病突然，反应强烈的全身反应。反应轻者会给病人带来不必要的痛苦，重者会加剧病情恶化，甚至危及病人的生命。因此，正确了解输液反应的发病机理及预防、治疗就极为重要。

（1）热原反应（pyrogen reaction）：是一种最常见的输液反应，多发生于输液过程之中，也有发生在输液结束后的。临床表现为寒战、高热、发绀、虚脱、血压下降、心动过速、意识丧失、呼吸困难、昏迷休克等，甚至死亡。

热原反应主要由于细菌内毒素进入机体后，激活中性粒细胞、大单核细胞，使其产生和释放内源性致热原，通过血流直接作用于体温调节中枢，使热敏神经元抑制而降低散热，使冷敏神经元兴奋而增加产热，结果导致体温升高。热原反应的潜伏期约 15～90 分钟。体温升高是通过交感神经系统的活动，释放肾上腺素及甲状腺素，加速细胞代谢，血管收缩致使排汗停止和寒战的作用而产生发热。当致热原物质清除后，恒温调节点下降，并抑制交感神经系统使血管扩张，通过血流与传导作用增加散热；细胞代谢减少，产热下降，使体温逐渐恢复正常。

一旦发生热原反应，必须立即停止输液。对反应早、症状较轻的病人，可选用马来酸氯苯那敏、苯海拉明或异丙嗪等给予口服或肌注，或并用皮质激素一般均可奏效。对热原反应严重者，必须采取综合措施抢救。①物理降温：如 32～36℃温水擦浴，25%～50%乙醇擦浴，冰敷，4℃冰水洗胃或灌肠等。一般降至 36℃即可。避免降温过猛而引起虚脱。对高热伴有畏寒者禁用皮肤擦浴，以免散热使体温过度降低。②药物降温：一般选用解热镇痛药，如对乙酰氨基酚、阿司匹林等，用药剂量不宜过大，亦不宜在短期内连续使用。对于高热昏迷者选用冬眠疗法是必要的。冬眠药物降温必须在血容量充分补足的情况下使用，降温过程中注意观察病人的体温、脉搏、血压等变化情况。高热引起烦躁、惊厥者可给予镇静药地西泮、苯巴比妥等。对于脑水肿及休克引起的并发症按常规给予冰帽、吸氧、应用脱水剂等，防止脑细胞受损。③由于高热时体内代谢增加，机体消耗较大，应适当补充水分、盐、钾、维生素C、糖等。病情不严重者尽量口服补给，对症状严重的患者采取静脉给药。

(2) 急性肺水肿：是肺血管外液体量增多的病理状态。病人临床表现为突感憋气、极度呼吸困难，被迫性端坐呼吸、烦躁、咳嗽，有时咳出大量泡沫样血痰；两肺布满大中水泡及哮鸣音，心率快，可闻及舒张期奔马律，血压下降，脉细弱，严重时可出现心源性休克。急性肺水肿多因输液量过大，输液速度过快，使血容量骤然增加，致使心肺负荷过大，导致病人出现胸闷、心慌、气短、肺水肿、急性左心衰竭，甚至死亡。急性肺水肿更多地出现在一些疾病的并发症中，如左心疾患、风湿性心脏病、急性弥漫性心肌炎、快速型心律失常等。

急性肺水肿发生后，应立即停止输液。病人取半卧位或坐位，两腿下垂，减少静脉回流。用测血压袖带紧扎三个肢体上端，保持动脉压于收缩压与舒张压之间，使静脉回流受阻，而动脉血流无阻，每隔5分钟轮流松解其中一个肢体，即每个肢体绑扎15分钟，直到肺水肿控制为止。在氧气流量瓶中加入去泡剂（如75%乙醇等）降低泡沫痰液表面张力，使泡沫样血痰迅速消散。加压吸氧尽快改善缺氧状态。选用利尿酸或呋塞米等，以减少血容量，减轻心脏负荷。同时慎防电解质紊乱，尤应注意K^+盐的补充。并应用酚妥拉明对抗儿茶酚胺的加压反应，扩张外周血管，增强心肌收缩力，使肺循环内血液转向体循环。皮下注射吗啡或哌替啶，可使病人安静，减少耗氧量，阻断肺引起的反射性呼吸困难，并使肌肉松弛，减少回心静脉血量。但对支气管哮喘、肺心病、脑血管意外者不宜应用吗啡。对急性心力衰竭所致的急性肺水肿，应迅速给予速效救心药如毛花苷C等，加强心肌收缩力、减少心脏后负荷及增加肾血流。

(3) 肺血管肉芽肿：是输液中的不溶性微粒或纤维经血管进入肺部组织后，由于巨噬细胞的包围和增殖作用，使微粒形成一个具有破坏性的小肉粒。它能阻碍组织对营养成分的吸收，且直接影响气体交换。

(4) 毛细血管栓塞：若输液中存在大于4.5um的微粒，进入血管后就会阻塞毛细血管腔，从而抑制组织的正常生物氧化作用和新陈代谢，导致局部缺血和水肿。血液中的红细胞还可聚集在微粒周围，形成血栓或脉管炎。有时微粒甚至会导致肿瘤的形成。

(5) 过敏反应：由过敏原引起，表现荨麻疹、皮疹等。

(6) 空气栓塞（air embolism）：主要由于医护人员工作失责，将过量的空气输入静脉所致。临床表现可因进气量多少和栓塞部位而不同，如进气量少，气泡由右心室压入肺动脉后，阻塞小肺动脉分支则影响不大。若进气量多，空气在右心室阻塞肺动脉入口，阻碍血流进入肺部，反射性地引起肺动脉与冠状动脉痉挛而导致急性心力衰竭。临床表现为乏力、眩晕、皮肤苍白或发绀、呼吸困难、心动过速、胸骨后疼痛、严重时意识丧失。心前区可发现典型的机器样杂音，但出现短暂，不易听到。血气分析为低氧血症、二氧化碳气分压升高。应与大叶性肺炎、肺心病、急性心肌梗死等加以区别。

一旦发现输入空气，应立即停止输液；抬高输液肢体，并压迫输入静脉的近心端；嘱病人左侧卧，以免空气阻塞肺动脉；胸外按压，迫使空气变小后逐渐到肺动脉。病人反应严重时，采取相应的对症处理和支持疗法。

(7) 皮下淤血：静脉穿刺时，针头进入人体皮肤与进入血管不在同一个点上，拔除针头时，若只压住了进皮肤的针眼，未压住进血管的针眼，就会使血液从损伤的血管创口渗至皮下，发生皮下淤血。避免这种现象的发生，关键应压住进血管处的针眼。具体做法是：输液完毕，护士将固定在穿刺部位的胶布一一撕去，剩下一次性敷贴时，有自理能力的病人，用自己另一手的拇指指腹，轻轻放在一次性敷贴上（该处为皮肤进针点），拇指尖按压在沿着血管进针的走向，该处为血管进针点。当护士拔去针头的一瞬间，拇指立即加力按压，这样两个进针点一并被压住，时间为2～3分钟，按压的同时注意不可边压边揉。若病人不能自理，则由他人用同样方法按压。如此可使血管创口闭合。若药液外渗后造成局部缺血及炎症等，可选用透明质酸酶稀释成每ml含15单位，以细长针头在渗出处分五处注射，每处注射0.2ml。适用于氨茶碱、钙制剂、含钾制剂、长春碱、长春新碱、10%葡萄糖、肠外营养液等药液渗出的对抗治疗。或用酚妥拉明5～10mg溶于0.9%氯化钠注射液10ml中，用细长针头注入外渗区皮下。适用于多巴胺、多巴酚丁胺、肾上腺素、去甲肾上腺素等的外渗治疗。

为使病人安全用药，减少输液的各种不良反应，临床医护人员应重视以下几点：

①医务人员正确运用输液疗法最为重要，对盲目迷信输液的病人应晓之以理，在不影响治疗的前提下，尽量控制输液疗法的应用。②加强对注射器、输液器的清洗、消毒、灭菌工作，把注射器具上的纤维等异物减少到最低程度。提倡使用一次性输液注射器。③向输液瓶内加注药物时，最好在洁净室或超净工作台上进行。检查液体和药物的名称、浓度、有效期，溶液内有无可见异物，瓶盖是否松动和有无裂痕等。④输液前，护士应注意检查所用液体有无质量问题，加药溶解后，再次检查，若发现异常，应予废弃。再按“三查七对”的要求仔细查对一遍。穿刺前先放掉20～30ml液体，以冲掉管中微粒。⑤输注液体最好是配完即用，切勿放置时间过久。一般药物配制后3～5小时不用即有细菌生长。⑥尽量减少联合输液。输液添加药物种类愈多，发生输液反应的机会也就愈多。这可能与多种药物互相作用，使毒副作用、微粒数量等有害物质增加有关。因此，尽量减少配伍药物的数量是必要的。⑦加强巡视，勤观察病人的输液情况，并根据不同情况合理调节滴注速度。检查是否出现药液外渗；主动询问病人的自我感觉。特别关注年老、小儿、体弱病人。

9. 静脉滴注输液器具

（1）人工调节吊瓶输液器：虽然所需器具简单，但存在不少弊端。如在需要定量输液特别是微量输液时，无法在较长的时间维持滴数的稳定，在需要快速输液或大量输血时，显得力不从心，这给护理工作带来不便。现已不再使用。

（2）塑料输液袋装置：塑料袋系用无毒软体聚氯乙烯膜压制而成，外面再加一层聚丙烯的塑料袋包装，保持干燥、无菌状态。由于其体积小、重量轻、有韧性，能耐震抗摔，便于运输和空投，适用于自然灾害和战时急救之用。

（3）一次性使用无菌输液器：全套装置包括插管、导管、空气过滤器、马文氏管、加药管、滴速调节器、终端过滤器、针头连接器、针头及针头套装管等。一般采用环氧乙烷气体灭菌，有效期2年，经灭菌封闭包装。临用前拆封即可使用，给临床带来了方便。用好后即废弃。省去清洗、消毒等烦琐工作，又避免了交叉感染。

（4）LDS—40B输液自动监视仪：当输液液体即将结束时，通过发出声光信号，提示护理人员及时更换或者结束输液。该仪器能够同时对多达40个床位输液病人进行监护，准确知道哪个床位正在输液还是需要结束或更换输液。另外，当病人有护理要求时，只需按动床边按钮，即可发出呼叫信号。能大大减轻医院护理人员的劳动强度，增加病人对临床输液治疗的安全感。

（5）AR/MED静脉输注器：由控制释药装置、弹性贮药筒、调节释药速度的钥匙三部分组成。该输注器空重45g，装药后总重100g，贮药筒内可装25ml注射液。弹性筒壁受流体静压的作用而产生了机械能，即为释放药物的动力。因为它远远大于生物体内释放区的压力，所以药液可不断地输注入体内，注射速度一般调节为0.4～2ml/h，特别需要时可调节到3ml/h，可连续输注数天、几周或数个月。应用时缚于患者身上，仍可从事轻便工作。目前已用于肿瘤患者的化疗上。亦可用于输注抗生素、麻醉药、抗凝血药及小儿用药。

(6) SKS—1型数字式电子输液控速器：该机以光电转换检测信号，应用数控技术将检测信号和时钟信号经算术电路进行逻辑判断，发出修正信号后经功率驱动输出，机械伺服机构执行。

(7) QH261—780型微电脑控制输液泵：具有定量输液和加压快速输液两个功能。该装置还设有自动报警系统，在出现无液（空瓶）、阻塞、漏液等现象时即可报警。医护人员可根据临床需要选择单位时间内的输液量，且可做到长时间内的滴数稳定和精确。对于提高医护质量，减少医护人员劳动强度具有重要意义。

(8) 智能化小型化医用自动注射仪：连接常规注射器后，可自动吸药、排气、注射。其药量、速度、药温均在注射仪上自动显示；出现意外时，声光自动报警，中止注射。可代替人工，实行高压快速、低压慢速、远距离遥控、自动控制温度及精确匀速注射，解决了过去临床治疗和检验中的许多难题。而且它的体积小，重约4kg，便于携带和移动。

(9) Travenol 24hour infusor：是由美国Travenol药厂开发的一种输注体系，它能在24小时内向静脉输入48ml注射液。由于它可以带在胳臂上不太显眼的地方，保证了非卧床病人在治疗过程中的行动不受输液限制，这一点是常规输液方法做不到的。应用于抗凝药、慢性肾脏和尿道疾病用抗生素治疗，以及细胞抑制剂等更为合适。

第三节　植入给药

植入给药是通过一次性给药，使药物定量地按规定速度进入循环系统，作用于特定部位，并使药物在体内维持一定时间，达到治疗目的。通常是在麻醉情况下将植入剂埋入皮下、粘膜、胸腔或腹腔。有时细小的胶囊植入剂也可采用注射方式植入。

植入给药系统，根据其应用范围可分为皮下植入给药系统和腔道内给药系统两类。前者又可分为管型给药系统、骨架型给药系统和生物降解型给药系统三种。

植入剂为一种无菌固体制剂，由药物与赋形剂或不加赋形剂通过熔融、压制或模制而成，可供腔道或皮下植入使用。其特点有：①长效作用。其释放期限达数日或数月、数年之久，可减少连续用药的麻烦。②缓控释作用。由于赋形剂聚合物骨架的阻滞作用，药物释放可呈零级或一级释放，为整个用药期间提供均匀的血药水平。③能在靶点病灶的区域使药物浓度达到最大，而释放出的药量限制到最小，以减轻全身不良反应。④因为用药不通过胃肠道吸收，可避免肝脏首过效应，减少药物损失，更有效利用药物。植入剂现已较为广泛地应用于临床，特别是作为长期用药使用。

植入制剂有植入片、植入胶囊、植入丸、植入药膜、植入泵等。

一、植入片（implant tablets）（丸）

将药片（丸）埋藏在皮下组织，在较长时间内以一定的速度不断地释放药物，维持有效血药浓度，避免多次反复静注的麻烦。但药物是释放到皮下组织而不是直接进入血液，所以血药浓度会受局部血流量的影响；药物输送量亦不能任意调节，并且植入后在植入剂周围附有一层紧密的纤维组织，会影响药物的扩散。植入片（丸）所用的赋形剂应能被机体组织吸收，能缓慢地溶于体液或可生物降解，否则会引起肉芽肿或炎症反应，或发生无菌囊肿。

美国吉尔福德制药公司研制的Gliadel的药片，含活性物质亚硝脲氮芥，用于恶性神经胶质瘤复发的病人。医生把七、八片只有几毫米厚的小药片直接植入脑中切去肿瘤后留下的空洞区，可以使病人半年存活率从36%提高到56%。

二、植入药膜

环磷酰胺药膜用于抗癌，植入体内后34天内释放67%的药物，在此期间持续地维持有效血药浓度，同时因所用基质可生物降解，不需再从体内取出。

三、植入胶囊

植入胶囊系以硅橡胶作药物载体，将药物密封于聚四氟乙烯制成的硅橡胶管中，填装于胶囊中而成。使用时置水中加热灭菌，待胶壳溶解，即可将胶管植入人体组织中。生物降解的可植入或注射到皮下的控释或缓释制剂，具有毒副作用小、生物利用度高、药物释放殆尽后不必再行手术除去和使用方便等优点。不溶于水和具透药性的高分子材料制备的缓释药囊可以实现恒定的释药速率，其释药速率大小决定于药囊的性状、尺寸和壁厚，也与药物在水中的溶解度有关，同时还受该高分子材料的药物渗透系数影响。

皮下埋植避孕剂 是目前最先进的长效药物避孕法，具有高效、长效、可逆、简单、安全五大优点，其有效率达99%以上。比口服药少，也不必每天口服避孕药，毒副反应少。

国产长效皮下埋植避孕剂是在形如火柴梗的硅橡胶管内储放左旋18-甲基炔诺酮（简称LNG）通过管壁微孔缓慢释放，达到长期避孕目的。埋植方法简便，于月经周期的第1～7天或人工流产的同时，在埋植对象的左或右上臂内侧常规消毒，局部麻醉，先于皮下切一个2mm的小口（或不切口），用特制的套管针向小切口内（或直接）将两根硅胶管呈“V”字形植入皮下，创口以创可贴及消毒敷料包扎即完成了手术。安全、可靠、无明显痛苦。极少数埋植者局部触痛、轻度淤斑，但会逐渐消失，基本不留疤痕。有效避孕期可达5年。如因故不再想避孕时，取出埋植避孕剂后便可很快恢复排卵功能，具有高度的可逆性。其副作用有少数人可出现阴道不规则出血，多表现为点滴出血。极少数人会出现头晕、闭经。埋植该药后，血压会有所下降，血红蛋白较埋植前增加明显，而对总胆红素、血清谷丙转氨酶、血清麝香草酚浊度均无影响。

美国一种**新避孕药Norplant胶囊**，将它植入不愿怀孕妇女的前臂皮肤下面，胶囊则能缓慢地释放出黄体酮，可达到避孕的目的。临床实践证明，植入的药物胶囊避孕效果可持续5年时间。如果该妇女又想怀孕，即可随时将其取出，2个月之后，即可重新怀孕。目前已有44个国家的妇女使用这一新型避孕药。

四、植入泵

Ommaya reservoir 为一种简单的小容器装置，供植入头皮下使用。该装置的一侧由一短管与脑室相连，药物沿此短管不断地输送至脑室；靠近头皮一侧有一半封闭的薄膜，可用皮下注射器反复刺戳，供医师抽取脑脊液或将药物加入此装置中并进入脑脊液。这样使不易通过血脑屏障的药物也能进入蜘蛛网膜，用于治疗真菌性脑膜炎及某些白血病。

Infusaid 植入泵是由金属钛制成的一种圆柱形小盘，空重190g，盘内为一圆柱形钛风箱分隔成内外两室，内室装输注的药液，外室装抛射剂（液态的氟碳化合物）。将该泵植入机体后，受体温的加热，氟碳化合物气化，压缩装有药液的内室，使药液恒速输入动脉或静脉之中。药液输注完后还可借注射器重新向泵内灌药液。该泵装药量约为45ml，输注速度为1 ml/d，灌注一次可用45天。该泵已用来盛装肝素治疗凝血疾患，有的患者已用了两年以上，结果令人满意。利用这种植入泵还可以将药物直接输入特定的器官或靶区，如植入腹腔的皮肤下，插入导管可直接通向肝动脉，用于肝癌患者的化疗。

第四节 口服给药

一、口服给药的主要优点

口服给药（P·O）是用以产生全身效应最常用的方法。主要优点是服用方便省事，比较安全、经济，要求药物制剂比较简单、无痛苦，病人易接受。一般可在服药后半小时出现效应。在一般情况下，凡是口服给药能够达到所期望的疗效的应尽量口服用药。对慢性病也以口服给药为好。

二、口服给药的主要缺点

（1）药物吸收缓慢而不规则，且受胃内食物与充盈度和胃肠蠕动吸收功能的影响。口服给药的生物利用度较低，以致对任何药物都难以指望短时间内在消化道有定量的吸收。

（2）口服药物被吸收入血后，100％的药物都要经过门静脉进入肝脏，受到首过代谢效应（第一关卡消除）的影响，以致分布到全身的药量严重降低。有些代谢速率快的药物在到达全身循环之前就在肝脏内被破坏。

（3）有的药物可被消化道分泌液（唾液、胃液、肠液）的消化酶破坏，如青霉素、肾上腺素、胰岛素、缩宫素等。

（4）有的药物不能被胃肠道吸收，如链霉素、卡那霉素、六甲溴胺等。许多高极性和大分子药物由于亲脂性不足或分子太大而不能吸收，难溶性药物的吸收也不良。

（5）有些药物对胃、肠有刺激性，如依米丁等，极易造成恶心、呕吐。

（6）病情危急，呕吐不止或昏迷病人不能口服。

（7）口服给药，胃肠道的生理状况必然会受到药物理化性质的影响，尤其是化学药品和一些作用比较剧烈的药品，能直接或间接地对胃肠道造成刺激和损害。胃肠道反应较常见，据统计在住院病人中的反应发生率约20％～40％，如果病人原来胃肠功能不好或患有慢性消化道疾病，则问题就更大。

三、胃肠道对药物的吸收

胃肠道包括胃、小肠、大肠三大部分，具有分泌、消化、吸收功能。

口服药物的吸收，首先要通过胃肠道屏障——由类脂、蛋白质及少量多糖类所组成的细胞膜。一个药物分子欲到达血液中，必须穿过覆盖于胃肠道内腔的粘液层，以及刷状缘、顶细胞表面、细胞内液、基层膜、底层膜、固有层组织，外毛细血管膜、毛细血管细胞的胞浆和毛细血管内膜等组织的屏障。

(一) 胃内药物的吸收

胃分为胃底、胃体、胃窦（幽门部）三个部分。胃的粘膜面有许多邹襞，上面还有细小的皱纹，可增加有效吸收面积。胃每天可产生和分泌胃液 2 升左右，pH 值为 1～3.5。胃液的表面张力较低，为 42.7 达因/厘米，有利于湿润药物粒子及水化包衣的片子，并能促进体液的渗透。

凡弱酸性药物，如阿司匹林、磺胺类在胃内酸性环境中，大部分以分子状态存在，则吸收良好。若与抗酸药如碳酸氢钠等合用，由于抗酸药中和了胃酸，使胃内 pH 值升高，从而导致弱酸性药物解离增加，呈水溶性，它们在胃中的吸收也相应减少。

胃的血流量可以影响药物的吸收速度。例如饮酒的同时服用苯巴比妥等催眠药物时，由于酒精可增加胃部的血流量，结果导致药物吸收量的增加。

胃排空时间的快慢与药物在机体内显效的时间、作用强度和持续时间有密切关系。药物口服后应迅速通过胃进入小肠中，胃空速率的快慢或大或小地影响吸收速率和程度。当服药时同饮大量的水，有利于药物的溶解，又可促进胃排空而有利于药物的吸收。因为同剂量药物的稀溶液要比其浓溶液的体积大、渗透压低，使胃空速率加快；进入小肠后，稀溶液又能充分与肠壁接触，有利于药物吸收。例如口服阿司匹林，饮水量由 75 ml 增加至 150ml，吸收速度亦增加一倍。

一般在空腹时服药的胃空速率要比饱腹时快。在空腹时用一杯温开水服药，可以提供最好的溶解与吸收条件。但应避免空腹时服用对胃有刺激的药物。空腹时间若太久反而影响吸收。

食物能降低胃空速率，延长药物在胃中的停留时间；食物吸收水分，可使胃肠道内液体减少，增加内容物的粘度，可延迟药物的溶解和制剂的崩解，影响药物向粘膜壁的扩散。对于不同性质的各种药物可产生增加或减少、延缓吸收的作用。

1. 食物增加药物的吸收

呋喃妥因溶解度较小，饱腹后服用，因有较多的时间使更多的药物溶解在胃肠液中，从 24 小时尿中排泄量可以看出食物能增加其片剂或胶囊剂的生物利用度。

含大量脂肪的饮食能延迟胃空速率 3～6 小时以上。由于脂肪的存在往往刺激胆汁（含胆盐）分泌，增加血液和淋巴液的流速，故一般能增加难溶性药物的吸收。如脂溶性药物灰黄霉素在进高脂肪食物时吸收率显著增加，血药浓度可达 3ug/ml，而同服高蛋白饮食时仅为 0.6μg/ml。炔雌醇与脂肪饮食同服时的吸收率要比无脂肪食物同服时高 5～10 倍。但脂溶性的高效口服抗血吸虫药如硝硫氰胺（7505）在治疗期间及服药前一日均应禁食脂肪性食物，以防止药物吸收过多而增大毒副反应。进食后内脏血流量可增加 20%～60%，可维持 60 分钟左右，能使一些肝提取率较高的药物吸收增加。

食物促进药物吸收的品种有：普萘洛尔片、美托洛尔片、肼屈嗪包衣片、螺内酯片、苯妥英、氢氯噻嗪、卡马西平片、酮康唑片、双香豆素片、甲氧呋豆素包衣片、异维 A 酸胶囊、哌甲酯片、灰黄霉素片、环孢素等。

2. 食物延缓药物的吸收

由于食物吸收水分，增加胃肠道内容物的粘度，妨碍药物扩散，降低胃排空速率，使药物的吸收延迟。例如对乙酰氨基酚片在空腹时服用，20 分钟内即可达到最高血药浓度，而早饭后服用需要 2 小时后才能达到最高血药浓度。

高脂肪食物能延缓氨茶碱控释片的吸收，但不影响其吸收量和体内代谢过程。

食物延缓吸收的药物有：地西泮片、去甲羟安定片、阿司匹林片、对乙酰氨基酚片、西咪替丁片、地高辛片、奎尼丁片、咪唑二氮卓片、格列本脲胶囊等。

3. 食物减少药物的吸收

食物通过增加药物在胃内停留的时间，对酸不稳定的药物可遭到分解破坏，延缓胃排空速度可使其吸收量大减。

食物可明显降低呋喃妥因肠溶片的生物利用度，主要原因是短时间内肠溶片难以崩解，肠中溶解不完全，肠内胰酶浓度被稀释，因此，该药宜空腹服用。

食物对药物的吸附、络合等因素也可影响药物的吸收。如食物中纤维可吸附地高辛，使其吸收率降低10%左右。

食物减少吸收的药物有：异烟肼片、卡托普利片、红霉素包衣片、利福平胶囊、四环素胶囊、多西环素胶囊、氨苄西林胶囊、阿莫西林胶囊、头孢氨苄混悬剂及胶囊、青霉胺片等。

（二）小肠内药物吸收

对于口服给药途径来说，肠道较胃更为重要。由于小肠的表面积远大于胃，小肠粘膜的血流量比较充足，因此，小肠吸收药物的能力要比胃大得多。大多数药物在小肠段有最大吸收。所以药物吸收的主要部位在小肠。

十二指肠内呈弱酸性，幽门近处的小肠内 pH 约 5.7，近端空肠内 pH 为 7.7。大多数药物，不管其 pKa 与 pH 如何，在小肠均有最好的吸收。脂溶性药物可直接通过细胞膜的类脂质层，小分子水溶性药物一般可透过细胞膜的嗜水微小隙缝。弱碱性药物如氨茶碱、氯喹等在肠道内弱碱性环境中，因大部分不解离，以分子状态被动扩散吸收良好。

肠蠕动的快慢与强弱影响药物的吸收。肠蠕动增加能促进固体制剂的崩解与溶解，并进一步帮助溶解的药物与肠粘膜表面接触，因而使药物吸收增加。但对于溶解度小或主动转运的药物，蠕动加快可缩短药物在肠内停留的时间，吸收反而减少。如刺激性泻药可加快肠蠕动，使药物吸收减少。肠蠕动的速度影响药物在肠中滞留时间，对缓释剂型及肠包衣片尤为重要。

食物刺激也可以导致食物与药物在肠中快速地混合运动。但最好是在饭前服药以避免与胃排空有关的干扰问题出现。减少药物与食物在肠中可能发生的相互作用或由于食物的存在增加肠中内容物的粘性而降低药物扩散至吸收膜面。

甲氧氯普胺能促进胃排空，但进入小肠后仍能增加肠的运动速度，减少滞留时间，结果影响药物的吸收。各种副交感神经药物（如阿托品、溴丙胺太林），因其能减慢胃排空速率与肠的运行速率，故可以增加药物的吸收程度。

腹泻时由于快速通过小肠而减低药物的吸收。在患脂肪痢的病人中，对苯氧基甲基青霉素的吸收率往往降低；而氨苄西林与萘啶酸在志贺杆菌性痢疾儿童身上的吸收亦下降。

甲状腺机能不足的儿童对维生素 B_2 的吸收增加；而甲状腺功能亢进的儿童则减低。因为在甲状腺机能不足时，肠的转运速率往往降低，使维生素 B_2 在小肠的吸收部位滞留的时间延长，从而吸收充分。而甲状腺功能亢进者，肠的转运速率增加，在吸收部位滞留时间短，因而减低维生素 B_2 的吸收程度。甲状腺病治愈后，维生素 B_2 的吸收亦正常。

胆管闭锁病人对维生素 B_2 的吸收减低，这是由于维生素 B_2 向肠管快速运行的结果。

胆盐具有高度的表面活性，可增加水溶性很差的药物的吸收速度和程度，可以促进肠中药物的吸收。但有时药物也可以与胆盐形成难溶性盐而减低其吸收率，如新霉素、制霉菌素、粘菌素等。

肠液中含有高浓度的各种酶类。而某些酶可能与一些药物互相作用。如胰酶与胰朊酶可使N-乙酰化药物脱去酰基。粘膜的酯酶作用于各种青霉素酯等。药物在肠内滞留时间越长，越容易受代谢反应的影响。

肠内粘蛋白可与某些药物如抗胆碱药、季铵盐等结合，从而阻止或减低肠粘膜的吸收。

（三）大肠内药物吸收

药物在结肠内的吸收比小肠缓慢得多，可用于吸收的有效表面积亦较小。大部分带至结肠的药物往往都是缓慢剂型（如长效制剂、肠溶衣片等）或在前段肠道中溶解不完全的药物制剂，还有一些吸收极慢的药物，在通过胃和小肠未被完全吸收时在大肠中可继续吸收，但药物一般在大肠吸收不完全。

（四）肝脏的首过代谢效应

口服药物经胃肠道吸收后都要经过门静脉进入肝脏，在从肝脏进入体循环之前即已被大量地代谢，使进入体循环的有效药量减少，这种现象称为**第一关卡效应**（first-past effect）或称为**首过代谢效应**。这可能就是药物经口服后比经注射时效力和毒性低的主要原因。在肝脏中代谢速度快的药物将受到强烈的首过作用。例如普萘洛尔、阿替洛尔、维拉帕米、利多卡因、氯甲噻唑等在首过阶段中均广泛代谢，可能只有10%～30%的未变化部分到达全身循环。其他药物如阿司匹林、异丙肾上腺素、硝酸甘油、哌甲酯、氯丙嗪、喷他佐辛、吗啡、哌替啶等都具有首过作用。若药物在肝脏和肠壁的代谢程度极高，该药物就不宜制成口服剂型。某些药物首过代谢率为50%～90%，为了克服首过效应减少的吸收量，必须给予较大的药物剂量后，才能使机体产生期望的血药浓度。

四、口服药的剂型

由于口服给药简便，对药物剂型要求不高，因此口服剂型相当广泛，品种繁多，从液体型到半固体型及固体型的药物都有，与其他给药途径比较，占有绝对优势。

口服给药常用的剂型有：片剂（压制片、糖衣片、薄膜衣片、肠溶衣片、口含片、咀嚼片、泡腾片、延效片等）、胶囊剂（硬胶囊剂、软胶囊剂、肠溶胶囊剂）、丸剂（水丸、蜜丸）、散剂（颗粒剂、粉剂、冲剂）、液体型（溶液剂、混悬剂、糖浆剂、酒剂、汤剂、乳剂等）、膏剂、口服控释或缓释制剂。

剂型因素与药效的正确发挥有着密切的关系。同一药物由于剂型不同，药物的吸收情况大不相同。通常在口服剂型中，药物吸收入血的快慢次序为：溶液剂＞混悬剂＞乳剂＞散剂＞胶囊剂＞片剂＞包衣片剂＞肠溶衣片。例如，利福平糖浆的吸收量约为其胶囊剂的2倍，其片剂的生物利用度最低。这是因为任何药物都必须在给药部位溶解成分子型或离子型后才能被胃肠道粘膜吸收，当吸收到一定程度时，方能发挥药效。显然，易分解、易溶出的药物吸收快，发挥药效作用亦快。

同一药物的剂型不同，其生物利用度也可能不同；有时甚至同一药物剂型的不同厂家或批号的产品，生物利用度亦可能不同。例如，各药厂生产的同一规格的地高辛片，血药浓度相差约 59%，AUC 约相差 55%。

固体药物制剂（片剂、丸剂、胶囊剂等）必须经过崩解、释放、溶解后才可能被吸收。对于水溶性较小的药物，由于其分子从固体制剂中溶出速率缓慢，这时溶出速率能直接影响到药物的起效时间、作用强度和持续时间。同一药物可能因剂型、赋形剂和制剂工艺的不同，而导致其溶出速率不同。溶出速率大的药物的起效时间和作用强度可能提前和增加，其毒性亦会增强；而溶出速率小的药物，则相反。在国内外对溶出速率有规定的常见药物有：地高辛、双氢氯尿噻、甲苯磺丁脲、磺胺甲唑、苯巴比妥、保泰松、泼尼松、泼尼松龙、呋喃妥因等。

合剂的名称很笼统，包括各种类型的分散体系，如溶液、胶体溶液、乳浊液、混悬液等。

溶液剂 一般系指化学药物的澄明溶液，呈分子或离子状态分散。溶质一般为不挥发性化学药物，溶媒多为水、醇或油溶液。其优点是量取方便、剂量调整容易且准确，特别对小剂量的药物量取更有意义。由于溶液剂的药物完全溶解，分散度大，口服后在胃肠道吸收迅速，奏效快。但对于化学不稳定的药物不宜配成溶液剂或不宜配成溶液剂长期储存。

汤剂 是指用中药材和水煎煮去渣取汁制成的液体剂型又称为煎剂。

汤剂的优点是：①制备简单易行，一般以水为溶媒，来源方便。②内服药液进入胃肠道，直接吸收，能迅速发挥疗效。③汤剂多为复方，药物之间能相互促进、相互制约，达到增强药效、缓和药性的目的，有利于充分发挥药物成分的多效性和综合作用。④适应中医辨证论治的需要，其处方组成及剂量可依病情变化适当加减，灵活运用。

汤剂的缺点有：①汤剂多为用前临时煎服，不利于及时抢救危重病人。②服用量大、味苦。③有些药物成分不易煎出，有效物质利用率低。④容易霉败变质。

煎药用水量应视药材的质地和吸水量、煎煮时蒸发水量以及汤剂服用量而定。一般约为药材的 3～8 倍量。煎煮前应将药材用水浸泡 20～60 分钟，以使有效成分易于煎出。开始煎煮时宜用武火，待沸后改用文火，以减少水分的蒸发量与增加浸出的效果。通常以煎煮 2～3 次为宜。一般药材第一煎煮沸 20～30 分钟，第二煎煮沸 15～25 分钟。解表、行气、芳香、质轻的药材，第一煎煮沸 15～20 分钟，第二煎煮沸 10～15 分钟。滋补性及质地坚实的药材第一煎煮沸 40～60 分钟，第二煎煮沸 30～40 分钟。将两次的煎出液混合，分两次服用，即早晚各服 1 次为宜。汤药一般温服较好，既可避免药液偏冷或偏热对胃部产生刺激，又可使煎出的成分保持适宜的溶解度，充分发挥较好的效用。

近年来将疗效确切、应用广泛的方剂，经浸出、浓缩或加防腐剂制成内服的水浸出剂型，称为“中药合剂”。其优点是浓度高、用量小，能较大量的制备和储存，病人服用和携带方便，省去临时煎煮的麻烦。如 10～20ml 小瓶装的各种“口服液”。

糖浆剂 一般是指含高浓度蔗糖的药物或芳香剂的水溶液。糖浆剂中因含糖和芳香剂，能掩盖某些药物的苦、咸等不适气味，使药物容易内服，尤其受儿童欢迎。人工糖浆（Artificial Syrup）是由一些亲水胶态物质（如羧甲基纤维素钠）的水溶液加入适量的甜剂和防腐剂所组成的，具有一定的粘度和甜味。由于不含蔗糖，适用于糖尿病人所用药物的矫味剂。

芳香水剂 亦称水剂，系挥发性药物（多半为挥发油）的饱和或近饱和的水溶液。具有芳香味。如薄荷水、杏仁水等。由于水剂浓度较低，多数易分解、变质甚至霉变，不易保存，治疗价值亦不高。

胶浆剂 系指树胶、淀粉、纤维素的衍生物或粘液质胶溶于水而形成的粘稠液体。其特点是：有粘性，在粘膜表面有覆盖的性质，能滞缓药物的吸收，起延效作用；能干扰味蕾对药物的味感及减低某些药物的刺激作用；胶浆剂进入胃肠道后可减轻发炎部位的疼痛与痉挛。

混悬剂 系指不溶性药物颗粒分散在液体内所形成的不均匀分散系的液体药剂。混悬剂不仅要求化学稳定，而且还要求物理稳定。即混悬的微粒应细微均匀（一般在 1um 以上），下沉缓慢，其速度不影响剂量的正确量取；下沉后的微粒不结块，稍加振摇即能均匀分散；不太粘稠，易倾倒；在长期贮存中粒子大小保持不变；外形美观，味道可口并具有一定的防腐能力。

乳剂 一般系指一种或一种以上的液体以小液滴的形式分散在另一种与之不相混溶的液体连续相中所构成的一种不均匀分散体系的液体药剂。分粗乳（coarse emulsion）、细乳（fine emulsion）、微乳（micro emulsion）、亚微乳类。

煎膏剂 系指药材加水煎煮，去渣浓缩后，加糖或炼蜜制成的稠厚状半流体制剂。其特点是有效物质浸出量较多，利用率比汤剂高，且因含有糖和蜂蜜，味美适口，故为病人所乐用。煎膏剂的效用以滋补为主，兼有缓慢的治疗作用，又习称膏滋。如益母草膏，具有活血调经之功效，用于经闭、痛经及产后淤血腹痛。

酒剂 系指药物用白酒浸制而成的澄清的液体药剂。西药中的酒剂多已为其他剂型如酊剂、溶液剂等所代替。中药的酒剂又称药酒，多为复方，除白酒外，有时还酌加适量的糖或蜂蜜。酒剂具有容易吸收、促进血液循环、疗效较佳的特性，适用于风寒湿痹、祛风活血、止痛散瘀等。但不适于小儿、孕妇、心脏病及高血压患者服用。

酏剂 为一种香甜的稀醇溶液。实为用混合溶媒作介质的溶液剂。其乙醇含量在 5%～40%之间，以能使药物溶解即可。主要供内服用。

酊剂 系指用不同浓度的乙醇浸制药材或溶解化学药物而制成的澄清液体剂型。药液内杂质较少，有效成分含量较高，不易生霉，用量较小，服用方便。如十滴水、颠茄酊等。

散剂 系指一种或数种药物经粉碎、均匀混合而成的干燥粉末状制剂。口服散剂是古老的剂型之一，现今的应用已不如往昔多，大多已改制成胶囊、片剂等剂型。散剂的特点是容易分散，奏效迅速；能产生一定的特殊效能（如铋盐的散剂，内服后具有机械的保护作用）；适用于小儿服药，特别在不宜服用丸、片、胶囊等剂型时可服用散剂；散剂剂量容易控制；运输、携带方便；质量相对地比较稳定。

颗粒剂 又称干糖浆系指将化学药物的细粉制成干燥颗粒状的内服制剂。分为可溶性颗粒剂、混悬性颗粒剂和泡腾颗粒剂。可以直接吞服，也可以冲入水中饮之，溶出和吸收速度较快。携带方便。如尼美舒利颗粒、无味氯霉素干糖浆。

冲剂 系指将药材的细粉或提取物，加适量赋形剂制成的干燥颗粒状的内服制剂。分为可溶性冲剂和混悬性冲剂。它既保持了汤剂的特色，又具有糖浆剂的某些特点，味甜，服用方便，病人乐于服用，对小儿尤为适宜。如板蓝根冲剂。

酒冲剂 系指将药物的酒提取物制成的干燥颗粒，用酒冲化服用的制剂。它既保持了原有药酒的疗效，增加了稳定性，且可降低成本，携带、保管、应用均较方便。如木瓜酒冲剂。

块状冲剂 系将药物颗粒加赋形剂混匀，压制成块，每次服用剂量为一块，用时以开水冲服。

胶囊剂 系指将药物装于空心胶囊中制成的制剂。分为硬胶囊剂（elastic capsules）和软胶囊剂（胶丸剂，pearls）两种。胶囊剂口服后，装于胶囊中的药粒未受粘合和冲压，胶壳破裂后药物的吸收速度较片剂为快。但充填的密度可以影响胶囊中药物的溶出速率。胶囊壳对药物溶出起着屏障作用，待胶囊壳崩解溶化后方可吸收，一般要使药物吸收推迟10～20分钟。但对大多数药物影响不大。宜于装胶囊的药物有：①有苦味或不适的臭味。②含油量高不便于制成片剂或丸剂的药物。③对光敏感、遇湿热不稳定的药物。④主药的剂量小，难溶于水，在消化道内不容易吸收的药物，可将其溶于适宜的油再制成胶囊剂。胶囊剂具有外表光洁、美观、易于吞服的优点。但一般不适用于儿童及消化道有溃疡的患者。

肠溶胶囊剂 在胃的酸性介质中不崩解，而进入肠道能在肠液的碱性介质中溶解，释出药物而产生药效。

缓释胶囊 系将不同性质的药物，用包衣方法制成不同释放速度的颗粒或小丸，必要时加入适量的填充颗粒，按不同比例（其中30%为速释部分，30%为4小时后释放，30%为8小时后释放，10%为填充颗粒）将颗粒混合均匀装入胶囊内。口服后可获得速效、延效的目的。如氨咖黄敏胶囊（速效伤风胶囊）系由不同药物的不同颜色的小丸颗粒混合灌装胶囊而成。

速溶胶囊 为囊体、囊帽各有10个小孔，内装浸膏性粉末，在热水中能迅速溶解。

双室胶囊 系胶囊内有分隔层，用以控制药物释放或分装物理、化学或药理上有配伍禁忌的药物。

包衣胶囊 是用各种材料进行胶囊包衣，如抗胃酸性包衣胶囊、保护膜包衣胶囊、抗热性包衣胶囊、抗湿性包衣胶囊等。

袋泡剂又称饮剂 系中药材粉末或粉制成颗粒，分装于通透性好，耐开水浸泡的滤纸袋中。服用时用开水浸泡，具有浸出率高、吸收快、奏效迅速、携带方便、可顿服可频饮、液汁温热，对胃有安抚作用。

口服速溶制剂 系采用冷冻干燥技术生产，基质由糖类与聚合物的水溶性混合物组成，最佳配比使制剂具有迅速分散性质。

泡沫气雾剂 泡沫自气雾剂内喷出后，可粘附于茶匙上，使病人（尤其是老、幼病人）易于服用。乳状泡沫可改变某些药物的不良味觉，使病人乐意接受。泡沫气雾剂可减少阿司匹林和非甾体消炎药等对胃粘膜的刺激。

片剂 系指一种或一种以上的药物加压制成的扁平或上下面稍凸起的片型剂型。片剂的优点是光洁美观、质量稳定、剂量准确、服用方便、便于携带。缺点是儿童和昏迷病人不易吞服。片剂口服后要经过湿润、膨胀、崩解直至药物溶出的一系列较长的过程，才能变成药物的吸收型。若崩解、溶出不好，有效成分吸收率低，也就不能发挥预期的疗效。

片剂又分为多种类型，作用各不相同。

压制片 系指药物与赋形剂混合，压制而成的普通片剂，应用最广。

咀嚼片 系指一种在口内咀嚼碎后下咽的片剂。多系单压片，其大小与一般片剂同，多用于治疗胃部疾患。咀嚼片一般美味可口，矫味剂刺激性小，略有甜味、凉爽、愉快的感觉，遇唾液迅速溶解。如胃舒平片口服时，应将药片嚼碎或磨成粉末后吞服；这样可缩短药片在胃内浸泡崩解和完全松散的时间，因而显效迅速，又可避免一些药片在胃内崩解不完全，导致止痛不灵的缺点。

分散片 系采用微粉化技术和选择适宜的辅料制成，遇水可迅速崩解并均匀分散，且生物利用度高，尤其适于老、幼病人服用。

口含片 是指一种置于口腔缓缓溶解而发挥局部治疗作用的片剂。多系单压片，以硬度大、崩解迟缓者为佳。多用于口腔、咽喉的局部疾患。

多层片（也称分层片） 系指将药物与赋形剂混合，通过一次以上压制而成的片剂。多层片的各层往往含有不同的药物或不同组成的颗粒，使药片在体内呈现不同的疗效。如用速效与长效两种颗粒压制成的双层复方氨茶碱片。

缓释片 又称延效片，是指含有延缓崩解材料的片剂，使药物缓缓释放而延长其疗效。如硝苯地平缓释片。

控释片 是指能够控制药物释放速度的片剂。

骨架片 系将药物混悬于熔化的赋形剂中，搅拌到一定凝结度，过筛、干燥、整粒，压制成片。药物混合于仅仅允许通过扩散或滤过机制释放的惰性骨架中，缓慢地溶解与吸收，达到长效的目的。不溶性无毒塑料骨架则由大便排出。

包衣片 是指单压的素片外面包有保护膜层的片剂。包衣的目的：①通过改变包衣组成分及厚度来控制药物延缓释放程度。②掩盖药物的嗅和味，减少药物对消化道的刺激和不适感。③保护药物不受唾液或胃液及消化酶的破坏。④能防止复方成分发生配伍的问题。⑤使药物在体外稳定。⑥使片剂美观、着色，使病人乐于服用。

根据使用的目的和方法的不同，片剂的包衣通常分糖衣、薄膜衣、半薄膜衣以及肠溶衣等。

糖衣片 包衣材料主要是蔗糖，糖衣包层较厚，一般为片芯重量的0.5～1倍。糖衣片在药物溶解之前，首先是衣层的溶解，而砂糖的结晶强烈抵抗这种溶解过程，因而到完全溶去包衣层要花一定的时间。

薄膜衣片 是以丙烯酸树脂、羟丙甲纤维素等高分子成膜材料包衣制成的片剂。片芯外面包衣层较薄，一般为片芯重量的10%～30%，其包衣材料的性质及包裹厚度均可影响药物的溶出速率。通常包衣片剂在个体之间、甚至在同一人身上的血药浓度变动都很大。

肠溶衣片 包衣材料除糖外，还有能使药片安全通过胃部的肠溶性材料。保护对胃液敏感的药物（如红霉素）或避免药物对胃粘膜刺激（如水杨酸盐）。肠溶衣也是延长生物利用度最有效的方法。肠溶衣中虫胶的性质能随时间的延长而产生显著的变化。如对氨基水杨酸肠溶衣片用虫胶制备，储存1.5～3.5年后，血中药浓度可相差3～4倍。

泡腾片 系将药物与酸-碱系统（如碳酸氢钠与枸橼酸或酒石酸）等赋形剂制成的片剂。遇水时产生化学反应释放出CO_2气体使片剂崩解。如阿司匹林泡腾片。

纸片剂 是指将一定量的药物吸附在一定大小的特制的可食性纸（$CMC-NH_4$）上所制成的内服剂型。分为纸型片和纸膜剂。优点是体积小、重量轻、携带方便，性质稳定，释药与吸收较快，生物利用度高，疗效好。但含苦味及刺激性药物不宜制成纸片剂，也不适宜制备含主药剂量较大的制剂。

丸剂 是一种或多种药物细粉与适宜的赋形剂混合制成的球形或椭圆形的固体制剂。丸剂口服后在胃肠道内缓慢崩解，逐渐释放出药物，吸收显效迟缓，作用持久，对毒性、刺激性药物可延缓吸收，减少毒性和不良反应。多适于慢性病的治疗及调和气血之用。丸剂的服用量一般较大，小儿吞服尤为困难。

丸剂可分为水丸、蜜丸、糊丸、蜡丸、浓缩丸等。

水丸 系指将药物细粉以冷开水或按处方规定用黄酒、醋、药材煎液、糖浆等为粘合剂泛制而成的丸剂。水丸在胃肠道中崩解较快，发挥疗效亦较快。适于作中药的解表剂与消导剂。

浓缩丸 系指将处方中的部分药物的煎液或提取液浓缩成膏，再与其余药物或适宜的辅料制成丸剂。其优点是减少了体积，增强了疗效，便于携带和服用。

糊丸 系指将药物细粉用米（或面）粉糊为粘合剂制成的丸剂。糊丸在消化道中崩解迟缓，适用于药性峻烈或有刺激性的药物。

蜜丸 系指将药物细粉以蜂蜜粘合制成的丸剂。分为大蜜丸、小蜜丸、水蜜丸。蜜丸的特点是在胃肠道中逐渐溶解释药，故作用持久，适于治疗慢性疾病和用作滋补药剂。

蜡丸 系指将药物细粉与蜂蜡合用而制成的丸剂。蜡丸在胃肠道内难于溶蚀与崩解，故仅适用于剧毒药物。

滴丸 系指将化学药物或药材中提取的有效成分与水溶性基质、脂肪性基质溶液（或其混悬液）滴入一种不相混合的液体冷却剂中冷凝收缩而制成的丸剂。如维生素AD丸、复方丹参滴丸等。滴丸重量差异小、含量较准确、质量稳定，特别适合于含液体药物及主药体积小或有刺激性的药物制丸，可增加药物的稳定性，减少刺激性，掩盖不良气味等。滴丸中药物与水溶性基质熔合一体，其晶粒极为微小，口服后与胃液接触，很快湿润和分散，基质溶解释放出药物而被迅速吸收，可提高难溶性药物的生物利用度。

微丸 系指由药物与辅料构成的直径小于2.5mm的球状实体。其特点是分散面积大，吸收快。

口服固体缓释制剂 系指口服药物在规定的溶剂中，按要求缓慢地非恒速释放，且每日用药次数与相应的普通制剂比较，缩减为24小时、12小时或8小时服一次。便于使用，又可降低血药浓度的波动，减少峰值时的毒副作用，增强谷值时的疗效。如硫酸庆大霉素胃内滞留漂浮型缓释片主要由一种或数种亲水性高分子材料与活性物质所组成。口服后体积膨胀，由于相对密度低于胃液而漂浮于胃液之上，胃排空时制剂不同时排出，从而延长了制剂在胃内滞留时间，较好地避免了食物对药物的影响。同时，在胃液中表面形成凝胶层，该层缓缓溶解，控制着水分向制剂内透入，控制着其中药物的溶出，使药物缓缓释放。本制剂可减少给药次数和日服药量，方便患者，对慢性炎症、溃疡性胃患者等尤为合适。

口服控释制剂 能够定量、定时、定位地释药，减少剂量，改善靶组织、靶器官的药物浓度，降低毒副作用，提高药物治疗效果。服用控释片剂时需用水吞服，严禁嚼碎或击碎分次使用。

定速释放 制剂以一定的速率在体内释放药物。该速率与体内药物的吸收速率可能有一定的相关性，但并不一定与之相等。例如：氨茶碱渗透泵型片剂用于恒速控释给药。当与体液接触后，水就能通过半透膜微孔进入片芯，使药物溶解成饱和溶液，产生一定的渗透压，溶解的药物饱和溶液由微孔恒速释放，直到片剂溶解完为止。每次给药4片，就可以在24小时内维持安全、有效的血药浓度10～20μg/ml。而普通片剂不能很好地维持此浓度，口服片剂用药频繁，血药浓度起伏较大，在使用过程中有一定的副作用。口服治疗系统（oral therapeutic system）是一种精巧独特的片剂，药物封闭在单一微小出口的半透膜中，该半透膜允许水分稳定地进入并溶解药物，溶液通过小孔释放。这种片剂可避免固体药物刺激胃粘膜，而且由于胃蠕动和胃液酸度的变化，持续释放速率改变极小。

定位释放 在口腔或胃肠道适当部位长时间停留，并释放一定量药物，以达到增加局部治疗作用或增加特殊吸收部位对药物的吸收。口胶制剂是定位释药的一种优良剂型，它可以用于洁齿和健齿，也可用于戒烟、口腔溃疡的治疗及全身性疾病的治疗。

智能药丸（为纽约布法罗州研制开发）药丸胶囊长约0.8英寸，比铅笔略粗一些，并装有一个一次性的微型无线电发射器。当药丸通过人体时，会发出连续信号，这些信号可由放在衣袋里的天线接受，并输入袖珍式的计算机内。当药丸到达胃肠道某一指定部位后，计算机根据人的指令给药丸发出信号，指示它释放药物和控制剂量的大小。同时，计算机还会记录下投放的药量，从而帮助病人获得最佳的用药剂量。另一种可能的应用是输送化学治疗剂，它能准确地对准目标，投放剂量小，副作用少。

口服结肠定位释药系统（oral colon specific drug delivery system，OCSDDS）即是通过口服给药后，药物在上消化道并不释放而到达结肠部位定位释放，在人体回盲部发挥局部或全身作用的一种独特的作用形式。在临床治疗疾病时具有较多优点：①由于药物在结肠定点释放，可以使易受胃酸破坏或胰酶代谢而失去治疗作用的一些药物免遭破坏。②可以避免蛋白质多肽类药物在上消化道中被酶降解，而把药物运送到结肠大肠部位释放而躲过酶屏障。③由于其缓释作用，使得一些需长效作用的疾病如心绞痛、关节炎、哮喘等得到更有效、安全的治疗。④可以局部有效治疗一些结肠疾病如结肠炎、出血性结肠炎、Crohn症等，使药物在病灶区内直接释放，达到介入治疗的目的。⑤通过提高局部药物浓度，提高药物生物利用度，进而改善疗效，还可以减少口服引起的胃肠道刺激等。

定时释放（又称脉冲释放），根据生物时间节律特点释放需要量的药物。如针对心绞痛或哮喘常在凌晨发作的特点，研制成在晚间服药而在凌晨释药的硝酸酯或茶碱制剂。调节聚合材料的溶蚀速度可以在预定时间释药，释药的时间根据药物时间动力学研究结果确定。例如维拉帕米渗透泵系统采用了激光孔柱塞技术，病人在晚间睡前服药，而在次日凌晨柱塞完全溶解，释放出脉冲量药物，从而有效控制高血压病人在清晨体内儿茶酚胺水平增高的问题。

五、口服药的服法

口服药物的姿势、喝水量的多少与药物吸收的关系甚为密切。正确的服药姿势应取身体直立位。因为身体直立时食道呈垂直状态，通过喉头的自然吞咽动作将药物服下，有利于药物下行到胃里，充分发挥药物的作用。服药前可先喝一口水润滑一下食道。服药时应多喝足量的温开水，以利于药物在胃肠道内崩解、溶解、稀释、吸收。服后最好直立2分钟，以使药物顺利通过食道。服药片时不喝水或只咽两三口水是不妥当的。躺着服药片或服后取卧位也是不正确的。因为服药姿势不当或喝水太少会导致药物在食道内停滞、崩解，溶化，或使刺激性药物粘附在食管壁上，极易导致食管炎、食管溃疡、甚至食管出血。此外，药品若在没有足量液体稀释下形成药物浓度过高，可引起胃损伤。

口服药物时饮用200～250ml水为好。水温对药效也有影响，以40～50℃温开水为好。尽量避免用茶水、牛奶、乳制品、饮料等和服。

小儿服药当以液体药剂为好，如糖浆剂、溶液剂等。通常4岁以上的孩子可吞服较小的片剂或胶囊；如果不是缓释片或肠溶片，也可将较大的片剂研碎或将胶囊中的药粉倒出，撒在少量果冻、米汤中喂服，这样有助于药品的全量吞服，亦可选择水果汁或天然饮料将药物溶于其中服用，但不宜加入乳汁、汽水、可乐和人工合成饮料中，以免发生化学性改变而影响药效。有些家长怕小孩子不肯服药，而捏住鼻孔迫令其张口喘气，趁小孩张口呼吸时喂药，这是十分危险的。药物很容易呛入气管或支气管，轻则引起剧烈咳嗽，重则引起吸入性肺炎，甚至因药物堵塞气管而窒息死亡。也有的家长常趁小孩入睡后喂药，很可能使药片误入喉头及气管引起窒息。会说话的孩子，可以劝其自己服用。

若是婴幼儿，可将其抱在大人的怀中，以左手手臂支撑小儿的头颈部，并让头颈部位置略高，身体呈自然倾斜状态；右手持小汤匙慢慢将药液自小儿口角灌入，但应注意一次给予量不能多，防止吞咽时堵塞。如果遇到拒绝服药的患儿，必须强制喂药时，动作要迅速，可用大拇指和食指紧按小儿两颊，使上下颌分开，再将盛有药液的汤匙放在上下牙之间，直到药液咽下时为止。然后再轻拍孩子的肩背，让其平稳下来，设法不让小儿哭闹噪动，防止呛咳时把服下的药再吐出来。注意切不可捏住小儿的鼻孔强行灌药，以防药液呛入小儿气管，出现危险。

若给小儿喂服中药煎剂，由于小儿的胃容量较小，最好将煎剂煎成浓缩液，喂服方法同上。若是婴儿服用，则需要把药液装进能套橡皮奶头的小瓶内或是洗净的奶瓶中，奶头的孔宜大些，药液中可加点糖调味，但不宜太多，以防改变药性，影响效果。给婴儿喂服中药应选空腹时，如在哺乳后易引起呕吐。

美国儿科专家们发现了一种安全实用的婴儿喂药方法，即利用婴儿特有的吞咽反射，促进婴儿吞咽的方法。只需大人用嘴（吹气者必须无感冒或无其他急性传染病）在距婴儿脸部30cm的地方，向婴儿脸部吹出一股柔和的气，即可引起婴儿张口吞咽，此时马上将药液送入婴儿口中。对于那些口中含有药液不肯吞咽的婴儿，此法更佳。该法主要适用于1～2岁的婴幼儿。

对婴幼儿来说，片剂往往要等分和研碎，不但剂量不好掌握，而且患儿不易接受药物的苦味。故小儿选择栓剂、溶液剂或糖浆剂为宜。

由于舌头各部位的味蕾功能不相同，舌根部主要感受苦味。因此，服苦药时应尽量减少药物与舌根部位的接触。所以，服药片可先将药物放于舌尖部位，然后用温开水迅速冲服下去。服完药后，及时漱口，再喝些开水，既可清除口腔中残留的苦味，又有利于药物溶解吸收。

有些呕吐病人，尤其是常服苦寒药的病人，经口服用药容易产生恶心、呕吐，在服药时常常是吐而不纳，用药无效，达不到治疗目的。对于这种情况，一般可先饮姜汁少量，再服药液，也可同服。或采取少量多次的饮服方法来避免呕吐。

服用硫酸亚铁片时应注意，如研碎后应立即服用，不可在空气中放置过久，否则空气会将低价铁氧化为有毒性的高价铁。

缓释（长效）制剂或肠溶制剂切不可剥开、研碎，否则会增加药物毒性，减少作用时间，或被胃液、唾液的消化酶破坏，降低药效，有时亦会增加胃出血等胃肠道不良反应。

对于病重而致昏迷、牙关紧闭的病人，可用乌梅擦牙龈或竹板撬开牙关，使口张开，然后将药液灌下。也可采用鼻饲法，可以解决不能口服的困难。

自动给药器（lndes）是威尔士大学开发研制的一种供行动不便的老年人使用的自动给药器。外观酷似一只袖珍掌心计算器，使用一粒纽扣电池作电源。它内部分成6小格，分别标上星期一至星期六字样。事先将应服药片或胶囊按剂量分别装在小格中，到服药时间，病人只要按一下按钮，盒盖即自动开启并弹出规定剂量的药片或胶囊。如果老人服完当天所有药物后又误按按钮，盒盖不但不开启，还会发出续警报告声、提醒老人不要超量服药。

六、吃错药的应急处理

①多喝白开水，让体内药物稀释并及时从尿中排出。②如果服用的药物剂量大且有毒性，应立即用手指刺激舌根催吐，然后大量饮用茶水、肥皂水反复呕吐洗胃；催吐和洗胃后，喝几杯牛奶和三四个生鸡蛋清；还可以喝点绿豆汤解毒。③如果误服了腐蚀剂，应立即给病人喝大量的牛奶、生鸡蛋清、植物油后，迅速送医院处理。

第五节　粘膜给药

粘膜给药通常包括眼结膜、鼻腔、口腔、咽喉腔、阴道、尿道、肛门等处的给药。从这些部位给予抗菌药、消毒药、收敛药、润滑药等是为了引起局部作用以治疗相应疾患。由于粘膜的吸收能力远较皮肤强，能产生全身作用，应注意防止药物吸收中毒的可能性。

一、口腔粘膜给药

口腔粘膜表面覆盖着复层鳞状上皮，口腔粘膜由脂质构成，渗透性能界于皮肤和小肠之间。药物渗透性能顺序为：舌下粘膜＞颊粘膜＞牙龈、硬腭粘膜。口腔粘膜上分布许多血管，它们在粘膜内层形成大血管网。药物被唾液溶解后，通过粘膜吸收，经舌静脉、面静脉和后腭静脉进入颈内静脉运入心脏，可绕过肝脏的首过作用，然后随血液循环向全身分布。药物主要通过被动扩散吸收，尽管吸收表面积很小，但吸收迅速，药效发生快。药物经口腔粘膜渗透的能力与药物本身的分子量、脂溶度和解离度密切相关。大多数弱酸或弱碱性类药物的口腔粘膜吸收与其分配系数成正比，遵循 pH 分配学说。例如水杨酸（pKa ＝ 3.0）的吸收率随口腔 pH 值升高而降低；麻黄碱（pKa ＝ 9.6）随 pH 值升高吸收率增加。

口腔粘膜用药的常用剂型有漱口剂、含漱剂、涂剂、粉散剂、口含片、膜剂、气（喷）雾剂。

漱口剂　多为药物的水溶液，常加着色剂以区别于内服药剂（不可咽下!），其 pH 一般为微碱性，有利于清除口腔中酸性分泌物和溶解粘液蛋白。漱口剂的作用主要是：清除口腔分泌物与异物；中和酸、除臭、收敛、消毒、杀菌等。但由于漱口剂与口腔粘膜接触时间短暂，其消毒杀菌效果往往较弱。

含漱剂　是指用于湿润咽喉部粘膜表面而发挥疗效的液体药剂。其作用是有助于消炎或缓和局部症状，并有一定的镇痛作用。但用于杀菌作用不显著。

涂剂　是指涂于口腔或喉部粘膜的液体药剂。涂剂多为消毒、消炎药物的甘油溶液。甘油可使药物滞留于喉部并有滋润的作用；甘油具有粘稠性、防腐性和吸湿性，对皮肤粘膜有柔润安抚作用，对咽喉炎、扁桃腺炎等起辅助治疗作用。一般用棉签蘸取药液涂于口腔或喉部患处。

口含片　是指一种置于口腔内缓缓溶解的片剂。口含片往往比一般口服片大而硬，但嗅、味均适口，多用于口腔、咽喉的局部疾患，起消炎、消毒等作用。

粘贴片 在使用时，可直接将其粘附于口腔创面。既免除病人口服之苦，又避免肠胃药物反应，也不影响讲话、进食、饮水，且无任何不适感。它可用于治疗牙龈炎、重度牙周炎、口腔溃疡、缘下感染、口腔粘膜创伤、拔牙后干槽症等口腔疾病。如甲硝唑粘附片（麦斯特片）、地塞米松粘贴片（意可贴）。

齿用粘合膜剂 是置氟化钠明胶层于夹膜中，由外膜控制药物的释放速度。在口腔使用这种剂型，可使药物直接达到作用部位，作用可持续6个月。

吹入剂 粉剂用气吹入口腔内撒布于患处。如锡类散、珠黄吹喉散有解毒化腐作用，用于咽喉口舌肿痛、糜烂。外用适量，吹于患处。

气（喷）雾剂 如Ⅱ型糖尿病患者应用喷雾胰岛素，不仅取代了以往使用的注射法，而且也增强了患者服用的其他口服降糖药的效果。

滴牙剂 系指用于局部牙孔的液体制剂。药物浓度大，刺激性、毒性很大，应用时不能直接接触粘膜。

二、舌下给药

舌下给药是通过口腔粘膜扩张吸收，吸收后药物由颈内静脉运入心脏，然后随血液直接进入大循环，向全身分布。舌下给药避免了胃肠道的消化酶及酸碱度的破坏；也避免口服经门静脉系统受到肝脏代谢的影响。

舌下给药适合于要求迅速奏效而又不宜口服的药物，但只适用于少数用量小或急需生效和口腔粘膜可吸收且对口腔粘膜无刺激性和无异味的药物。一般用于舌下给药的药物有：硝酸甘油、硝酸异山梨酯、硝苯地平、二氢埃托啡、尼群地平、尼卡地平、苄心定、维拉帕米、哌唑嗪、可乐定、地尔硫䓬、卡托普利等。

舌下片 是指置于舌下或颊腔使用的一种小片剂。其特点是剂量小、作用强，能在舌下粘液中缓缓溶解而快速吸收。例如硝酸甘油片0.6mg舌下给药治疗心绞痛，经2～3min就可以起缓解疼痛的效果。

硝酸甘油膜 每张含药0.5mg，用时含1片于舌下。口服无效。

舌下给药的方法是，将药物含于舌下，让唾液自然溶解，不要吞咽，也不要饮水。否则会影响药效。不要将药片含在口腔中或放在舌面上。因为舌表面有舌苔和角化层，很难吸收药物。口腔干燥也会影响药物的吸收。尤其是应用抑制腺体分泌的药物发生口干时，条件许可的情况下，用温水湿润口腔片刻，可有利于药物的崩解和吸收。对包衣片胶囊应咬碎置于舌下，不可将包衣片或胶囊整粒直接舌下含服。患者最好采取半卧位，不要采取平卧或站立位含药。半卧位时，可使回心血量减少，减轻心脏负担，从而缓解心绞痛。平卧时，会使回心血量增加，加重心肌负担，心肌耗氧量也增加，从而使药物作用减弱，起不到良好的止痛作用。站立位时，往往血管扩张，血压降低，导致脑血管供血不足，容易发生意外。

对伴有口腔严重溃疡或难以含服的病人不宜使用舌下给药。

三、鼻腔给药（pro・nar）

鼻腔粘膜表面面积为150cm^2。鼻腔上部粘膜厚，血管密集，而鼻腔底部和各鼻窦内粘膜很薄，因此，鼻腔上部粘膜是药物吸收的主要区域。鼻粘膜上覆盖有绒毛上皮和丰富的血管，故吸收面积大，能使药物较迅速地进入组织细胞，药物发挥作用快。因药物直接通过鼻腔粘膜血管吸收，可减少反复注射的痛苦，避免胃酸和消化酶的破坏和肠—肝的首过作用，提高了药物的生物利用度。所以，鼻内给药不只是治疗鼻炎等局部性疾病，而且可达到全身性用药的目的。如普萘洛尔“首过作用”影响较大，口服时生物利用度仅为7%～19%，而鼻内给药时几乎100%。

鼻腔给药时，首先清洁鼻道，取平卧势，枕头垫在颈下，药物于距鼻孔约0.8cm处给入。血管收缩剂不应连续应用3天以上，否则可能出现反跳作用。

研究结果表明，口服吸收良好的某些药物，鼻腔粘膜对其吸收的效果与静脉注射相当；而口服吸收不良的某些药物，鼻腔粘膜则吸收良好。鼻腔粘膜对药物独特的吸收方式，使不少胃肠吸收不良的药物可考虑改用鼻腔给药途径，以获得全身性治疗作用。例如：安乃近溶液给小儿滴鼻后，退热作用明显且作用持久。近年来亦有胰岛素通过鼻腔给药的。

鼻腔给药可选择的药物类型如下：①蛋白质和多肽类药物；②通常口服难以吸收的药物；③在胃肠道液中很不稳定以及明显受胃肠道粘膜和肝脏首过作用影响的药物；④其他人体给药部位服用不便的药物。

鼻腔给药的主要剂型有：滴鼻液、凝胶、乳膏、软膏、胶囊（内装粉剂）、吸入剂、鼻腔用气雾剂、无抛射剂的鼻腔喷雾剂、膜剂。

鼻腔给药制剂一般要求：等渗；无刺激性，给药后不明显影响纤毛的运动性；pH值接近鼻腔粘液的酸碱性，制剂中各种添加剂均可影响鼻腔的吸收，尽量少用或不用防腐剂，以0.01%的盐酸苄烷铵和0.05%的EDTA作为滴鼻液的防腐剂；表面活性剂可促进鼻腔生物膜对某些药物的吸收；滴鼻剂滴入鼻腔后被纤毛向咽喉部驱送，为了降低驱送速度，增加药液在鼻粘膜部停留时间，从而有利于药物的吸收，故需加入增稠剂，如纤维素衍生物。

正常人鼻腔液的pH值一般为5.5～6.5，冷空气吹入时偏于碱性，热空气吹入时则呈现酸性。在一般鼻腔发炎或过敏反应时往往呈现碱性，不仅影响正常纤毛的活动，而且使细菌容易增殖生长。所以一般碱性的药物溶液不宜常用，使用弱酸性药物的溶液较好。

滴鼻剂（naristillae）系指专供滴入鼻腔使用的有效药物的水、丙二醇或油溶液。一般制成溶液剂、混悬剂或乳剂，药物成分易吸收，而且制备方法简单，使用方便。水溶液易与鼻粘液混合，易分布于鼻粘膜表面，但维持药效的时间比较短。油溶液无刺激性，作用持久，但药物不易透入粘液毡，也不易与粘液相混合，使用过多或过久时容易进入气管而引起“脂性肺炎”，而且妨碍正常纤毛的活动。滴鼻剂的pH值应要求在5.5～7.5，且具有缓冲力，其渗透压应相当于0.9% Nacl或略高。滴鼻剂不应改变粘液的正常粘度，不影响正常纤毛运动和分泌液的离子组成。在病人应用期间应有足够的稳定性和活性，吸收后不致引起全身中毒等。

滴鼻剂的正确使用方法：①仰卧仰头法：仰卧于床上，头部悬在床边，头向后仰，使鼻孔朝上，将药液滴入，每侧鼻腔滴二至三滴，而后轻轻按压鼻翼，使药液均匀分布于鼻甲和各鼻窦口，再平卧五分钟。②坐位仰头法：身靠椅背坐好，头尽量后仰，尽可能使鼻孔朝上方，而后向鼻腔滴药。需要注意的是，滴药前先要清除鼻内分泌物，滴药时用口呼吸而不用鼻子，尽量将头后仰，使鼻部低于口腔、咽部，以免药液流入或吸入咽部。若药液流入口腔，说明滴药速度过快、量过多或后垂不够，应进行纠正。

鼻腔用气雾剂（neb.）是将药物制成液体状，以喷入的方式给药，其吸收效果很好，但制备及使用上不及滴鼻剂方便。喷出药粒的大小应控制在5～15μm，平均粒径10μm比较适宜。因为喷出的药粒较大易在鼻腔前庭区被阻隔沉积，太小的粒子却会随呼吸进入肺部。鼻腔用气雾剂的优点是，可控制用药剂量，使用量更小，多次使用仍可保持容器内气雾剂的无菌，对鼻粘膜刺激性小，药物对鼻腔粘膜的穿透深度令人满意。

鼻内用胶囊 二丙酸氯地米松粉末剂胶囊是由主药和鼻粘膜附着剂丙基纤维素（HPC）混合而成的，其99%粉末的粒径均在20～50μm的范围内。使用时，将胶囊装入鼻用小型喷雾器中，按规定方法投入鼻腔内。此法特点是药物在鼻腔内滞留时间长，与过去的从鼻吸入的氯地米松制剂相比，投药次数可减少一半，主药剂量仅为原来的1/4。

塞鼻剂 制法简单，是以固体方式塞入，但吸收效果差，使用不方便，患者易感到不适。药物应尽量将其粉碎至最细。

鼻用止血海绵 含有大黄与麻黄素的明胶海绵剂为良好的鼻出血止血剂，用于鼻出血和各种鼻内手术后创面出血。使用时每侧鼻腔用4～5条填塞。

洗鼻剂 为清洗鼻腔的水溶液，一般用于萎缩性鼻炎或慢性上颌窦炎。但应注意，用大量溶液灌洗时可冲除鼻腔粘液毡毛而影响正常功能，且有时引入传染物。

四、呼吸道吸入给药

呼吸器官是药物进入体内的途径之一。药物经肺的吸收之所以迅速，是由于肺泡的特殊结构使肺成为一个巨大的吸收部位。人体肺泡数目多达3亿个，总表面积约100～200m^2。肺泡为半球状囊泡，泡壁极薄，存在着致密的毛细血管。肺泡与肺泡之间有极丰富的毛细血管网，血管的内皮直接贴近于肺泡上皮，具有很大的通透性，肺泡内的物质极易透过进入血液。并且血液经肺的流通量大，从右心室搏出的血液几乎全部经肺循环。因此，气态药物由肺部吸收极快，其吸收速率仅次于静脉注射。此外，气管、支气管等也有一定的吸收能力。

肺部给药是以被动转运方式吸收的。药物的分子量、脂溶性、油水分配系数影响药物吸收。分子量小于1000的药物吸收快，脂溶性药物容易吸收。利用吸入法给药，将药物施于呼吸道、支气管粘膜、肺泡，吸收效果好，局部药物浓度高，作用快。而且可通过药物颗粒的大小控制药物作用的强度。药物颗粒大小影响药物到达的部位，一般认为起局部作用的药物粒子以3～10μm为宜。如颗粒大于10μm则药物主要存留于鼻通道、气管中；2～10μm的颗粒可达到支气管与细支气管；2～3μm的粒子可到达肺部，如欲达到肺泡导管和肺泡，可能需要小于1μm的微粒。药物到达肺部的比例越高，被纤毛清除的量就越少。支气管病患者呼吸腔道较正常人窄，更易截留药物。采用药物吸入法治疗哮喘，药物的局部利用率高，而副作用不到口服剂量的10%，故目前国内外大部分专家都主张采用此法。气体、挥发性药物的气体、分散在空气中的液体或固体粉末药物（气雾剂）都可用吸入法给药。药物必须没有刺激性或刺激性不大。药物应能溶解于呼吸器官的分泌液中，否则将成为异物留在呼吸器官中引起刺激或肺炎。此外，药物在肺部吸收的干扰因素较多，故吸收不完全且变异性较大。

常见的吸入药物剂型有气雾剂、气雾胶囊、挥发性吸入药、烟剂。

吸入性气雾剂 是通过将药物分散成微粒（液体或固体）后，供吸入呼吸系统进行吸入治疗，主要起局部作用，但药物经肺部吸收后也能起全身作用。

气雾胶囊 将适用于气管吸入的药物粉末放置于推进器内，穿孔后转动推进器向口内喷射药物微粒。此种胶囊的药效比口服快，剂量可减少至1/10。

烟剂 是将原料制成卷烟，点燃供吸用，如洋金花烟治疗哮喘。

嗅入剂如薄荷脑锭、亚硝酸戊酯液体，接近鼻孔处闻嗅吸入。

挥发性吸入药 麻醉乙醚吸入作全身性麻醉。

常用的吸入法给药器具有：

手压式喷雾吸入器　借助外界手工打气为喷出动力，供病人通过呼吸道吸入药物。如双黄连气雾剂，该药针对呼吸系统生理、病理特点，由口腔给药。雾化后的药物微粒在 5～15μm 之间，随深吸气均匀地分布于咽喉部、支气管及肺泡，并迅速地通过肺泡，直接进入血液循环，达到治疗周身病毒感染的目的。比口服液起效快，比注射剂更方便。但双黄连气雾剂如使用方法不当，会使病变部位达不到应有的药物剂量，甚至使喷出的药物滞留在口腔，这样就会降低其疗效，不能发挥其独特、快速的治疗作用。

医用雾化器　借助压缩空气或氧气为喷出动力，将雾化药物送至气管、支气管、肺部吸收。

微量泵雾化器　借助泵的机械运动而使药液雾化的一种新型给药装置。其特点是结构简单，携带方便，患者可自行添加药液反复使用。由于不用抛射剂，喷出的雾粒稍大，故主要用于鼻、咽喉等部位。

粉末药物吸入装置　将药物胶囊置于推进器内，穿孔后转动推进器向口内喷射药末。给药剂量亦能控制得相当准确。

超声波雾化器　超声波雾化吸入用于危重病人抢救时，可配合人工呼吸器持续湿化或间歇雾化吸入药物，以解除支气管痉挛，并使药物进入支气管深部，从而达到气道通畅，改善通气功能的目的。使用药物气雾剂前，应先用力咳出痰液，以保证药物在吸入时能畅通无阻地进入气管深部发挥作用。病人取低坡半卧位（即床头抬高约 24cm），位置要舒适。将面罩套好，不能让药物雾滴进入眼内。或者戴上一副护目镜也可以。保持呼吸均匀，把喷雾嘴放入双唇间，但口唇不要紧贴，嘱病人撅嘴缓缓呼气，在深吸气的同时揿压气雾剂阀，让喷出的药液随吸气深入气管，药液吸入气管后，还要尽可能较长时间屏住呼吸，以便让吸入的药物有足够的时间沉积在气管壁上，更好地发挥药效，相对说来，屏气的时间越长，效果越佳。雾化吸入一次只能采用一种药物，因几种药同时应用可导致不良反应或药物相互作用而失效。喷药前要摇晃药液瓶，以免药物沉积。

蒸汽吸入器　蒸汽吸入时，嘱病人张口呼吸，以便含药蒸汽吸入呼吸器官。

口腔多功能自动滴药器　是一种利用电子技术自动给药，自动点燃酒精灯等诸多功能的装置，该装置可单独操作，灵活自如，节约药品，防止污染，提高工作效率。

碟式吸入器　将药粉放入吸入器内，呼吸平稳后，口含接口，借助吸气动作，将药粉用力吸入气管内。

勃林格殷格翰开发的吸乐（HandiHaler）是一种呼吸驱动的干粉吸入器，能有效地将噻托溴铵干粉吸入剂（思力华）传递给仅有正常人 1/4 吸气能力的慢性阻塞性肺病患者，解决了因吸气流速降低而不能完全将药物微粒吸入气道的问题。

五、眼内用药（Pro. o）

（一）常见的眼用制剂

常见的眼用制剂有滴眼液、眼膏、眼用注射液、眼用膜剂和接触眼镜。

1. 滴眼液

滴眼液是最常用的眼用制剂，一般都是患者自用，使用方便，其溶媒大多是水，不干扰视力，也不干扰角膜上皮的再生，很少会引起不良反应。

药液滴入眼睑内主要通过角膜和结膜两条途径吸收。角膜吸收途径为角膜→前房→虹膜。结膜吸收途径为结膜→巩膜→眼球后部。应用通常的滴入方法，大部分药物是在结膜的下穹隆中，借助于毛细管力、扩散力和眨目反射等使药物进入角膜前的薄膜层中，再渗入到角膜中。许多眼用药属于弱碱性，多以其盐的水溶液应用于眼部。泪液的中和作用可立即将滴眼药液转化至生理 pH 范围（7.4 左右），这样就会有足够的游离碱出现并渗入角膜中。滴眼液的表面张力愈小，愈有利于与泪液的充分混合，也有利于药物与角膜上皮接触，亦即药物愈容易渗入。增加眼用溶液的粘度，可使药物与角膜接触时间延长，又能减低药物的刺激性，从而有利于药物的吸收。药物进入眼睑和结膜，由于结膜含有许多血管和淋巴管，当受药物刺激时血管处于扩张状态，透入结膜的药物很大比例进入血液中，并有可能引起全身性不良反应。

一般的滴眼瓶一滴约为 50～75ul，大约有 70%的药液从眼溢出而造成损失，若眨眼则有 90%的药液损失。眼药液滴眼后，由于泪液不断的分泌与排出，因此很快被稀释，一部分溢出眼外沿着面颊流下，一部分经泪道进入鼻腔或口腔中。增加滴眼药次数，可提高眼用药物的疗效。连续多次应用滴眼剂可使角膜前的薄膜出现较高的药物浓度，提高组织可得性。闭合眼睑可降低转移率，延长药物在眼部停留时间。

滴眼液的使用方法正确与否，和眼病能否很快治愈直接有关。正确用法是：用清洁的手巾或消毒棉球先擦去眼角上的分泌物，头稍向后仰，让病人眼睛向上，用左手拇指和食指分开眼皮或仅用拇指轻拉下眼皮，右手拿滴眼瓶，在距离眼睛 2cm 高度处轻轻挤压药瓶，滴入 2～3 滴药液于下眼皮内，然后闭目并用左手轻提上眼皮，让药液流到整个眼眶内，再闭目短暂休息数分钟即可。注意滴瓶的管口不宜距眼球太近，以防不慎损伤眼珠或碰到睫毛，接触到病眼的分泌物而污染了药液。药液应滴于结膜囊内，不可直接滴到眼睛角膜上。因为角膜感觉灵敏，刺激后反射性地眼睑关闭，使药液外流而达不到治疗目的。滴入含有毒性的药物如毒扁豆碱、阿托品等眼药水，应用一个手指压迫内侧眼角泪囊处 2～3 分钟，以免药液经过鼻泪道流入鼻腔，经粘膜吸收后引起中毒事故。滴药后用棉球吸去溢于眼外的药液。一般每天滴 3～4 次。若需要同时滴几种眼药水，在使用每一种药水之间应间隔十几分钟。

由于眼睛是人体十分重要的器官，而眼组织又十分娇嫩，因此对眼内制剂的质量要求也较为严格。①滴眼液应为澄清透明溶液（胶体溶液、混悬液、乳浊液例外），不得混有不溶性异物，尤其不得混有玻璃屑。②无菌，不得被微生物污染。尤其用于角膜创伤或手术的滴眼液应保证绝对无菌。③滴眼液应与泪液等渗。高渗溶液在眼内可使角膜失去水分，使组织干燥而产生不适感；低渗溶液能使角膜组织细胞胀大而产生刺激。都能使泪液分泌增加，造成药液迅速被稀释或被冲洗掉。滴眼液的渗透压可调节在相当于 0.7%～1.5%的氯化钠溶液的渗透压范围内。④滴眼液的 pH 值一般在 5.5～7.8 范围内。正常泪液 pH 值 7.4，并具有一定的缓冲容量。pH 过高或过低对眼都有刺激性，过于偏酸性可凝固眼粘膜的蛋白质，过于偏碱性则可使眼粘膜的上皮细胞硬化或膨胀。⑤滴眼液适宜的粘度在 40～50 厘泊之间。加有增粘剂的滴眼液，适于晚间睡前使用，滴入的药液不易流失，增加药物与眼接触的时间，还能减轻药液对眼粘膜的刺激。⑥刺激性应尽可能小。刺激性较大的滴眼液不仅使患者增加痛苦，而且也影响药物吸收，降低疗效。⑦有些易水解的药物如四环素、吡诺克辛钠等，制成眼用片剂或粉剂，临用时加灭菌溶媒溶解配成滴眼液应用。

眼药水尽管是局部用药，但因眼结膜有丰富的毛细血管，当眼药水滴入眼结膜囊内，通过结膜微血管吸收后可到达全身；滴入的药水还可顺着鼻泪管进入口咽腔而被吸收，造成各种反应。例如使用10%去甲肾上腺素滴眼液点眼散瞳，可引起血压升高，甚至发生蛛网膜下腔出血、急性心肌梗死等严重情况。用肾上腺素滴眼液滴眼，可引起室性期前收缩。用阿托品滴眼液点眼后，可出现脸红、口干、失眠、发热、幻觉等症状，婴儿可发生抽搐、昏迷、甚至死亡。对于较普遍应用的氯霉素滴眼液，更应注意其副反应。氯霉素滴眼液致再生障碍性贫血发病率虽较低，死亡率却高于50%，一旦发生此症常难以逆转，少数存活者可发展为粒细胞性白血病，儿童及女性发病率较高。另外使用氯霉素患者均可出现出血（血小板减少所致，出血部位以颅内、皮肤及鼻最多，其次为牙龈、消化道及粘膜）、发热（粒细胞减少所致感染征象）和贫血三大症状。其原因除与剂量有关外，主要与特异体质（敏感性增高）有关。氯霉素滴眼液滴眼后，可经房水或鼻泪管迅速吸收到全身，当特异体质接触本品后，可直接影响骨髓细胞脱氧核糖核酸的合成，从而导致骨髓造血细胞的损害。小儿由于肝脏代谢及肾脏排泄功能低下，造血机能不健全，对氯霉素滴眼液药水很敏感，使用时应格外注意。虽然由眼药水引起全身毒副反应者是少数，但有些反应较严重，因而不能轻视，特别是患有支气管哮喘、心脏病、贫血等全身性疾病的人及婴儿、儿童更应注意。在不影响药物效果的情况下，尽量选用浓度较低的眼药水，切不可盲目过量使用，并在滴后用手指压迫眼内角泪囊部位，增加局部效果减少药物吸收。并密切观察用药后的副作用，一旦发生反应，应立即停用，严重者需到医院诊治。

2. 眼膏剂

眼膏的优点的是在眼中保留时间长，增加药物与眼的接触时间，并能减轻眼睑对眼球的摩擦。眼膏可作为眼科手术后用药，无不良反应，也不影响角膜上皮或角膜基质损伤的愈合。

眼膏使用方法：用左手将下眼皮稍向外翻开，右手持眼药膏管，管口基本平行于翻开的下眼皮并挤出眼药膏一条，轻涂于下眼皮内，然后闭眼轻揉眼皮几下，使眼膏布满在整个眼皮内。但对于眼外伤、角膜溃疡及眼科手术后患者，涂完药膏不能按揉，否则眼内伤口难以愈合。注意不要将睫毛卷入眼内，以免刺激眼珠产生刺痛感。

一般眼膏均含有油脂，涂用后暂时感觉视力模糊，故在午睡前及晚上睡前使用较为适宜。

3. 眼用膜剂

眼用膜剂是以高分子膜为载体在眼内缓慢释药的固体眼用制剂。眼内膜剂的优点是能控制药物与主要吸收部位的接触时间，剂量准确，避免频繁用药。

非溶蚀性眼用膜是用乙烯—醋酸乙烯（EVA）共聚物等一些水不溶性材料制成的多层药膜制剂。一般由药物贮库、控制释药外膜和白色标志环三部分组成。放入结膜囊慢慢释药，是有效增强局部给药疗效，延长作用时间、减少浪费的措施。

溶蚀性眼用膜剂是将加有水溶性聚合物的药物溶液经干燥成膜等处理而制成的。当药膜置于眼睑后，逐渐在泪液中溶蚀，释药速度近似一级速度过程，一开始释药量较大，以后逐渐减慢。药膜溶解在泪液中形成胶体粘稠液粘附在角膜上，直接接触角膜上皮层并向眼内渗透，使房水获得较高的药物浓度。同时由于粘度增大，减少药物从泪鼻管流失的速度，因而能使药物在眼结膜囊中存留的时间延长，从而发挥药效的时间较长。

4. 软接触眼镜

被用作药物载体，治疗多种眼疾患，例如大泡性角膜炎、丝状角膜炎、眼化学烧伤等。使用方法是：将软接触眼镜置于无防腐剂但无菌的药液中浸泡，待吸附足够药量后即可放入眼内，药物以一级速度释放。由于软接触眼镜覆盖于角膜表面，防止了泪液对药物的稀释作用，减少排出，药物在镜片下有效地渗入眼内且维持较长的作用时间。例如将软接触眼镜浸泡1%毛果云香碱液2分钟，放入眼内1小时，降压作用可维持24小时以上。

患者需自我戴镜和卸镜，使用无抑菌剂溶液，容易增加污染的机会。戴镜本身也可能引起另一些眼部病变如无菌性角膜溃疡，巨大乳头性结膜炎等。

（二）眼睛用药的不良反应

1. 源于眼药的眼病

眼药为局部用药，当眼药滴在眼内，角膜、结膜也要受到刺激，长期或不规范滥用眼药，很可能导致角膜、结膜损伤。比较常见的源于眼药的眼病主要有：

（1）角膜、结膜炎或损伤：有相当一部分眼药对角膜、结膜有一定毒性作用，在抗感染的眼药、治疗病毒性眼药中比较多见。如治疗病毒性疱疹性角膜炎的0.1%疱疹净（碘苷）眼药水，几乎对所有使用人的角膜、结膜上皮都产生不同程度损伤；氨基糖苷类眼药水（或眼膏）也可对角膜、结膜产生一定刺激。另外，大部分眼药为了延长保存期，防止变质，常加入少量防腐剂，这些防腐剂长期接触角膜、结膜，可引起角膜、结膜上皮细胞膜的破坏，影响细胞代谢，也可改变泪液的脂层，间接影响上皮功能。

（2）眼菌交替症：由于长期使用抗细菌性眼药或含激素类眼药，可因菌群失调或局部免疫功能下降，而导致有耐药性的细菌或真菌、病毒大量繁殖，由此引起的疾病称为“眼菌交替症”。

（3）过敏反应：眼睛对药物非常敏感，有过敏体质的人常因使用眼药而诱发过敏。青霉素、链霉素、卡那霉素眼药或含苯扎溴铵、洗必泰的眼科用药都有可能引起过敏反应。常用的氯霉素滴眼液，有可能通过Ⅱ型变态反应，诱发血液系统疾病。

（4）诱发青光眼、白内障：含激素类、非甾体消炎药类眼药，如长期不适当应用，有可能诱发难以医治的白内障或青光眼。

2. 不得超量、超次数使用眼药

据研究，大部分眼药每天使用4次较为安全，很少损伤角膜、结膜。如需增加使用次数，应请眼科医生予以指导。在使用眼药过程中如出现视力模糊、持续疼痛、角膜结膜充血发红或原来眼病加重等症状，应暂停用药；待症状消退后可再慎重使用；如仍出现较重反应，则应更换其他药物。

3. 继发感染

要注意继发感染，特别要注意真菌继发感染。真菌可引起泪道、结膜、角膜及眼眶和眼内组织疾病，其中以真菌性角膜溃疡或眼内炎最为多见，常导致失明。因此长期使用抗生素或含激素的眼药时，要特别慎重。一旦出现眼内异物感，眼部红肿、疼痛、视力障碍，特别是角膜出现灰白色或其他颜色斑块、溃疡，而且呈缓慢进展者，很可能感染了真菌，要立即去医院进行检查和治疗。

六、耳内用药（Pro. anr）

（一）滴耳液

滴耳剂（ear drops）多为有效药物的水、稀乙醇、甘油、丙二醇等的溶液，在耳道分散后起治疗作用。具有消毒、止痒、收敛、消炎、润滑作用。水溶液一般作用缓和，但药物的穿透性较差。乙醇溶液的穿透性和杀菌作用均较强，但往往能刺激内耳而引起眩晕。甘油溶液无刺激性且作用较持久，但穿透性较差，因而常与数种溶媒合用。患慢性中耳炎时，由于粘稠分泌物的存在而使药物很难到达中耳，但若与溶菌酶、透明质酸酶等酶类合用时能使分泌物液化，并能促进药物的分散和加速肉芽组织的再生。

滴耳液的使用方法：滴耳药前先用棉签清洁外耳道的分泌物，以便使药液与病变部位直接接触。滴药时病人头部偏向一侧，病耳向上，用左手牵拉耳廓使耳道变直，成人应向右上方拉，儿童则应向后下方拉，使药液不受耳毛和弯曲耳道的阻碍。同时，右手持耳药滴管，把药水顺外耳道后壁滴入耳腔内。然后用手按压耳廓几次，让药液布满耳内各部即可，并保持体位数分钟。注意滴药管口不要接触耳部，以免药液被污染。冬季药液温度太低，可先用手温暖药瓶（约37℃）后再滴，以免刺激耳鼓膜引起眩晕反应。

（二）耳滴丸

氯霉素耳滴丸用于治疗急、慢性单纯性或化脓性中耳炎。先用3%过氧化氢洗净耳内分泌物，根据外耳道及鼓膜穿孔大小选用适宜规格的耳丸，放入中耳腔，鼓膜穿孔小的也可以放在膜外，缓缓溶解吸收。每日或隔日换药一次，每次1～2粒。耳丸分散度大，在耳内能完全溶解，使用时易清洗，不阻塞耳道妨碍引流，有长效高效的特点。

呋喃唑酮耳用滴丸，用于治疗急慢性中耳炎、慢性化脓性中耳炎急性发作等。先将耳道用过氧化氢溶液清洗干净，头微斜，置1粒耳滴丸于耳道内，每日1～2粒至痊愈。该滴丸具有局部用药浓度高、溶散迅速、不阻塞外耳道，作用快而持久，价格便宜及携带方便的特点。

（三）洗耳液

用于清除外耳盯聍、脓液及微小异物的溶液。如3%过氧化氢溶液、4%碳酸氢钠溶液等。外耳道所用药剂的pH最好呈弱酸性。因为一般正常外耳道的pH值在5.0～7.2之间，当发炎时pH值多在7.1～7.8。如果皮肤表面抗菌性的酸性外膜变为碱性时，细菌感染的可能性就会大大增加。

（四）耳栓剂

七、直肠给药

直肠吸收药物途径有三条：一条是经直肠上静脉经门静脉进入肝脏，遭遇首过效应，再运至全身。另一条是通过直肠中静脉和直肠下静脉及肛管静脉进入下腔静脉，绕过肝脏而直接进入血循环。第三条途径是直肠淋巴系统对药物的吸收，几乎与血液处于相同地位。直肠给药时，栓剂引入直肠的深度不同，其吸收程度也有所不同。一般在距肛门2厘米左右处给药，则药物的大部分经途径二吸收，进入大循环，可避免肝脏的首过效应；若给药深度过大，则药物经途径一吸收的部分增加，经首过作用的药物增多，生物利用度下降。因此，掌握适当的给药深度十分重要。

药物在直肠中的吸收过程错综复杂，影响药物吸收的因素也很多，其机理均未得到完全阐明，以至使药物在直肠中的吸收仍然得不到完全控制。直肠粘膜表面覆盖有水性粘液层，是阻碍药物吸收的机械屏障。直肠液基本是中性而无缓冲能力，药物在直肠环境中不起化学变化。一般分子型药物容易透过肠粘膜，而离子型药物不易透过，有机弱酸或弱碱比强酸或强碱以及强电解质容易吸收。直肠内脂溶性药物容易吸收。但水溶性药物吸收亦好。水溶性大的吸收能力就高，水溶性差的则吸收量低，达到高峰也较慢。药物从直肠的吸收属被动扩散的转运机制，符合一级反应速度公式。由于药物种类不同，直肠吸收的情况亦有所不同。有些药物（如四环素、苄青霉素钠盐）的直肠吸收率远远低于口服。但林可霉素的直肠吸收率与口服相近似。

直肠给药的优点：直肠部位具有较少内源性消化酶，能较长时间释放药物，产生一个高浓度药物的局部环境。药物大部分不经肝脏而直接进入血循环，故能减少药物对肝脏的毒副作用，亦能避免胃酸和消化酶的破坏。肠液的 pH 值近中性，可避免对酸不稳定药物的破坏，尤其对胃有刺激的药，采用直肠给药易被病人接受，直肠给药的作用又比其他途径给药在血中维持的时间长，疗效高。

但是直肠给药应用不便，吸收面积较小，吸收有限，而且脂肪、蛋白质与多糖类药物均不被吸收，所以直肠给药并不常用。仅适用于直肠易于吸收的药物。

直肠给药常用的剂型有灌肠剂、栓剂、胶囊剂等。

（一）灌肠剂

系指经肛门灌入直肠使用的液体制剂。

灌肠剂中药物由于多半是可溶性物，可不必经过溶解和释放而直接进入吸收过程，这对解除痉挛高热的紧急场合极为有利。

将地西泮制成灌肠剂和栓剂，栓剂达到抗痉挛作用的时间需要 20 分钟以上，而灌肠剂 4 分钟即可达到有效浓度，10 分钟达到峰值。

灌注方法：给药时应避免对肠粘膜有刺激的药物。成人作保留灌肠时，应提前 15～30 分钟嘱病人排便或用清水灌肠一次。灌肠时要求病人取左侧卧位，张口呼吸，以便肛门括约肌松弛。溶液温度控制在 37°～39°，用小肛管缓缓插入，灌肠速度以 50～60d/min 为宜。灌入药液量一般为 20～50ml，不宜超过 120ml，以防直肠周围充血。灌肠后保持 30 分钟以上，一般保留时间愈长愈好，有利于肠粘膜对药物充分吸收。

直肠压力灌洗器 由灌洗瓶、橡皮球、乳胶管、插头等部件组成，用于活动不便，患有高血压、脑血管及严重心脏病的老年肛肠疾患者，是康复治疗的自我保健用品。病人可不去医院，不用旁人帮助，坐、蹲或躺着自行操作即可。在使用灌洗器时，不需将灌洗瓶悬挂高处，若采用坐式（在便桶）或蹲式（在便池）冲洗、灌肠，可将灌洗瓶放在右前方；若躺着（左侧卧位）保留灌肠，可将灌洗瓶置于腹部前；然后用右手将插头送入肛门，用左手捏气球，即可将药液或温开水自灌洗瓶中压入肛门、直肠。操作简单易行，安全卫生，无副作用。

儿童保留灌肠给药法：取 20 毫升注射器一支；小号导尿管一根。注射液、中药煎剂

（一般不超过 10 毫升）可直接使用；固体药物溶于 5～10ml 温水中。将药液吸入注射器内，接上导尿管，将导尿管的另一端插入肛门 3～5cm，然后将药液推入肠内即可。按需要给药时间灌注。注入药液后，病人侧卧十几分钟以防药液流出。此法简便易行，不需要特殊器具，患儿无痛苦，易为家长和儿童接受。

（二）肛门栓剂又称坐药

栓剂不仅起局部作用，而且还能通过直肠吸收而起全身治疗作用。栓剂作为优良而安全的剂型已被医师所肯定。因此栓剂的应用范围日渐扩大。

起局部作用的肛门栓剂常用于通便、止痛、缓和刺激、止痒、痔疮以及其他肛门直肠炎症。

一般认为欲起全身作用的栓剂其直肠给药的剂量应至少相当于口服剂量或为口服剂量的 1.5～2 倍，但毒剧药物则不应超过口服剂量。

栓剂中的药物多为不溶性，溶解于肠液后才能吸收而显效。直肠从栓剂中吸收药物，首先要使药物从基质中释放，释放快则有利于较快达到血药浓度。用作全身治疗的栓剂要求药物从基质中迅速释放和吸收从而达到有效浓度。

栓剂引入直肠的深度愈小（大的距肛门 2cm 处），栓剂药物在吸收时不经肝脏的量也越多。在无粪便的情况下，药物有较多的机会接触直肠和结肠的表面，所以能获得理想的效果，故可在应用前先灌肠排便以清除肠内容物。药物的吸收量与给栓剂后首次排便之间的时间有很大的关系。如间隔 2 小时则吸收最快的不足 40%，间隔时间为 10 小时则药物几乎吸收完全。

肛门栓有圆锥形或鱼雷形等形状，每枚重约 0.8～2g，长约 3～4cm，其中以鱼雷形较好，塞入肛门后，括约肌的收缩容易将其压入肠内。

栓剂置入法：先洗净肛门，然后戴上指套，成人用食指、小儿用无名指将栓剂轻轻推入肛内括约肌上方，成人插入深度约 2cm，婴儿约 1cm。嘱病人按原位保持 5～10 分钟。

直肠栓剂的优点：①栓剂直肠给药，药物经直肠下静脉和肛管静脉直接进入体循环，避免了肝脏的首过效应，提高了生物利用度。同时，又防止了药物对肝脏的毒副作用。②将口服给药改为直肠给药，可避免药物受到胃酸和消化酶的分解破坏，提高了药物的生物有效性。同时，又防止了药物对胃肠系统的不良刺激。③直肠给药可减打针之痛、免吃药之苦。④对于不易接受注射和口服给药的婴幼儿患者，便于给药。⑤对于需长期给药的患者，可变换给药途径，防止单一途径给药所造成的器官损害，如：血管硬化、肌肉硬结、胃肠损害、肝肾损害等。⑥对于昏迷、呕吐、不能口服给药的患者，直肠给药起效迅速，便于急救。⑦使用方便、舒适、安全，不受条件限制，便于野外、旅行和偏远地区应用。

（三）直肠胶囊

泡腾胶囊用前将胶囊打一小孔，加入适量的蒸馏水，置于应用部位，使其发泡，将药物释放粘附于粘膜表面。

（四）坐浴剂

具有较强的消炎止痛、止血收敛的功效。“痔痛一洗消”坐浴剂晚上睡前取药液 100ml，用热水稀释 7 倍，先熏后洗，坐浴 20 分钟，连续用一两日，严重患者可用三五日，治疗各种痔疮的总有效率达95%以上，且无任何毒副作用和刺激性。

八、阴道给药（pr·vagin）与子宫内给药

阴道为管状腔道，长约10～15cm，阴道粘膜表面为复层鳞状上皮，浅层细胞内含透明角质颗粒，但角化不完全。粘膜固有层浅部的结缔组织较致密，富有弹性纤维和血管，深部较为疏松。正常人的阴道pH值为4～5。阴道血管分布丰富，血流经会阴静脉丛流向会阴静脉，最终进入腔静脉。阴道粘膜对药物的吸收以细胞转运通道（脂溶性通道）为主，其次为细胞外转运通道（水溶性通道）。由于阴道多层上皮细胞的吸收屏障，一般药物难以经阴道吸收发挥全身作用。

子宫首过效应 是指药物经阴道粘膜吸收后直接转运至子宫的现象。如同剂量微粒化雌二醇经阴道给药后，血清雌二醇水平是口服的10倍，在子宫内膜的雌二醇水平是口服的70倍。阴道给药生物利用度比口服高。能避免肝脏的首过作用，还可避免多次给药所产生的峰谷现象。

因阴道与子宫均有丰富的血管与淋巴，与体循环相通，所以药物吸收快而完全时易发生中毒的危险。子宫用贮库制剂主要用于避孕，现在也有将抗生素和其他药物，如营养剂、抗贫血药、抗寄生虫病等药物制成子宫内给药的新剂型，以开辟新的给药途径。

阴道内给药多为局部作用，主要用于治疗滴虫、微生物，局部止血、润滑、杀灭精子、避孕。

阴道用制剂有阴道栓、阴道泡腾片、泡沫剂、膜剂、胶囊、软膏剂、乳膏、凝剂胶、海绵剂、溶液剂、冲洗剂等。

阴道栓 阴道栓以圆锥形、鱼雷形或卵圆形为主。重量一般在1.5～5g之间，直径约1.5～2.5cm。以鸭嘴形较为适用，因为同重量的栓剂中鸭嘴形的表面积较大。

如醋酸洗必泰栓每粒含药量0.02g，用以治疗宫颈糜烂和阴道炎。应用方法：平卧位，用器械或戴指套将栓剂送入阴道，保持20分钟以上，确保药物在局部发挥作用。

阴道片 阴道片以卵圆形或球形较多，无锐边，要求释药缓慢。制霉素泡腾片用于治疗霉菌性阴道炎。每晚塞入1片于阴道内。

阴道用膜剂 阴道用药膜主要用于治疗阴道疾患或避孕，膜厚度约为580um或更厚些。如烷基苯醇醚避孕药膜每张含主药50mg，用于阴道避孕，每次一张，避孕效果良好，如用法得当，极少失败。必须注意的是应使药膜全部溶化，才能起效。

阴道用胶囊 阴道胶囊长约5cm，上端有一小头，形如圆底安瓿，应用时引入阴道，使其溶解后发挥作用，多用以治疗白念珠菌感染的阴道炎。阴道用泡腾胶囊用前将胶囊打一小孔，加入适量蒸馏水，塞入阴道，使其发泡，即将药物释放并粘附于阴道粘膜表面。

阴道用气雾剂 主要用于治疗由微生物或寄生虫等引起的阴道炎（如真菌性或滴虫性阴道炎、慢性宫颈炎等），以及避孕等局部作用为主。阴道气雾剂应无刺激性；无全身性毒副作用；在阴道腔内分散均匀，涂布面广、能有效地渗入粘膜皱襞；不影响阴道清洁度和阴道的正常pH值。阴道气雾剂常应用O/W型泡沫气雾剂。它比阴道栓、阴道片和阴道泡腾片等剂型更易达到效果。

含药子宫避孕器 子宫内给药旨在通过子宫粘膜吸收药物，达到控释给药的目的。

宫内给药器 以乙烯—乙酸乙烯共聚物（EVA）做骨架材料制成各种形状的贮药器，内封节育药物，放入子宫腔内后，药物以恒速穿透贮药器膜，向介质中释放，其释放速度与

介质中药物的扩散速度非常接近，药物的变化率近乎于零。因此，它能长时间按零级恒速释药。

灌洗剂具有防腐、收敛、清洁等作用。主要用于粘膜部位的清洗或洗除某些病理异物等。

九、尿道用药（Pr · urethra）

尿道栓剂 男用的重约 4g，长 1～1.5cm；女用的重约 2g，长 0.6～0.75cm。

第六节 皮肤给药

一、药物透皮吸收途径

1. 透过完整表皮

完整表皮具有类脂膜的特性，故能使脂溶性药物以非解离的形式透入皮肤；解离型的药物较难透入。表皮内无血管，故药物透入表皮不会产生全身吸收作用。由于角质层有一定的厚度，能吸附脂溶性物质，但因有细胞间隙，电解质亦可缓慢透入。角化的细胞亦能贮存某些药物（如皮质甾类、雌二醇等），称“库存效应”（或贮库效应）。储存的药物分子能缓慢吸收，故一次局部给药常导致长期作用。真皮与皮下组织对药物穿透的阻力小，故药物进入真皮与皮下组织后容易被血管和淋巴管所吸收。

2. 透过毛囊、皮脂腺

毛囊、皮脂腺中充满了空气、角质鳞屑、皮脂腺分泌的脂质，故有利于脂溶性物质的穿透；水溶性物质则难以透入，但若加压摩擦驱逐空气亦能使之透入。药物若进入毛囊口就可能通过毛干与毛囊壁之间的微孔隙或皮脂腺而到达角质层以下的部位，再透过囊壁上皮细胞而进入真皮及皮下组织。事实上，药物经表皮吸收几乎总是同时伴随着一定程度的毛囊、皮脂腺的吸收。

3. 通过汗腺

二、药物透皮吸收的过程

主要包括释放、穿透及吸收入血循环三个阶段。

药物的透皮吸收取决于皮肤的结构、药物的性质和人体的生理状态。当药物涂布于皮肤，即以不连贯的方式进入角质多孔表面层。药物分子进入表皮层的过程称为药物的穿透；进入表面血管网络的过程称为药物的渗透；而药物在血管中的转运过程则称为药物的吸收。药物穿透完整角质层与许多因素有关，如角质层厚度、细胞层密度、细胞结构、脂含量、亲水性等，这些参数的变化使药物对身体各部位皮肤角质层的穿透速度有差异。一般说来，小分子量水溶性药物穿透不同部位皮肤的顺序为：阴囊皮肤＞耳后皮肤＞额头＞手背＞腋部、头皮＞手臂、腿及躯干皮肤。

（一）影响药物渗透皮肤屏障吸收的主要因素

（1）药物的透皮吸收与其脂溶性的大小、油/水分配系数、在赋形剂中的溶解状态以及化学结构等均密切有关。药物的溶解特性极大地影响穿透皮肤的能力，只有当药物的极性与非极性程度均不太大时，其对皮肤的穿透力最为合适。

当药物在赋形剂中呈完全溶解状态时则药物的释放快；溶解的药物近于饱和时则药物释放率最大，对皮肤的穿透性也最大。因此，药物的透皮吸收依赖于药物在赋形剂中溶解度的适当平衡以及它在皮肤与赋形剂间的分配系数。

(2) 赋形剂可在一定程度上影响药物的作用及理化性质，包括药物在赋形剂中的溶解度，角质层/赋形剂间的分配系数及解离度等。选择对穿透分子有低亲和力的赋形剂有利于药物的释放。如咖啡因以凡士林为基质最易穿透。睾酮在水凝胶中吸收量最大。

(3) 表面活性剂能改变皮肤结构，提高角质层的透过率。

(4) 穿透促进剂用于增加局部药物的穿透性，有直接渗透皮肤屏障的效力。如 DMSO 是灰黄霉素最佳的穿透剂。但由于穿透促进剂对皮肤的刺激性及全身性毒性，其应用受到限制。

(5) 大多数药物穿透皮肤的速率随皮肤水合性的增大而提高。皮肤的水合作用能引起角质层细胞的膨胀而减低其紧密结构的密度，也能使皮肤表面积增加。应用闭塞性软膏、硬膏剂或塑料薄膜封闭用药部位均能阻止皮肤内水分及汗液蒸发，角质层的含水量可增加 50% 以上，渗透性可增加至 5～10 倍。

(6) 药物应用的皮肤部位，如角质层的厚度、皮肤附属器的密度均可能影响药物的穿透性。通常，哪一部位的角质层愈薄，渗透性愈大，毛孔多的部位药物较易透入。人体部位渗透速度顺序排列为：足底＜前下臂＜跗＜颅顶盖＜大腿上部＜耳后。

(7) 药物与皮肤接触的时间越长，则药物经皮吸收的量越大。药物在皮肤上涂布的面积越大则吸收越多。药物溶解于赋形剂中的浓度越大则吸收越快。

(8) 用有机溶媒预处理皮肤，去除表皮角质层中的类脂，形成孔洞，可改变皮肤屏障的功能而增加其渗透，促进药物吸收。

(9) 皮肤的温度也能影响透皮吸收。在冷的环境中，暴露的皮肤具有较低的渗透性。当在较温暖的环境中血管舒张，皮肤的血液流动增加，还可因出汗导致角质层水合作用增加，有利于促进药物吸收。

(10) 角质层溃疡及皮肤疾患能显著改变皮肤的穿透性。患弥散性皮炎时皮肤角质层密度变小，药物的穿透力提高，皮肤的屏障作用降低。一般在湿疹皮肤上的药物的渗透性约为正常皮肤的 8～10 倍。在溃疡面上的药物渗透性为正常皮肤的 3～5 倍。

(11) 女性较男性皮肤薄，屏障机能亦较弱，故其渗透吸收能力也较强。

(12) 五十岁后，人皮肤开始变薄，但经皮水分损失量并不增加，对外来物质透皮能力无变化。随年龄增大角质层皮脂含量变少，高脂溶性药物在角质层中滞留量相应减少。老年人因皮肤较干燥、萎缩，而皮肤附属器的功能亦减低，故其渗透和吸收能力也最差。

(13) 新生儿使用透皮给药极易引起中毒。婴儿的表皮比成人薄，角质层也较薄，表皮屏障特性比成人差，药物穿透性大。

为了提高透皮给药系统的疗效，主要通过 5 条途径增加药物对皮肤的渗透：①选用适当的溶剂或基质；②制剂处方中添加各种渗透促进剂；③制备前体药物，如制成的丙酮缩去炎松可比去炎松提高 1000 倍的局部活性；④药物以脂质体包裹；⑤采用超声波或离子渗透法。

三、透皮给药方法的特点

由于是皮肤给药，使患者得以长时间地以一定速度吸收药物，通过选择给药面积和给药部位即可维持体内一个有效的、稳定的药物浓度，而不需依赖药物半衰期的长短。与其他给药途径相比，透皮给药具有简便、无痛苦、给药次数少，易为患者接受等特点。适合于恶心、呕吐以及失去知觉的病人，特别适用于早产婴儿和婴幼儿。对于心绞痛以及高血压、糖尿病、哮喘等需要长期进行药物治疗的慢性病患者来说是非常适宜的。适用于那些易于在胃肠道被酶破坏分解、吸收不稳定，具有首过效应的药物。

但透皮吸收剂也存在一些缺点，如同一部位反复给药可能出现斑疹；目前仅还限于小分子脂溶性药物。水溶液药物和肽类大分子药物则因很难通过皮肤角质层，药物的吸收性差而难于实际应用。皮肤创伤对吸收影响甚大等。

四、皮肤用药与剂型选择

皮肤给药一般多以发挥局部作用为主要目的。即防腐、消炎、止痒、保护、透皮吸收等。有时也利用皮肤吸收达到全身用药的目的或通过反射而影响机体其他部位的功能。

皮肤外用药可分为消毒防腐、对症、去除病因及抗过敏等几类。

选用药物剂型时，以皮肤损害的主要表现和性质而定；病情不同，用药剂型也不同。

①急性期皮损表现为红斑、丘疹、水疱以及有渗出液，此时宜用混悬剂如炉甘石洗剂等或用水溶液剂如3%硼酸溶液作湿敷，也可起局部散热、清洁、消炎和止痒的作用。急性期切忌涂刺激性大的酊剂或软膏，否则可使病情加重。也不应擦油剂药物。②亚急性期皮损表现呈片状糜烂、散在丘疹及小片状皮肤浸润增厚。如皮肤无渗液时，应用乳剂或混悬剂；如有糜烂伴少量渗液时，应用糊剂。③慢性期皮损表现为浸润肥厚或苔藓样变或角化过度。一般应用乳剂或软膏，有止痒及保护皮肤作用。苔藓样变可用酊剂。

（一）皮肤病外用药使用原则

①皮肤病未确诊前勿乱用药。尤其是不可随便应用激素外用药，如氟轻松、曲安西龙（去炎松）、丙酸氯倍他索（恩肤霜）等。乱涂药物可能干扰皮肤损害的自然演变过程，并改变皮肤损害原有的颜色、形态、渗出及脱屑等特征，不仅影响正确的诊断，而且会使原有疾病恶化，给患者造成更大的痛苦。如将股癣误诊为湿疹而使用激素类药膏涂抹，可加重真菌感染而使股癣更加重。②凡对外用药有过敏反应者，应立即停止用药。③面部、乳房下部、会阴部、小儿皮肤都比较娇嫩，不要使用浓度高或刺激性强的药物，否则可引起剧烈疼痛或损伤皮肤或吸收过量而致中毒。④首选低浓度制剂，如有效则不必使用高浓度药物制剂。这样可以减少药物副作用的发生。⑤皮肤消毒药应根据药物的性质与涂抹部位而选用。⑥创面消毒药应杀菌力强而无刺激性。大面积伤面不宜涂汞溴红溶液，因为大量的汞可以通过创面进入体内，而导致全身性汞中毒。外伤创面及皮肤溃疡面均不能涂激素类药物，因激素能抑制上皮新生，不利于创面和溃疡面的愈合。⑦按季节不同而灵活使用。夏季多使用洗剂或擦剂，秋冬季宜使用乳膏、软膏。

（二）皮肤用药的分类

皮肤用药分局部治疗药和透皮治疗药两大类型。透皮治疗药剂包括贮库型、控释型、离子透入型、磁性透入型。

1. 局部治疗药

释药于皮肤，用于治疗皮肤生理紊乱与皮肤疾病。一个理想的局部治疗药物应是药物聚集在皮肤而不透过皮肤。高效低毒是理想治疗药的属性。理想局部治疗药物是在皮肤特定区域获得理想的吸收和滞留，本身并不需要具有高度流动性。非稳态转运通常被认为是局部治疗药的特征。局部治疗药涂敷在皮肤表面形成一薄层（一般 1～3ul/cm^2 或 1～3mg/cm^2，厚度 10～30um)，通常涂擦后皮肤表面没有可见团块。可重复多次给药。

局部治疗药剂型有：洗剂、涂剂、擦剂、撒布剂、敷剂、贴剂、喷雾剂；水溶液、乳膏剂、混悬剂、油剂、酊剂、涂膜剂、火棉胶剂、海绵剂、粉剂、糊剂、软膏剂、硬膏剂等。

洗剂 洗剂为专供涂抹、敷于皮肤的外用液体制剂。一般以水或乙醇为溶剂。

外用混悬剂 易于涂布，不易流散，能快速干燥，干后能形成不易擦掉的保护膜。

油剂 一般以植物油或鱼肝油为基质与药物制成的供外用的制剂。其特点是润滑、无刺激性、容易涂布，对皮肤起保护和软化作用，对一般药物不发生配伍禁忌其缺点是释放药物性能差，油腻性大，不易洗除。如氧化锌油。

油浸剂 主要以麻油、菜油、豆油等为浸出溶媒，浸渍含有油溶性有效成分的中草药所制得的供外用的药剂。

油膏 如清凉油。

酊剂 如碘酊、复方土槿皮酊。

糊剂 糊剂一般是含有大量药物粉末（25%～70%）的软膏剂。由于含有大量粉末，涂在皮肤上可吸收患部的渗出液，同时不妨碍皮肤的正常排泄，主要起局部保护作用。

散敷剂 外敷药粉，具有止痒、消炎、收敛、爽身作用。如痱子粉、锌氧粉。

擦剂 如松节油擦剂、樟脑擦剂。

火棉胶剂 火棉胶剂系指含药或不含药的粘稠性的火棉醇醚溶液；涂用后溶媒迅速挥发，火棉即成薄层留下。本品用玻璃棒涂于皮肤能粘连伤口，具有保护作用。但火棉胶所成的薄膜易破裂，故不宜应用在身体活动部位。而弹性火棉胶（collodium flexile）由于含有增塑剂，所成薄膜具有弹性，不会因涂布部位的运动而裂开。含药的火棉胶剂是将药物溶于火棉胶中，涂于患处，有保护小疮口，使所含药物与患者皮肤紧密接触，有延长药效的作用。

涂剂 是指用纱布、棉花蘸取后涂搽的液体制剂。大多数为消毒、消炎药物的乙醇或甘油溶液。

擦剂 系指专供揉擦皮肤表面用的液体制剂。用乙醇、油或液体石蜡作分散剂。具有镇痛、收敛、保护、消炎、杀菌、抗刺激作用等。也可涂于敷料上贴于患处，但不用于破损皮肤。

涂膜剂 涂膜剂是指药物溶解于含高分子化合物成膜材料的有机溶媒中所制成的外用液体药剂。将这种胶体药剂涂于患处，待有机溶媒挥发后，形成一层薄膜保护着伤口并缓慢释放药物而起治疗作用。一般用于治疗慢性无渗出液的皮损、过敏性皮炎、牛皮癣和神经性皮炎等。

软膏剂 软膏剂是由药物与基质混合制成的外用半固体制剂。软膏基质可分为油脂性、水溶性、乳剂基质三类。

皮肤用气雾剂 皮肤用气雾剂起保护创面（如烧伤面）、清洁消毒、局部麻醉与止血等局部作用为主。要求无刺激性、喷在皮肤表面后能迅速成膜并具有良好的透气性。

喷雾护创膜 经喷射于皮肤创面上能迅速形成一层塑料薄膜，牢固地粘附在皮肤表面，不易剥落，并具有透气、透湿、阻止细菌通过的功能。可替代传统纱布，起保护创面、防止细菌感染的作用。对手术后缝合伤口、小面积浅灼伤面效果显著，达到甲级愈合。

硬膏剂 硬膏剂是指将药物溶解或混合于粘性基质中，摊涂于裱褙材料供贴敷于皮肤使用的外用剂型。硬膏粘贴于表皮上有固定敷料，保护创伤及防治皲裂的作用。

黑膏药 基质系以植物油与黄丹经高温炼制而成的铅硬膏，一般呈黑褐色，性坚韧。能适应较长时间或多次的贴用，并兼有防腐、防燥的作用。使用前需预热软化，再粘贴于皮肤上。由于其含热量大，传热性小，能使患处受到较长时间的热疗作用。

白膏药 基质系以植物油与宫粉加热炼制而成，制成小型纸膏药。用时温热化开，贴于疮疖处。

橡胶硬膏 系以橡胶、树脂、油脂性或类脂性物质及填充剂混合制成的基质，与药物混合，涂布在裱褙材料上制成的外用剂型。使用时直接粘贴于皮肤上，能较长时间保持其粘性，不污染皮肤和衣服，患者乐于使用。但橡胶硬膏应用时，皮肤可能会有斑疹等现象。

2. 透皮治疗药

通过皮肤释放药物以获得系统疗效。药物通过皮肤获得最大量的净药转运和最少量的皮肤滞留，是理想透皮治疗药的一个属性。一个理想的透皮吸收药物应使药物透过皮肤而无明显的沉积。

透皮治疗药物的选择：在临床用药过程中，由于普通剂型的药物首过效应强、半衰期太短、毒副作用严重、疗效不可靠或是病人不能坚持服药，尤其是慢性病需长期治疗时，都可考虑采用透皮给药系统。其次是分析其透皮吸收的可能性；剂量小、药理作用强的药物较理想，因为皮肤的吸收速率和吸收面积是有限的；药物的溶解度适宜，最好在水和矿物油中均有 1mg/ml 以上的溶解度；分配系数适中，相对分子量最好在 1000 以下；熔点低于 85℃，否则较难透过皮肤屏障；其他方面要考虑如解离性质和酸碱性质，一般要求饱和水溶液的 pH 值为 5～9，无刺激性和过敏性。

透皮控释系统能透过皮肤屏障、在预定时间内以恒定的速度释放出一种或数种活性成分到血液循环系统中，从而达到治疗目的。其最大优势在于可以保持稳定的血药浓度，使药物发挥并保持最大的治疗作用。

药物经皮吸收（释放）系统（transdermal therapeutic system，TTS 或 transdermal delivery system，TDS)，都是指在皮肤表面给药，药物经皮肤表面以恒定速度通过皮肤各层，进入体循环产生全身治疗作用。经良好设计的透皮给药系统可以有效地控制进入血液循环或靶组织的药量，能使药物长时间的以恒定速率进入体内，避免肝脏的首过效应与胃肠道因素的干扰，还可避免峰谷现象，减少药物的毒副作用，使用方便，可随时中断给药，易被病人接受。但其不足之处是：因皮肤的屏障作用，药物仅限于强效类；大面积给药可能会对皮肤产生刺激性和过敏性；存在皮肤的代谢与储库作用。

目前，国内外出现的透皮给药系统根据其结构大致可分为两类，即储库型和骨架型。

（1）储库型透皮给药系统

储库型经皮吸收制剂是利用高分子等包裹材料将药物或透皮吸收促进剂包裹成储库，并主要利用包裹材料的性质控制药物的释放速率。储库型根据其是否含有限速膜分为具限速膜型、复合膜型、充填封闭型、多储库型、中空储库型；无限速膜型包括胶粘层限速型、包裹药物储库型、微储库型。其中具限速型由背衬膜、药物储库、限速膜、胶粘层、保护膜组成。药物储库是药物的固体颗粒和混悬液等。释放速率只取决于限速膜的性质。释放时间与药库的药量有关。该系统在控释膜表面涂加一定剂量的药物作为“冲击剂量”，缩短用药后的“时滞”。由于是膜控释药，故该系统可以取得稳定的零级释放。而无限速膜型只由背衬膜、药物储库、胶粘层和保护膜组成，其胶粘层多为硅橡胶压敏胶或聚异丁烯压敏胶。

（2）骨架型透皮给药系统

骨架型经皮吸收制剂是药物溶解或均匀分散在聚合物骨架材料中，由骨架材料控制药物的释放速率。骨架型可分为聚合物骨架型、微孔骨架型、胶粘剂骨架型。该给药系统可分别设计成零级、一级或 Higuchi 模式释放。其中胶粘剂骨架型系统具有剂型薄、生产方便、与皮肤接触的表面都可输出药物等特点。可供选择的胶粘剂有三类：丙烯酸酯类、硅橡胶类和聚异丁烯类。这种透皮给药系统的最好例子是德国 pharma - schwartz 公司研制的 Deponity 系统，该系统每月给药 1 次，用于治疗心绞痛。这种系统的不足之处是药物的释放随时间而减慢，导致剂量不足而影响疗效。为了克服这一问题，可采用多层含药膜结构。

第六章　用药时间

第一节　药物时效关系

一、药物的时—效关系

药物的效应不一定立即发生，也不是永久不变的；时间不同，药物效应也会不同。这种时间与效应的关系称为时－效关系。在某一瞬间药物效应的大小不但取决于剂量的大小，而且也和药物与组织接触的时间有关。药物时—效关系可用曲线表示（图 6－1）。

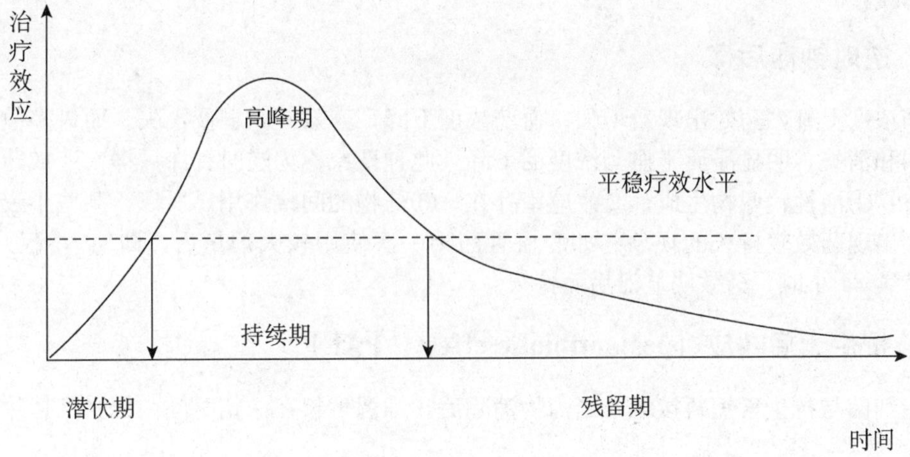

图 6－1　药物时效关系示意图

第一相为潜伏期：潜伏期的长短主要取决于给药途径、药物的吸收与分布速度以及转化为活性代谢物的速度等。静脉给药因全部药物立即进入循环，一般没有明显的潜伏期。

第二相为高峰期：也是使血药浓度逐渐上升到最大浓度的时间。

第三相为持续期：持续期的长短主要取决于药物的消除速度，同时也受吸收过程的影响。此外，药物从作用部位到达储存部位的再分布、机体代偿性反应以及药物耐受性的产生等也可能影响持续期的时间。

第四相为残留期：在残留期内如果给予同一药物，则血内药物浓度会比预计的水平高，药物的效应也会加强。如果给予另一药物，也可能出现协同或拮抗。

时效关系的规律指明：为了维持药物效应，必须重复给药，当药物按一定时间间隔等量多次用药时，每一次用药体内药浓度基线高于前一次，药物不断在体内累积，最终达到稳态水平。等量间隔多次用药期间，每次用药后，c－t 曲线先升后降，随用药次数增加，整个 c－t曲线呈锯齿状。静脉注射用药锯齿形尖而高。口服用药锯齿形钝而平。吸收快的齿形高而尖。吸收慢的齿形钝而平。

二、药物半衰期（plasma half－life）

是指血浆药物浓度降低一半所需要的时间。用 $t_{1/2}$ 表示。它能反映体内药量的消除速度。药物在体内的消除有两种方式：

一级动力学消除——指血浆药物消除速度与血浆内药物浓度成正比。一级动力学的方程式是：

$$t_{1/2}=\frac{0.693}{Ke}$$ Ke 为消除速率常数

多数药物在体内的消除都遵循一级动力学的方式。

零级动力学消除——指血浆药物按恒定的速度进行消除，其速度与血浆药物浓度无关。零级动力学方程式是

$$t_{1/2}=\frac{(1/2)\ C_0}{Ke}$$ Co 为血浆药物的初始浓度即给药剂量

一般来说，一次给药经过 4～5 个半衰期后，血浆药浓度下降 95％左右，可以认为药物已基本消除。

三、逆时钟滞后襻

血药浓度上升，药效出现及增强；血药浓度下降，药效应减弱及消失。而大多数药物药效的减弱和消失，明显滞后于血药浓度的下降，此种现象称为逆时钟滞后襻。造成药效滞后的原因有：①活性代谢物生成；②效应室存在；③药物的间接作用。所以，某些半衰期较短的药物会出现药效较持久的现象。如心血管药物一次使用较大剂量后，即使 $t_{1/2}$ 仅几小时，药效可持续 24 小时，药效明显滞后而持久。

四、抗生素后效应（postantibiotic effect，PAE）

是指细菌与抗生素短暂接触，当药物消除后，细菌生长在一定时间内仍受到持续抑制的现象。

抗生素后效应的作用机制可能包括：①细胞与抗菌药物短暂接触后，产生非致死性损伤或抗菌药物与细菌体靶位的持续结合，导致细菌恢复再生长的时间延长；②抗菌药物后促白细胞效应（PALE），细菌与高浓度抗菌药物接触后，菌体发生变形，更易被吞噬细胞识别和杀伤，产生了抗菌药物与吞噬细胞协同杀菌效应；③细菌新合成酶或核蛋白酶恢复尚需一定时间，适应性耐药细菌与抗菌药物接触后，可出现短暂的对第二次接触药物杀菌作用减弱的效应。

影响抗生素后效应的因素：病原菌、细菌量、抗菌药物的种类、药物浓度与暴露时间等。①同一种抗菌药物对不同细菌的抗生素后效应不同。②不同抗菌药物对同种细菌的抗生素后效应不同。③抗菌药物浓度越高，抗生素后效应时间越长。④抗菌药物与细菌接触时间越长，抗生素后效应时间越长。⑤合用抗菌药可延长抗生素后效应。⑥免疫功能正常者，抗生素后效应时间长。

第二节　用药时间的重要性

“最好的药物是时间”意指用药时机应恰当。在最佳时段内服药，不仅用量小、毒副作

用少，而且显效快、疗效稳定、药效维持时间长。何时用药疗效最好？这是一个不容忽视的问题。给药时间与药物的作用、毒性及制剂的生物利用度都有密切相关性。为了发挥更大的药效、减少或避免药物不良反应，要根据药物的性质及治疗目的安排好用药的时间。盖尔伯格博士指出：按正确的时间给药可使康复的速度加快一倍。如果用药时间不正确，不仅会影响药物疗效，而且有可能会引起药物中毒的危险。例如：医师给予某病人庆大霉素 80mg，每日肌注 3 次，护士在执行医嘱时，考虑到临床的治疗习惯和作息时间上的方便，常常安排为 8：00、14：00、20：00，各注射一次。从表面上看，这种给药方案的给药次数虽然是合理的，但由于用药时间安排不当，造成低于有效治疗浓度（4μg/ml）所持续的时间分配不均匀，最后一次注射后低于有效血药浓度的时间长达 8 小时之久，显然是不合理的。因为庆大霉素的最佳血药浓度为 2～8μg/ml，如果血药浓度高于 12μg/ml，容易引起毒性反应；若低于 2μg/ml，则药物达不到治疗作用。如果将肌注时间安排在 8：00、16：00、24：00 各注射一次，那就是一种最佳给药方案。又如利尿药布美他尼饭前服用作用迅速，饭后服用则利尿作用延迟。呋塞米饭后服用的血药峰值浓度比饭前服用低一半。

按医嘱要求的每日给药次数，合理安排给药间隔时间。如果要求每日 3 次，应分别在 6：00、14：00、22：00 各给药一次；如果要求每日 4 次，则分别在 6：00、12：00、18：00、24：00 各给药一次。准确执行用药时间，一般不要提前或超过规定用药时间 30 分钟。

第三节 按传统习惯确定服药时间

传统习惯服药时间是按人们生活作息习惯安排时间服药。

一、空腹（ventr. jej）或早餐前（a. j）

空腹时，胃和小肠基本没有食物，胃排空快，此时服用药物能迅速到达小肠且吸收充分，作用迅速有效。为使一个特定剂量的药物产生最大的血药浓度，并在服药间隔期维持此浓度，这些药物至少应在饭前 1 小时服用。

如抗结核药利福平，空腹服药血药浓度可达主峰，并且很快分布到全身。其他如氯霉素、红霉素及其盐类、林可霉素、复方磺胺甲唑、溴苯胺太林、亚铁盐类等药均应在空腹（饭前 1 小时或饭后 2 小时）服用，以保证人体的最大吸收。

解热镇痛药如对乙酰氨基酚片空腹时服用，在 20 分钟内就可达到最高血药浓度，而饭后给药则会延长 2 小时以后。

临床使用硫酸镁导泻，宜在早晨空腹服药。

补肾药应早晨服用。

二、半空腹时

驱虫药物盐酸左旋咪唑、雷丸等，空腹服时，容易刺激胃肠道引起恶心、呕吐，有的还可能因被肠道吸收而中毒；若饭后即服，又会被食物稀释，降低药物浓度而影响驱虫效果。因此，在两餐之间或略进早餐后服用最为适宜。

十二指肠球部溃疡的疼痛常发生在餐后 3～4 小时，即上午 10：00 时与下午 16：00 时，因此两餐之间服胃舒平或其他碱性药物可以防治这种节律性疼痛。治疗胃炎及溃疡病常用硫糖铝、L-谷氨酰胺/呱仑酸钠（麦滋林）或米索前列醇，以保护胃粘膜。应用大环内酯类抗生素或枸橼酸铋钾治疗，它们需与胃粘膜直接接触后才能发挥疗效，故在两餐之间服用最为适宜。维生素类药一般在两餐饭之间服用。

三、饭前（ante cibos，a. c.）（食前30～60分钟）

饭前，胃和小肠上部基本上无食物，有利于药物充分作用于胃壁和胃的吸收，此时服药不会受食物的干扰而影响吸收，药物的作用能迅速完全发挥。凡是要求吸收充分、奏效快、而无刺激性的药物或需要作用于胃壁的药物均应在饭前服。

健胃药如健胃散、小儿散、龙胆、大黄等的制剂是利用药物的苦味刺激味神经和末梢神经，促进胃液分泌，以增进食欲。宜于饭前10分钟左右服用，不宜冲淡，更不要加入白糖、果汁等甜味剂，以免使其疗效减弱。

促胃排空药如多潘立酮、西沙必利、甲氧氯普胺、止吐灵等，宜在饭前30分钟左右服用。服药后60～90分钟药效达到高峰，使胃加快排空，以缩短胃酸、胃蛋白酶与溃疡面的接触时间，减少胆汁反流，有利于溃疡的愈合。

抗胆碱药溴苯胺太林、颠茄合剂等宜在饭前15～30分钟服用。

抗酸药、胃壁保护药如胃舒平、维U颠茄铝镁、丙谷胺、西咪替丁、氧化镁、氢氧化铝凝胶、硫糖铝、碳酸氢钠、碳酸钙、碳酸镁等可在饭前30分钟服用，在胃中形成一层保护膜，以避免食物的刺激。但也有研究认为，抗酸药最佳服药时间是饭后60～90分钟。

止泻药次碳酸铋、收敛药鞣酸蛋白，宜在饭前服，使药较快地通过胃进入小肠，遇碱性肠液分解出鞣酸，发挥止泻作用。

吸附剂如药用炭，在饭前服用，胃内食物少，便于发挥吸附胃肠道有害物质及气体的作用。

贵重药及滋补药如人参、鹿茸精、六味地黄丸、十全大补膏等宜饭前服，以利于充分吸收，发挥作用。

肠溶制剂于饭前服用，以便较快地通过胃进入肠，不为食物所阻。如肠溶阿司匹林片，肠溶麦迪霉素胶囊。

止吐药宜饭前服用，使药物保持有效浓度发挥作用快，预防食时呕吐。

四、饭后（post cibos，p. c.）（食后15～30分钟）

饭后胃中有食物，食物吸水而使消化管内液体减少，粘度增高，延缓制剂的崩解和药物的溶解，妨碍药物向消化管壁扩散。可减轻药物的刺激，使药物被食物稀释，延缓药物在胃中停留的时间。

刺激性药物如硫酸亚铁、氯化铵、三溴片、阿司片林、水杨酸钠、保泰松、吲哚美辛、小檗碱等，对胃肠粘膜有刺激性，服后易产生恶心、呕吐等。饭后服用，药物可被食物稀释，从而缓和了对胃粘膜的刺激。

抗生素如四环素在十二指肠内吸收最好，因而在饭后2小时服用为佳。灰黄霉素若遇脂肪性食物，吸收率将显著提高。这是因为脂肪能促进胆汁分泌，从而增加灰黄霉素的溶解速度，加快淋巴液的流速，因而吸收较快，血药浓度增高。故灰黄霉素宜在饭后10分钟内口服。

呋喃妥因需和蔬菜类一起服用，可调节尿液的酸碱度，增加疗效。

利尿剂螺内酯与食物一起服用，可延长在胃中停留时间，使药效变得缓慢而持久。

红霉素具有明显的促动力作用，小剂量即可诱发胃肠道平滑肌的移行性运动，较大剂量可使胃窦和小肠收缩，引起胃肠反应如恶心、呕吐、腹泻、腹绞痛等。如在饭后服用红霉素，其促动力作用明显减弱。但可使胃、十二指肠的协调作用亢进，有利于胃排空。

维生素类药如果空腹时服用，维生素经小肠迅速被吸收入血，使血中浓度很快增高，以致在被机体组织利用之前，就会由尿中排泄掉许多，使药效下降。如果在饭后服用维生素类药，因胃肠内有食物，使药物被缓慢地运送到小肠上部，药物被逐渐吸收，吸收率稳定，避免了吸收过程中的饱和现象，从而有利于发挥治疗作用。尤其是维生素 A、D、E 等，易溶于油脂中而被吸收。而且维生素与某些矿物质也有相互促进吸收的作用。如维生素 C 有助于 Fe^{2+} 的吸收，维生素 D 有助于 Ca^{2+} 的吸收；而 Ca^{2+} 也有利于维生素 A 和 D 的吸收。

某些碱性药物，如含氧化镁、氢氧化镁、三硅酸镁的复方制剂，主要对过多胃酸起中和作用，可于饭后 1 小时服用。

五、睡前（ante decubitum，a. d.）（临睡前 15～30 分钟）

作用快的催眠药如地西泮、甲丙氨酯、氯氮、阿米妥钠可在睡前 15 分钟服用；作用慢的如苯巴比妥钠服后 30～60 分钟才起作用，所以应在睡前 30 分钟服药，以便适时入睡。

驱虫药如使君子、山道年宜在睡前服用。

治疗皮肤过敏药物宜在睡前 30 分钟服用。如马来酸氯苯那敏、息斯敏、赛庚啶。

避孕药一般在夜晚临睡前 30 分钟服用。

降血脂药氯贝丁酯一日 3 次，其中一次以睡前服用降脂效果最好。

六、必要时（pro re nata，p. r. n）

解热止痛药可在发热、疼痛时服用。

抗疟药硫酸奎宁需在疾病发作前 2～3 小时服用才能奏效。

抗晕动药物苯海拉明、茶苯海明片应在乘车、船或飞机前 30 分钟服用，效果最佳。

对咽喉疾病宜采用多次频服，缓缓咽下的方法，使药物能充分接触、迅速起效。

急病服药不拘时间，在发作时随时给药，以求缓解病情。如硝酸甘油片防治心绞痛，在胸闷、胸痛时应立即取一片放在舌下含化，以便及时缓解病情。用维生素 K 止血时，应及时服用。

习惯上，中药与西药的服用时间往往是岔开的。西药往往在饭前或饭后半小时服，而中药则往往和吃饭相隔 2～3 小时。

第四节　按半衰期确定用药时间

大多数药物需要按某种时间间隔重复给予一定剂量才能使其在病人体内达到期望的治疗效果。剂量间隔时间（dosing interval）是指两次给药剂量之间相隔的时间（用 τ 表示）。不同的药物，对时间间隔的要求不相同，主要取决于药物在血液或组织中药物有效浓度维持时间的长短。在血液或组织中药物有效浓度时间维持越久，该药的作用时间就越长，给药的间隔时间就可长些，若给药次数过于频繁，就会引起药物蓄积中毒。相反，若药物在体内代谢破坏或消除速度快，有效浓度维持时间较短，则给药间隔时间也短些，如果不及时给予补充，就不能保持药物在血中的有效浓度，药物的治疗作用必然被削弱了。尤其是由细菌感染引起的一些疾病，若延长服药间隔时间，可因血中药物浓度的降低，为细菌卷土重来提供了机会，导致病情加重或增加细菌的耐药性。因此，在治疗过程中，给药时间间隔必须恰当，严格按时用药，才能维持血药浓度于适当水平。

每一药物都各有其半衰期。了解药物血浆半衰期具有重要的实际意义。在临床上可适当根据药物的血浆半衰期确定给药时间、给药次数，预测连续给药后达到平衡时稳态血浆药物浓度的时间（坪值时间）以及停药后药物从体内完全消除的时间。通常的剂量间隔时间约等于1个血浆半衰期。如重复给药时间间隔为一个血浆半衰期时，首次剂量加倍可以加快达到平衡时的血浆药物浓度的时间。半衰期长的药物在体内消除慢，作用持久，给药的间隔时间要长些；半衰期短的药物在体内消除快，给药的时间间隔也要短些。如磺胺异噁唑、磺胺二甲嘧啶的 $t_{1/2}$ 均小于10小时，所以每日给药4次。磺胺嘧啶、磺胺甲基异噁唑的 $t_{1/2}$ 达10～24小时，故每日给药2次即可。氯氮、地西泮 $t_{1/2}$ 在24小时以上，只需每日一次。根据半衰期的长短用药，可以保证血药浓度维持在最满意的治疗水平，而又不致引起毒性反应。但是，血浆半衰期只是一个平均数，可随病人而不同，在实际给药时必须注意这一点。半衰期的测定一般是就正常人或肝、肾功能健全的患者而进行的，治疗中如遇有肝、肾功能不全的病人，药物半衰期便会相对延长，仍按常规次数给药，有引起中毒的危险。需要注意的另一点是，对血浆半衰期过短或过长的药物，如按血浆半衰期给药，则前者可能引起给药次数过频，后者则可能引起血浆药物浓度的较大波动。

对于毒性不大且血浆半衰期很短的药物，可以适当加大剂量，使其在间隔时期末仍保持有效血药浓度。例如：苄星青霉素的血浆半衰期为30～60分钟。青霉素的血浆半衰期为30分钟，如按半衰期规则用药，需每1小时给药一次，很不方便。不可能这样频繁地给药。但因其毒性极小，一次可用很大剂量，这样可使血浆药物浓度远高于杀菌浓度，同时产生脉冲效应，使药物在6小时后仍维持在有效浓度之上，这样每日只需给药4次或2次。因此，给药时间间隔可根据实际情况而延长。

阿司匹林的血浆半衰期为4小时，因而每4小时可以给予重复剂量。因为它的血浆半衰期短，当第二次给药时，相当多的药物已从体内清除。但给药次数过频，仍会引起蓄积性中毒。如果阿司匹林给药剂量由0.3g增加到10g时，其血浆半衰期可由3小时延长到20小时。

土霉素血浆半衰期为8小时，250mg可达有效抗菌浓度，每8小时可以给药一次，首次量加倍为500mg。

对吸收快且排泄也快的磺胺类药物（$t_{1/2}$ 为4～15小时）可先给予一个负荷量，然后每4～12小时给予负荷量的半量以维持药效。对吸收快而排泄慢的磺胺药（$t_{1/2}$ 为40～60小时）可先给予负荷量，继以半量每日或每两日给药一次。

地高辛是一个吸收快而排泄慢的药物（$t_{1/2}$ 为36～48小时），为了获得速效可先给予负荷量，使血浆浓度达到治疗范围。这个浓度一旦达到，由于排泄缓慢，每日给予较小的维持量就足以维持其疗效。如果每日重复给予负荷量，就会很快引起药物蓄积，并招致毒性反应的发生。

如果药物的血浆半衰期大大超过24小时，则药物的维持量可按下式计算：

$$每日维持量=D\cdot\frac{0.693}{t_{1/2}}\cdot\tau \qquad D为首次剂量 \qquad \tau为给药间隔时间$$

洋地黄毒苷的 $t_{1/2}$ 约为9天，按理应9日给药1次，但该药的安全范围较小，需分数次给药，这样既保证安全用药，又使血药浓度的波动较小。临床实际用药是每日一次，若首次剂量为 1mg，则每日维持量 $= 1\times\frac{0.693}{9}\times 1 = 0.077$mg。

有一类药物其半衰期虽短，但其代谢产物也有药理作用，故也不宜按半衰期给药。如抗痛风药别嘌呤醇的 $t_{1/2}$ 不到 2 小时，但其代谢产物别黄嘌呤的 $t_{1/2}$ 却长达 18～30 小时，故每日服一次就足够了。

有些药物与其作用的细胞有特殊亲和力，如普萘洛尔、美托洛尔等药物的效应，比其半衰期要长些，以往一日给药 3～4 次，现改为一日 2 次，疗效相仿。

双嘧达莫治疗冠心病，一日服三次，后来发现长期服用有蓄积现象。通过研究发现把 $t_{1/2}$ 弄错，实验证实为 12 小时，所以现改为每日 2 次。

医师制定给药方案，不仅要考虑药物的半衰期，还要考虑诸如药物在血液中的有效浓度，药物的毒副作用以及个体用药的差异等众多因素。所以，为了达到药物最佳效果，患者一定要遵照医嘱用药。

第五节　按生物钟确定用药时间

人体是一个包括复杂的空间结构和复杂的时间结构的复杂系统，人体时间结构是指人体生理过程、生化过程、生物学过程以及人的行为中所表现出的各种非随机的节律性或周期性变化的总和。一般认为，机体的生理、生化功能和对药物的反应等昼夜节律（circadian rhythm）活动，都是在生物钟（biological clock）的控制下进行的。人体生物钟在什么地方？有关的研究报告说，人体生物钟的位置在大脑视上核或大脑的交叉上层中心（SCN）。由从视网膜传来的光线控制。在视网膜处发现了 Cry1 和 Cry2 两种蛋白质，控制着大脑内部时钟的节律，可根据不同季节的光照变化调整身体的时钟，并且充当时钟机制的一部分。每个细胞也有自己的时钟，也是由 Cry 蛋白质控制的。珀德尤大学的詹姆士·摩尔夫妇研究报告说，在人体细胞中存在着一种双面、圆柱体形蛋白质，它控制着活体细胞以 12 分钟为周期的生长与休息节奏，从而形成了内在生物钟。日本科学家发现人类生物钟的周期是 24 小时 18 分。美国康奈尔大学的实验报告说，人体生物钟受人体感光细胞控制，且大量集中在膝盖后方，只要用强光照射该处，即可将生物钟前后调整约 3 小时左右。

一、时间药理学（chronopharmacology）

活动的时间节律周期，主要是昼夜节律对药物作用和体内过程的影响，亦称为时辰药理学。包括时间药物动力学和时间药效学。

（一）时辰药理学

时间药物动力学（chronopharmacokinetic）主要阐述药物在体内吸收、分布、代谢、消除过程中的时间节律性。

许多药物的药动学有明显的昼夜节律性，这种节律变化决定于机体功能的生物时间。但是不同药物的动力学时间节律与机制不尽相同。由于药动学发生时间节律性变化，从而能影响药物的药效和毒性。同一剂量药物在周期的某一位相对机体产生有益作用，而在另一位相则无效或有害。一些疾病并非一天 24 小时机体均需要同等水平的药物。如果药物浓度始终维持在同一水平很容易引起耐药性。

1. 血药浓度的依时变化

抗贫血药铁剂在19：00时服用比在7：00时服用的吸收率要增加一倍左右。

苯氧青霉素10：00时给药，30分钟后血药浓度比2：00时或22：00时给药高2倍。利福平治疗肺结核，6：00时空腹服450mg后2小时血药浓度达12.7μg/ml，高于其他时间服药的浓度。

氨基糖苷类抗生素服用后，血药浓度白天低、夜间高，其毒性也是白天低、夜间高，且与血药浓度密切相关。将夜间用药量减少，白天用药量增加，既不影响其抗菌效果，同时又减弱了其对肾脏和听神经的毒性反应。

维生素B_{12}的吸收在13：00时给药要比7：00、19：00、1：00时给药为高。

2. 药物消除的依时变化：

磺胺药的半衰期夜间较白天为长。若在16：00服药，30分钟后血浆药浓度较其他时间高，此时乙酰化代谢也高；若在2：00、4：00、22：00给药，乙酰化不发生。

健康人对水杨酸钠的尿排泄速率与给药时间明显相关。6：00～8：00给药，其尿排泄持续的时间最长，而且达到最高排泄量的时间也较长。如果在19：00～20：00给药，尿排泄时间持续最短，并迅速达到最高排泄量。

正常人口服苯丙胺5～15mg后，发现以中午排泄最快。

阿司匹林给予口服1.5g，发现6：00给药的半衰期较长，消除速率慢，药效亦较高；在18：00或22：00给药则消除快，半衰期短，药效亦较低。

茶碱在14：00～20：00时与20：00时至夜间2：00时服用，尿量增加达123%，排泄量亦最高，而8：00～14：00时服药，尿量仅增加40.4%。

3. 生物利用度的依时变化

双嘧达莫的生物利用度以6：00服用时最大，22：00服用时较小，而14：00给药时的生物利用度介于两者之间。

Canafax等给胰腺移植病人在不同时间口服环孢素，结果表明21：00时服药比9：00时服药生物利用度AUC值增加23%，而药物总清除率CL降低19%。

（二）时间药效学（chronopharmacodynamics）

主要阐述机体对药物敏感性的昼夜节律，时间效应因机体功能状态和时间节律而变化，即给患者相同剂量的药物，由于用药时间的不同，其作用强弱有很大差异。

时间感受性（chronosusceptability）是指机体各组织、细胞或受体等对外界各种化学刺激的敏感度所呈现的周期性改变。反映在临床上就是在一昼夜中机体对药物在某一时间反应高度敏感，而在其他时间不敏感或无反应。这可能与受体的数目或敏感性等及酶的活性等的昼夜节律有关。它与药物在体内的浓度并无相应关系。

时间效应性（chronergy）是指药物作用于机体呈现的作用和不良反应具有的时间节律性。这既与时间药动学引起血药浓度节律变化及时间感受性有关，而许多又主要与机体内的一些基本的生理、生化过程的节律变化有关。

心脏病人在凌晨4：00服洋地黄药，敏感性比白天高4倍。

糖尿病患者凌晨4：00时对胰岛素最敏感。

皮内注射组胺所引起的局部红斑反应，在7：00～11：00时反应最小，在23：00时反应最大。

对青霉素或室尘过敏原的划痕试验反应也是 7：00～11：00 时反应最小，23：00 时反应最大。

抗组胺药若在 7：00 时给药，作用可持续多达 15～17 小时；若在 19：00 时给药，作用仅维持 6～8 小时。

利福平药以凌晨 3：00 时服用最为理想。

肾移植最佳时间是 8：00 时、2：00 时；肾移植服用免疫制剂，若早晨服药，术后死亡率仅为 28%，若晚上服药，术后死亡率达 60%。

利多卡因局麻作用在 13：00～14：00 时较长，达 32 分钟；15：00 为 52 分钟；7：00～9：00时最短，为 12 分钟；23：00 为 25 分钟。

18：00 时以后皮肤细胞膜最有渗透性，最容易吸收美容高效物质，因此是护理身体的理想时间。

当使用抗胆碱药阿托品时，夜间给药效果最差。

时间药理学的研究对临床医学有着非常实际的意义。临床用药不仅要考虑剂量，还要认真研究最适宜的用药时间，以提高疗效指数，达到用药剂量最小而疗效最高且毒副作用最低的目的。

二、时间治疗学（chronotherapy）

主要是把时间生物学的原理应用于医治人类疾病中，选择最适宜的时间进行治疗，以获得最佳治疗效果。如：骨移植在 4：00～6：00 时成功率最高。肾移植的最佳时间是 8：00 和 2：00。9：00 时左右皮肤对注射反应最迟钝，被称为就医时间。15：00 时左右人的牙齿对疼痛最不敏感，麻醉注射剂的发挥效应的时间平均 30 分钟，相当于上午发挥效应的 3 倍。22：00 时左右对传染病警觉最高，被称为免疫时间。

女性免疫系统的抗病能力，随其月经周期而变动。其中以排卵期免疫力最强，因而患者在这期间接受治疗效果最好。

药物的治疗时间主要根据药物疗效、毒性和体内的代谢动力学特征、靶器官的敏感性节律，结合病人的生理和病理过程的节律，选择最佳时间用药，以获得最佳治疗效果，并使药物的毒副作用降到最低。由于人类各种生理节律及药物作用的时间节律，常可以受不同年龄、遗传因素和环境条件等影响，也会存在较大的个体差异。因此，了解和掌握每个病人的时间节律，是选择理想的治疗时间的前提。通常可以采用对病人没有损伤或损伤极小的方法获得个体病人的节律资料，如测量体温、血压、脉搏，或测定唾液、尿液、血液中的某些成分，将获得的各种资料通过处理便可以得到该病人实际存在的节律，即可确定正确的用药时间。在时间用药过程中，还应当定期核对已经确定的节律的时间进程，以防止其发生改变。

到目前为止，人们已对一百多种药物制定了按生物钟实施的最佳给药方案，取得了很好的疗效。

长期以来，医学专家为提高化疗指数而绞尽脑汁，终于突破了传统的用药模式，提出了“昼夜时辰给药法”即生物钟疗法。依据患者在每天 24 小时内的自然生理节律，变换药物释放方式，使癌症治疗与人体内部节律同步，可使普通的化疗药物增强疗效，减轻药物对正常组织的破坏，增加对癌细胞的杀伤率。据研究发现，肿瘤组织与正常组织的活动有明显不同的昼夜节律。正常组织细胞在白天有丝分裂少，夜间增多；而癌细胞无此特殊性。

上午 10：00 是癌症病人接受化学药物治疗的“黄金时间”，有关专家对卵巢细胞癌的生长过程作连续观察时发现，癌细胞在上午10：00时生产繁衍最快，分裂出来的小颗粒状细胞则在22：00～23：00时最活跃。而正常细胞则在凌晨4：00时生长最快。由于药物擅长攻击正在分裂繁殖中的细胞，而不攻击处于静止状态的成熟细胞，所以在癌细胞生长最迅速，而正常细胞处于静态时进行化学药物治疗，效果最佳。因此，10：00时服药治疗，比不定时随便服药病人的存活时间要长3倍。

高血压患者在使用较大剂量的降压药，或一开始就用强降压药后，这种“快速降压”极为危险。如果血压迅速下降到临界水平，血压自动调节功能受损，导致脑血流量下降，有发生脑梗死的危险。所以，使用降压药物时，应从小剂量开始，降压幅度不宜过大，更不能在治疗过程中随意加大剂量。对于老年性高血压患者，任何年龄的第三期高血压病人及已有明显动脉硬化并伴有心、肾、脑损害者，应缓慢地使血压降至原血压值的70%～80%较为安全。而人的血压昼夜节律呈“二高一低”状态，9：00～11：00，15：00～18：00时最高，午夜最低。因此，医学家把血压高峰期称为“高血压病人的危险期”。将服药时间安排在血压自然波动的两个高峰期之前30分钟，这样会使药物效应恰好与血压高峰期相遇，从而控制血压的增高。同时还须注意，轻度高血压患者切忌晚上入睡前服药，中、重度高血压病人晚间也只能服白天用量的三分之一。

国外新近的研究表明，一天中缺血性脑卒中发病的高峰在3：00～8：30。清晨时，人体的血液中儿茶酚胺增多，血液粘稠度增加，血小板凝集力增强，组织纤维蛋白酶原激活剂减少，使得血液容易凝集成小凝块，加上清晨血液中皮质醇浓度上升，血压较低，血流速度变慢等因素，使血液小凝块容易堵塞血管，脑血管被阻塞引起缺血性脑卒中，冠状动脉被阻塞引起心脏病发作。

阿司匹林具有降低血液粘稠度和血小板凝集的功效，从而可以稀释血液，防止血凝块形成和阻塞血管，所以对缺血性脑卒中和心脏病发作具有良好的防治效果。尤以清晨功效最显著。研究表明，早晨服阿司匹林能使心脏病发病危险减少59%，而在其他时间里给药反使危险性减少34%。

心脏病发作高峰在4：00～10：00，而9：00发作几率是23：00的2倍。心脏病人对强心苷、洋地黄的敏感性亦是以凌晨4时为最高，比其他时间给药的敏感性约高出40倍，若此时按常量给药则易出现毒性反应，而给予较低的剂量，也能获得令人满意的疗效。

6：00～11：00冠状动脉血流量减少，是心肌缺血高峰时间，易发生心绞痛。应用硝酸甘油治疗早晨给药比下午给药更有效。硝酸异山梨酯、亚硝酸异戊酯治疗心绞痛在清晨给药后血药浓度最高，且很少会引起体位性低血压。

急性心功能不全，以呼吸困难为主要症状的急性左心衰竭，多发生在夜间或于夜间加重，应用洋地黄以3：00～4：00疗效最好。

类风湿性关节炎通常认为是一种自身免疫性疾病，患者的关节肿胀，僵直及握力下降等症状以早晨最为严重。治疗药物的应用以控制早晨的发作尤为重要。

阿司匹林早晨服药吸收很慢，而晚上服药吸收和排泄均较快，故控制和维持早晨的疗效较为困难，因此服药时，应将晚上的剂量略增加并将服药时间推迟或在睡前增加一次服药。

吲哚美辛于晚上服药维持血药浓度峰值的时间长，生物利用度较高，20：00时服药12小时后比8：00时服药的血药浓度高2倍。由于血中药物浓度上升平稳，故不良反应较少，病人的耐受性最好。临床研究表明，每晚一次服药者较早晨服药者的不良反应小，而镇痛效果强。夜间加服一次对缓解患者的晨僵症状效果更好。

氟双苯丙酸以每日早晚各服一次的给药方法疗效较佳，其疗效明显优于每日 3 次或 4 次的给药方法。但必须保证每晚服药一次，且剂量不可减少，否则疗效将更差。

双氟尼酸可将其一日剂量于晚上一次服用，对患者白天的疼痛、晨僵、平均握力和血沉等特征均能明显改善，疗效相似于日服 2 次者，而缓解患者每晚的疼痛疗效优于日服 2 次者。

第六节 顿服疗法

甲状腺功能亢进是一种自身免疫性疾病，患者的甲状腺明显肿大，消瘦、突眼，食欲亢进，怕热多汗、心慌、烦躁、易激动及手颤等症状。应用甲巯咪唑治疗，传统的长程分服法是每次口服 10mg，一日 3 次，但对缓解甲亢一直不理想。近来倡导短程及每日顿服法。血药浓度监测显示，顿服法肠道吸收快，每日 15mg 与 30mg 顿服法疗效相同，大多数甲亢病人用甲巯咪唑每天 15mg 一次顿服法，其疗效满意，而且不良反应如粒细胞减少症明显下降。

复方磺胺甲唑片治疗尿路感染，按常规患者至少需连续用药 7～10 天，但实际上很多人只用药 3～5 天，致使炎症不能彻底清除。临床研究发现，连续打针吃药 10 天的常规疗法治愈率为 84%，而顿服疗法每日餐后一次口服复方磺胺甲唑片 0.5g 和碳酸氢钠 2 片并多喝开水，使治愈率提高到 93%以上。

普萘洛尔为临床广泛使用的β受体阻断剂，是治疗高血压、心律失常和心绞痛的基本药物。但口服药物吸收量的 50%～70%可在肝脏首过效应中损失，体循环获得量小于一次口服总量 30%，传统给药方法是全日剂量分 3 次口服。而将普萘洛尔的全日剂量于早晨一次全部服用，也能获得良好的治疗效果，比每日少量分次服用优越，而且不良反应如头晕、多梦、疲乏等也较少见。

糖皮质激素类的泼尼松等，在长期服用期间采用顿服法，即将每日分次服用的药量总和在 8：00 一次顿服，此时正值肾上腺素分泌高峰期，可减轻垂体前叶的负反馈作用。

第七节 停药时间

合理掌握停药时间是防治疾病与减少药物毒副反应的关键之一，何时停药应视病情和药物作用而定。

一、疗程

在临床上，为了达到治疗的目的，需要连续用药至一定的次数或时间，这一过程称为**疗程**。即指一个疾病达到康复或治愈所需用药时间。这个时间很重要，疗程太短达不到治疗目的或容易复发；疗程太长会带来不必要的浪费，更重要的是有碍健康。

疗程的长短主要视病情而定。一般而言，急性疾病疗程较短，而慢性疾病疗程较长，用药时间也长一些。任何疾病的药物治疗均应疗程足够。对于大多数疾病来说，药物必须用至症状消失以后方可停药，以免疾病复发，所以通常也没有固定的疗程。但对某些疾病，为了达到其彻底治疗或达到我们所预想的效果，根据临床经验而规定某些药物应用时有比较明确的疗程。例如用氯喹治疗疟疾，可采用三日疗法。抗结核药物要求连续应用半年至一年以上。抗生素在不同感染所需的用药时间也是不同的，像肺炎球菌所引起的大叶性肺炎用青霉素仅一周左右，但急性肺脓肿抗生素通常需用八周左右，直至胸片仅留条索状阴影为止，否则容易复发或转为慢性。一般急性上呼吸道感染抗生素用5～7天即可。

疗程的长短还必须根据药物的毒性大小及机体对药物的反应性而定。对于毒性较大或长期应用易发生不良反应的药物，如抗癌药物、洋地黄和皮质激素等，治疗过程往往延续至疾病好转或用至机体所能耐受的最大限度时为止。若疾病尚未痊愈，可改用小量维持或间歇一定时间后，必要时再重复上述疗程，才能完全消除或抑制病原微生物或致病因子，帮助和促进脏器机能的恢复，达到痊愈。

疗程长短与药物产生不良反应有关。例如：氯丙嗪引起的淤胆现象发生在停药的3周以后。巴比妥类药物的慢性中毒多在停药后的2周以内发生。这些药停药后须特别注意发生毒性反应。解热镇痛药均有一定的不良反应，其疗程不宜超过一周。青霉素和磺胺嘧啶治疗流脑或菌血症，病情好转后应该持续一周为宜。链霉素用于非结核感染，疗程应控制在5日以内，以免产生耐药菌株。红霉素单独使用时间最好不超过1周，以免产生耐药性。麦角胺等治疗血管神经性头痛，服用时间不可超过3日。因为麦角胺中含有麦角毒可损害血管内皮细胞，最终导致肢端干性坏疽的发生。长期使用麦角流浸膏可损害血管内皮细胞，引起肢端坏疽，故最多用2个月。

二、不可过早停药

某些药物如果停药过早，就有可能导致旧病复发或病情反复，导致疾病转变为慢性或促使耐药菌株的产生。因此，要防止因病情一时好转，误认为痊愈而过早地停药。

例如：急性肾盂肾炎，当临床症状消失后，不进行追加治疗而立即停药，常会转变为慢性，贻误治疗时机。

治疗肺结核病，不按照早期、联用、适量规律和全程治疗原则，过早停药，则会增加肺结核病治疗失败率和复发率。据统计，6个月内停药有20%病例复发，1年内停药有10%复发。

抢救有机磷中毒，过早停用阿托品会造成因阿托品药量不足引起死亡。

磺胺类药因疗程和剂量不足及过早地停药，可在治疗葡萄球菌和痢疾杆菌引起的疾病中造成问题。

三、及时停药、不可过迟

临床用药的目的在于治病，当达到预期的疗效和治愈目的后，则应及时停药。把握停药时间也是合理用药的重要环节之一。一般在疾病治愈后再用1～2天即可停药。如果停药过迟，不仅是浪费药物，而且会增加肝脏和肾脏负担，造成不良反应，甚至可引起药源性疾病。有些药物容易发生蓄积性中毒，须注意及时停药。一些对症治疗的药物，一般症状消失后就不可再用。

如解热镇痛药，特别是阿司匹林，长期服用不停药会导致肝和脑的线粒体损害，因此诱发肝脏和中枢神经系统的疾病。

维生素A每天口服10万单位，超过6个月可引起慢性中毒。

用依米丁治疗阿米巴肝脓肿，因其用药时间长，蓄积量大，易致中毒性心肌炎的发生，所以应及时停药。

有一些疾病如流行性感冒，病毒性肝炎等，目前虽无特效药治疗，但用药是让症状减轻，使身体本身的抵抗力增强，消除体内的病毒。这一类疾病一旦症状消失，即可及时停药。对一些对症治疗的药物，如头痛使用去痛片，失眠使用安眠药，发热使用退热药等，一般症状发作时就用，症状消失后就不能再用，否则会掩盖病情，造成严重的后遗症。

四、立即停药

在用药过程中如出现不良反应或身体不适感，应立即停药。如链霉素用于肺结核菌感染，1～2 周即可产生中毒症状，一旦出现中毒症状就必须立即停用。强心苷、秋水仙碱、利血平、氯霉素等在应用时，都应密切观察病人的病情变化，如出现药物不良反应，应立即停药。

五、不可骤停的药物

皮质激素类药物：醋酸可的松、泼尼松、曲安西龙、地塞米松等。

精神药物：抗精神病药氟奋乃静、氟哌啶醇，抗癫痫药苯巴比妥、苯妥英钠、扑痫酮、乙琥胺，镇静催眠药地西泮、甲喹酮、氯氮、氯丙嗪、巴比妥类，抗抑郁药丙咪嗪、阿米替林。

心血管药物：硝酸甘油、地高辛、普萘洛尔、硝苯地平、可乐定、曲克芦丁。

H_2 受体阻滞剂：雷尼替丁、西咪替丁、法莫替丁、泰胃美。

六、不可骤停、需要缓慢递减停药

当达到预期的疗效后，一般都应当及时停药。但对慢性病患者而言，有些疾病病情复杂，治愈后容易复发。这类疾病用药治预后为防止复发，则需要适当地延长服药时间，维持治疗以巩固疗效，从而求得彻底治愈。

以消化性溃疡病为例，H_2 受体阻滞剂药物（西咪替丁、雷尼替丁、法莫替丁等）对本病的治疗效果有明显提高。但研究显示，一般经过 4 周的药物正规治疗，消化性溃疡的愈合率可达 80%左右。然而一旦药物停用后，已愈合的溃疡病人在一年之内大约有 80%会再复发。一个重要的原因就是病人未重视预后的维持治疗。消化性溃疡的反复发作，可产生出血、穿孔、梗阻和癌变等并发症。因此，为了预防病情复发或减少并发症产生的危险，避免手术治疗，对已经治愈（指胃镜检查显示溃疡愈合）的消化性溃疡病人进行药物维持治疗是很有必要的。考虑到病人身体状况、配合程度、工作环境以及医疗费用等方面的问题，专家提出，有以下情况之一者必须维持治疗：①老年病人；②伴有其他疾病而不能手术治疗的病人；③胃手术后复发性溃疡病人；④以大出血为主要症状的病人；⑤溃疡穿孔后进行单纯修补缝合手术的病人；⑥拒绝手术治疗的病人。维持治疗对有以下情况的病人尤其有益：①起病急、病情复发、症状严重的病人；②工作环境中无良好的医疗条件者（如勘探、航海人员等）；③必须同时应用非类固醇抗炎药物、皮质激素、抗凝血药的溃疡病人；④消化性溃疡病情复发频繁病人。维持治疗需要持续 2～5 年时间。

有些药物连续使用一段时间后，会引起人体的某些机能发生相应的改变，使机体产生一定的依赖性。如果突然停药或减少药量过度，即会产生种种停药反应（或停药综合征）。有的会促使旧病复发或病情加重，有的会出现原来疾病所没有的奇特症状，严重的还会危及生命。突然停药导致病情加重的原因是，这些药物长期应用后已参与机体的新陈代谢，一旦骤停机体很难在短时间内调整过来，身体不能立即适应，常出现症状反跳的反应。

对于可引起严重的停药反应的药物，应采用逐渐递减剂量或用替代性的停药方法，最后才可能完全停药。切不可因随意停药而给病人造成不必要的损害。

抗癫痫药如苯妥英钠、苯巴比妥、扑米酮、乙琥胺等，长期坚持服用，不仅疗效肯定，而且安全，但它们只能控制症状和减少发作，并无根治作用。一般需坚持使用3～5年，不能随意中断。如果突然停药，则会引导更加频繁的旧病复发，而且还可能引起癫痫大发作或癫痫持续状态，需要送医院抢救，尤其对服用苯巴比妥者更应加倍注意。对于癫痫大发作或局限性发作患者，应在症状完全控制2年以上，才能考虑逐渐减少用药量，直至全部停用，但过渡期不得少于1年。对于癫痫小发作患者，应在症状完全控制1年后才能减药，但过渡期不得少于6个月。对于青春期的病人，因易复发，需要继续用药治疗。另外，在改换其他药时，两种药要有一段重叠使用过程，以免造成意外。

抗精神病药如氟奋乃静、氟哌啶醇等，需要使用2年左右，才能巩固疗效。但极易产生依赖性，应缓慢地减少药量，不然会出现焦虑不安、失眠、头痛、恶心、呕吐、肌肉不适及心动过速等症。

抗抑郁药如丙咪嗪、阿米替林需使用3～12个月，也不能突然停药，否则会引起疾病复发，并出现头痛、心神不定、肌肉酸痛、恶心、呕吐等症状。

镇静催眠药巴比妥类、地西泮、甲喹酮、氯氮等，若长期使用，可使其作用逐渐减弱，睡眠时间也随之缩短，这样便产生了耐受性，需要不断地增加剂量，才能获得原有的疗效。这是由于它们能使肝细胞内的药物酶增加，从而加速对药物的破坏；还有神经组织对药物逐渐适应了的缘故。同时机体对药物易产生依赖性，即成瘾性。如突然停用巴比妥类药物，可表现为烦躁不安、焦虑、失眠、乏力、恶心、呕吐、手指震颤、心动过速、体位性低血压或短期内记忆力严重减退，严重者可出现精神错乱症状，甚至惊厥，也可出现癫痫持续状态，需要及时抢救。据观察，这些反应大多发生于停药后8～12小时，2～3天为高峰，然后缓慢消退，约1～2周才恢复正常。

肾上腺皮质激素类药泼尼松、地塞米松等，长期连续使用后，病人对该类药可能产生了依赖性；另一方面由于长期用药反馈性抑制了下丘脑-垂体—肾上腺系统，引起垂体前叶分泌促肾上腺皮质激素减少，致血液中的皮质激素减少，而血液中的激素主要由药物供给，因而肾上腺皮质受抑制或发生萎缩。若贸然停药，切断外来激素的来源，由于体内自身的内分泌功能来不及恢复，血液中激素浓度下降很多，便会出现头昏、发热、恶心、呕吐、心慌、厌食、乏力、腹痛、腹泻、关节肌肉酸痛以及低血糖、低血压等症状，严重时可因休克而死亡。这些症状通常发生在停药后24～48小时，轻的2～5日可消失。因此，在长期应用药物而症状已基本控制后，需要停药时应注意不可减量太快或突然停药，应先由每日分次疗法过渡到每日一次疗法，再逐渐改为隔日疗法，即将2日的剂量于隔日早晨8时一次给予，颇为安全有效。系统性红斑狼疮患者在停用皮质激素过快时，能产生反跳现象，出现严重反应。

甲亢患者一般需连续服用抗甲状腺药一年半左右，随后再根据病情逐渐减量。如突然停药，会使病情更为严重。

硝酸甘油是抗心绞痛的常用药物，一般舌下含化0.4～0.8mg后2～5分钟便可起效，药效可维持10～30分钟。然而，内服硝酸甘油，每次20mg，每天3次，连服2～3周后突然停药，可引起血压升高，心动过缓，诱发心肌缺血而导致心绞痛急性发作、心肌梗死和猝死。因此，必须逐渐减少服用剂量或次数，缓慢渐次停药。

钙拮抗剂硝苯地平用于治疗高血压和抗心绞痛，每次 10～20mg，每日 2～3 次。如果长期服用硝苯地平后突然停药，可使患者产生呼吸困难，心率加快，血压升高，甚至肺水肿等高血压危象病症。

七、需长期服药

有些疾病，如高血压、糖尿病、心律失常及精神病等，目前尚无特效药根治，只能治其标而不能治其本，用药仅使症状减轻，一旦停药，症状又会恢复。这类疾病大多需要长期服药，甚至终身用药，即使病情好转了，也不应自作主张随意停药。否则会加重病情。

如高血压病人长期服用普萘洛尔，突然停药可使交感神经发生代偿性反跳现象，导致心肌梗死和心绞痛加剧。突然停用可乐定、甲基多巴可使血液中的儿茶酚胺迅速增加，造成血压大幅度波动，可能超过治疗前的血压水平，且伴有神经过敏、头晕、头痛、失眠、视力模糊、焦虑、恶心、多汗、震颤及颜面潮红、心动过速等症状，甚至出现“高血压危象”，诱发脑出血、脑卒中的危险。这些反应大都发生于停药后 8～72 小时以内。高血压兼有冠心病者，可使心肌缺氧加重，甚至发生心肌梗死，危及生命。

胰岛素是降血糖最有效的药物之一。无论是Ⅰ型还是Ⅱ型糖尿病患者，只要使用胰岛素一段时间，机体都必然会对其产生一定程度的依赖性。若突然停药，体内胰岛水平会突然下降，势必导致病人血糖、尿糖骤升，失去控制，代谢紊乱，酮症酸中毒加重以及高渗透性昏迷等。如必须停用胰岛素时，也只能逐渐减量后再改换其他降糖药，如格列本脲、苯乙双胍及甲苯磺丁脲等。

第七章　忌口

第一节　疾病与忌口

忌口是指患病与服药期间需要注意的饮食禁忌。目的在于确保疗效，减少毒副反应。

一、疾病与饮食禁忌

所谓发物，主要是指高脂肪、高蛋白、有刺激性的食物以及对代谢性疾病有害的食物。它们可引起机体对异性蛋白质的过敏反应，造成反复发热、出皮疹或导致胃肠功能紊乱、腹胀、腹泻，其中刺激性食物还可引起皮肤血管扩张、充血，甚至引起水肿、破溃等。

例如肝胆疾病患者应忌食脂肪性食物。肛门疾病患者和结核病人忌食辛辣食物。

水肿病人忌食盐。寒性病人或妇女在月经期应忌食生冷食物。

动脉硬化、高脂血症患者，忌食肥肉、鱼子、动物内脏等食物。

哮喘、肝炎、痛风、疮疖、痔漏及腹泻便溏者，均应忌食鱼、虾、蟹、鸡、鹅、羊和猪头肉及动物内脏等物。

对于有过敏史的病人，需要根据具体情况忌吃鱼、虾、花粉、鸡蛋、面粉等食物。

糖尿病人不宜吃含糖量高的食物及糖类和水果，应以豆制品、蔬菜、牛肉、蛋、鱼、面筋、玉米面等低糖饮食为主。

痛风病是由于体内嘌呤代谢发生紊乱而引起的一种遗传性疾病，血中尿酸过高，致使关节、结缔组织和肾脏等处发生一系列的症状。如果大量食用鱼、肉等，因含有较高的核苷酸，可使体内的尿酸浓度升高，使病情恶化。

甲状腺功能不足者需限制食用豌豆、黄豆、莴笋、油菜、菠菜、萝卜、大头菜、卷心菜、水芹菜等。因为这类食物中含有硫脲等物质，这些物质水解后，会抑制甲状腺素的分泌，从而加重病情。

哮喘病人不宜吃容易诱发哮喘的黄鱼、带鱼、毛笋、菠菜等。哮喘发作时应少吃易气胀、难消化的食物，如豆类、芋艿、山芋等，以免加重气急症状。若是热喘，应禁吃羊肉、鹅肉、韭菜、姜、桂、椒等温热性食物，而应吃偏凉性食物，如马兰头、生梨、荸荠、芹菜等。

偏头痛病人应少吃或不吃小麦、玉米、番茄、葡萄、柑橘、菠萝、洋葱、咖啡、奶酪、巧克力、熏鱼、味精等。因为这些食品会促使体内产生类似组胺样的化学物质，可诱发致病。

高血压病人应少吃油性或过咸食物。

孕妇应忌食含有咖啡的食品和饮料，特别是在妊娠的最后三个月更应注意。因为咖啡因可通过人的胎盘进入胎儿体内，也可出现在母乳中。美国 FDA 已于 1980 年发出通知建议怀孕妇女减少饮用咖啡。

尿结石病人应忌食含草酸高、含钙高、含尿酸高的食品。如菠菜、甜菜、花生、番茄、马铃薯、橘子、咖啡、可可、巧克力、豆制品和鱼、肉、动物内脏、牛奶、乳酪、海产品等。

癌症病人阴虚热症者应忌食香燥辛热食品如葱、蒜、韭菜、辣椒、羊肉、鸡肉、鳗鱼等；湿热者应忌吃肥肉、肥鸡、甲鱼等油腻的食品；气虚寒症者应忌吃寒凉性食物冬瓜、丝瓜、梨、西瓜、甘蔗、蜂蜜、鸭肉、蟹、龟、鳖等。

加拿大医学科学家弗斯特在美洲制药科学家协会年会表示，得重病正在服药的病人忌辛辣食品：姜、小茴香、芹菜叶、洋苏草、麝香草干碎叶、姜黄粉、银杏叶、圣约翰麦芽汁、葱、蒜等。大蒜及辛辣食品对某些药物来说，不但会使药失效，还有可能与药物产生连锁反应，使病人遭到危险。艾滋病患者、心脏及癌症病人不宜在服药后再吃大蒜，大蒜对药物的连锁反应以这类病人的危险性最高。

二、饮食与健康的关系

（一）食物分酸性和碱性两大类

酸性食物：食物中含磷、硫、氯等非金属元素，在人体内氧化后，生成带阴离子的酸根。带阴离子非金属元素较多的食物，在生理上叫做酸性食物。如鱼、肉、禽、虾、蟹、奶油、乳酪、牛乳、冰淇淋、大米、面、谷物、芦笋、豆类、小高丽菜、香蕉、橄榄、水果罐头、水果冻、李子、李子干、糖果、可可、巧克力、可口可乐等清凉饮料、沙拉酱、蛋白、香辛料、醋、酒类。

碱性食物：食物中含 Na^{+}、K^{+}、Ca^{2+}、Mg^{2+} 等金属元素，在人体内常以碱性化合物的状态存在，这些食物叫做碱性食物。如小米、玉米、土豆、绝大多数蔬菜、绿色花椰菜、高丽菜、芹菜、大蒜、韭菜、莴苣、洋葱、荷兰芹、辣椒、菠菜、菊苣、胡萝卜、黄瓜、茄子、南瓜、芜菁、茶叶、海藻类、豆类等。苹果、香蕉、杏、樱桃、醋果、枣、椰子、无花果、葡萄、柚、柠檬、油桃、柳橙、木瓜、桃、梨、番茄、草莓、杏仁、粟、牛奶、咖啡类、蜂蜜、使用发酵粉的点心等。水果中虽含有各种有机酸，在味觉上呈酸性，但在人体内一经氧化分解就不再存在，而金属元素变成带阳离子的碱性化合物，所以水果在生理上属于碱性食物。

（二）食物按性味可分为寒性和热性两大类

温热性食物有：鸡、鹅、麻雀、牛肉、羊肉、鹿肉、狗肉、鸡血、鹅血、羊乳、牛乳、鹌鹑蛋、海参、黄鳝、鲫鱼、鲢鱼、带鱼、蛇肉、河豚、牡蛎肉、淡菜、龙眼肉、胡桃肉、荔枝干、红枣、黑枣、蜜枣、栗子、桃子、杏子、葡萄、金橘、樱桃、橘子、石榴、饴糖、红糖、咖啡、可可、玫瑰花、桂花、茉莉花、代代花；韭菜、盖菜、洋葱、大葱、大蒜、辣椒、胡椒、桂皮、茴香、生姜、香菜、榨菜、酒、醋、麻油等。

寒凉性食物有：鸭、甲鱼、黑鱼、海蜇、蚌肉、蛏子、螺蛳、田螺、毛蚶、螃蟹、蜗牛；甘蔗、梨、香蕉、柿子、西瓜、冬瓜、苦瓜、菜瓜、香瓜、西瓜子仁、菱、藕、荸荠、慈菇、百合、银耳、绿豆、豆豉、茭白、竹笋、芦笋、莴苣、茄子、莼菜、苋菜、紫菜、菠菜、芹菜、荠菜、蓬蒿菜、金针菜、夜开花、草头、萝卜、马兰头、枸杞头、香椿头、绿茶、海带、蜂蜜、食盐等。

其他属于寒热不明显的性甘平食物：如大米、小米、玉米、糯米、大麦、小麦、荞麦、高粱、红薯、山药、土豆、芋艿、大豆、蚕豆、扁豆、赤豆、刀豆、豇头、豌豆、花生、芝麻、葵花子、南瓜子、南瓜、丝瓜、黄瓜、青菜、白菜、卷心菜、花菜、大豆菜、雪里蕻、胡萝卜、苹果、枇杷、杨梅、山楂、椰子、李子、松子、榧子、莲子、蘑菇、香蕈、番茄；豆油、花生油、菜油、白糖、酱油；猪肉、鸽肉、兔肉、鸡蛋、鲤鱼、鳗鱼、青鱼、白鱼、鲥鱼、鲳鱼、鲈鱼、墨鱼、鱿鱼、鲨鱼、虾、干贝、花粉、蜂皇浆。

针对具体的人来说，应讲究“辨体补食”和“辨证施食”。

寒性体质者的特征是偏瘦、怕冷、性格内向、精力不足、精神抑郁、容易疲劳、面色苍白、舌淡苔白、脉缓而弱。应少食寒凉性食物，养生宜补温热性食物。

热性体质者的特征是偏胖、怕热、性格外向、情绪兴奋、精力旺盛、面色红润、舌红苔黄、脉洪有力。应少食温热性食物。

（三）看血型定食谱

有些研究人员认为，一些食品起着真正的药物作用，对某些人是健康有益的，而对另一些人却可能是有害的。各种食物都含有不同的植物血凝素。如果食用了含有与其血型不兼容的植物血凝素的食物，或会与血液抗原发生反应，就会破坏红细胞、白细胞，逐渐引发各种问题，损害肠道、神经系统和其他器官的健康。而某些植物血凝素是可以和某血型的抗原相容的，则会产生如下效果：消肿、抗毒素、获得理想的体重以及延缓衰老等。

根据血型来确定哪些食物可吃而哪些食物不可吃（即忌口），制订出不同的食物清单供参考。

1. O型血者

建议食用：牛肉、羊肉或鹿肉；鳟鱼、鲑鱼、沙丁鱼、鲈鱼、鳕鱼；鸡蛋、牛奶或豆腐、新鲜奶酪；洋蓟、大蒜、萝卜、莴苣、洋葱、欧芹、甘薯和南瓜等；橄榄油或亚麻子油；苹果、柚子、葡萄、梨、西瓜和桃子。

少量食用：肥猪肉、火腿和鹅肉等；梭子鱼、鱼子酱、熏鲱子鱼、熏鲑鱼、章鱼等；各种类型的奶酪、冰淇淋、酸奶、全脂奶、鳄梨、洋白菜、蘑菇、橄榄、土豆、白玉米等；玉米油或葵花油；椰子、甜瓜、橘子、草莓、芒果和柑橘等。

可增加体重的食物：小麦及其副产品；白面包、甜面包、面饼、馅饼、饼干、玉米、四季豆、小扁豆、洋白菜和花椰菜等。

可减肥的食物：海生贝壳动物、卷心菜和菠菜等。

2. A型血者

建议食用：鳕鱼、鳟鱼、鲑鱼、沙丁鱼、鲈鱼、鲤鱼等；一周3个鸡蛋、奶酪、豆奶、天然酸奶、奶油等；葡萄油和亚麻子油；洋蓟、萝卜、洋葱、南瓜、菠菜和大蒜等；柠檬、菠萝、李子、苹果、桃、番石榴、葡萄干、樱桃、柚子汁和芹菜等。

少量食用：所有肉类（每周只可吃一次飞禽类），包括肥猪肉、羊肉、火腿和鸭肉等；鱼子酱、小龙虾、小鳗鱼、大牡蛎、贻贝、舌鳎等；各种奶酪、全脂奶和冰淇淋；各类蔬菜油、洋白菜、茄子、辣椒、土豆、橄榄、胡椒；香蕉、椰子、芒果、橘子、木瓜。

可增加体重的食物：肉类、乳制品、菜豆和小麦。

可减肥的食物：橄榄油、大豆、绿叶蔬菜和菠萝。

3. B型血者

建议食用：各种肉类；海鲜；新鲜奶酪、奶油；橄榄油和鱼肝油；燕麦、大米、谷物等；洋白菜、胡萝卜、欧芹、青椒、花椰菜等；葡萄、香蕉、苹果、番石榴、葡萄汁、菠萝或木瓜汁。

少量食用：肥猪肉、鸡肉、鸭肉、鹅肉、火腿；蛤蜊、龙虾、章鱼、虾、冰淇淋、蔬菜油；各类坚果、花生、黄瓜、芝麻、苋菜、麦芽；非稻米类面包；鳄梨、玉米、南瓜、萝卜、椰子、石榴、西红柿汁。

可增加体重的食物：玉米、玉米馅饼、扁豆、花生、芝麻、小麦、面包、饼干等。

可减肥的食物：绿叶蔬菜、肉类、鸡蛋、奶酪、酸奶。

总之，应根据疾病的性质和病人的体质状况决定食物的宜忌。但也不要将忌口禁食的范围随意扩大化，绝对化，以免"因忌废食"造成营养失调或缺乏，致使体质下降，抵抗力降低，影响健康。其实，食物中每一种营养成分都非常重要，缺一不可，关键在于饮食营养的均衡。

第二节　服药与忌口

一、食物对药物吸收的影响

食物可增加胃肠道内容物的粘度，影响药物的崩解与溶解，妨碍药物向胃肠道壁的扩散，因此可减少或延缓药物的吸收。

服用补血铁剂如硫酸亚铁片，不可吃高脂肪食物，包括肥肉、猪肉、香肠、黄油等。因为脂肪抑制胃酸分泌，而胃酸分泌减少可影响三价铁变成二价铁，不利于对铁的吸收。也不宜吃大麦、玉米、高粱、花生、芝麻酱等含钙多的谷类食物。因为这些谷类食物含有磷酸根和植物酸，会与 Fe^{2+} 结合成不溶性化合物而阻碍其吸收。钙与铁可形成不溶性复合物而影响吸收。多吃含维生素 C 的蔬菜、水果等，可以促进三价铁还原为二价铁，有利于 Fe^{2+} 的吸收，提高疗效。

服用西咪替丁治疗胃及十二指肠溃疡和消化道出血等症，不应喝牛奶、豆浆之类的食品。因其减少药物的吸收，并且食物可使西咪替丁在血液中的有效浓度和维持时间下降，影响治疗效果。

服用利福平、甲硝唑，不宜同饮牛奶、豆浆等。因牛奶能延缓利福平的吸收。

服用红霉素多聚颗粒剂时，忌吃高脂肪食物。高脂肪食物能明显影响红霉素多颗粒剂的吸收速度和吸收量，使红霉素的生物利用度只有空腹服用时的 28%。因为高脂肪食物能延长胃排空时间，红霉素多聚颗粒剂长时间与胃酸接触，部分被胃酸破坏，从而使其生物利用度显著降低。因此，红霉素多颗粒剂应空腹服用。

服用灰黄霉素时应忌高脂肪食物，咸肉、猪油、奶油、大豆、花生、芝麻等。因为灰黄霉素属脂溶性药物，高脂肪食物在胃内排空缓慢从而增加其在胃内的吸收，同时高脂肪食物能促进胆汁分泌，使灰黄霉素在肠道的吸收增加，从而使血药浓度显著增高，药物的毒性加大，副反应加重。

服用血防 846 药物应忌食油腻性食物，避免毒性增加。

大多数青霉素类、四环素类、头孢菌素类、红霉素产品均可因进食而显著减少吸收。

但也有些药物与食物一起服用可改善吸收，可能与溶出度有关。如呋喃妥因、螺内酯、锂盐、苯妥英钠等的吸收可因进食得到改善，普萘洛尔和美托洛尔的生物利用度也得到提高。

二、食物的酸碱性对药物的影响

服用氨基糖苷类药物链霉素、新霉素、卡那霉素、新卡那霉素、庆大霉素、巴龙霉素、妥布霉素等，应限制吃脂肪、高蛋白质等酸性食物，不可饮用酸性饮料。应多吃蔬菜、水果、苏打饼干或小苏打饮料。以使尿液呈碱性，弱碱性药物的解离度小，易被重吸收，相应的排泄量减少，杀菌能力增强。如链菌素在碱性环境中的杀菌力比在酸性环境中强60～70倍，对治疗泌尿系统结核有较好效果。

服用磺胺类药物磺胺嘧啶、磺胺二甲嘧啶、磺胺异噁唑、磺胺甲基异噁唑等，应限制脂肪、蛋白质多的食物，不饮酸性饮料。因磺胺药在体内代谢产物乙酰化物的溶解度小，特别是在酸性尿液中，易引起结晶尿、血尿等。同时也要禁止食用含硫食物如葱蒜、卵黄等，因磺胺能促进含硫食物与血色素结合，形成硫化血色素，使皮肤呈紫蓝色。

服用青霉素制剂不可饮用酸性果汁类，因为青霉素在酸性液中可被破坏而失效。

呋喃妥因服后大量由尿排泄（最高可达口服的40％～50％），主要用于尿路感染，对许多球菌、杆菌感染有效，在酸性尿液中能保持较强的抗菌作用。因此服此类药后应少食蔬菜（黄瓜、萝卜、菠菜等）和水果及苏打饼干、饮料，多食脂肪、蛋白质食物和酸性饮料，以提高尿液的酸度，增强疗效。

服用阿司匹林，不可同饮碱性饮料，否则会促进药物排泄从而降低药效。

口服奎尼丁硫酸盐片剂，不可饮用碱性饮料及吃苏打饼干等。因为碱性液会使奎尼丁未解离型浓度增大，促进肾小管的再吸收，使血药浓度增高，可出现不良反应。

口服降压药利血平最好以温开水送服。不要饮用酸性饮料橘子水或碱性饮料小苏打水等。因为利血平在酸性液中吸收减少，达不到应有的疗效。在碱性液中，解离度小，会增加药物吸收量，容易出现毒副反应。

服用苯丙胺时应少食蔬菜、水果等碱性食物及小苏打饮料。因在碱性尿中解离度小，易被重吸收，使血药浓度增大，易引起中毒反应。

服用抗癌药氟尿嘧啶时，不宜饮用鲜橘汁。因鲜橘汁会降低氟尿嘧啶的溶解度，减少其吸收，影响治疗效果。

服用巴比妥类药物期间要少吃脂肪、蛋白质食物，不饮酸性饮料。因在酸性尿液中解离度小，脂溶性高，易被重吸收，血药浓度增高，容易蓄积中毒。

服用麻黄素时应忌饮酸性饮料橘子水、果汁等，也不宜食用碱性食物及饮料，以保持中性为宜。因为酸性液减少麻黄素的吸收而降低疗效。

服用胃蛋白酶不可进食碱性食物苏打饼干、小苏打水。应多吃酸性食物、酸性饮料和醋等。因为在胃内酸性环境中胃蛋白酶的活性最强，从而提高酶对蛋白质的消化作用。

服用胰酶时应少吃脂肪、蛋白质，忌饮酸性饮料。可食用碱性食物、碱性饮料。因为胰酶在中性及微碱性条件下，效力最强。

三、食物中的成分可与药物结合

服用四环素类抗生素药物前后，不应进食含钙、镁、铁、铝、铋等元素较多的食物（牛奶、乳制品、豆制品、油条、鳞鱼、甲鱼、蟹、蚌、螺、海带、海蜇、雪里蕻）等，以及含磷多的食物（花生、核桃、葵花籽）及水产品。因四环素类药物可与多价金属离子形成难溶的络合物，可使40％～90％的药物不能被吸收，降低了抗菌作用。

服用酶制剂如胃蛋白酶、胰酶、多酶片、菠萝蛋白酶、淀粉酶等，应忌吃猪肝。因为猪肝是含 Cu^{2+} 最丰富的食物（每 100g 猪肝含铜 2.5mg），Cu^{2+} 与酶蛋白质氨基酸分子结构上的酸性基团形成不溶性沉淀物，使其变性，从而降低或失去助消化作用。

婴幼儿补充钙剂，不宜食用菠菜，因其含大量草酸，可与 Ca^{2+} 结合成难溶性草酸钙而妨碍吸收。

四、食物对药物代谢的影响

老年人在服用氨茶碱、普萘洛尔时，应避免进食高蛋白食物。有关研究证实，高蛋白膳食会明显加快氨茶碱、普萘洛尔的清除速度，而高糖食物则对这两种药物的代谢影响不大。这是因为高蛋白食物能增加肝脏中以氨茶碱和普萘洛尔为底物的混合功能氧化酶，使其代谢加快。所以，在使用氨茶碱和普萘洛尔时，应避免高蛋白饮食。

五、食物与药物的协同或拮抗作用

服用强心苷类药物洋地黄制剂、洋地黄毒苷、地高辛、毛花苷 C、毒毛花苷 K、羊角拗苷、黄夹苷、铃兰毒苷等，应忌食高钙的食物，如牛奶、乳制品、排骨汤、钙质饼干、黑木耳、芹菜、海带、田螺等。因为 Ca^{2+} 与强心苷对心脏有相似的作用，起协同作用，易产生毒性反应。

左旋多巴主要是依靠主动转运从小肠中吸收，而转运过程中需要“载体”。但其他芳香氨基酸能竞争同一载体系统。服用左旋多巴，应忌食大豆、花生、瓜子、鱼、虾、动物肝、牛奶、乳酪、肉、蛋类。因为高蛋白食物在肠内产生大量阻碍左旋多巴吸收的氨基酸，可使药效明显降低。也不宜吃含维生素 B_6 较多的食物如小麦、豆类等谷物种子的外皮、包心菜、鱼、肉、肝等，因维生素 B_6 为多巴脱羧酶的辅酶，可加速左旋多巴的代谢，使药效降低。

服用甲状腺素应忌吃莴笋、芦笋、大豆、豌豆、菠菜、水芹菜、卷心菜等。因为这些食物中含有致甲状腺肿的物质，可使甲状腺素不足的症状加重，使药物疗效降低。

在治疗痛风时常用丙磺舒、苯磺唑酮、别嘌呤醇等药物，以抑制尿酸生成和促进尿酸排泄，从而使体内尿酸降低，减轻病变。服药期间不可食用鱼类等含有嘌呤类的食物，否则会使病情加重。

服用维生素 K，不宜进食黑木耳。因黑木耳中含有抗血小板聚集作用的腺嘌呤核苷，可降低维生素 K 的凝血作用。

服用抗凝血药物时，不宜食用含维生素 K 多的食物，如猪肝、豇豆、绿叶蔬菜、苜蓿、菠菜、番茄等，否则会降低抗凝血作用。

服用利血平、优降灵时，应忌吃含酪胺类食物，如奶酪、腌鱼、腌肉、鸡肝、巧克力、蚕豆、扁豆、香蕉、豆荚、啤酒、葡萄酒等外源性加压物质，以免影响其降血压作用，甚至引起高血压危象。

服用人参时忌食萝卜。人参有补气、生津、安神、益智等作用；而萝卜有消食、化积、耗气的作用，能减弱或抵消人参的功效。然而，这也不是绝对的，如果身体虚弱、胃肠吸收功能较差，在服人参时吃少量萝卜，反而有利于药物的吸收。

六、根据个人“缺什么吃什么”、“需要什么补充什么”的原则选择食物

铁剂可与含维生素 C 丰富的果汁或水果同服，可促进 Fe^{3+} 还原为 Fe^{2+}，并与之形成络

合物，有利于Fe^{2+}的吸收、转运和利用。

胃蛋白酶在酸性条件下作用增强，多食富含维生素C的水果、蔬菜、果汁等，可增加胃中酸度，从而提高胃蛋白酶的活性。

环丝氨酸、四环素类、粘菌素、新生霉素、氨苄西林、呋喃妥因等，在酸性尿液中杀菌作用较强，多食用大量蛋白质类荤食，可使尿液呈酸性，以增强抗菌作用。

服用利尿酸、呋塞米、氢氯噻嗪等利尿药和可的松类药物时，应多吃含K^+食物，如梨、橘子、无花果、葡萄、香蕉、山芋、桃子、鱼、肉、土豆、芹菜、番茄等，以免失K^+过多引起低血钾。

长期服用苯妥英钠的癫痫病人，体内维生素D分解加快，应多食含维生素D的食物：牛奶、鸡蛋、动物肝、鱼肝油等，还要多吃含钙食物。

长期口服避孕药者，易发生叶酸缺乏症，如易出现疲劳、面色苍白、易激动，胃肠功能失调，甚至出现巨幼红细胞性贫血。可使血中维生素B_6含量降低，引起贫血。可使白细胞和血小板中维生素C含量降低，引起坏血病，使机体产生抗体的能力下降。同时还可使体内维生素B_2及其他维生素的需要量增加。所以，应补充含叶酸食物蔬菜、猪肝等；含维生素B_2多的蔬菜、黄豆、小麦、乳类食物；含维生素B_{12}多的猪肝、鸡肝、羊肝等；含维生素C多的水果、蔬菜等。

服用碘剂治疗甲状腺肿，如果发生碘在体内蓄积时，可饮用大量的茶水、果汁等饮料及增加食盐量均可加速碘的排泄。

口服四环素可使维生素B_2经肾排出增加，应多吃富含维生素B_2的食物小麦、黄豆、绿叶蔬菜、乳类、鸭蛋、肝、心、芝麻酱、酵母等。

第三节　服药与忌油、盐、醋、糖、味精

油、盐、酱、醋、糖等与某些药物的疗效有很大关系，必须引起重视。

服用降脂药物时，不能食猪油、牛油、羊油等动物油，以免动物油降低药物的疗效。而花生油、豆油、麻油等植物类食油，可增强降脂药物的效果。植物油吃入体内后比较容易在体内转运、代谢、排泄，从而减少血浆中胆固醇含量，同时还可以改变胆固醇在体内的分布，使其较多地沉积于血管壁外的组织中，使血管壁内胆固醇的含量减少。

四氯乙烯等驱虫药服用时应忌油。因脂肪促进其吸收而易引起毒性反应。

服用炔雌醇避孕药，忌食脂肪类食物，因为脂肪能促进胆汁的分泌，从而使药物的吸收增加。如服用该药吃麻油后，吸收率可比对照组增加5～10倍。

服用降压药物时，必须严格限制盐的摄入量，原因是盐能加重高血压的病情。应改为低盐饮食。

服用优降宁等药物时，应忌食酱油和豆瓣酱等调料烹成的小菜，否则会引起恶心、呕吐等副作用而降低疗效。

服用肾上腺皮质激素类可的松等药物也要忌盐，因为它们都有“保钠排钾”的作用。盐中含有较多的钠，如不限制盐的摄入量，人体中的钠蓄积太多，会引起不同程度的浮肿。

服用碘制剂时，应补充食盐用量并多饮水，有利于碘的排泄，避免体内蓄积。

服用碳酸锂治疗躁郁型精神病躁狂期，应注意饮食中的盐量。低盐食谱可引起碳酸锂中的锂盐中毒，出现口干、虚弱、言语不清、眩晕、腹痛、困倦、厌食、恶心、呕吐、共济失

调、精神错乱等症状。高盐食谱可增加锂盐的排泄而使治疗失败，使病人的病状失控，达不到治疗目的。

服用螺内酯、氨苯蝶啶利尿药时，低盐食物可以提高利尿药的效果。若食用高钠食物腌鱼、腌肉、咸菜等，药效显著下降。

服用碳酸氢钠、碳酸钙、氢氧化铝、乳酶生、红霉素、磺胺类药物时，不能食醋。因为上述药物属碱性，两者混合后会发生中和反应而失去药效。而且醋能加速红霉素在胃中破坏，并促成苷键水解而失效。

苦味健味药如龙胆酊、健胃散等，不能与糖同服。否则会失去因苦味而健胃的作用。

服用林可霉素前后1～2小时，除白开水外最好不用任何食物和饮料。因为含有增甜剂的甜食与饮料，能与之形成络合物不被吸收，明显降低药效。

有些家长给婴儿喂药时，常添加糖，以调和药物的苦味，这种做法很不妥。因为：①糖能抑制退热药如安乃近等的药效，干扰矿物质和维生素在人体肠道的消化吸收；②某些药物如健胃药就是靠其苦味来达到目的；③有些中药中的蛋白质、鞣酸等成分能与糖起化学反应，产生有害物质；④糖能够分解某些药物的有效成分。因此，无论是中药还是西药，都不宜加糖调味。

服苯妥英钠时不可食用含谷氨酸钠的食物如味精等，因苯妥英钠可促进谷氨酸钠的急速吸收，可出现中毒的危险，如碱血症、低血钾症。

服用利尿酸应忌味精（谷氨酸钠），因它们协同排 K^+，即使药量很小，也会造成脱水，使 K^+、Na^+ 含量下降，严重缺 K^+ 可造成心脏突然停搏等。

第四节 服药与忌酒

酒为药之敌，病人服药期间切勿饮酒，这常是医生反复的忠告。病人在服用药物期间，如果饮酒不加节制，就会引起一些不良反应，结果不仅降低了药物疗效，延长了病程，重者还可加剧药物的毒副作用，造成新的痛苦，甚至导致死亡。实际上许许多多的药物都与酒精在人体内发生复杂的生化反应。据有关部门的统计，全国平均每年因酒后服药造成新的疾病需要就医的人多达几万人，约有3000多人因酒后服药而致死，其中不少人就是因为酒后服用安眠药而死亡的。因此，服药时须禁酒。酗酒者应于服药前1～2天和服药后3～4天禁酒。一般人应在服药前后的一两天中不饮酒，以免影响疗效，甚至产生毒副作用，危害健康。酒后不能服用的药物有镇静、安定、催眠、镇痛、胰岛素和抗组胺等药物。如巴比妥类、苯巴比妥类、水合氯醛、溴化物、地西泮、氯丙嗪、阿米妥、马来酸氯苯那敏、异丙嗪、安其敏、吗啡、哌替啶等。

酒进入人体后绝大部分在胃肠道吸收，然后进入血液，分布全身。其主要成分是乙醇，在肝脏内代谢时先被氧化为乙醛，继而又氧化为乙酸，最后变成二氧化碳和水排出体外。许多药物能抑制醛脱氢酶，使乙醇的代谢阻断于乙醛形成阶段，导致体内乙醛蓄积，发生乙醛蓄积综合征（戒酒硫反应，也称双硫醒反应），出现全身性血管扩张、呼吸困难、恶心、呕吐、头痛、头晕、低血压、心动过速、腹泻、腹痛、潮红等症状。可引起戒酒硫反应的药物有：甲硝唑、氯霉素、灰黄霉素、头孢菌素、头孢羟唑、头孢孟多、头孢哌酮、头孢三嗪、羟羧氧酰胺菌素、优降宁、硝酸甘油、硝酸异山梨酯、妥拉唑啉、甲苯磺丁脲、氯磺丙脲、华法林、胰岛素、苯海拉明、异丙嗪、巴比妥类、甲丙氨酯、氯丙嗪、三氟拉嗪、三氟丙嗪、丙卡巴、呋喃妥因、酮康唑、呋喃唑酮、异烟肼等。

一、酒对药物吸收的影响

由于乙醇可增加胃部的血流量，导致药物吸收量的增加迅速，因此，给药的同时大量饮酒是危险的。饮酒亦会影响药物生物利用度。摄入少量乙醇可能会加速和增加药物的吸收。其机制是：扩张胃肠道粘膜血管，加快胃粘膜内血流速度，增加药物在胃内的溶解等。乙醇含量低的醇性饮料如啤酒、葡萄酒，一般能增加胃酸分泌；乙醇含量高的饮料由于对胃黏膜的直接毒性作用，降低了胃酸分泌。乙醇引起胃肠道粘膜的损伤能使一些氨基糖苷类抗生素的生物利用度提高。乙醇亦会引起幽门痉挛而延迟药物的吸收。此外，如长期大量饮酒势必降低某些药物的生物利用度。

嗜酒者的胃粘膜多发生苍白样病变，长期不能正常地吸收营养物质，是造成肝损害及肝硬化的根源。

乙醇可损害肠粘膜，使其运转功能发生障碍。饮酒会干扰维生素 A、D、B_1、B_2、B_{12}、、叶酸、烟酸、硫胺素、钙、镁、锌、钠、磷、球蛋白等众多营养物质的吸收、转运和储存。嗜酒的人常有上述物质的不同程度的缺乏，表现为夜盲症、皮炎、智力及记忆减退、食欲缺乏、味觉缺乏、心律失常、肢体麻木以及骨软化和骨质疏松等。因而当患有这些维生素缺乏症如脚气病、多发性神经炎的患者，长期饮酒，无异于雪上加霜，使病情加重。生产或接触苯胺的人员，饮酒会加剧苯胺在体内的毒性。

酒可使氨茶碱的吸收增加，还可使缓释剂溶解从而使药物迅速释放而增强药效。

服用巴比妥类药物的患者如大量饮酒，可加快胃粘膜内的血流速度，从而增加药物的吸收，可发生药物中毒猝死。但小肠无此明显现象。

二、酒的酶促作用

乙醇能诱导肝微粒体药物代谢酶，表现为肝内质网增生及药物氧化酶数量增加，从而加强药酶的活性。乙醇在氧化时使肝细胞中脱氢酶系的辅酶还原型增多、氧化型减少，递氢作用减弱，阻碍甘油、乳酸和某些氨基酸转变为糖的糖异生作用。

长期饮酒的癫痫病人如服用苯妥英钠治疗，可使药物代谢加快、药效降低，可导致癫痫症的发作加剧，无法有效控制癫痫发作。

糖尿病人口服降血糖药物甲苯磺丁脲后饮酒，可使其半衰期明显缩短，降血糖作用时间减少。但酒与胰岛素、苯乙双胍、格列本脲、甲苯磺丁脲等在作用上是协同的，会引起严重的低血糖反应和不可逆的神经系统病变，常有头晕、呕吐，严重者可导致精神错乱、平衡失调、惊厥、昏迷、甚至死亡。

乙醇能促使苯妥英钠的血药浓度下降，从而影响其抗惊厥作用。

乙醇可使华法林、双香豆素及茚二酮类抗凝血药的代谢加快、半衰期缩短，抗凝血作用减弱。因而医生往往不得不对嗜酒者加大服药剂量，故应警惕，病人戒酒时要注意相应减少抗凝剂的用量，以免发生大出血。

三、酒的酶抑作用

长期大量饮酒者可导致肝硬化，肝内质网发生脱粒现象，导致药酶质量下降。此时，酒对药酶表现为抑制作用，使药物的半衰期延长，在人体内消除代谢缓慢，血药浓度升高。乙醇可抑制非微粒体酶系（存在于胞浆线粒体和血浆内，如醇脱氢酶、醛脱氢酶、单胺氧化酶等）。

服用单胺氧化酶抑制剂优降宁、苯乙肼、丙卡巴肼、呋喃唑酮等，饮酒可使其作用增强，以致药物对单胺氧化酶的抑制是不可逆的，产生恶心、呕吐、腹痛、腹泻、头痛、头晕、呼吸困难、运动失调，严重者可引起抽搐、心律失常、心肌梗死、昏迷等。服用呋喃唑酮后在肠道中产生 2-羟乙胺的代谢产物，可增强机体对酒精的敏感性。呋喃唑酮在连续服用 4～5 天后，即使只饮中等量酒，也可出现面部潮红、心动过速、恶心呕吐、头痛发热及呼吸困难等毒性反应。

使用头孢菌素后 1～60 小时内饮酒，酒后 1 小时内即可出现戒酒硫反应，但反应多轻微、停酒后症状能消失，个别的才需急救处理。

维生素 A 的转化过程，需通过醇脱氢酶转化成维生素 A 醛，由于乙醇对醇脱氢酶有较强的亲和力，竞争性地抑制维生素 A 醛的形成，从而影响夜盲症及睾丸功能低下的治疗。

四、酒对药效的影响

酒对中枢神经系统、交感神经和血管运动中枢有抑制作用，使作用于这些系统的抑制性药物作用增强，易出现中毒。

1. 解热镇痛药

乙醇对胃粘膜屏障有损害作用，而临床常用的解热镇痛药如阿司匹林、安乃近、吲哚美辛、布洛芬、速效伤风胶囊等也常有胃肠道反应。如果在服用这些药物期间饮酒，将会大大加强药物的胃肠不良反应，如发生胃炎、胃溃疡或原有胃症加重，甚至引起出血、穿孔。服解热镇痛药饮酒，可造成消化道出血。

乙醇还能抑制对乙酰氨基酚的排泄，使体内毒物增加；若同时使用超剂量的对乙酰氨基酚可引起严重的肝坏死或肝性脑病，甚至导致急性肾衰竭。

如果长期服用阿司匹林、非那西丁，同时饮酒，极易造成肾脏的损害，甚至诱发肾癌、膀胱癌。

2. 中枢抑制药

常用的安眠药如甲喹酮，速可眠、苯巴比妥等，酒后服用会增加药物的吸收产生副作用，轻则使人昏昏欲睡，重则使人血压降低，呼吸抑制，严重的还会致死。这是目前国外常见的死亡原因之一。

饮酒可增加水合氯醛、利血平、氯氮䓬、地西泮、甲丙氨酯、导眠能、去甲羟安定的中枢抑制作用。乙醇与水合氯醛协同作用较强，并生成油滴状具有毒性的醇合氯醛，使毒性加剧，严重者可致死亡。

精神安定剂氯丙嗪、异丙嗪、地西泮、氯氮和抗过敏药物马来酸氯苯那敏、赛庚啶、苯海拉明等如果与酒同时服用，轻则昏昏欲睡，重则使人血压降低，呼吸抑制而死亡。

使用吗啡、美散痛、哌替啶、马来酸氯苯那敏、去敏灵、苯海拉明等，同时又饮用大量酒，可致重度中枢抑制，出现昏睡、甚至死亡。

癫痫病人如长期饮酒，同时服用苯妥英钠治疗，常常会降低疗效，并导致癫痫发作加剧，无法有效控制癫痫发作。

抗抑郁药丙咪嗪、阿米替林等，与酒同用会加强中枢抑制作用，甚至发生死亡。

止痛药丙氧芬，抗精神失常药氟哌啶醇与酒同用可引起明显的严重的中枢抑制。

喝酒后服用抗郁药苯乙肼，可以造成兴奋过度，还会引起血压过高而导致脑出血甚至死亡。

酒与氯丙嗪类药同用，会抑制乙醇脱氢酶，阻碍乙醇的代谢灭活，使乙醇抑制中枢作用延长。氯丙嗪等与乙醇还可产生相加作用，引起严重的低血压，甚至可出现深度呼吸抑制而死亡。

3. 心血管药物

乙醇对交感神经和血管运动中枢有抑制作用，可使心肌收缩力减弱，血管扩张。

乙醇可降低血 K^+ 浓度，使机体对洋地黄类药物敏感而毒性增大，常可导致洋地黄中毒。

服用硝酸甘油、硝酸异山梨酯、氨茶碱、酚妥拉明、罂粟碱，饮酒可使血压显著下降。

有研究表明，治疗冠心病的常用有效药物硝酸甘油、硝酸异山梨酯，如在用药期间饮酒可致全身小血管显著扩张，血压下降、头晕、虚弱等，严重时发生心血管性虚脱，使心脏供血进一步减少，更易加重心绞痛或诱发心肌梗死。冠心病患者使用硝酸甘油制剂时，如果饮酒的话，可引起一些新的不良反应，如胃肠不适、血压下降及晕厥等。

4. 降血压药

胍乙啶、苄甲胍、利血平、肼苯哒嗪、降压灵、氢氯噻嗪、利尿酸、呋塞米等降压药物治疗高血压时，抑制交感神经末梢释放去甲肾上腺素。如果再饮酒，酒有扩张血管、抑制交感神经及血管运动中枢，减弱心肌收缩力的作用，则易发生体位性低血压及昏厥。

服用降压药物硝苯地平、异搏定、复方降压片期间饮酒，可使酒精在体内的分解代谢受阻，故易引起酒精中毒。

酒类，尤其是啤酒中富含酪胺，饮用少量即可加强去甲肾上腺素的升压作用，对老年人及心血管病患者尤为不利。

5. 降血糖药物

糖尿病人长期饮酒，可以造成致命性的神经损伤，出现各种神经症状。

注射胰岛素期间不可同时饮酒。因乙醇在氧化时使肝细胞中脱氢酶系的辅酶还原型增多，氧化型减少，递氢作用减弱，阻碍甘油、乳酸和某些氨基酸转变为糖的糖异生过程。胰岛素本身也具有抑制糖异生的作用，两者协同会引起严重的低血糖和不可逆性神经系统病变。

服用苯乙双胍等双胍类降血糖药物的糖尿病患者，如再饮酒，可引起乳酸性酸中毒，并可引起严重的低血糖症。

6. 其他

灰黄霉素可使酒中的乙醇作用加强，容易产生情绪异常及神经质样症状。

酒可以促进胃酸分泌，不利于抗酸药发挥疗效。

服用环丝氨酸期间如同时饮酒，不但影响环丝氨酸的抗结核病的作用，还可引起中枢神经系统的症状，如头痛、头晕、嗜睡等，严重者可出现惊厥，易引起癫痫病的发作。

服用利福平、硝硫氰胺、甲氨蝶呤并长期饮酒，将进一步加重对肝脏的毒害，引起黄疸和转氨酶升高。严重者可因呼吸抑制、昏迷而致死。

应用抗病毒药金刚烷胺的病人，再饮酒可加剧中枢神经系统抑制作用。

第五节 服药与忌茶

茶叶中含有茶碱、咖啡因和大量鞣质。

鞣质可与一些含金属离子的制剂，洋地黄制剂中的强心苷类、人参、黄芩，生物碱类可待因、麻黄素、阿托品、小檗碱、奎宁及氨基比林结合成难溶性化合物而影响这些药物的吸收。小檗碱、麻黄素、阿托品、颠茄合剂、洋地黄、地高辛、利血平、四环素、红霉素、维生素 B_1、阿胶等都不宜用茶水或咖啡送服。

服用利福平时忌饮茶，以免妨碍药物吸收。

服用酶制剂（胃蛋白酶、多酶片、胰酶、淀粉酶、菠萝蛋白酶等）不可同饮茶水，因茶叶中的鞣质可以和肽链结合，形成牢固的氢键缔合物，从而改变酶的活性，使其助消化能力降低。

服用中和胃酸的药物如碳酸氢钠、大黄苏打、复方铝酸铋、乐得胃、枸橼酸铋钾等均不宜饮茶，以免分解和产生中和反应而降低疗效。

喝茶可增强氨茶碱的作用，易出现中毒症状。

双嘧达莫的扩冠作用，可因咖啡因、茶碱的对抗作用而失效。

茶叶具有中枢神经兴奋作用，可对抗中枢抑制药苯巴比妥、地西泮、氯氮䓬等的作用。

茶叶中的茶碱，可以降低阿司匹林的解热镇痛作用。

抗组胺药苯海拉明、异丙嗪、苯酚等，主要对抗或减弱组胺对血管、胃肠和支气管平滑肌的作用，对中枢神经有较强的抑制作用。服药时饮茶，会产生对抗作用，降低对中枢神经的抑制作用。如果饮用咖啡及咖啡饮料，则对抗组胺药的对抗作用更强。

服用单胺氧化酶抑制剂如苯乙肼、甲基苄肼、呋喃唑酮、异噁唑酰肼等，不可同时饮茶或咖啡。茶碱、咖啡因均可抑制环磷酸苷（cAMP）的分解代谢，抑制去甲肾上腺素的分解。咖啡因还有促进去甲肾上腺素分泌的作用。由于协同作用，使血中去甲肾上腺素浓度增加，从而导致失眠、高血压加重，甚至有可能导致高血压危象和脑出血的危险。

第六节 服药与戒烟

吸烟影响药效的主要原因在于烟草中的各种毒性化合物作用于人体之故，使得人体正常生理功能改变，从而影响药物在人体内的过程及作用。如烟草中含大量多环芳烃类化合物及尼古丁等，能增强肝药酶的活性，加速某些药物的代谢和灭活，使血药浓度降低，造成药效减弱。吸烟能明显地延迟胃排空时间，使胃幽门收缩压下降，使得胃排空受影响，从而影响药物疗效。

一、减少药物吸收

吸烟会引起血管收缩，可使糖尿病人对胰岛素吸收平均降低13%，而在最初半小时内竟减少31%。糖尿病患者吸烟可减少胰岛素自皮下组织的吸收，因此皮下注射胰岛素时其用量要比不吸烟患者多15%～30%。

吸烟又能延迟胃排空时间，致使丙咪嗪、西咪替丁、雷尼替丁与硝酸甘油等吸收明显减少。患胃、十二指肠溃疡病者吸烟，可使西咪替丁的疗效降低，影响溃疡愈合。冠心病患者吸烟，当其心绞痛发作时使用硝酸甘油作用不明显，需要加大剂量才能奏效。

吸烟可使利多卡因的局部麻醉效能降低

服用氯丙嗪等抗精神病药物者吸烟，影响该药镇痛作用，若每日吸烟在 20 支以上只有 3%的患者有睡意，而不吸烟者有 16%的患者有睡意。

二、加速药物代谢

香烟中含有大量多环芳烃类化合物，可促使肝细胞内的药酶分泌量增加，从而加快药物的破坏与排泄，造成地西泮、肝素、呋塞米、氨茶碱、普萘洛尔、美西律及维生素 C 等疗效迅速减弱。吸烟可诱导 P_{450} 酶系 CYP_1A_2 活性，使某些药物如地西泮、氯氮等代谢加快，缩短半衰期，降低血药浓度，减弱作用。烟草中含有一种能诱导药物代谢酶的稠环碳氢化合物，使吸烟者对某些药物易产生“耐受性”。

三、影响药物排泄

有吸烟习惯的患者使用维生素 C，会加速维生素 C 的清除，其血浆中维生素 C 浓度要比不吸烟者低 30%左右。

服用地西泮、氯氮等二氮䓬类镇静药物者吸烟，其药物半衰期明显缩短，血药浓度降低，致使镇静效用减弱。

使用烟碱药物者吸烟，其体内清除烟碱率明显上升，血药浓度降低，疗效差。

使用肝素者吸烟，其体内肝素清除率增高，半衰期明显缩短，疗效下降。

有些药物即使在戒烟后使用，由于烟草的多环芳烃化合物没有完全清除，也影响药效。如使用茶碱类药物者吸烟，可缩短茶碱半衰期，吸烟者的平均半衰期为 4.3 小时，而不吸烟者则为 7 小时，其茶碱清除率比不吸烟者高 2 倍以上。即使戒烟达 3 个月之久，这种情况也不能明显改变。

四、增加药物毒性

有些药物由于吸烟因素的存在，可使之在体内蓄积而产生毒性反应。如服用丙氧吩类镇痛药者吸烟，其无效镇痛率达 15%～20%，由于香烟的尼古丁还能促使体内释放大量抗利尿激素，使得镇痛药的代谢产物不能及时排出体外而蓄积，产生毒性反应。

女性吸烟者服用口服避孕药时，心绞痛、心肌梗死等发生率比同年龄不吸烟者高 10 倍。特别是 35 岁以上的妇女，每日吸烟 12 支以上，这种危害性更大。还有患冠心病的妇女服用避孕药期间，若每日吸烟 25 支以上，其心肌梗死发生率较平时增加 20～40 倍。这是因为雌激素类避孕药本身就有引起血栓性疾病的可能，加以尼古丁又能引起体内儿茶酚胺的释放，促进血小板粘附性增加，这样便使心肌梗死的发生率更加提高。

第八章　用药监护

第一节　医嘱与依从性

一、医嘱（doctor's order）

是指医师对其所医治的病人明确提出的有关药物治疗及对其他健康方面的忠告和指导。包括对饮食宜忌，戒烟忌酒，适当运动及家庭生活等多方面的指导。

医嘱的权威可以作为合格权威的原型。其中对象服从权威的指令是出于信任权威有卓越的才能或专门知识去决定何种行为能最好地服务于对象的利益与目标。医生的权威并不依赖于施加强制制裁的能力，也不诉诸于病人理所当然服从的责任或道德义务。病人可能对医生的指示理由一无所知，他遵从医嘱是出于对医生卓越才能的信任。然而，合格权威的综合性和强度一般都较低，专业从业人员对患者并无约束力，但他通过国家承认（正式执业医师资格证书）得以在实际上垄断他提供的服务。

二、病人依从性（patient compliance）

是指病人对医师用药指示（医嘱）的执行程度。病人的依从性是药物有效性的基础。给药方案的拟订是根据用药对象、用药预期效果和药品的特点科学地拟定，病人主动遵守方案用药，不但药物充分发挥了作用，而且经济上也免受损失。遵从医嘱不仅依赖于病人接受医师提供的医疗信息，还取决于医师说服病人认识治疗的价值，并使病人感受到医师的负责态度、同情心、关注和体贴。寓心理治疗于药疗之中。依从性还与药物外观、口感、使用是否方便、使用药物次数、不良反应轻重、是否容易识别等有关。

三、病人的不依从性

病人不遵守医嘱或不听从医务人员的有关劝告和指导，则称为病人的不依从性（non compliance）。不遵从方案用药，导致药物起不到应有的作用，甚至出现异常的毒副作用或使病情加重，无法精确总结疗效，造成人力、时间和药品的浪费。

临床上病人不依从性的现象屡屡可见，业已构成对病人康复的严重障碍，成为现代医疗工作的一大隐患。按《美国临床药理学和治疗学》等杂志提供的资料显示：大约25%～50%的门诊病人未按医嘱配药或自己更改处方；在家自用药物的病人有29%～59%存在用药错误，其中4%～35%的病人在滥用药物；在住院病人中，10.5%的病人是因为未按医嘱用药导致健康损害而住院或延长住院时间的。在国内，开给病人的药约有40%未按治疗方案用完而被废弃。有人统计，在138个病人中78%的人用药不正确，其中38%的人应用错误而影响健康。而这种不依从行为，对绝大多数人来说是无意识的，它所造成的严重后果还未被充分认识和重视。

不依从性行为在老年病人、心血管病人和精神病人中的表现尤为显著。老年人药品的消耗量平均是青壮年人的3～5.5倍，不少老年人身边备有十几种乃至几十种药品，需要长期治疗，但由于听力、视力、体力和记忆力等方面的衰退，使其在执行医嘱方面有较多困难，因而不按规定剂量、品种用药，以至随意中断药物治疗的现象十分普遍。心血管病人的治疗方案一般较复杂，故其不依从性行为的发生率也较高，大约一半病人未按医生的有关忠告使用药物或改进生活、饮食习惯以配合治疗。精神病人的不依从性更令人焦虑，由于否定心理、缺乏自知力、疾病的社会特征、药物副作用等原因，他们常不按处方用药并导致复发和住院，如在双重情感病人中未坚持长期锂制剂治疗是治疗失败的重要原因，而这种不听医师劝告随便停用锂制剂的病人竟达47%。

1. 不依从性产生的后果

(1) 治疗失败：有的病人不遵医嘱，随意自行调整药物剂量或随意停药，导致治疗失败。如患感染性疾病采用短期抗菌药物治疗不能坚持1个疗程，往往提早终止用药，而感染实际上并未完全控制；有的自行减少用药剂量而影响疗效。口服避孕药的妇女如仅漏服了1次避孕药就导致避孕失败。

(2) 严重中毒：有的病人在服药初期效果不显著时自行加大用药剂量而发生严重中毒。如自行超剂量服用地高辛，想尽快控制心房颤动，结果出现了中毒症状。有的本可以在门诊上治疗的疾病，由于病人不遵医嘱导致病情加重而需住院治疗。

(3) 干扰临床试验结果：在新药临床试验中，如果用药方法繁琐或其中一种药物具有令人不快的外观和气味，造成病人对两种药物依从性的差异，会使得观察结果偏差很大，以致得出错误的结论或导致对比研究失败。

2. 病人不依从性的主要原因

(1) 用药方案复杂。不依从性的大小与用药方案的复杂性直接相关，采用多种药物治疗，往往不能准确地遵从服药法，病人难以记往，容易将用法混淆。

(2) 医务人员的职业道德行为与工作质量，往往会对病人产生较大的影响。如果医师能关心病人，服务态度好，认真治疗，病人对医师有信任感，他对治疗的依从性就好；如果病人不相信医师，依从性就差。

(3) 对病人缺乏用药指导，未详细交代用药注意事项和药物的不良反应，这是产生不依从性的首要原因。大多数药物都或多或少地有一些不良反应，而药物的不良反应可以助长不依从性。研究证实，不良反应的发生率与早期中断治疗之间有着明显的联系。如服用三环类抗抑郁药多在5～7天后才显现效果，在此之前出现了心动过速、眩晕等不良反应，病人以为自己的病情加重，因而对药物的治疗效果产生怀疑，不再继续服药而使治疗中断。

(4) 药物因不合理配伍和不适当的使用，常会导致疗效降低或产生毒副反应，从而影响病人依从。注射引起的疼痛，给药次数过多等都会降低病人的依从。

(5) 病人常因不理解治疗的重要性而倾向于不依从。认为药物不起什么作用，缺乏服药知识，不理解医嘱的意义。也有的病人不理解或错误理解医嘱，而对处方错误地执行或不执行。

(6) 病人对医师的诊断不那么相信，也就不愿意合作。

(7) 害怕用药，如怕过敏、怕治不好病、怕病情异常。

(8) 有人偶尔的“经验”用药，第二次得病时还想照第一次的办法自行处理。

(9) 病人信仰某个产地的某种药品，医生开的同一药物如果不是同一剂型或发给的不是同一药厂生产的药品，不受病人欢迎，也会降低依从性。

(10) 病人受社会上某些广告或不良宣传影响，擅自改服某些偏方、秘方。

(11) 患者经济承受能力不足，擅自改用其他比较经济或疗效差的疗法。

(12) 不按时服药（如午睡、看球赛等）或不知道什么时候服。特别是老年健忘病人、老年痴呆病人常对一些简单的用药方法也感到无所适从，如服了药几分钟后就忘记了，又会接着服第二次药。有的孤寡老人或精神分裂症病人，因无人监督服药，就不能确保按医嘱治疗。

(13) 不按剂量服用，剂量不足一次量或一次服 2 个剂量等。

(14) 有的病人只要自己感觉病情好转就弃药不吃了。如轻型高血压病人，因症状不明显或无症状的病人，认为继续治疗或终止治疗都没有什么影响，不再继续服药，自觉或不自觉地违背医嘱。

(15) 不忌口，如高血压病人想吃食盐，糖尿病人想吃水果等。

(16) 药物的剂型或规格不适宜。如味道不适，异常气味，不愿再服；药片太大，造成难以吞咽；药片太小不利于视力差和手指灵活性减退的病人和高龄病人抓取；同服两三种药片形状、颜色、大小差不多，不利于区分；大包装液体制剂或瓶上无刻度，不好掌握口服剂量。

(17) 包装不当。若容器体积过小或瓶盖难以打开，对类风湿性关节炎或帕金森病的病人，用药就很困难，只好求助他人。

(18) 标签不清楚，不通俗，病人不懂标签的含义，因领会错误而误服；用法说明不确切，如“必要时服药”、“遵嘱”、“同前”，病人难以理解。

3. 提高依从性的方法

(1) 简化药物治疗方案。应尽量根据病人情况，按少花钱治好病的原则，不开大处方，将用药方案的复杂性降低到最低程度，将有利于提高病人的依从性。

(2) 加强对病人的教育和用药指导。应向病人就药物治疗的必要性及用药方案的科学性反复进行解释，强化病人自觉配合治疗的责任心。对那些毒副作用较大的药品以及一些特殊用药方法更应详细交代，尽量使病人能掌握用药方法与有关注意事项，增进病人对药品使用的理解和方便感，有利于提高病人的依从性。

(3) 对特殊病人采取特殊对策。鉴于老年病人的特殊困难，对其实行特别的用药指导，药品标签连同用法说明应尽量使用色彩醒目的大字。使用一些便于老年人识别的异型制剂。对于长期不间断用药的慢性病人，尤其是记忆衰退的老年人，在其日常生活规律中编入服药“程序”，即每天固定时间服药，形成习惯或使用一些特别的包装设计，不失为一种完成治疗的有效方法。对于存在心理障碍或精神疾患的病人，有必要取得病人亲友的配合，加强用药监督，并辅以心理疗法。对于某些享受公费医疗的病人，往往表现出顺从性倒错的行为，即不论什么病，都会盲目要求医生多开药，开好药，应该进行耐心细致的说服教育。药不对症是最大的浪费，也是最大的隐患。

(4) 药师配方发出药品时，应向病人宣传药物知识，解释医生用药的原因和意义，满足病人对信息的需求，纠正病人不正确的概念，消除病人的疑虑，从而提高病人的依从性。

(5) 设立用药咨询窗口。药师应指导病人正确使用药物，注意毒副反应和服药中出现的其他问题以及解决办法。如服药时间、次数、用法，药物的相互作用，食物、饮料、烟、酒对服药的影响；药物对生理因素（如妊娠期、哺乳期、月经期）、病人本身疾病的影响，可能会出现的副作用，过量、中毒和忘服一次的预防及对策；药物保存的温度、位置、期限，变质的外观变化及处理，口头讲解和发放用药须知、说明书和各种手册。解决病人难以记忆、记错、理解错误的问题，并强化督促病人服药，能较好地提高病人的依从性。

(6) 改进药品包装。药品包装瓶（或盒）上的标签应醒目，简单明了，必要时可加贴附加标签以示补充。对于老年病人所用的容器最好是手掌大小的透明瓶子，并带有标准软塑料螺帽。带微电脑的药瓶包装，定时发出鸣叫声，可帮助病人记住正确服药的时间、次数。单剂量的普通包装以及一天量的特殊包装，能够促使病人服药进行自我监督，减少差错。例如：条带式单剂量包装；单剂量带日历的包装；格式包装盒可将多种药物同时装在1个盒内，盒子按每周天数分格，而每格又按一天服药次数分成4个小室，每1小室装入一次服用的一种或几种药品。这样简化了服药手续，可以监控病人的服药量，为解决不依从性问题提供了一条简捷途径。特别对老年病人更为适宜。

第二节　药学监护

用药（drug use）是一个过程，用药过程（drug use process）依次包括：正确的诊断、处方或医嘱，调配，病人遵嘱接受药疗，药效监测，治疗结束或修改治疗方案，开始新一轮的药疗。由人才、资源、环境、工作量、质量管理支撑的诸多关键环节的最佳组合，才能构成一个完善的用药系统（drug use system）。

一、药学监护（pharmaceutical care，PC）

是以病人为中心，提供直接的、负责的与药物有关的关心照顾，目的是获得改善病人生存质量的确定结果。这些结果包括：治愈疾病；消除和减轻症状；组织或延缓疾病进程；防止疾病或症状的发生。药物致损害事件（ADE）的发生，是其药学监护发展的根本原因。药学监护工作的开展，减少了不合理用药，减轻了病人的用药负担，减少了卫生资源的消耗。

WHO和国际药学联合会提出的药学服务（pharmaceutical care）的理念是：药师有责任为患者提供药物及其用法的客观、可靠的忠告，并积极参与疾病的预防……目前，发达国家的临床药师已基本实现了专业化，成为药物治疗专家。如美国的临床药师一般由有药学博士学位的人担任，他们接受过8年的大学教育，重点学习病理生理学、药物治疗学、临床药理学、统计学、药事管理等与临床密切相关的课程。重要的是要具有厚实、渊博的药物和药物治疗知识与技能，并随时保持其领先水平。

2002年1月24日卫生部和国家中医药管理局联合发布《医疗机构药师管理暂行规定》明确提出“逐步建立临床药师制”，“临床药师参与查房和会诊，参与危重患者的救治和病案讨论，对药物治疗提出建议”等。

二、药学监护强调将病人的利益放在首位，进一步面向病人，推进合理用药系统过程，促进医疗质量的提高

药学监护工作包括以下几个方面：

- 抢救会诊中参与治疗用药决策；

- 床边重点用药监护；
- 治疗用药体内浓度监测指导；
- 药物不良反应（ADRs）监察和防治：①及时并较准确地发现和收集 ADRs 病例及有关资料；②重视对 ADRs 的因果关系的分析评估；③加强对 ADRs 的预防，争取降低 ADRs 发生的频率和减轻其症状严重程度；④协助临床处理严重的 ADRs 病情，挽救病人生命并尽可能减少由于 ADRs 给病人带来的严重后果。
- 合理用药信息咨询；
- 临床药物利用研究调查分析和反馈。

三、药学监护对象重点是病房（ICU）和急诊部（ED）

实施药学监护，要求临床药师成为药物治疗小组的成员，与医师和护士合作，共同对病人的健康负责，参与临床药物治疗决策与监控，提供药学信息服务，并对病人的药物治疗后果负责。

（一）参与药物治疗决策

药物治疗决策是根据医师对疾病的正确诊断，选择适当的药品，拟定给药方案，监测给药方案的实施过程，根据病人反应采取必要的措施，如调整用药剂量，改变用药途径或撤换药品，实现药物治疗决策预定的治疗目标。

单一目标决策是指在可以达到同一目标的多个治疗方案中选择最佳治疗方案。

多目标决策是在多个目标、多种治疗方案中进行最优选择。

药物治疗决策确定药物对每个病人的风险-受益比（risk - benefit ratio），首先要了解所用药物作用的利害关系和病人临床生理、病理状态对正常治疗结果的影响的几率。需要医师和临床药师的沟通和协作，并熟知药物的性质和作用，具有丰富的临床用药经验。药师的参谋建议可以弥补医师药物知识和信息的不足，减少医师用药的盲目性或经验习惯性，防止不良事件的发生。

由于授予临床药师参与用药决策的适当权力和对用药的监督与处置权力，那么临床药师也要对药物治疗决策导致的结果承担相应的责任。

（二）药物治疗过程中的监护

临床药师还要负责监控给药过程，监护临床用药，提供药物进入人体后的吸收、分布及代谢等各种数据并评定其影响；观测病人的用药反应，研究与处理药物不良反应与干扰用药的因素；进行必要的调整，追踪药物使用的最终结果，并进行必要的临床应用评价。

一旦药师置身于药物治疗过程中，直接与病人建立信托关系，病人把自己的用药事务托付给药师，药师接受委托、承担责任，自然要对病人的用药结果负责。包括发现潜在的和实际存在的与药物有关的问题；解决实际存在的用药问题；防治潜在的用药后可能发生的问题。

临床药师的工作直接面向病人，对病人的药物治疗负有不可推卸的社会责任，在药物治疗全过程中应为病人争取利益，保护病人不受到与用药有关的伤害。

四、药学监护中的 PUIA 模式

P：药理作用（pharmacological action）。评估目的：评估药物选择的合理性。方法：分析药物作用机制与诊断、治疗目的的相关性，以各疾病治疗指南为基本准则评估药品选择的合理性。

U：药物的用法用量（use）。评估目的：分析剂型、剂量及用药方法的合理性。方法：以药物的药动学特性和病人的生理病理条件为主要依据进行分析。

I：药物相互作用（interaction）。评估目的：考察药物间有无药动学、药效学或配伍禁忌方面的相互作用，调整治疗方案。方法：审查药物相互作用及其程度，判定其对疗效和不良反应的影响。审查药物的配伍禁忌。

A：不良反应（adverse drug reaction）。评估目的：分析实际的和潜在的药物不良反应以及药物过量引起的中毒反应，拟定监护、监测计划。方法：了解药物的不良反应文献资料，分析病人的内在因素（性别、年龄、遗传、感应性、疾病、药物治疗史、药物不良反应史）对药动学的影响及可能出现的中毒反应，预测处方药物中可能出现的较严重的不良反应，拟定实验室检查、血药浓度监测、临床观察、护理等计划。

药学监护对在明确临床诊断，救治急性中毒，提高危重病例治疗成功率，降低药物不良反应发生，指导人们最佳有效接受药物治疗，推进合理用药，降低卫生资源的消耗，提高医疗质量方面具有相当重要的临床效果和意义。药学监护的目的不仅是把病人现有疾病治愈，解除痛苦，而且要恢复病人的健康，使患者保持良好的身体机能和精神状态，生活得健康幸福。

第三节　治疗药物监测

一、治疗药物监测（therapeutic drug monitoring，TDM）

是指应用先进的分析技术定量测定生物样品（如血清、唾液、尿液等）中药物或其代谢物的浓度，结合药动学的原理计算病人的药动学参数，制定或调整个体化的给药方案，从而达到安全、有效的药物治疗目的。一般是结合临床效果考察药物与治疗的关系，确认给药剂量是否恰当，监视无效量和中毒量，评价临床疗效、结合取得的药物动力学参数进一步调整最适治疗剂量，实现临床给药方案个体化、合理化，提高治疗水平，防止不良反应，减少药源性疾病。

治疗药物监测（TDM）是临床药师的常规工作。运用先进的监测仪器，对特定的病人进行治疗药物监测，目的是对一些治疗指数较小，安全范围比较窄的药物实行个体化给药，确保用药的安全性和有效性。保证病人用到最有效、最安全、最经济而且副作用最小的药品。同时可为药物过量中毒的诊断和处理提供有价值的实验室依据。

二、治疗药物监测的程序

当临床医师对病人作出疾病诊断后，医师和药师共同分析病情资料、用药史、药物动力学参数特性和有效血药浓度范围，提出初步药物治疗方案（包括选药、剂型、给药途径、剂量、给药间隔时间等），并在实施方案过程中，测定药效指数或测定体液药物浓度，计算个体药动学参数，修正给药方案，这就是 TDM 程序。

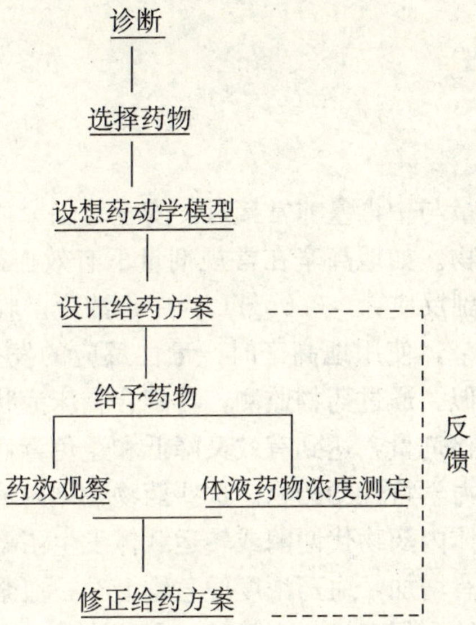

临床药动学服务（CPS）体系的工作流程是：临床药师收集病人的生理、病理数据；医师和/或药师确定给药剂量和采血时间；医师下医嘱；经管药师准备和调剂药物；护士给病人服药；静脉取血者采取血标本；TDM室人员测定血药浓度，报告结果；临床药师解释血液浓度，并在病历中记下药动学推荐意见，包括使用某药理由；测定结果，实际取样时间，动力学计算得到的参数并与标准参数值作比较；个体化给药方案的推荐；推荐下次测定的血标本量和其他实验室值（如血清肌酐等）。

三、治疗药物监测的目标

确定药物治疗中存在的和潜在的问题，只要发现就提出来，并尽力避免潜在问题的出现。问题的解决除靠检验参数外，文献的查阅也很重要。

监测调查项目主要有：

1. 对新药的使用

（1）该药在此疾病治疗中是否有效；

（2）剂量是否合适，用药方法是否适当；

（3）患者有无变态反应；

（4）此药与其他所服药物的相互作用；

（5）食物是否有干扰因素；

（6）是否还有其他疾病干扰此药的治疗；

（7）是否与已在服用的监测药物具有同样的检验征象而互相干扰；

（8）是否有较便宜的同样药品。

2. 对已在使用的药物

（1）此药对病人有效否，是否要继续使用；

（2）病人是否按医嘱服药；

（3）有无其他干扰因素。

四、药物监测的对象

（一）需要监测的药物

（1）治疗指数低，治疗量与中毒量非常接近，安全范围窄，毒副作用强，剂量不足和过量的临床表现难以区分的药物。如地高辛在常规剂量下有效血药浓度为0.8～2.2μg/L，一般认为＞2.4ug/L易出现毒副反应，＞3.0ug/L为中毒浓度。临床剂量很难掌握。由于地高辛的个体差异大、安全范围窄，使用地高辛时，毒性反应的发生率为35％，且剂量不足和剂量过量的临床症状十分相似。通过药物监测，再配合临床症状的仔细观察，就能较好地掌握病人体内药量，进一步调整剂量，达到有效又降低和避免毒性反应的发生。

（2）具有非线性药物动力学特性的药物。这些药物在体内消除速率常数与剂量有着依赖关系，当用到某一剂量时，体内药物代谢酶或转运载体发生了饱和，出现了一级和零级动力学的混合过程，此时剂量稍有增加，血药浓度便急剧上升，血浆半衰期明显延长，毒性也有不同程度的增加。如苯妥英钠，保泰松、水杨酸、普萘洛尔、双香豆素等。

（3）在短期内难以判断疗效的药物，多用于预防某些疾病的发作。如氨茶碱用于预防哮喘发作；苯妥英钠预防癫痫发作，测定稳态血药浓度可适当调整剂量。

（4）一些需要长期使用的药物，由于各种原因会逐渐引起血药浓度升高，如肾衰竭，婴幼儿肾功能尚未健全，老年肝肾功能减退等，氨基糖苷类抗生素的半衰期可延长几倍到几十倍，出现不易觉察的毒性反应或者逐渐引起血药浓度降低而疗效不佳。

（5）药物的毒性反应与疾病的症状难以区分，难以辨明症状是因给药剂量不足，还是因过量中毒所致，如地高辛。

（6）合并用药时，由于药物的相互作用而引起药物的吸收、分布或代谢的改变。例如氨基糖苷类药物与两性霉素、头孢噻定、利尿酸、克林霉素合用时，其肾毒性反应可能加重，与呋塞米、水杨酸、奎宁等合用时可使其中毒的可能性增加。

（7）容易引起药源性疾病和造成治疗上危害较大的药品（表8-1）。

表8-1 目前认为需要监测的药物

类别	药物
抗癫痫药	苯巴比妥、苯妥英钠、丙戊酸、扑痫酮、酰胺咪嗪、乙琥胺
抗抑郁药	阿米替林、去甲丙阿米替林、丙咪嗪、去甲咪嗪
抗躁狂症药	锂盐
强心苷类	地高辛、洋地黄毒苷
抗心律失常药	普鲁卡因胺、异丙吡胺、奎尼丁、利多卡因
抗哮喘药	氨茶碱
抗肿瘤药	甲氨蝶呤
抗风湿病药	水杨酸
免疫抑制剂	环孢霉素
氨基苷类	庆大霉素、链霉素、卡那霉素、丁胺卡那霉素、妥布霉素、奈替米星
其他抗生素	氯霉素、万古霉素

（二）需要进行药物监测的病人

- 对危重病人应建立常规（而不是随机的）用药监测。
- 心、血管疾病患者。
- 肝、肾功能低下患者，药物在体内消除减少，血浆药物浓度升高，可发生中毒。
- 肿瘤患者，疗程较长，所用抗肿瘤药物的毒性又较大。
- 对长期用药的慢性病患者，应定期进行药物监测，防止由于饮食、环境、合并用药等引起的血药浓度变化。
- 有遗传代谢差异的患者，在常规用药剂量下，代谢快者可能无效，代谢慢者可能中毒。如给一定量的苯妥英钠（300mg），不同病人的血药浓度相差可达 20 倍。
- 婴幼儿用药应注意监测。这是因为婴幼儿的肝、肾功能低下，容易发生中毒。如儿童使用庆大霉素剂量，使血药浓度维持在 5～10mg/L 左右，而婴幼儿使用相同剂量的庆大霉素，可使血药浓度达 12mg/L 以上，极易中毒。

五、治疗药物监测方法

（一）TDM 方法选择的标准

- 灵敏度高、药物检出量低、取样品量少；
- 专一性强，重复性和重现性好；如变异系数＜5％或 10％，回收率应在 90％～110％；
- 能排除药物及内源性物质对测定的干扰；
- 操作简便，费用低；
- 能快速、准确地报告测定结果。

（二）TDM 的仪器分析法

自动分析仪器操作简单、快捷，可提高效率和测定的精确度。数据处理电子计算机化，直接显示测定结果。商品性药盒和试剂成套供应，易于普及和降低费用。

1. 紫外分光光度法（UV）

测定方法较简单，速度较快，可以测到 ug/ml，适用于血中药物浓度较高的药物，相对误差允许在 2.8％～10.3％。如氨茶碱血药浓度的测定。

2. 高效液相色谱法（HPLC）

是 TDM 中应用最多的技术之一。具有快速、准确、用量少、操作简便、灵敏度高，一般检出限可达 10^{-6}，若配备电化学检测器，灵敏度可提高到 10^{-11}，分辨率好，可同时测定多种药物及其活性代谢产物或同分异构体。适用范围广，不受样品挥发性的约束，适用于氨基酸、蛋白质、生物碱、核酸、甾体化合物、类脂、维生素、化学合成药物和无机盐等的含量测定。如头孢塔齐定、甲硝唑血药浓度测定。

3. 免疫法

放射免疫分析法（RIA）是根据同位素测量的高度灵敏性和抗原-抗体反应的高度特异性相结合的一种超微量分析方法。具有取样量少，特异性强，灵敏度高的特点。国内已有药盒供应。如地高辛、苯妥英、苯巴比妥、丙戊酸钠、叶酸、甲氨蝶呤、庆大霉素、胰岛素等的测定。

酶免疫分析法（EIA）是抗原抗体特异反应和酶的高效催化作用原理有机结合的一种超微量分析方法。具有操作简便、不需分离、灵敏度高，准确显示测定结果，能满足临床TDM的需要。

荧光偏振免疫分析法（EPIA）是利用荧光偏振及抗原、抗体竞争结合的免疫反应测定病人体内药物浓度。美国雅培公司生产的偏振荧光免疫分析仪全自动化，速度快，一般一个检品4分钟左右可报分析结果，20个样品约需15分钟。灵敏度高，如地高辛可检测到0.2ng/ml。重现性好，如庆大霉素的两条标准曲线相隔389天后基本重叠。尤其适合临床急救和常规监测。EPIA可测定的常用药物有：苯巴比妥、扑痫酮、地高辛、氨茶碱、苯妥英钠、丙戊酸、奎尼丁、咖啡因、乙琥胺、洋地黄毒苷、维拉帕米、丙咪嗪、乙胺黄肤酮、可的松、卡马西平、水杨酸、庆大霉素、妥布霉素、链霉素、卡那霉素、丁胺卡那霉素、双去氧丁胺卡那霉素、万古霉素、乙基西梭霉素、普鲁卡因胺、乙酰苄胺、甲氨蝶呤等。

4. 光谱法

专属性差、灵敏度低、重现性较差、操作步骤繁琐，已很少单独使用。

5. 薄层层析法（TLC）

是一种快速、灵敏、高效分离鉴别和定量微量物质的方法，如薄层扫描仪直接对层析后的斑点进行定量测定。

6. 微生物法

主要用于体内抗生素药物浓度的测定，具有经济、设备条件简单、操作简便、用样品量少，不需作样品预处理，分析精度高的特点。虽然周期较长，但仍为临床上常用的方法。

（三）TDM常用的生物样品

TDM最常用的生物样品为血清、血浆，有时脑脊液、泪液和唾液也被采用。尿样品测定适用于药物代谢和药动学研究，不适用于药物的临床监测。有些药物在唾液中的浓度与血浆（或血清）中游离药物浓度相当或呈一定比率（s/p）。唾液药物浓度的监测取样简便。

六、TDM的核心是个体化给药

（一）人对药物反应的个体差异

人对药物的反应有着很大的个体差异。多数药物的常用剂量对某一些人可能疗效甚微，而对另一些人则可能导致严重中毒。所以，标准化给药方案不能适合每一个病人的需要。临床上用药参数值乃是群体的平均值，与个体病人之间存在差异。药物监测需要在具体的病人身上获得有关的资料或数据，以便客观评价所施药品是否能达到预期的要求还是出现相反的效果。血液是传送药物到组织的主要媒介，许多药物的疗效和不良反应与血浆药物浓度密切相关。因此，测定血药浓度能为临床提供一个判断药物效应的客观指标，并为确定合理用药方案提供可靠的依据。通过定量地研究药物在病人体内的过程，获得有关的药物代谢动力学参数，由此制订出适用于该病人的给药方案，称为给药方案个体化。

（二）个体药动学参数

个体化给药的关键是获得个体的药动学参数。常用的方法是：根据药动学原理，待病人用药后，在某一个用药间隔期间，至少取4～5个血液标本，由此估算出病人个体参数。但此法取血次数太多，不易为临床上接受。而通过非线性混合效应模型的微机程序，集合零散的血药浓度数据，可以估算出药动学参数的群体值，再由 Bayes 反馈法求出个体参数，在临床上只要取 1～2 点，即可取得较好的结果。

（三）采血时间

采血时间是否恰当，对正确解释和运用分析结果有非常重要的作用。若药物在体内尚未达到分布平衡时，就采样化验，可因测得过低的血药浓度而盲目增加剂量，有导致中毒的危险；若药物仍处于分布相，则过高的“假性”结果也会对治疗产生影响。对于消除慢的药物应在给药间隔末，即下次给药前采取血样。如测定地高辛血药浓度时，应在给药后 6～8 小时取血，如取血过早不能反映心肌地高辛水平。对于消除快的药物由于在给药间隔期血药浓度波动大，常需取 2 个血样，即给药后不久（依达峰时间而定）采血 1 次测峰浓度，下次给药之前再采血 1 次测谷浓度。具有二室模型的药物，取血时间应在其 β 相（即一室消除相的开始时间）。

若监测的原因是怀疑过高的药物浓度所致的毒性反应，则应在血药浓度达峰时间取血样；若怀疑药物治疗失败，其原因可能是病人未按医嘱服药，或怀疑药物的生物利用度低，或是病人可能有较高的清除率时，则血药浓度谷值为重要指标。对于毒性药物可在 2 个半衰期后采血，进行剂量调整；为了评价其毒性，采血可在任意时间进行。

（四）TDM 结果的分析与解释

血药浓度的测定不能代替严密的临床观察与判断。应根据病人的临床症状、病理生理状态及用药情况给予合理的解释（表 8－2）。

表 8－2 应该掌握的临床资料

项 目	具 体 内 容
一般情况	年龄、性别、体重、身高
诊 断	包括主要症状
并发症	指影响动力学参数的疾病
肝功能	蛋白质、血清白蛋白、胆红素、酶等
肾功能	血清肌酐、血中尿素氮
电解质	血清中 Na^+、K^+、Ca^{2+} 等离子、酸碱平衡
营养状态	特别饮食、深静脉营养等
蛋白结合	血清蛋白质浓度，白蛋白、球蛋白、α-酸性糖蛋白、胆红素、脂肪酸等置换因子
合并用药	影响动力学参数的药物、影响生化指标的药物、影响测定方法的药物
有关因素	剂量、中毒的可疑、治疗效果
测抗生素时	细菌、感染部位及程度、MIC
用药情况	指测定药物的给药方案
采样情况	采血的准确时间、采样条件

● 血药浓度只是间接地作为受体部位药物浓度的指标。TDM 不可能直接测定到药物的

靶部位，如受体或微生物感染部位的药物浓度。

- TDM 常以血浆（或血清）中的总浓度作为观察指标。药物在血液中一部分与血浆蛋白结合，只有游离的药物才能作用于受体，起治疗作用。如能测得血中游离药物浓度，对指导临床用药更有实际意义。
- 药物与血浆蛋白结合一般均有一定的比率。因某种因素而增高或降低药物的蛋白结合率，则会使血液中游离的药物减少或增多，因而改变药物的作用强度。如血中白蛋白减少能降低酸性药物的蛋白结合率，炎症能增加碱性药物的蛋白结合率，对药物效应可产生不同的影响，应予注意。
- 影响血药浓度的因素有：年龄、性别、体重、遗传因素、疾病状态、环境因素、个人嗜好、药物相互作用、生物利用度、受体对药物的敏感性等。了解患者的病情和服药过程，反复分析，以保证测定结果符合临床实际。
- 有些药物的作用与药—时曲线不呈现一定的关系。如利血平、单胺氧化酶抑制剂的药理作用持续时间比药物在血中停留的时间要长得多。有机磷酯类抗胆碱酯酶药等与作用部位是可逆的。这些药物的血浓度并不能反映治疗效果。
- 长期应用某些药物可使病原菌产生耐药性，需要提高血药浓度才能发挥疗效。
- 生理及病理因素的影响。如地高辛对大多数人为正常的血药浓度，而对伴有低钾、高钙、低镁、酸碱平衡失调、甲状腺功能减退、心肌缺血或后期冠心病患者则偏高。

大部分药物有效血药浓度范围，是药物在血浆中的浓度达到或接近稳态浓度（C_{ss}）时决定的。有效血药浓度即是药物开始生效时的下限至发生中毒症状之前的上限浓度，其间为有效浓度范围。血药浓度有效范围可因人而异。如苯妥英钠有的病人只需 6～8μg/ml 即有效，而有的病人须达 16～18μg/ml 才有效。又如氨茶碱的有效浓度一般的人为 10～20μg/ml，但有的病人达 5μg/ml 时即有效。血药浓度的有效范围还可因适应证不同而异。如阿司匹林低血药浓度时具有镇痛作用，较高血药浓度时具有抗风湿抗炎作用。从个体来看，当某患者在有效浓度下限以下的低浓度即能奏效时，没有必要再增加剂量使血药浓度上升。而患者有效浓度在上限以上，即使出现了毒性症状，病情仍未被控制者，这时需要考虑用药是否恰当，即使选对了药物，还要考虑是否机体对该药产生了耐受性或是病原微生物产生了耐药性。

TDM 可以提示合理的选药、用量及监视耐药性的产生，确定病人服药的依从性是否高，从而有助于提高临床治疗效果。TDM 对药源性疾病的诊断及预防提供了科学手段，成为现代医院不可缺少的医疗环节。

研究药物在人体内效应与浓度的关系，目的是为了比较精确地估算出具体患者得到需要的效应所需的剂量。只有在对患者的病理情况、用药情况、个体对药物的反应等方面充分了解的基础上，才能使 TDM 工作开展得更有成效。

（五）药历档案

为治疗药物监测的病人建立个人药历档案，监测用药过程，使合理用药更加规范化。

需要记录药历的患者应至少符合下列条件中的两个：①患有一种或多种慢性病；②需要长期药物治疗；③可能需要根据患者的病生理状况调整剂量，避免不良反应；④存在多药治疗有发生药物间相互作用的可能。

药历的内容包括：用药者人口统计学资料、现病史和既往史、主要症状、诊断、药物不良反应、现药史、用药结果、药物监测数据资料、分析和建议等。这些是合理用药的宝贵技术资料。

药历书写格式：SOAP 模式（美国）。

S（subjective）患者的主诉病症和病史、过敏史、药物不良反应史、既往用药情况（包括 OTC 和家庭自用药物）、家族病史、个人习惯等。

O（objective）对患者检查的客观记录，包括生命体征、生化指标、血药浓度、影像学检查结果、血和痰培养结果、检查和治疗费用等。这些检查将有助于明确诊断和治疗决策。

A（assessment）医师的临床诊断。

P（plan）治疗方案，包括药物用量用法、服药时间、用药指导，应对患者继续观察的项目。

临床药师根据这些信息可以进行药物安全性和合理性的考察，评估药物—药物、药物—疾病间的相互作用，判断患者服药的依赖性。

IC 卡模式（日本）。IC 卡又称为“便携式病历”，可录入的信息包括：医师的诊断结论、医嘱、生命体征、临床生化检查结果、放射科检查结果、心电图检查结果、疫苗接种记录、身高、体重等。可输出的信息包括：此前的所有就诊时间和医师姓名、患者姓名和健康状况、病史和药物治疗史、门诊治疗史、新的医嘱、新的就诊记录、患者服药保健的注意事项。通过读卡机立即调阅患者的病历，了解其全部病史和药物治疗情况。

临床药学医疗文书的格式大体上与临床医学医疗文书保持一致，可以不必另建“药历”文书。临床药学医疗文书的内容包括：摘录与药物治疗相关的疾病诊断；选择最适用的药物并简略说明应用理由；提醒注意药物与药物之间、药物与食物之间可能发生的相互作用；制定药物治疗程序和操作方法；建议进行与药物治疗相关的检验检测等。临床药学内容强调的是药物治疗设计与理论依据以及所产生的临床效果，对临床医学具有技术支持作用。

实际上，用药合理与否并无明确的界限，而且合理用药的概念是动态的，并随着人类对疾病和药物认识的不断深化和完善而变化。可以这样说，对于同一疾病，不同的医师各有自己不同程度的认识和不同的用药治疗方案。判断临床用药是否合理，必须以科学的临床用药研究数据为依据。尤其对在院病人进行同步性或前瞻性用药研究，发现问题可以通过临床药师的参与，及时解决，从而取得更好的治疗效果。

第四节　制定给药方案

一、给药方案（dosage regimen）

直接关系到疾病治疗结果。制订最佳给药方案的目的是使血药浓度保持在一定的有效范围，既要达到最好的治疗效果，又要减轻或避免副作用。

传统的常规的“标准化”疗法或公式化的固定处方治疗方法已不能适应病情变化的需要，欲使药物治疗达到冒最小风险而获得最大治疗效益的目的，必须根据疾病的不同阶段和针对影响疾病预后的各已知可变因素，制订出合理的给药治疗方案。

在临床药物治疗方面，机体对药物的处置能力有很大的个体差异。如使用相同的常规剂量后，有些病人达不到疗效或疗效甚微，有的病人却已出现了毒性反应，这是由于病人体内血药浓度太低或过高所致。而有些医生误认为是选药不当或病人的耐受性差，盲目撤换或加用其他药物。还有，病程初期（或潜伏期），中期和后期的病理生理状态以及对药物的感应和需要量也各不相同。故药物的种类和剂量的选定也必然随之而作出相应的改变。

采用个体化的给药方案就会使病人的血药浓度处于最小有效浓度和中毒浓度之间，能够最大限度地发挥一个药物的治疗作用，避免或减少其毒性作用。因此，病人经明确诊断、选定使用药物后，根据该药在人群的药动学参数资料，按所期望的安全有效的血药浓度范围 C_{max} 和 C_{min}，拟定用药剂量（D）和一定给药间隔时间（τ）给药。给药后，根据临床观察和TDM测定的血药浓度（C），计算出病人个体的药动学参数，对给药剂量和给药间隔作进一步调整，使之适合于所期望的治疗浓度范围。

设计给药方案需要考虑以下几点：①药物的安全性和有效性；②机体对药物及其剂型的作用——生物药剂学和药物动力学的性质；③病人的临床症状，即病理、生理条件；④其他因素如遗传、过敏史、耐药性；⑤药物间的相互作用。

二、设计给药方案常用的方法

根据单次给药的动力学参数来估算连续给药血药浓度分布，通过考察最低浓度和最高浓度调整剂量、给药次数和给药间隔，可以得到符合临床要求的最佳给药方案。但在连续用药过程中，由于药物和机体的相互作用过程是相当复杂的，受到机体及其他因素的影响，常常使药物动力学参数发生改变，所以，必须密切结合临床情况，通过实践进行考察。研究脏器损害条件下的药动学参数，对制订个体化给药方案尤有指导意义。

给药方案确定后，要在病人身上严格遵照执行。倘若达不到预期效果或出现异常现象，必须探索原因并尽快解决。若确定的用药方案不能达到预期效果，往往要准备第二套或第三套方案继续进行治疗。同时要仔细观察病体的各种反应以利作出正确判断和总结资料。

（一）按药物的半衰期设计给药方案

半衰期（half-life）是表示药物在体内消除能力的一种指标，它的改变反映机体消除药物的器官功能发生变化。药物半衰期延长，表示它在体内消除变慢、滞留时间变长。因此，测定药物的半衰期，对于确切了解药物在体内的滞留时间、积蓄程度，特别是确定反复用药的间隔时间以及器官病变时给药方案的调整都有很大价值。当肾脏功能减退时，药物的半衰期相应延长，延长时间的多少与肌酐清除率有一定关系。半衰期改变程度可作为调整病人给药方案的主要依据（8-3）。

表8-3 药物半衰期与其在体内排泄量及蓄积量的关系

n个 $t_{1/2}$	药物排泄量	累加排泄量（或蓄积量）
1	50%	50%
2	25%	75%
3	12.5%	87.5%
3.32	10%	90%
4	6.25%	93.8%
5	3.13%	96.9%
6	1.57%	98.5%
6.64	1%	99%
7	0.97%	99.3%

(1) 估算药物停止使用后，经过一段时间，体内剩余药量。

(2) 估算连续多次用药时达到稳态血药浓度的时间。

(3) 估算静脉滴注给药时，达到稳态血药浓度所需时间。

(4) 估算负荷剂量 $D_O{}^* = \frac{V_d \cdot C_{max}^{ss}}{F}$ 或 $D_0{}^* = \frac{D}{1-e^{-K\tau}}$

对于给药间隔等于 $t_{1/2}$ 的药物，其负荷剂量是维持量的 2 倍。

有些药物如剂量过大时，可将负荷剂量分次服用，第 1 次给予 1/2 ，第 2、3 次各给 1/4，每次给药前对病人进行观察，如在分次给药期间已产生了疗效或出现了毒性反应，则应中止给药。

(5) 确定给药间隔时间（τ）。给药间隔时间是根据稳态时血药浓度允许波动的范围而定的。给药间隔时间越长，波动范围也越大。一般毒性小的，治疗指数宽的药物，波动范围可以大些；某些作用较强、治疗指数较窄的药物，波动范围要小。如氨茶碱、地高辛、苯妥英钠等（表 8-4）。

表 8-4 根据半衰期确定给药间隔时间的给药方案

$t_{1/2} > 24h$	超慢速消除类药	τ= 24h 每日给药 1 次
$t_{1/2}$ 8～ 20h	慢速消除类药	τ= 12h 每日给药 2 次
$t_{1/2}$ 3～ 8h	中速消除类药	τ= 8h 或 6h 每日 3 次或 4 次
$t_{1/2}$ 0.3～3h	快速消除类药	需频繁用药维持血药浓度，采用静滴。
$t_{1/2} <$ 20min	超快速消除药	如毒性小，可采用冲击疗法，如青霉素类；如毒性大，采用谷浓度法给药，如氨基苷类中毒浓度＜有效谷浓度＞有效 C_{min}

（二）通过测定血药浓度设计给药方案

第一步 设计负荷剂量（ D_0^* ） $D_0^* = \frac{V_d\ (Cs - Co)}{S \cdot F}$

V_d 为群体的分布容积均数　　S 为药物有效成分在药品中占的比率

C_s 为预期目标血药浓度　　C_o 为原有血药浓度

F 为生物利用度 多数药物的 F 接近 1.0，常可按 1.0 计算

第二步 设计始初维持量（X_o），根据群体的清除率可以估算欲达预期的血药浓度所需要的维持量，多次用药后在体内药物积蓄到稳态血药浓度，摄入量等于消除量。

$X_o = D_0^* \cdot (1 - e^{-K\tau})$

第三步 适时采血测定血药浓度，结合临床评价药效。

第四步 调整给药方案：

对于表现为一级动力学消除的药物，血药浓度与日剂量成正比关系。只要病人对药物的清除率、分布容积、血浆蛋白结合率保持不变，则：

$X_{调} = \frac{X_o \cdot X_s}{C_1}$　　X_o 为现用剂量　　C_1 为实测血药浓度

对于表现为零级动力学消除的药物，负荷剂量调整为：

$D_o^* = V_d \cdot W \cdot C_s$ 或 $D_o^* = V_d \cdot W \cdot (C_s - C_1)$ W 为体重（kg）

维持量调整为：

$$X_o = \frac{K_m + C_1^{ss} + C_s}{(K_m + C_s)\ C_1^{ss}} \cdot X_1 \qquad K_m = \frac{X - X_1}{x_1/C_1^{ss} - x_2/C_2^{ss}}$$

第五步 病人接受调整后的给药方案后，在达稳态血药浓度后再次采血样测定血药浓度验证是否在所期望的治疗浓度范围内，并评价药效。其中少数病人结合临床症状可能还要做一些必要的调整。

（三）根据稳态血药浓度设计给药方案

临床用药大多是多次给药，若以一定的间隔时间 τ 给予相同的剂量 D，血药浓度会随着时间的推移逐渐升高，经过所给药物的 5 个半衰期后，基本上就达到稳态血药浓度 C_{ss}，此时在单位时间内摄入的药量与被清除的药量大致相等，随周期性给药的变化，仅在最高稳态血药浓度 C_{max}^{ss} 与最低稳态血药浓度 C_{min}^{ss} 之间上下波动。波动的大小取决于 $t_{1/2}$ 和 τ，半衰期短或给药间隔时间长，血药浓度的波动大。

$$C_{min}^{ss} = C_{max}^{ss} \cdot e^{-K\tau}$$

$$C_{max}^{ss} = \frac{D}{V_d\ (1 - e^{-Kt})} \qquad C_{min}^{ss} = \frac{(C^1\tau)^2}{C_1\tau - C_1 2\tau}$$

静注时 $C_{min}^{ss} = \frac{D}{V} \cdot \frac{1}{1 - e^{-Kt}} \cdot e^{-K\tau} \qquad C_{ss} = \frac{K_o}{Cl} = \frac{K_o}{VK}$

口服时 $C_{min}^{ss} = \frac{F \cdot D \cdot Ka}{V \cdot\ (Ka - K)} \cdot \frac{1}{1 - e^{-Kt}} \cdot e^{-K\tau}$

多数药物的有效血药浓度范围是以达稳态后的血药浓度为标准，一般达到 90% 以上稳态水平，即经过 3.32 个半衰期，通常就认为达到 C_{ss} 值。

平均稳态血药浓度 $\overline{C}_{ss}$ 为临床多次给药常用的一种指标。

$$\overline{C}_{ss} = \frac{S_o - C_{ss} d_t}{\tau} = \frac{AUC}{\tau} \qquad \overline{C}_{ss} = \frac{C_{max}^{ss} - C_{min}^{ss}}{\ln\ (C_{max}^{ss}/C_{min}^{ss})}$$

静注时：$\overline{C}_{ss} = \frac{D}{VK\tau} = 1.44 \times (\frac{D}{V})\ (\frac{t_{1/2}}{\tau})$

口服时：$\overline{C}_{ss} = \frac{FD}{VKt} = 1.44 \times (\frac{FD}{V})\ (\frac{t_{1/2}}{\tau})$

K_0 为 静滴速度　　　Cl 为清除率

（1）在临床用药时，一旦确定了治疗有效药浓度，若要迅速达到稳态有效浓度水平，就必须在开始时使用负荷剂量。

$$D_o^* = \frac{V_d}{F} \cdot C_{max}^{ss}$$

（2）达到稳态血药浓度后，只给维持剂量 X_o

① $X_o = \frac{V_d}{F} \cdot (C_{max}^{ss} - C_{min}^{ss})$

维持量 X_o 必等于负荷量 D_o^* 与给药间隔 τ 末体内残留量（$D_o^* \cdot e^{-K\tau}$）的差。

$$X_o = D_o^* \cdot (1 - e^{-K\tau})$$

蓄积率 $R = \frac{C\tau}{C\tau - C_{2\tau}} = \frac{1}{1 - e^{-Kt}}$

在 $\tau < 1/2\ t_{1/2}$ 时，不管给药途径和吸收速率如何，其最大血药浓度将接近于平均稳态浓度，则

$$X_o = \frac{0.693 \times D_o^* \ t}{t_{1/2}}$$

②有些药物治疗指数较宽，只要限定 C_{min} 下限不能低于某一浓度即可。

$X_o = 1.44 \times t_{1/2} \cdot Cls \cdot C_{min}/F$

③有些药物治疗指数较窄，要求 C_{max} 不要超过某一可能产生毒性反应的浓度。

$X_o = 1.44 \times t_{1/2} \cdot Cls \cdot C_{max}/F$

(3) 给药间隔时间 τ 以保证稳态血药浓度保持在最低有效浓度 C_{min} 和可能中毒浓度 C_{max} 范围内，$\tau = \dfrac{\ln(C_{max}^{ss} - C_{min}^{ss})}{K} = 1.44 \times t_{1/2} \cdot \ln \dfrac{C_{max}^{ss}}{C_{min}^{ss}}$

单次给药后 $\tau = \dfrac{AUC}{C_{ss}}$

临床实践中多习惯于白天给药，给药间隔取决于控制的时间，如每日给药几次，即每隔24、12、8、6、4小时给药1次，再根据现有药物制剂规格及预期的有效治疗血药浓度范围去调整相应的维持量。

$X_o = \overline{C}_{ss} \cdot K \cdot V_d \cdot \tau / F$

如果临床习惯于白天给药，睡前加1次，夜间不给药。可按不等间隔固定时间（如7：00、12：00，19：00）给药，血药浓度可以在一定的范围内波动，则可在一定时间t内采血测定血药浓度，用叠加法计算。

$$C = \frac{Ka \cdot F \cdot D}{Vd\ (Ka - K)} \cdot (e^{-Kt} - e^{-Kat})$$

$C_{残} = C_o \cdot e^{-Kt}$

利用美国雅培公司提供的“地高辛药动学软盘”、“氨茶碱药动学软盘”、“氨基糖苷类药动学软盘”。根据这些药动学参数的群体值及病人的某些具体因素值（如体重、身高、性别、病理和生理状况、合并用药情况）和病人血药浓度来设计给药方案。

第五节　用药咨询服务

药学信息是一种特殊的资源和财富，是为了解决临床医疗合理用药这个特定问题所需要的知识。包括化学名、分子结构、特性、鉴别、诊断或治疗的适应证、作用机理、剂型及用药途径的选择、推荐剂量和剂量方案、用法及疗程、吸收、分布、代谢、排泄、不良反应、禁忌证及慎用、相互作用、配伍禁忌、中毒症状与处理、临床疗效对比资料、临床药动学数据、药物使用数据、病人用药诊断和治疗中其他任何有用的资料，同类药物疗效和不良反应比较研究的信息，药品价格等。我们把与临床药学有关的上述各种药学信息称之为药物信息（drug information，DI）。

执业药师可以根据需要，对大量药学信息进行识别、分析、选择、综合、经过加工汇编，为医务人员和病人所利用。

临床药物治疗的合理性是建立在及时掌握大量和最新药物信息的基础上。药学信息服务的效益大小，与能否及时地提供可利用的药学信息有密切关系。有的信息只有在一定时间内方可产生效果，及时地准确地提供对病人有利的各种有用的可靠的信息至关重要。

临床医师、护士是药学信息的主要使用者之一。为了成功实施对病人的药物治疗，医务人员希望尽快得到药物资料，在很大程度上需要依赖于药学信息服务，接受临床药师的帮助。药学信息咨询服务帮助医师作出更好的药物治疗决策，帮助护理人员避免给药过程中的失误。

临床药学活动更是以药学信息为资本，临床药师参与病人的药物治疗，在其中起咨询、协助和指导作用，成为医师用药的参谋，对医师在药物选择、给药剂量、途径、方法、治疗药物监测及参数使用等方面提供合理化的建议，协助医师制定合理的用药方案。

病人和药品消费者的自我保健意识增强，医药知识增加，不再盲目遵从医嘱，而是积极主动地参与药物治疗过程中，重视治疗学的作用。病人有权知道用什么药，起什么作用，有什么好处和害处，要求破除药物万能与神秘感，终止医务人员受私利驱使和商业对医药的支配，维护用药者自身利益，防止药物滥用、误用和过量使用等。如美国一些综合医院的药物信息中心（drug information center，DIC）实行 24 小时药学信息服务，配备信息药师（information pharmacist），病人和市民通过面谈或电话询问的形式，及时获得有关用药方面的专业指导。国内一些大医院也开设了病人咨询处，由资深药师负责解答病人提出的各种与用药有关的问题。

药学信息咨询服务体现了执业药师忠实于为人类健康服务的职业使命感。药学信息服务的最终目标是确保药物治疗获得预期的、令人满意的结果。最终的受益者是病人，是为了满足病人利用药物手段预防、治疗疾病时对药学信息的特殊需求。

临床药物信息资料的搜索与利用通常是选择与临床药学有关的一般文献进行浏览通读；或针对特定问题查找专门文献进行专题阅读。题录性资料的利用也是一个非常便捷的查阅方法，可迅速获取某一方面的文献资料情况。

从因特网上获取信息。在网络上寻找有价值的信息，增加病人的医药知识。例如癌症患者利用上网吸收信息，以了解自身疾病和最佳疗法，他们交换有用的信息，拿网络上找到的信息和医生进行面对面讨论。有哪些科学证据能支持医生建议的疗法？医疗措施能有多大改善效果？等等。国家食品药品监督管理局 2004 年 5 月 28 日公布《互联网药品信息服务管理办法》。互联网药品信息服务是指通过互联网向上网用户提供药品信息的服务活动。非经营性互联网药品信息服务是指通过互联网向上网用户无偿提供公开的、共享性药品信息等服务的活动。利用计算机检索系统提供的资料不仅快捷，而且准确性高。

第九章　药物不良反应

第一节　药物作用的两重性

"药"这个英文名PharmaKon来自希腊语。这个希腊词在荷马时代是指"符咒"，它有好的和坏的用途。用之得当终有益，用之不当则伤身。药物既能治病、又能致病。这是药物作用两重性的表现。药物在应用过程中出现的与其作用或治疗目的完全相反的矛盾现象称为**治疗矛盾**。药物作用的矛盾性，主要是由人体组织结构的多样性、药物作用的非特异性和疾病的复杂性决定的。

从药物的作用机制分析，有些情况下，药物的有利作用和不利作用往往不能截然分开。对于复杂的人体组织结构，要求药物的选择性越强越好。但由于药物的选择性是相对的，不可能只作用于有病的部位而不影响其他的正常部位。例如甲氧氯普胺是较强的多巴胺受体拮抗剂，主要抑制催吐化学敏感区的多巴胺受体，对各种原因引起的呕吐有较好的止吐作用。但大脑纹状体也有多巴胺受体，一旦被阻断，就会出现肌肉震颤、下肢肌肉抽搐、头向后倾、斜颈、眼上翻、发音困难、共济失调等锥体外系症状。又如抗肿瘤药物在杀伤癌细胞的同时，不可避免地损伤正常的人体胃肠道粘膜细胞、血细胞、骨髓细胞，使癌症病人出现恶心、呕吐、白细胞和血小板减少、脱发等症状。

有些疾病是由于机体正常的生理功能紊乱，自身难以调整，需要借助药物的作用进行调整。用药后在改善机体异常的生理、生化功能或病变的病理过程，产生有利于患者的治疗作用（therapeutic action）；而正常的生理功能受强行调节反而出现异常，引起非预期的、与治疗无关的、对病人不利的不良反应（adverse reaction）。所谓**非预期药物作用**是指药物使用过程中伴随发生的并非期望的有益或无益的治疗效果。

药物的反作用是指某些药物应用本可减轻某些症状，但实际上在应用中却产生了使该症状加重的矛盾反应。这是一类十分奇特而少见的现象，就是用药后产生的不适往往与被治疗病的病情相似，使病情加重，却查不到明确原因，等治疗这种疾病的药物停用后，病情反而减轻，所以又称为**药物矛盾不良反应**。此现象又多被误认为病情反复或用药量不足，为了消除症状，更盲目地增加用药次数和剂量，造成适得其反的结果，它们往往伤人于无形，处置不当则会引起不良后果。

可产生矛盾不良反应的常用药物有：

● 镇痛药引起头痛加重，吲哚美辛、托美丁、萘普生等镇痛药服用1～6小时出现明显的头痛症状，伴有恶心、呕吐。

● 几乎所有抗心律失常药都可引起心律失常加重或出现新的心律失常，而且抗心律失常药作用越强，其致心律失常作用越大；心律失常危险性越大的患者，应用抗心律失常药后所致心律失常发生率越高、越严重。

● 硝苯地平治疗心绞痛有较好疗效，但有少数人服用硝苯地平后反而诱发或加重了心绞痛，这是由于硝苯地平在扩张冠状动脉和增加冠状动脉循环血流量的同时，能反射性地引起交感神经兴奋增强，加快窦性节律，增加心肌耗氧量，诱发了心绞痛。普罗帕酮用于治疗室性或室上性心律失常和心动过速，其中对阵发性室上性心动过速有较好的疗效，但也发现普罗帕酮致心律失常发生的副作用。硝酸甘油用于治疗心绞痛，同样也会诱发或加重心绞痛发作。

●降压药引起血压升高。利血平等降压药有时反致血压升高。酚妥拉明等扩张血管降血压药亦可出现反常性高血压。对低肾素型高血压患者应用普萘洛尔等β受体阻滞剂时，容易造成血压升高。其机制是β受体阻断后，α受体活性相对增强，导致外周血管收缩；普萘洛尔还可阻断肾脏的β受体，抑制肾素的合成与释放，从而对去甲肾上腺素更加敏感所致。美托洛尔治疗高血压患者时，约有8%患者血压升高，个别患者可能出现高血压危象。若误认为是药量不足或病情恶化而增大用量，常可引起不可逆的后果。莨菪类药有改善微循环作用，但也会诱发微循环障碍。

●甘露醇可降低颅内压，但有时也可致颅内压反跳性升高而死亡。其原因是甘露醇能透过血-脑脊液屏障并在脑脊液中滞留，导致脑脊液渗透压升高。

●肝素是有效的抗凝剂，可广泛应用于各种急性血栓栓塞性疾病的治疗，但本品可诱发血小板聚集而发生严重的血栓，引起心肌梗死、肺栓塞、脑卒中、肢体坏疽、永久性神经系统损害及死亡。只有在抗凝血酶Ⅲ（AT-Ⅲ）正常时才能应用肝素。

●抗过敏药加重过敏反应。异丙嗪、苯海拉明、氯苯那敏、氢化可的松等抗过敏药物，有些人服用后可使过敏反应加重。用苯海拉明后出现红色丘疹，遍布全身，或呈散发性丘疹局限于胸、腹部。氯苯那敏可引起固定性红疹、水疱、皮损，严重者出现畏寒、高热。糖皮质激素类（如氢化可的松、泼尼松龙）也可致过敏性休克和过敏性皮疹。肾上腺素可用于治疗和抢救过敏性休克，另一方面也可诱发过敏性休克。

●大剂量青霉素治疗全身严重感染，因大量敏感细菌被杀死而释放出内毒素可引起体温升高，出现暂时性矛盾反应，若误认为是青霉素耐药，而改用其他抗生素，则效果往往不佳。

●抗结核药引起肺部病变扩大。异烟肼和利福平联用治疗肺结核病初期阶段，体内大量结核杆菌在短时间内被杀死，造成菌体等内毒素刺激病灶而发生变态反应，发现肺部病变可扩大或增多，即“赫氏反应”、“暂时性恶化”等。这种矛盾反应是良性的，不需要改用其他药物。

●呼吸兴奋药致呼吸抑制。在呼吸道通气不畅的情况下使用呼吸兴奋药，不但效果差，而且用量大，可增加耗氧量，甚至导致死亡。

●平喘药引起气短。舒喘灵等平喘药能诱发新的哮喘。阿司匹林容易引起药物性哮喘，但用于某些类型哮喘则有意外疗效。氨茶碱用于支气管哮喘时，有的病人喘息和气短反而加重，但肺部哮鸣音并无增多反而减少，并伴有恶心、呕吐等，实际上是用药过量导致的过度换气所致。

●西咪替丁本是良好的抗溃疡药，但有时可加重或导致出现新的胃溃疡。甲氰咪胍在抗过敏时，本身有致过敏反应，可引起荨麻疹、皮肤瘙痒等，甚至可致过敏性休克。

●地西泮加重躁动和失眠。苯妥英钠等抗癫痫药物可诱发或加重癫痫症状。

●利尿药致水肿。如氢氯噻嗪是排钠利尿药，初期排钠，以后因血钠降低，刺激醛固酮分泌，使保钠作用大于排钠，出现水肿未消而加重。呋塞米可导致肾间质或肾小管损害而发生肾衰竭，反而使水肿加重。

● 干扰素作为一种增强人体免疫力的药物，用于重症感冒不失为一种较好的治疗和预防措施。但也发现干扰素可引起药源性流感综合征。不良反应多在用药后一周左右发生，以寒热、头痛头晕、四肢肌肉酸困、鼻塞流涕、咽部干痛等为特征，部分伴有皮疹。症状轻重与用药量呈正相关。与流感在症状表现上不易区别。故停药观察是最好办法。

● 所有抗癌药均可影响细胞动力学，长期应用抗癌药可诱发另一癌症。卵巢癌经烷化剂治疗后，发生急性白血病的危险性可增高78倍。

其他还有如麻黄素、奎尼丁、地塞米松、乙胺碘呋酮等药物，均可引起与其某些治疗作用相反的不良反应。因此，要有足够的重视和警惕，以便及早发现和鉴别，服药后如果症状加重而无原因解释时，应考虑治疗矛盾，立即停药观察或换用其他药物治疗。

第二节 药物不良反应的类型

一、药物不良反应的定义

WHO给药物不良反应（Adverse drug reactions ，ADRs）的定义是：药物在正常的人用剂量下，用于疾病的预防、诊断、治疗或调节生理功能时发生的有害的或非期望的反应。

中国的药品不良反应定义是：指合格药品在正常用法和用量下出现的与用药目的无关的或意外的有害反应。一般是指因果关系已经确定的反应。它不包括无意或故意超剂量用药引起的反应以及用药不当引起的反应。

新的药品不良反应是指药品说明书中未载明的不良反应。

药品严重不良反应是指因服用药品引起以下损害情形之一的反应：①引起死亡；②致癌、致畸、致出生缺陷；③对生命有危险并能够导致人体永久的或显著的伤残；④对器官功能产生永久损伤；⑤导致住院或住院时间延长。

药品不良事件（adverse drug event，ADE）是指药物治疗过程中出现的不良临床事件，它不一定与该药有明确的因果关系。

二、药物不良反应的类型

（一）量变型异常

主要因药理作用过强所致，多与药代动力学特征有关。其特点是：①可预测性，程度轻重与剂量有关；②发生率较高，约占药物不良反应的70%～80%，但死亡率低。

（二）质变型异常

主要指与药物常规药理作用无关的异常反应。其特点是：①通常是不可预报的，一般无法预料，甚至可能危及病人的生命。有时被称为是“个体性”或特应性（idiosyncracy），其意义是：“一个人所具有的特性；特有的易感性；奇特的反应”。发生率约占药物不良反应中的20%～30%。严重的反应极为罕见。但死亡率高。②对于不同的个体，不良反应是否发生与用药剂量大小无关；只不过在同一敏感者身上用量与反应的强度关系密切。

三、Rawlins 和 Thompson 提出的新的 ADRs 分类法

（一）A（augmented）类药物不良反应

是指由于扩大药物作用或由于与其他药物并用产生了相互作用而引起的反应。

1. A 类药物不良反应的特点

（1）A 类不良反应是符合常规药理作用规律的，与药物本身的毒、副作用直接有关，且在很多情况下可以根据药物或赋型剂的药理学和作用模式来预知。因此，也常被称为可预期的不良反应。只要认真注意药物的毒副作用，许多药物的 A 类不良反应都是可以避免的。

（2）多与用药剂量呈正相关。又被称为与剂量有关的不良反应（dose - dependent ADR）。这些反应仅在人体接受该制剂时发生，剂量的大小与 A 类不良反应是否发生及其严重程度直接相关。停药或剂量减少时可部分或完全缓解。

（3）同一剂量的药物，给药速度越快，则显示的效应越强，易引起不良反应。

（4）药物相互作用，使效应加强或者发生性质改变，从而导致药物的不良反应。

（5）病人的体质与 A 类不良反应是否发生密切相关。

2. A 类药物不良反应的分类

（1）**首剂效应**（first - dose response）某些药物在开始用药时可使患者发生不能耐受的强烈效应。所以，应从小剂量开始，逐渐增加至常用量，以使机体对药物的作用逐渐适应。

（2）**副作用**（side effects）指在药物在正常用法、治疗用量情况下，出现的与治疗目的无关的有害作用。

一种药物有多种作用时，出现的除治疗目的以外的作用都可被认为是副作用。副作用发生的基础是药物的选择性不高。如阿托品用于治疗心动徐缓时，可抑制腺体分泌，出现口干、尿闭、视力模糊、眼压升高等副作用；而当应用阿托品扩瞳时，心率加快又成为副作用。它属于药物固有的效应，是不可避免的。大多是可以恢复的功能性变化，一般在停药后副作用很快自行消退。但有时也会造成严重后果，应予注意。药物副作用一般可以预料，能通过调整剂量或合并用药来减轻、纠正。

药物副作用以损害消化系统为最（占 25%），主要是恶心、呕吐、腹泻等，其次是对代谢和营养的影响（占 13.4%），对神经系统的影响（占 12.6%）。据研究表明，镇痛药的副作用发生率为 30%，抗生素为 24%，镇静药为 8%，抗肿瘤药为 7%，心血管药为 4%，抗凝剂为 3%，抗精神病药为 2%，其他药物 19%。在这些药物所致的副作用中，止痛药中的 29%，镇静药中的 10%，抗生素中的 9%，抗精神病药中的 7%，抗肿瘤药中的 4%，心血管药中的 4%，抗凝剂中的 4%是可以预防的。

有些不是真正的药物副作用，而是伴随用药出现的现象。如伴随口服避孕药的使用而形成血栓，虽然研究结果显示形成血栓的在使用避孕药丸的女性中较高，但绝不能证明某个病人因服用此药而导致血栓。

（3）**过度作用**（excessive effect）药物的效应超出了预期的程度，而引起过强的反应。例如使用降血压药，可出现血压骤降而致乏力，甚至虚脱。抗凝药可引起意外出血等。

（4）**毒性反应**（toxic reaction）在治疗量下不出现，仅在剂量过大或用药时间过长，体内药物蓄积过多时才出现的引起器官或组织发生生理、生化机能异常或病理变化的不良反应。

毒性反应与该药的治疗指数有关，治疗指数愈小，毒性愈大，安全性愈小。药物不同，其表现各异。药物毒性反应的程度随剂量的加大而增加。用药后，毒性反应可能立即发生，称为**急性毒性反应**（acute toxicity）。也可能在长时间或反复多次用药而积蓄后逐渐发生，称为**慢性毒性反应**（chronic toxicity）。

毒性反应会引起机体机能或组织结构的改变，包括对中枢神经系统、血液系统、呼吸系统以及肝、肾功能的损害等，对病人的危害性较大。

中枢神经系统的毒副反应，如用药后头痛、失眠、耳鸣、耳聋、精神症状等。枸橼酸西地那非（万艾可）治疗勃起功能障碍，在低剂量（25mg）用药者中，“蓝视”的发生率为3%；当用药剂量达到50～100 mg时，“蓝视”发生率为10%～11%；而自行服药超过100 mg的人，有50%出现“蓝视”现象。

造血系统的毒性反应，如再生障碍性贫血，白细胞减少等。

心血管系统的毒性反应，如血压变化、心律失常等。

消化系统的毒性反应，如恶心、呕吐、肝损害等。

泌尿系统的毒性反应，如肾衰、血尿、蛋白质等。

毒性可表现为一过性的或持续性的。持续性的毒性反应则指持续性的功能障碍或器质性变化，轻者经停药和适当治疗后可逐渐恢复；但也常造成不可逆的损害，终身不愈。如氨基糖苷类的耳毒性，抗肿瘤药引起的骨髓抑制。

（二）B（bugs）类药物不良反应

是由促进某些微生物生长引起的不良反应。也是可预测的。如抗生素引起的肠道内耐药菌群的过度生长，广谱抗生素引起的鹅口疮，含糖药物引起的龋齿等。

二重感染（super-infection）：抗生素类药物具有不同的抗菌谱。长期应用抗生素（特别是广谱抗生素）时，机体内寄生菌群可因敏感细菌受到抑制或杀灭，破坏了体内原有的微生物物种之间的生态平衡，造成菌群失调，使其他不敏感的细菌或真菌乘机大量繁殖起来，外来细菌亦可乘虚而入，从而引起新的感染，如葡萄球菌肠炎或念珠菌病，这叫做二重感染或继发感染。其发生率约为2%～3%。二重感染一般出现于用药20日以内，在婴儿、老年人、衰弱者、病情严重、腹部手术、使用激素或抗代谢药物（如抗肿瘤药）的患者中较易发生。其致病菌主要是真菌、金黄色葡萄球菌和革兰氏阴性杆菌。临床表现为消化道感染（口腔感染、鹅口疮、伪膜性肠炎等）、肺部感染、尿路感染和败血症。由于这些病原菌对常用抗生素多有耐药性，加之机体抵抗力降低，因此所引起的二重感染较难控制，死亡率较高。

预防二重感染的关键是合理应用抗生素。抗生素主要用于细菌性感染，有一定的适应证，对病毒性疾病通常是无效的。抗生素的剂量应使用得当，疗程不宜过长，一般在病情控制后1～3天即可停药；若用药3日仍无效，应停药并寻找原因加以处理。应用抗生素时间较长者，应特别注意全身情况，也可以给予维生素B_{12}、叶酸等药；扶植机体抗病能力，有条件的可肌注丙种球蛋白或胎盘球蛋白，并定期检查血、尿、粪、痰液等，以期早日发现继发感染。

（三）C（chemical）类药物不良反应

即化学的反应，它以化学刺激为基本形式，这就使得在使用某些制剂时，大多数病人会出现相似的反应。C类典型的不良反应包括外渗物反应，静脉炎，药物或赋型剂刺激所致的注射部位疼痛，酸碱灼烧，接触性皮炎以及局部刺激引起的胃肠粘膜损伤。

（四）D（delivery）类药物不良反应

即**给药反应**，是因剂型的物理性质和/或给药方式而发生的不良反应。如果改变给药方式，不良反应即可停止发生。如粉剂吸入后引起咳嗽，片剂停留在咽喉部，注射液中的微粒引起的血栓形成或血管栓塞，注射液中微生物污染引起的感染，植入剂周围发生炎症或纤维化。

（五）E（exit）类药物不良反应

即停药反应，只发生在停止给药或剂量突然减小后。

1. 停药反应（withdrawal reaction）

是指长期服用某些药物，致使机体对药物的作用已经适应，突然停药后原有疾病出现加剧的现象。停药综合征（withdrawal syndrome）主要的表现是症状反跳（rebound）。如长期服用普萘洛尔治疗高血压、心绞痛时，突然停药会导致血压升高或心绞痛发作，产生危险。长期应用皮质激素类药物突然停药，则发生急性肾上腺皮质功能不全综合征，其严重程度与用药的剂量和时间有关。

2. 药物依赖性（drug dependence）

是指药物与机体相互作用所造成的精神状态或身体状态，表现为一种强迫性要求连续或定期用药的行为和其他反应，目的是要去感受药物的精神效应。有时也是为了避免由于停药所引起的不适。当再次使用该药时可使症状得到改善。反应的可能性更多与给药的时程而不是剂量相关。

某些药物经长时间的重复应用，停药后产生心理上的渴求，通常称为**习惯性**。如巴比妥类药物容易产生习惯性。**心理依赖性**（psychic dependence）是一种强烈、迫切要求服用药物并体验其作用的欲望（觅药行为），从神经机制上看，这种行为的不断重复是一种“自生力”在起作用。还有一些药物在停药后产生一种病态表现，除有强烈的心理上的渴求外，还有**生理依赖性**（physical dependence），而且停药后会出现“戒断症状”，通常称为**成瘾性**。如吗啡类麻醉药品容易产生成瘾性。生理依赖性的产生即为长期用药而成瘾，以致体内没有该药时便不能维持正常生理机能，出现戒断综合征，轻者仅有不适，重者可出现惊厥，甚至死亡。

可引起停药反应的药物有阿片类、可乐定、尼古丁、苯二氮䓬类、三环类抗抑郁药、β受体阻断剂等。

3. 后遗反应（after effects）

药物的后遗反应也可称**药物后作用**，是指停药后的后遗生物效应。

多数药物的后作用是可以恢复的，药物在体内消除后，其作用即逐渐结束。例如：服用巴比妥类催眠药，次晨的宿醉现象不会太久。但长期应用肾上腺皮质激素后引起的肾上腺皮质萎缩，一旦停药，肾上腺皮质功能低下则数月内难以恢复。

少数药物也可引起某些器官永久性的损害，如大剂量的呋塞米、奎宁、链霉素等可引起永久性耳聋。不过，受损害的细胞部分的再生或功能代偿，还可能有一定程度的恢复。

使用激素类药物都易引起眼压增高，诱发青光眼，尤其是穿透性好，抗炎作用强的激素，如地塞米松、倍他米松等更易引起青光眼，损害视力。

抗惊厥药对儿童智力和行为的影响。苯巴比妥能使记忆力低下，且治疗时间越长，理解力得分和智商值越低。苯妥英的使用与渐进性脑病和智力衰退有关，血清苯妥英浓度水平的升高伴有认识力的降低，反之则改善。长期服用类固醇易使体重增加，出现偏执狂和精神分裂症的先兆以及其他种种行为失常的表现。

地西泮对人的生殖功能和性功能也有不良影响。男性长期大量使用地西泮往往会降低性欲，并出现性功能障碍，甚至发生阳痿。女性长期使用地西泮会引起轻度月经不调，并影响排卵。怀孕头3个月内服用地西泮可引起胎儿先天性畸形。临分娩时服用地西泮会影响新生儿的体温调节，延长其生理黄疸期，甚至可引起高胆红素血症。抗抑郁药如盐酸阿米替林和盐酸氟苯氧丙胺，降压药如普萘洛尔、甲基多巴、可乐定，抗溃疡药西米替丁，减肥药盐酸氟苯丙胺类都能抑制性欲。镇静止痛药氯氮、地西泮、三唑二氮草、三唑安定等和避孕药都会抑制性欲，严重的会使女性失去性欲，阻碍阴道润滑粘液分泌及难以达到性高潮，男性则会出现阴茎勃起困难或不射精。

4. 继发反应（secondary effect）

是药物作用后所诱发的不良反应。例如：用噻嗪类利尿药治疗高血压，引起失钾或细胞外液的浓缩，以致继发产生肾小管减少对尿酸的排泄，引起尿酸过多。苯妥英钠能诱导叶酸缺乏而造成巨红细胞性贫血，这种病人用叶酸治疗可以好转。氨基糖苷类抗生素和多粘菌素的继发反应是神经与肌肉的传导阻滞而抑制呼吸，其主要表现为呼吸麻痹，事先并没有什么预兆，在出现毒性反应后停止用药也不能保证使所产生的神经与肌肉传导阻断的症状逆转。长期应用肾上腺皮质激素类药物后，由于对腺垂体的反馈性抑制作用，引起肾上腺皮质的萎缩和肾上腺功能减退等。阿司匹林诱发雷耶氏综合征。有些药物能引起难以恢复的器质性损害，如氨基糖苷类抗生素、奎宁及大剂量的呋塞米等引起的听力丧失也属继发反应。

（六）F（familial）类药物不良反应

为遗传药理学不良反应（pharmacogenetical adverse reaction）。**特异质反应**（idiosyncrasy）是指个体对某些药物的特有的异常敏感性，是通过基因遗传引起代谢酶不足而产生的药物反应。不良反应的发生与用药者体内药物代谢酶量或其活性密切相关。药物的代谢反应有羟化、脱羟、脱甲基、脱氨基、脱硫、脱卤、水解、还原、N-氧化、苷（核苷）的合成、乙酰化、硫酸酯化以及与葡萄糖醛酸结合等，这些反应是在相应的酶的作用下进行的。在人群中，有少数人因遗传原因，体内某种酶不足，则相应的代谢过程就会受阻，而导致原形药物在体内蓄积，效应也相应增加。我国人群中，肝内N-乙酰化转移酶不足者称为慢乙酰化者（ slow acetglator）约为22%，而另一些人则称为快乙酰化者（fast acey lator），慢乙酰化者的血药浓度远比快酰化者为高，药物的蓄积可以导致发生周围性神经炎，而快乙酰化者则易发生药物性肝炎。通过N-乙酰化代谢的药物有异烟肼、肼苯哒嗪、苯乙肼、磺胺二甲基嘧啶等。

较常见的家族性障碍有苯丙酮酸尿、葡萄糖-6-磷酸脱氢酶缺陷、C_1酯酶抑制剂缺陷、卟啉症、镰状细胞性贫血。此类反应仅发生在那些由遗传因子决定的代谢障碍的敏感个体中。而无此障碍的其他人群中，不管剂量多大也不会发生。

有的人体内葡萄糖-6-磷酸脱氢酶（G-6-PDH）缺乏，而葡萄糖-6-磷酸脱氢酶与体内还原性物质谷胱甘肽（GSH）的生成有关。某些药物的氧化产物可与氧合血红蛋白生成H_2O_2，使血红蛋白氧化成正铁血红蛋白，谷胱甘肽可以防止其生成。因此，葡萄糖-6-磷酸脱氢酶不足者由于缺乏谷胱甘肽而在服用某些药物后，正铁血红蛋白积聚而引起紫癜及红细胞受损害并进一步造成溶血性贫血。本反应首先在使用伯氨喹时发现的，故称为伯氨喹反应。其他药物还有奎尼丁、呋喃妥因、丙磺舒、磺胺药、亚甲蓝、对氨基水杨酸、砜类、氯霉素、维生素K、某些解热镇痛药等均可引起溶血性贫血。食用蚕豆时也可发生本类反应，称为蚕豆病。

新生儿由于肝内葡萄糖-6-磷酸脱氢酶量不足，应用氯霉素后与葡萄糖醛酸不能结合，又因新生儿肾功能不好，未结合的药物排泄不良，氯霉素在体内蓄积可引起灰婴综合征，其死亡率达40%。同样，新生儿对磺胺反应可引起脑核性黄疸，出现黄疸、嗜睡、大脑皮质受刺激，躯体强直，头后仰等症状，其死亡率可达50%以上。存活者预后也不好，可出现脑瘫痪、耳聋、抽搐发作或智力迟钝。

我国人群中，羟化酶不足者为1%～1.4%，在应用代谢与羟化酶有关的药物异喹胍时，可发生由于异喹胍代谢障碍，血药浓度过高，导致血压剧降而虚脱。其他尚有苯乙双胍、去甲替林、双环己乙哌啶及美多心安等。

（七）G（genetoxicity）类药物不良反应

即基因毒性反应。有些药物能引起人类的基因损伤，可致畸、致癌。

1. 致畸作用（teratogenic effect）

是指药物作用于胎儿的器官形成期，会影响胎儿的身体结构，引起婴儿的先天性畸形。致畸原被认为是对发育阶段正常细胞的分裂产生干扰的物质。一般认为致畸作用主要发生在妊娠初期的3个月，即器官形成期，但实际上药物对胎儿的影响不限于妊娠初期，孕妇整个妊娠期的用药都必须十分谨慎。有的致畸药物对某一器官有选择性，有的在胎儿发育特定阶段产生作用。致畸作用的发生率与药物的剂量呈正相关。据报道，孕妇服用阿司匹林可引起胎儿先天性唇裂。服用水杨酸钠可引起胎儿的肺、肾细胞分裂不良。应用筒箭毒碱可使胎儿的长骨发育障碍。

2. 致癌作用（carcinogenic effect）

有些药物长期服用以后，能引起机体某些器官、组织、细胞的过度增殖，形成良性或恶性肿瘤。有些药物已被正式列入致癌物或能致癌物。如非那西丁、右旋糖酐铁、羟甲烯龙、己烯雌酚、环磷酰胺、苯丁酸氮芥、右旋苯丙氨酸氮芥等。

3. 致突变作用（mutagenicity）

可使遗传因子DNA的结构发生突变和染色体发生异常。短时间内变异原通过机体内因产生作用，可导致显著的生物学变异，引起畸胎、肿瘤的生成等。在已知的致突变物质中，有90%兼有致癌性。

（八）H（hypersensitivity）类药物不良反应

即过敏反应（allergy）或药物变态反应或抗体一抗原反应（allergic reaction），是指机体对药物不正常的免疫反应。均涉及免疫应答的活化。与剂量无关，也不是药理上可预测的。在各种不良反应中，过敏反应约占1/4。

1. 人体变态性病理反应

是机体因抗原（生物制品、细菌、病毒、寄生虫）或半抗原（药物及低分子化学物质）进入机体，使淋巴细胞或体液免疫系统致敏。在机体处于致敏状态下，再次接触同样的变应原时，发生抗原与抗体反应，造成生理功能紊乱或组织损伤，严重的可能危及生命。

药物过敏反应的本质应视为免疫反应。这是由于机体受到药物或其代谢产物的刺激后产生了抗体，当药物进入机体后，通过抗原-特异抗体的结合反应或者抗原特异性激发致敏淋巴细胞而引起一系列的组织损害或机能障碍，从皮疹、发热至造血系统抑制、肝功能损害，甚至休克。

过敏反应与病人的过敏体质有一定的关系。只发生在少数对某些药物过度敏感的特异体质病人身上。某人可对一种或少数几种药物过敏，另一人可对此种药不过敏，却可对其他某些药物过敏。据统计表明：药物过敏者均有比正常人高的家庭、个人及其他过敏史，药物过敏患者中兼有多种药物过敏的发生率更高。过敏体质虽然与遗传有密切关系，但研究表明，过敏性抗体 IgE 不能经由胎盘传递至子代。故一般认为子代的药物过敏均为后天性致敏引起的。药物过敏一般发生于多次药物接触后，也就是说，其发生均需经过一段致敏的过程。有的患者虽是第一次注射青霉素即发生过敏反应，其实此类病人在用药前早已有过青霉素接触史，如空气中到处飘浮着青霉菌孢子，接触过注射过青霉素病人的飞沫，或饮用注射过青霉素药物的乳牛的乳汁等。药物过敏首次发病有潜伏期，即首次接触药物后并不立即发病，有一段体内形成对该种药物的特异抗体的时间。若再次接触该类药物往往立即发生过敏反应。所以，药物过敏再次发病无潜伏期。即使药量很少，如青霉素皮试用量只有几个或几十个单位，也会诱发过敏反应。但也有皮试时无反应，注射药后仍可发生过敏反应。据国外报道，青霉素皮试阳性者约为 4%，国内报道约为 1%。极少数的青霉素迟发性过敏性休克发生在连续用药过程中，可以从半小时到数天，甚至更长，较难预料。重复接触已致敏的药物可使患者对该药的致敏性增强，可持续很久，甚至终身不退。再次用药可重现原来的症状或更严重，接触该药次数越多，反应越重。

一般药物系小分子化合物（分子量在 1000 以下），在体内起半抗原作用。半抗原本身不具有抗原性，通常必须先形成半抗原—载体结合物，如与蛋白质、多糖或氨基酸等结合，这样才能引起机体对该药的特异性变态反应。具有半抗原性的药物最主要的是抗生素类、化学治疗剂、镇痛与镇静药、麻醉药。具有变态反应的化合物，通常是由共价键结合，多为不可逆转的，在机体代谢过程中不易裂解，故容易发生抗原作用。具有苯核和嘧啶核的药物抗原性强，有的还可通过其降解产物或体内的代谢产物与蛋白载体结合成为完全抗原。完全抗原性药物为蛋白质、多肽类、多糖类。它们是异种血清、疫苗、内分泌制剂、酶类、右旋糖酐等。严格地说，几乎每种化学物质，尤其是化学结构上含有生化反应基团并与人体能够紧密结合的，都可能引起变态反应。

具有类似分子结构的药物常可发生交叉或不完全交叉的过敏反应。一般来说，机体对含同一基本结构或同一母体的一类药物可发生药物交叉过敏反应。最常发生于应用抗感染药时，较典型的如青霉素类药，如果一个人对苄星青霉素过敏，则对半合成青霉素如新青霉素Ⅱ亦常会过敏。头孢菌素与青霉素具有相同的 β-内酰胺碳基，在体内能直接与蛋白质结合形成致敏原，故两者可能存在交叉过敏反应。四环素类药如四环素、土霉素、多西环素、二甲胺土霉素、甲烯土霉素等都含有氢化骈四苯环的基本母核，当机体对其中一种药过敏时，对其他药物也可以过敏。磺胺类药都是氨苯磺胺的衍生物，基本化学结构相似，也可发生交叉过敏反应。解热镇痛药类如氨基比林与安乃近、阿司匹林与吲哚美辛等亦可发生交叉过敏反应。

某些疾病可使药物对机体的致敏性增加。但当重病、创伤或大手术后，某些原来的药物变态反应也可减轻或消失。

2. 药物过敏反应的分型

Ⅰ型过敏反应（或称速发型变态反应），如过敏性鼻炎、荨麻症、皮疹、支气管哮喘、血管神经性水肿、血压下降、休克等。

Ⅱ型过敏反应（或称细胞毒型变态反应），如溶血性贫血、紫癜、白细胞减少症、粒细胞减少症、血小板减少症等。

Ⅲ型过敏反应（或称免疫复合物过敏反应），如血清病综合征、药物热、淋巴结肿大、过敏性脉管炎、肾脏损害等。

Ⅳ型过敏反应（属迟发型过敏反应），是由致敏T淋巴细胞与相应抗原结合而引起。一般要经过48～72小时或更长时间才发生，抗体和补体均不参加反应，多数无个体差异。有皮肤疱疹、渗出、边界清晰的皮肤色素沉着等。

其他的过敏反应，例如斑疹、斑丘疹、多形性红斑、水疱疹、大疱疹、固定型药疹、剥脱性皮炎、血管性紫癜、凝血因子Ⅷ抑制所致的凝血障碍、一过性肺嗜酸性细胞浸润、肝炎、过敏性肾病、脑炎、多发性神经根炎、狼疮细胞检查阳性、全血细胞减少、类白血病反应等，目前还难以简单地归类。

3. 药物过敏反应的临床表现

药物过敏反应的临床症状与其药理作用和毒性反应无关，且表现形式多样化，可发生在任何系统和器官。分为两大类：

（1）皮肤反应即药疹。表现为各式各样的皮肤病变，轻者是瘙痒、荨麻疹、固定性药疹、紫癜型药疹、湿疹皮炎样药疹；重者表现为表皮脱落（剥脱性皮炎、大疱表皮松懈萎缩型药疹以及重症多形红斑等）。青霉素类皮疹发生率最高，约占1%～2%，尤其是氨苄西林，一般口服后皮疹发生率3%～8%，注射剂的发生率高达20%～30%，但停药后大都能自行消退。某些药物则可致光敏性药疹。

（2）全身性反应：①血液病样反应：主要有颗粒性白细胞减少或缺乏症、血小板减少症、再生障碍性贫血、巨幼红细胞性贫血等。②血清病样反应：表现为发热、关节肿痛、全身淋巴结肿大、腹痛、嗜酸性粒细胞增多、血沉加快、短暂性蛋白尿、并常伴有荨麻疹，严重者可因血管神经水肿、喉头水肿或脑水肿而死亡。③心血管系统反应：小血管炎、间质性心肌或心包炎、心肌损伤、心脏损伤，表现为各种形式的心电图异常，且常伴有其他系统的过敏症状。④肝炎样反应：黄疸、肝酶升高、肝功能障碍，重症可出现急性肝坏死，并伴有发热、皮疹等症状。⑤红斑狼疮样反应：诱发或加重结缔组织病，使播散性狼疮复发或加剧，或者狼疮细胞检查阳性而无症状。此外尚有肺纤维化、皮肤硬化等。⑥神经系统变化反应：惊厥、脑炎、小脑损害（共济失调、定向障碍、眼球震颤、复视等），锥体外系损害及其他部位的神经损害。⑦呼吸道反应：喉头水肿、支气管痉挛而致哮喘、过敏性鼻炎等。⑧肾脏损害：间质性肾炎、肾小管变性和坏死、膜性肾炎，尚有急性肾小球肾炎、多动脉炎等。⑨过敏性休克：青霉素过敏休克反应率最高，占用药人数的0.004%～0.015%。⑩药物热：是一种过敏反应，一般在第二次用药中出现，也可在初次用药中出现，但多发生在用药后。用药使体温正常后又出现发热。患者虽发热，但一般情况良好，中毒现象不严重，发热不能用原有感染解释，且无二重感染或继发感染的证据。如伴有药物疹、淋巴结肿大、血管神经性水肿等过敏现象则可确诊。对可疑病人可考虑停药观察，如停药数天后热度退尽，不再复发，则可确诊为药物热。

4. 药物过敏反应的防治

为了预防药物过敏反应发生，医生在开药前必须详细询问过敏史，病人应主动述说。严格执行药物过敏史的病历记载制度。门诊病历应有专栏记载，住院病历应在首页记载，并统一用红笔记录，内容包括：药物名称、用量、用药时间、反应情况等。今后应忌用该药及有雷同化学结构的其他药物，特别是抗生素、磺胺药、解热镇痛药。

严格掌握药物的适应证，不随便用药，能不用的就不用。药物的过敏往往形成于反复间歇用药之中，因此切忌反复间歇用药。采取安全用药途径，选用较少引起过敏的药物，可以明显降低过敏反应的发生率。

对一些容易发生严重反应的药物如青霉素等，在用药前必须做皮肤过敏试验。中间停用或更换批号时也要重做皮肤过敏试验。然而，即使青霉素皮肤过敏试验呈阴性，也并不意味着绝对保证不发生过敏性反应。某些药物的过敏性反应可用皮肤过敏试验法来测知，但还存在着皮试结果与临床实际反应不相符合的情况，应予注意。过敏试验呈阳性者应禁用该药。

对于已致敏者开始用很小剂量的药物来中和抗体，逐渐增量，使体内抗体数量逐渐减少到一定程度后，再用常规剂量的药物而不发生过敏反应的过程称为“脱敏”。但实际上不易掌握，且具有较大的风险性。

加强用药后观察，最好留病人观察半小时，以免离院途中发生过敏反应，造成难以挽回的损失。

必须有一套严密的防范措施，皮肤过敏试验、肌肉注射或静脉滴注都应在医疗单位进行，急救药品和设备应配置齐全，以应不测之变。一旦发生过敏反应时，除停用该药外，并应根据当时具体情况，积极采取措施。如选用抗组胺药、皮质激素等药进行抢救和对症治疗。若发生过敏性休克，则须立即皮下注射 0.5mg 肾上腺素，并给予吸氧等救治措施。如抢救不及时或不得力，可能有生命危险或遗留后遗症。

过敏反应发生后，停用致敏药物，轻的反应可较快消退，一般预后良好。若进行抗过敏治疗则可加速恢复。由于药源性疾病多有自限性的特点，一般停药后不良症状即可缓解或减轻。

（九）U（unclassified）类药物不良反应

即未分类反应，为机制不明的反应。如气体全麻醉药物的恶心呕吐、药源性味觉障碍、辛伐他汀的肌肉反应等。

第三节 药物不良反应发生原因

药物不良反应发生的原因，主要有药物和机体两方面。

一、药物方面的原因

药物本身的质量，作用的两重性，不合理用药，错用、滥用等都可引起不良反应。

大多数药物属于人体内本来没有的物质。药品服用后进入人体内，不仅分布到有病的部位，也分布到没病的部位。在有病的部位药物可以发挥治疗作用，而对于没病的部位，药物的作用就是多余的，往往打乱了身体的正常生理生化功能。药物在体循环中分布的量也能影响某些不良反应的发生。不同的药物对人体不同器官、组织、细胞的亲和力不是均匀的，有些药物可以有一个以上的受体，从而引起不同的不良反应。

一个药物及其代谢物具有多方面的药理作用，一些非治疗作用则成为副作用。

药物的质量问题，如某些药物纯度不高，含有微量杂质，或在保管期间质量发生变化，污染变质，使用后易发生不良反应。如青霉素的过敏反应就是由于其中含有微量的水解产物青霉烯酸、青霉噻唑酸、青霉胺等引起的。葡萄糖注射液（输液）若含有细菌内毒素则会引起热原反应。

同一药物剂型不同，生产工艺不同，可以使药物的吸收速率和血药浓度有很大差别，有可能导致不良反应。

不合理的用药剂量，不适当的用法，滥用药物都可能引起药物不良反应。例如：无的放矢的“进补”也会无事生非。长期服用维生素C会使维生素B_{12}的吸收和利用率降低50%以上，有引起贫血和神经功能紊乱的可能。长期大量服用含有多种维生素的“口服液”，会造成机体对这些维生素的吸收、合成、利用能力下降，一旦停用则会引起维生素缺乏症状。

不适宜的合并用药。有时一种药物能促进另一种药物的吸收。例如阿托品能提高地高辛在胃肠道内的吸收率，使地高辛在治疗剂量范围内也可出现不良反应。氯丙嗪可阻碍普萘洛尔的代谢转化，加强对心血管系统的抑制作用，引起严重的低血压。乙诺酮可增加华法林对肝脏受体部位的亲和力而引起一些出血性反应。国内有统计资料显示，合并用药的不良相互作用发生率，5种以下药物者为2%～4%，超过6种者为18.6%。

二、机体方面的原因

不同种族、性别、年龄、体质和精神状态、营养状态和病理状态，对药物的感受性存在差别，影响药物对机体的作用，从而引起药物不良反应的发生以及反应的轻重程度有很大差异。有时给予同样的剂量，在某些病人还没有见到疗效，而另一些病人却可能出现了不良反应。

一般来说，营养不良或贫血的患者，对药物作用较敏感。对药物毒性反应的耐受性较差。

精神状态紧张的人容易发生药物反应。临床上往往见到由于病人精神紧张、忧郁、悲观、不能配合治疗，对某些抑制性的药物反应也较严重。

不同年龄的人对药物的反应不同。60岁以上的老人不良反应发生率为15.4%，60岁以下者为6.3%。婴幼儿对药物作用的感受性高，且易进入脑内等，易发生不良反应。

患者的个体差异，如药物在体内的吸收与生物转化差异可以引起严重的不良反应。水杨酸钠引起不良反应的剂量在不同个体中相差可达10倍。阿司咪唑（息斯敏）是一种强效及长效的抗过敏药，却也有人用后产生过敏反应，面部潮红、口唇青紫、呼吸困难、颤抖、甚至休克。

接受药物的病人其病理状态如何也是影响药物不良反应的一个因素。如传染性单核白细胞增多症病人应用氨苄西林后，皮疹的发生率较高。肾小球的滤过功能不足或减退，使药物从体内的排出不畅，致使血药浓度增高，容易引起A型不良反应。

病人用药时间的长短与出现不良反应的几率及严重性也有关。一般来说，急性病起程较短，即使用药毒性较强，剂量较大，由于时间不长，危害性也不甚大。而慢性疾病病程较长，特别是癌症病人，所用药物大多数是毒性较大，用药时间持久，则毒性反应较多。

许多病人在遗传、新陈代谢、酶系统等方面存在一些异常或缺陷，平时不一定能发现，一旦接触某些药物后就会出现一些不良反应。

第四节　药物不良反应的判定与等级

一、药物不良反应的判定

药物不良反应可能与疾病症状相混淆，临床表现与原有疾病的症状相似，往往容易被忽视或者掩盖。例如：用硝苯地平治疗顽固性充血性心力衰竭病症，硝苯地平可以引起病人踝部及下肢水肿，很可能被当成心衰的症状处理。如何正确判定药物不良反应呢？

1. 从出现反应的时间判断

（1）数秒钟或数小时发生的不良反应：常见的有过敏性休克，可在接受药物后突然发生。固定性药疹、荨麻疹、血管神经性水肿，多发生在用药数分钟至数小时内。

（2）用药后半小时至 2 小时发生的反应：用药后半小时左右或在 2 小时内，发生恶心、呕吐、胃部不适，可能是药物引起的胃肠道反应。

（3）用药 1～2 周发生的不良反应：药物过敏反应中血清病样反应一般在用药后 1～2 周发生，血清病样反应多在首次用药后 10 天左右发生。大疱性表皮松懈萎缩性药疹在用药后几小时至 28 天内发病。剥脱性皮炎型药疹在 10 天后开始发病，继 1 周达到高峰。多形性红斑常在用药后 2～7 天左右发病。

（4）停药后短时间发生不良反应：如长期应用普萘洛尔、可乐定降血压，停药后可出现反跳性高血压。连续使用抗凝剂突然停药后，可出现反跳性高凝状态伴血栓形成等。

（5）停药后较长时间引起的反应：如保泰松、氯霉素所致再生障碍性贫血可能在停药后较长一段时间才发生。白消安引起的肺部病变常在病人用药后一年以上才出现，停药后仍可继续发生。

2. 从出现的症状判断

（1）表现不同于原有疾病的症状：如药物过敏性休克、药物性皮疹，其表现可能与原发疾病的表现完全不同。

（2）表现与原有疾病症状相同：药物使用过程中原疾病症状曾一度缓解，如普萘洛尔治疗高血压，在症状控制后停药而发生反跳性高血压；氢氯噻嗪利尿过程中又出现水肿或使水肿加重；钙拮抗剂治疗心绞痛时心绞痛又发作等等，都是例证。这种相互矛盾现象务必引起人们的高度警惕。

二、药物不良反应的严重程度分级

1. 轻度药物不良反应

从无临床症状到有临床症状，绝大多数轻度反应其病程具有自限性，不需要处理。用药过程中出现的副作用，表现轻微，停药即止的。如：烟酸（血管扩张药）引起面部潮红。甲硝唑口服后出现口腔金属味感和食欲缺乏。

2. 中度药物不良反应

用药后几天或短期出现的毒性反应，可逆、能恢复的；用药后较长时间出现的毒性反应，损坏性的疾病，可恢复的。

3. 重度药物不良反应

一般累及重要脏器或多处组织器官，有些是不可逆转。用药后较长时间出现的毒性反应，损坏性的疾病，不可恢复的；或用药后几个月或几年以后出现的损坏性疾病，不可恢复、致癌；或用药后造成第二代效应（致畸）。如：我国2000万左右聋哑人中，致聋原因60％～80％与使用过氨基糖苷类抗生素（链霉素、卡那霉素、庆大霉素等）有关，多数在幼年时应用不当，造成终生聋哑。日本的氯碘喹啉事件，致使7865人发生脊髓变性和失明的亚急性脊髓视神经病（SMON症）。

4. 致命的药物不良反应

无论是短时药物过量的急性中毒或是长期用药引起的慢性蓄积中毒，抢救不及时，都可导致死亡。如过敏性休克猝死、致命性心律失常。据报道，药源性死亡约占住院病人死亡总数的11％。

第五节 药物不良反应的治疗与责任

能够引起不良反应的药物种类很多，反应的程度各不一样，出现的病症多种多样。轻者对人体影响不大，停药或做简单的处理即可消失；重者可造成终身残疾或死亡。因此，我们必须予以足够的重视，采取适当防治措施以减少其发生率和危害性。

一、药物不良反应的治疗

药物诱发疾病的治疗，一般来说，应根据病因、危害的器官、系统以及药物作用的倾向性，全面分析作出治疗方案。

观察病人在用药后有无不适的感觉和是否出现一些不应有的临床表现。例如：有无发生药疹的先兆现象，有无发热、皮肤瘙痒、红斑等异常表现等。一旦发现这些现象立即停药。倘若同时应用几种药物而一时难以确定何种药物致敏，也应将可疑的药物暂停并仔细观察。绝大多数轻型反应其病程具自限性，停止用药除去病因，给予一般支持疗法，即可使病情停止发展而得到痊愈。故即时停药是最重要的治疗措施。

依照病情的轻重程度、症状的多少做对症治疗。如果明确过敏反应所引起的疾病，则用激素类、抗组胺类等治疗、均能取得良好的效果。

若遇严重者，应采取对症治疗；药物中毒并较严重时，可酌情采用拮抗剂。

药源性猝死的防治应注意合理选择使用药物；预防过敏性休克的发生；监护心律失常，医护人员应掌握心肺复苏的基本知识和技术，一旦发现猝死立即做有效的心脏按压、人工呼吸，为除颤、起搏、插管争取时间。

二、药物不良反应的责任判定

采用药物治疗是执业医师最主要的治疗手段，由于药物的毒副作用和病人的个体差异，用药后可能出现不良反应。药物治疗风险一旦发生，特别是出现严重药物不良反应，且给病人造成严重后果的，如器官损害、残疾或死亡，往往引起医疗纠纷，必然涉及药物治疗风险责任承担和经济赔偿问题。

严重药物不良反应的后果，属于意外风险还是属于医生的医疗事故，应由《医疗事故处理条例》等专门法规予以鉴定。

由于药物的副作用和患病者的个体差异等多种因素的影响，使用药物治疗客观上存在风险，而且无法预料、无法控制、无法避免和克服，属于不可抗力，只能是一旦不良反应发生，立即停止使用该药，并积极采取相应的救治措施。按《民法通则》第107条规定，因不可抗力造成他人损害的，不承担民事责任。

由于不合理用药，或对药物适应证、禁忌证掌握不当，用错药、超量使用、用法错误、使用过了有效期药品等；或药物不良反应发生后，医务人员由于疏忽、不负责任、认识不足、或救治措施不力等处理不当，而造成病人身体损害、残废或死亡等严重后果的，医生应承担相应法律责任。

第六节　药物不良反应的监测与报告

药品不良反应报告和监测是指药品不良反应的发现、报告、评价和控制的过程。

自1963年起世界卫生组织（WHO）开始号召各成员国建立药品不良反应报告制度，1968年WHO建立了药物不良反应监察合作中心，设在瑞典的乌柏萨拉，其数据库资料不向非成员国提供。

1989年11月我国成立了卫生部药品不良反应监察报告中心，设在中国药品生物制品检定所内。2004年3月明确规定国家食品药品监督管理局主管全国药品不良反应监测工作，通报全国药品不良反应报告和监测情况，公布药品再评价结果。

一、建立药品不良反应监测与报告制度

建立药品不良反应监测与报告制度的最迫切目的是要及时获得药品在临床前试用中未被发现的新的不良反应的信号。一般对于新药要报告所有的不良反应，哪怕是微不足道的反应。而对于认识较全面的、信息已较完善的老药，通常只要求报告未曾发现的或是严重的不良反应。

WHO公布：全世界1/3死亡病例的死因不是疾病本身，而是不合理用药。据国外报道：大约有18%～30%的住院病人发生过药物反应。有2.9%～3.7%的病人是由于药物不良反应而住院。而医院全部死亡者中有3%以上是由药物引起的。

国内报道的发病情况亦有逐渐增多的趋势。中国卫生部药品不良反应监察中心透露：中国每年因药品不良反应而住院治疗的病人达250万人，其中近50万人为严重反应。据测算，中国每年死于药品不良反应和药源性疾病的人数可达19.2万人之多。药源性疾病发病率高达30%。1990年我国有聋哑儿童182万人，其中属于滥用抗生素造成中毒性耳聋的患儿逾百万，并以每年2万～4万的速度递增。而全国1770万聋人中有300万是应用耳毒性药物致聋的。据文献报道，在内科住院病人中，有2%～5%的病人是药物引起的疾病，其中因药源性疾病导致死亡的约为2%～12%，是几种主要传染病死亡人数的10倍以上。某专家抽样分析，100个药物中毒病例，发现除自杀服毒之外，有20%是药物过量，10%是医师用药造成的。

药品不良反应发生率一般规律是：女性高于男性；老年人高于年轻人，据统计，发现60岁以下的人发生ADRs的仅为6.3%，而60岁以上的老人则达15.4%；用药种数多者高于用药种少者，据上海有关专家指出，2种以上药物合用，毒副反应发生率为3.5%，6种以上药物合用，毒副反应发生率为10%，15种以上药物合用，毒副反应发生率高达80%，

说明药物的不良反应与给药种数有相关性。

随着医药卫生事业的日益发达，药物的品种日益增多，人们由于用药而引起的不良反应或疾病也在逐渐增加，给患者带来许多不应有的痛苦和损失。现代医药所犯的种种错误，常常以悲剧的形式提醒人们去认识真理，并反复强调这些真理。可糟糕的是，我们很难在较短的时间内得出如此正确的结论。医源性疾病在大多数情况下，都是经过很多年才发现错误的。例如：青霉素产生的许多反应，只是在临床应用了十几年以后才发现，其主要原因是药品中含有杂质引起。水杨酸盐制剂引起胃肠道溃疡、出血的原因是在应用了五十年后才知道。药品上市后监测（post - marketing surveillance，PMS）制度是确保人民用药安全、有效的制度，是药品监督管理体系的重要组成部分。

二、药品不良反应的报告范围

1986 年我国下达了《药品不良反应监察报告制度（试行）》，规定的具体监察报告内容是：

（1）所有危及生命、致残直至丧失劳动能力或死亡的药物不良反应；

（2）新药投入使用后发生的各种不良反应；

（3）疑为药品所致的突变、癌变、畸形；

（4）各种类型的过敏反应；

（5）非麻醉药品产生的药物依赖性；

（6）疑为药品间相互作用导致的不良反应；

（7）其他一切意外的不良反应。

国家药品监督管理局和卫生部 1999 年 11 月 25 日发布《药品不良反应监测管理办法（试行）》规定药品不良反应的报告范围是：

（1）上市 5 年以内的药品和列为国家重点监测的药品，报告该药品引起的所有可疑不良反应（指怀疑而未确定的不良反应）。重点监测的药品包括抗生素类、磺胺药、解热镇痛药、镇静安眠药、心血管疾病用药、肾上腺皮质激素等。

（2）上市 5 年以上的药品，主要报告该药品引起的严重、罕见或新的不良反应（指药品使用说明书或有关文献资料上未收载的不良反应）。

国家食品药品监督管理局和卫生部 2004 年 3 月 4 日发布《药品不良反应报告和监测管理办法》规定的是：新药监测期内的药品应报告该药品发生的所有不良反应；新药监测期已满的药品，报告该药品引起的新的和严重的不良反应。

美国 FDA 建立的“15 天观察期”条文规定，应对在服药头 15 天内出现的严重的或是预想不到的结果进行监察并对药品不良反应发生频率加以估计。然后在头 3 年里每季度上报一次，3 年以后每年上报一次。药品不良反应报告的内容：

（1）按常规剂量和方式给药后发生的不良副作用；

（2）严重和异常的不良副作用；

（3）医生认为是重要的或值得报告的其他的不良副作用。

《药品不良反应报告和监测管理办法》中规定：对新药监测期内的药品，每年汇总报告一次；对新药监测期已满的药品，在首次药品批准证明文件有效期届满当年汇总报告一次，以后每 5 年汇总报告一次。进口药品自首次获准进口之日起 5 年内，报告该进口药品发生的所有不良反应；满 5 年的，报告该进口药品发生的新的和严重的不良反应。进口药品自首次获准进口之日起5年内，每年汇总报告一次；满5年的，每5年汇总报告一次。

三、药品不良反应的审核

国家药品不良反应监测中心的药品不良反应报告直接来自医院的医生、护士、药师或病人的报告方式。通常先由医师或药师对送达的药品不良反应报告通读过目，然后看填报的内容是否足以作出正确的诊断，以及如何判断因果关系，是否还需要补充些什么。医务官员还要对用药和不良反应之间的因果关系作判断，定期由资深的临床专家组成的顾问委员会帮助对因果关系作出最终判断，并对报告的临床意义作出评价。

药物与不良反应因果关系确定采用 Krame 的评分法：

(1) 曾报道该药能引起这种反应否?

(2) 该反应能否用原有疾病、并发症或非药物治疗来解释?

(3) 用药与不良反应之间是否存在合理的时间相关性?

(4) 停止给药后，反应是否减弱或消失?

(5) 再次使用可疑药品后是否重新出现同样反应?

药品不良反应评分标准：

+1　证据明显

+2　排除其他原因

0　证据不足，模糊或矛盾

-1　证据缺乏

-2　反应时间不符合

计算总分（-7～+7）评定因果关系程度：

肯定　+7～+6

很可能　+5～+4

可能　0～+3

不可能　<0

药品不良反应监测方法：我国主要采用记录应用法。

大多数国家从临床药理学的角度来判别，核查报告中的不良反应是否由该药引起；也有些国家主要从流行病学的角度来分析。FDA对药物流行病学研究推广使用病情控制和追踪研究两种方法。研究目的在于寻找某些疾病与药物之间的联系。

WHO建立了筛选新的药物不良反应的方法，对不良反应按解剖位置分类安排各国专家评价筛选。WHO还根据收到的报告的完整程度及其他一些因素，对报告产生的信号的强弱作出判断，并对有些信号较强的不良反应作出公布。

四、药物不良反应监测系统

药物警戒是对药品，特别是对在正常用法用量情况下出现的非需要的效应监测及有关信息进行收集与科学评价的一个体系，也包括常见的药品误用与严重的药物滥用信息的收集。药品不良反应实行逐级报告制度，必要时可以越级报告。

1. 自发呈报系统（spontaneous reporting system ）指医务人员在医疗实践中，对某种药物所引起的不良反应通过医药学文献杂志进行报道或直接向所在地的药品监督机构报告。第一个线索往往是医生们不寻常的发现和报告可疑的不良反应。个人发现药品引起的新的或严重的不良反应，可直接向所在地的省、自治区、直辖市药品不良反应监测中心或食品药品监督管理局报告。

处方事件监测（PEM）即凡确认为药品不良反应的症状以及怀疑为药品不良反应的症状或因发现症状而到医院就诊等都包含在“事件”之列。如医生在病历上记载的皮疹、黄疸、血压、贫血倾向等均属“事件”。要求做到“可疑就报”（when in doubt - report）。不良反应的表现，要求摘要描述，与可疑不良反应有关的临床检查结果要尽可能明确填写。家族或既往药品不良反应有的要详细情况。

2. 集中监测系统 在医院临床建立药物不良反应报告制度，并及时报告药物不良反应监测中心或药监机构，有了这个途径，就可以更正规、更系统地收集到药品不良反应的报告，并适当地提醒医师们注意。如果报告一些药物的不良反应增多，根据征象就可以采取有效措施减少和防止药品不良反应的重复发生。

医疗预防保健机构应随时收集本单位发生的药品不良反应情况。医院药事管理委员会（或管理小组）有专（兼）职人员负责本单位药品不良反应的情况收集、报告和管理工作。

（1）一经发现可能与用药有关的不良反应，需进行详细记录、调查、分析、评价、处理，按规定填写“药品不良反应/事件报告表”，按季度上报。

（2）发现严重、罕见或新的不良反应病例和在外单位使用药物发生不良反应后来本单位就诊的病例，应先经医护人员诊治和处理，并在15个工作日内上报；死亡病例须及时报告。

（3）防疫药品、普查普治用药品、预防用生物制品出现的不良反应群体或个体病例，须随时向所在地卫生局、食品药品监督管理局报告。

（4）紧急情况，包括严重的，特别是致死的不良反应，应以最快通讯方式（包括电话、传真、特快专递、E - mail等）将情况报告国家药品不良反应监测中心。

医院集中监测是指在一定的时间段、一定的范围内，对某一医院或某一地区内发生的药品不良反应及药物利用作详细记录，以探讨药品不良反应发生的规律，从而计算相应的不良反应发生率并探讨其危险性。

国家鼓励有关单位和个人报告药品不良反应。但是对医疗卫生机构有以下行为之一的，由食品药品监督管理部门移交同级卫生主管部门进行处理：

（1）无专职或兼职人员负责本单位药品不良反应监测工作的；

（2）未按要求报告药品不良反应的；

（3）发现药品不良反应匿而不报的；

（4）未按要求修订药品说明书的；

（5）隐瞒药品不良反应资料的。

药品不良反应报告的内容和统计资料是加强药品监督管理，指导合理用药的依据，不作为医疗事故、医疗诉讼和处理药品质量事故的依据。

第十章　药物中毒

第一节　中毒原因与机制

一、毒物

毒物是指在一定条件下，能与机体产生物理或化学作用，导致机体正常生理机能被破坏，引起一系列病理性改变，甚至危及生命的物质。实际上，一种物质只有达到中毒剂量时，才是毒物。

毒性药品　系指毒性剧烈、治疗剂量与中毒剂量相近，使用不当会致人中毒或死亡的药品。

当某种毒物进入人体，与体液、组织相互作用，从而损害组织，破坏神经及体液的调节机能，使正常生理功能发生严重障碍，引起一系列代谢紊乱，甚至危及生命，这一过程称为**中毒**。

二、主要中毒类型

- 医用药物中毒；
- 工业毒物或农药中毒；
- 食物中毒；误食有毒动物如河豚、有毒植物如毒蕈类或受污染的食物；
- 有毒动物咬伤，如毒蛇、毒蜂、蝎子等；
- 其他，如煤气中毒、战争毒气损伤。

三、药物中毒的原因

- 医师处方中出现错误，用错药物或用药剂量过大，重复用药。
- 药师配方时发错药物，发出不合格药品或过期、变质药品。
- 患者对药品说明书中的服用剂量产生理解上的错误而服用过量；滥用药品；长期用药且肝、肾功能受损时，产生蓄积而中毒。
- 服药自杀引起的中毒；投毒、意外中毒等 。

四、中毒机制

(1) 局部刺激：药物在未被吸收前，首先在接触部位出现反应 。如局部皮肤粘膜灼伤和坏死，刺激消化道产生恶心、呕吐等 。

(2) 缺氧：一些药物中毒后使机体组织呼吸抑制，阻止氧气的吸收、运输和利用，可引起机体缺氧，导致机体急性缺氧，发生器官功能和代谢障碍，如变性血红蛋白血症、溶血、休克等。

(3) 抑制酶系统的活性：破坏酶的蛋白质部分的金属基或活性中心，使细胞窒息。与基质直接作用，从而阻断三羧酸循环的继续进行，称为“致死性合成”。药物与基质竞争同一种酶而产生抑制作用；与酶的激活剂作用。去除辅酶，从而抑制了脱氢酶的作用。

(4) 有的药物破坏核糖核酸的代谢，引起机体中毒。

(5) 干扰神经传导：有的药物可抑制体内胆碱酯酶，使乙酰胆碱过量蓄积，引起一系列以乙酰胆碱为传导介质的神经处于过度兴奋状态，最后则转为抑制或衰竭。

(6) 通过竞争作用引起中毒：如异烟肼在体内可与维生素 B_6 竞争，取代其作用而引起中毒。

第二节 中毒的诊断

一、询问病史

病人中毒程度若不深，入院时神志清楚且可自述病史，这时应及时询问服药时间，服什么药，服用多少量。若病人入院时处于昏迷状态，应询问护送人员及其亲属所知情况，寻求中毒药物的线索。

二、临床表现

(1) 神志状态，清醒、朦胧、昏迷或谵妄；
(2) 衣服有无药渍、药味及颜色；
(3) 皮肤、口唇颜色（发绀、苍白、樱红、灰白色），口唇周围及口腔内有无药渍；
(4) 体温、皮肤弹性、有无出汗；
(5) 瞳孔大小、对光反应、结膜有无充血；
(6) 有无肌肉痉挛及抽搐；
(7) 呼吸频率、节律、幅度、肺部有无啰音、呼气有无特殊气味；
(8) 心率、心律、脉搏、血压；
(9) 腹部有无压痛；
(10) 呕吐物及排泄物的颜色、有无特殊气味。

三、药物鉴定

药物急性中毒时应按常规留取可疑的药物、胃内容物、尿、粪、血标本等，以便进行生化检验和药物鉴定，样品越新鲜越好，以免发生变化。通过药物分析鉴定，进一步明确为何种药物中毒。

表 10-1　几种毒物的简单测定

中毒	化验方法		说明
一氧化碳	1. 取血数滴加水呈红色（正常黄色） 2. 取血数滴加水 10ml，10%碳酸氢钠溶液数滴，呈粉红色（正常绿棕色）		
变性血红蛋白	取血呈暗红色，放于空气中，15 分钟不变色，5～6 小时后变色（正常 15 分钟变鲜红色，用氧气吹变色更快），硫血红蛋白 5～6 小时后仍不变色		
磷及磷化物	无机磷中毒患者的粪或呕吐物放置黑暗处有荧光		
	1. 取切细样品 3～5 牛角匙，放于三角烧瓶中，加水 50ml，再加 1%酒石酸溶液 10 毫升	若硝酸银纸条变黑，示有磷	
硫化物	2. 立即塞上装有三根玻璃管的橡皮塞，预先在一管中插入白滤纸条（用前滴上硝酸银试液 1 滴），一管插醋酸铅试条纸，一管放苦味酸纸条，（用前滴饱和碳酸钠溶液一滴）	醋酸铅及硝酸银纸条均变黑，示有硫化物或磷化物	
氰化物	3. 将三角烧瓶放在 50°左右的水浴里，保温 15 分钟	苦味酸试纸条出现玫瑰红色，示有氰化物	醛、酮、硫化氢、亚硫酸均可呈阳性反应，故在必要时，可作普鲁士蓝反应以确定之
有机磷	血液胆碱酯酶活性降低		
碘	呕吐物加淀粉变蓝色		
汞	呕吐物 10ml 或含毒食物 10g，加 6%盐酸 50ml 煮沸数分钟，加铜片 1～2 片，再煮 15 分钟	铜片变银白色	亦可用于锑、银、铋的检出，必要时作确证试验
砷（砒霜）		铜片变灰黑色或黑色	
铅	血涂片有点彩红细胞 尿紫质阳性		
曼陀罗阿托品	尿滴猫眼能散瞳		试验阴性者亦不能排除阿托品中毒
水杨酸盐	呕吐物或尿放在试管中煮沸加酸，然后加数滴 10%三氯化铁试液则变为红葡萄酒色		
酚类	取呕吐物或胃中内容物的蒸馏液 2ml，放入试管中，加 1∶50 的饱和溴水数滴，如有酚类存在则产生白色浑浊；若溴水过量则呈黄白色		本法反应灵敏度为 1∶50000
巴比妥	取所得残渣少许，用 1ml 氯仿溶解，加 1%醋酸钴无水甲醇溶液 0.1ml 及 5%异丙胺甲醇溶液 0.2ml，即出现蓝紫色		
氯丙嗪	取尿液 1ml，加 4ml 浓磷酸，轻轻摇匀，即呈现紫色		1. 标本存放及化验过程中应避免光线直射 2. 样品中如有油和脂肪，而引起干扰则呈阴性

续表

中毒	化验方法	说明
吗啡	取少许残渣置于白磁板上，加浓硝酸 2 滴即出现红色，随即变为红黄色	马钱子碱也有此种反应，但再加氯化亚锡不变为紫色者为有吗啡存在
安妥	将样品研碎，加适量丙酮于 40～50℃密闭浸渍 2 小时，过滤液置水浴上蒸干，待残渣冷却，溶于冰醋酸中，加 1～3 滴饱和溴水，并用适量水稀释，即有黑色沉淀。此沉淀溶于 10% 氢氧化钠溶液中，再加氯仿或乙醚振摇，有机溶剂层呈紫色	
亚硝酸盐	取 1 滴检液置白磁板上，加入联苯胺冰醋酸饱和液 1 滴，即呈现红棕色	

对于毒物分析的辅助诊断结果应辩证地对待。如化验报告单是“检出××毒物”或“未检出××毒物”，只能说明化验者仅查出了××毒物，对于体内是否存在另一种或两种以上的中毒物质，则不能轻易下结论。

四、鉴别诊断

通过询问病史和临床症状，大致可以确定是否为药物中毒。

表 10-2 常见的中毒症状和体征归类表

症状和体征	常见毒物
[神经系统]	
昏睡或昏迷	吗啡及其代用品、安眠药、镇静药、安定药、麻醉药、酒精、东莨菪碱、抗组胺类，胰岛素、一氧化碳、二氧化碳、有机磷、苯、苯胺衍生物、毒蕈等
闪电样昏倒	氰化氢及氰化物、硫化氢、一氧化碳（大量吸入或内服上述毒物时发生）
谵妄 （中毒性精神病）	中枢兴奋药、颠茄类，可卡因、酒精、甲醇、毒蕈、四乙铅、二硫化碳、汞、锰等
中毒性脑病	四乙铅、铅、二硫化碳、四氯化碳、一氧化碳、汽油、苯、有机汞、有机锡、有机氯、溴甲烷、碘甲烷、磷化氢
阵发性痉挛	二硫化碳，咖啡因、阿托品类，有机氯，苯酚、铬，麦角、樟脑、印防己毒素、番木鳖碱（早期）、氨茶碱、白果、马桑、莽草籽
强直性痉挛	有机磷农药、樟脑、氰化物、一氧化碳、烟碱、番木鳖碱、异烟肼、山道年、萘、胰岛素等
震颤	汞、汽油、铅、有机磷、有机氯、巴比妥类、异烟肼、酒精（汞、酒精引起粗大震颤）

续表

症状和体征	常见毒物
震颤麻痹	锰，一氧化碳（后遗症）
神经衰弱症候群	多种慢性工业毒物中毒，如铅、汞、苯、溴甲烷等
多发性神经炎	苯、苯胺、铅、砷、二硫化碳和一氧化碳早期中毒、呋喃西林、异烟肼、吐根碱、醋酸等
[自主神经系统]	
毒蕈碱样症群（阿托品对抗）	有机磷农药、捕蝇蕈及斑毒蕈、毛果芸香碱、毒扁豆碱、新斯的明、胆碱、豆薯籽、羊角菜等
颠茄样症群（新斯的明对抗）	颠茄、莨菪碱、曼陀罗素、阿托品
[心血管系统]	
心脑综合征及心搏骤停	酒石酸锑钾、锑-273、灭虫宁、乌头碱类、氯喹、奎尼丁、普鲁卡因酰胺、洋地黄、依米丁、氨茶碱
血压上升	肾上腺素及拟肾上腺素药、血管收缩药、钒、烟碱、有机磷农药等
血压下降	亚硝酸盐、硝酸甘油、奎宁、铁盐、氯丙嗪、乙酰苯胺、乌头、溴甲烷、砷、磷酸盐、锑、降压药、四乙铅等
心率减慢	钡、乌头、洋地黄、毒蕈碱、毒扁豆碱、毛果芸香碱、奎宁、奎尼丁、藜芦碱、印防己毒素等
心率增快	阿托品、可卡因、肾上腺素及拟肾上腺素药、咖啡因
[呼吸系统]	
呼吸减慢	阿片类（吗啡、可待因、哌替啶等）、巴比妥类、水合氯醛、氰化物、镁、一氧化碳、肉毒中毒等
呼吸增快和/或变深	颠茄类、可卡因、士的宁、二氧化碳、洛贝林、水杨酸盐、尼可刹米、樟脑等
气管炎、肺炎	各种刺激性气体
肺水肿	溴甲烷、氯甲烷、磷化氢、氯化苦、有机磷、有机氟、光气、氮氧化合物、硫酸二甲酯、氨、羟基镍等
[消化系统]	
腹痛或肠绞痛（或伴有呕吐、腹泻）	铅、钡、升汞、砷、磷、有机磷、腐蚀性毒物、氟化物、麦角、烟碱、乌头碱、斑蝥、毒扁豆碱、毛果芸香碱、垂体后叶素、毒蕈、细菌性食物中毒、巴豆等
中毒性肝炎（严重者表现为肝坏死）	四氯化碳、硝基苯、溴甲烷、有机汞、有机氯、五氯酚钠、硫酸二甲酯、巴比妥类、铋、铅、磷、砷、铬、锰、铍、锑剂、四氯乙烷、苯肼、萘、酒精、异烟肼、对氨基水杨酸、辛可芬、甲睾酮、砷剂、毒蕈、苍耳、棉籽等
唾液分泌过多	氨、斑蝥、毛果芸香碱、毒扁豆碱、毒蕈碱、烟碱、汞、有机磷、水杨酸盐等
口干	颠茄类、肉毒毒素、钡剂、苯海拉明、麻黄碱等
呕吐物或呼吸有异味	苯酚味（苯酚、煤酚）、芳香味（氯仿、丙酮）、苦杏仁味（氰化物）、大蒜味（磷、砷、碲）、鞋油味（硝基苯）

续表

症状和体征	常见毒物
呕吐物或洗胃液有特殊颜色	粉红或紫红色（高锰酸钾）、蓝色、绿色（铜盐）、绿色（镍盐）、粉红色（铅盐）、黄色（苦味酸、硝酸）、鲜红色（红汞、硝酸）、黑色、咖啡色（硫酸、草酸、硝酸）、褐色（盐酸）、黑暗中发光（黄磷）
[泌尿生殖系统]	
中毒性肾病	升汞、镉、溴化物、阿司匹林、苯酚、松节油、斑蝥、四氯化碳、硝基苯、溴甲烷、有机汞、有机氯、五氯酚钠、硫酸二甲酯、巴比妥类、磺胺类、铋、铅等
尿色异常	蓝色（亚甲蓝）、褐－黑色（苯胺染料、萘、苯酚、亚硝酸盐、奎宁、山道年、番泻叶、麝香草酚）；洋红、紫色（酚酞）；粉红、红褐色（氨基比林、辛可芬、血尿、血红蛋白尿）；黄或褐色（铋、汞、各种毒物引起中毒性肝炎出现黄疸时，萘、扑疟喹啉、呋喃类药物）
子宫收缩、出血、流产	磷、铅、毛果芸香碱、毒扁豆碱、烟碱、麦角、奎宁、斑蝥、峻泻药、垂体后叶素等
[血液系统]	
高铁血红蛋白血症（发绀）	苯胺、二硝基苯、三硝基甲苯、亚硝酸盐类、非那西汀、伯氨喹、氯酸盐，氮氧化物、发芽马铃薯、腌渍不好的青菜等
溶血	苯胺、二硝基苯，三硝基甲苯，砷化氢，蛇毒、萘、砜类药物
造血不良	三硝基甲苯、汽油、铅、放射性物质、氯霉素、氨基比林，保泰松，硫氧嘧啶、磺胺类、抗肿瘤化学药物等
[五官]	
瞳孔散大	颠茄类、醚、氯仿、罂粟碱、抗组胺药、可卡因、樟脑、乌头碱、苯、钡、铊、肉毒毒素、氰化物、巴比妥类（亦可缩小）等
瞳孔缩小	阿片类、交感神经抑制剂（麦角）、抑副交感神经药、巴比妥类、毒扁豆碱、毛果芸香碱、酒精（开始时），烟碱、苯胺，酚、水合氯醛、毒蕈等
失明	甲醇
耳鸣、耳聋	奎宁、奎尼丁、水杨酸盐、链霉素、卡那霉素、新霉素等
嗅觉丧失	铬、酚
齿龈黑线	铅、汞、砷、铋
[皮肤损害]	
脱发	铊、砷、麦角、维生素A过多症、金、铅、硼酸、硫氰化物、斑蝥、巴豆、多种工业毒物
接触性皮炎	
[发热]	锌、铜、镉、镍、锑、钴等的金属烟热；聚氟四乙烯引起的聚合物烟尘热

第三节　药物中毒的一般治疗

对急性中毒病人应立即采取急救措施，包括同时进行支持疗法，争分夺秒，以免延误时机，导致病人不应有的损害或死亡。

一、排除毒物

1. 排除体内尚未被吸收的药物

排除体内尚未被吸收的药物，常用方法有催吐、洗胃、导泻。

(1) 催吐：若一次口服过量药，且药物时间在3小时内，入院时病人神志清醒而能合作时，可采取催吐方法。

机械性刺激：可嘱患者先饮下大量微温水或盐水，然后用手指或羽毛、筷子、压舌板等轻微刺激咽喉部，使之恶心而呕吐，直至吐液变清为止。

应用催吐剂：吐根糖浆能直接刺激胃壁反射性引起呕吐，也可兴奋呕吐中枢化学感受器。一次口服15～30ml，服前先饮1～2杯微温水，大多数患者在30分钟内即可发生呕吐。如不吐，15分钟后再服1次，如仍不呕吐，应即用胃管吸出，以免吸收后毒害心脏。

阿扑吗啡：嘱患者先饮1～2杯微温水，然后皮下注射盐酸阿扑吗啡5mg，通常3～5分钟即可呕吐。但本品副作用大，不可用于幼儿、年老体弱者、休克及昏迷病人，不可用于吗啡及中枢抑制药的中毒。

硫酸铜（0.2%～0.25%）：100～200ml，一般5～10分钟内产生呕吐，专用于磷化锌中毒的催吐。如不发生呕吐，则必须洗胃，否则会引起全身中毒，导致广泛的毛细管、肝及肾损害。

硫酸锌（1%）200ml服法同前。

但催吐方法不得用于昏迷病人、惊厥、休克及肺水肿病人、心脏病患者、服用腐蚀性毒物的病人。

(2) 洗胃：应尽早进行，一般在6小时内有效。超过6小时毒物被吸收，鉴于部分药物仍可留于胃内，多数仍有洗胃的必要。对口服大量水杨酸类和三环类抗抑郁药的病人，即使达12小时洗胃也有价值。

洗胃通常用特制胃管，插入胃中，昏迷者取左侧头低位，以免液体进入气管，将洗胃液灌入胃内。每次200～400ml，不超过500ml，过多则易将毒物驱入肠中。然后使漏斗向下，借虹吸原理使胃内液体流出。第一次抽出的胃内容物应留作检验用。反复灌洗胃，直至洗出液和洗胃液色泽相近为止。一般总量可达8～10升。昏迷病人或服入腐蚀性不强的毒物时，可用普通胃管自鼻孔插入，用注射器或接上胃肠减压装置反复抽洗至净。

常用的洗胃液有：①微温清水，对任何药物中毒均可使用，尤其是未知病人服用何种药物时。②1∶5000高锰酸钾溶液，可使某些无机或有机毒物氧化后变为无毒物质。尤其适用于有机砷化物、巴比妥类和弱安定药中毒。但对有机磷农药、除虫菊酯类中毒时，禁用高锰酸钾溶液洗胃。因氧化后产生毒性更大的对氧磷。③1%～2%碳酸氢钠（$NaHCO_3$）溶液，适用于有机汞类、除虫菊酯类、酒精中毒时洗胃。禁用于灭鼠药、敌百虫等中毒洗胃。

但对于心脏病人、食道静脉曲张、近期消化道出过血或胃穿孔、摄入强腐蚀剂等患者禁忌洗胃。

（3）导泻：使进入肠道的毒物尽快排出，以减少在肠道内吸收。但不适用于体弱或腐蚀性毒物中毒患者。常用导泻剂有硫酸钠（5%～20%）溶液 30～60ml，洗胃后由胃管注入，可在肠道内产生高渗透压，使肠内水分不被肠壁吸收而保持大量水分，机械性刺激肠的蠕动而排便。20%的浓度需要 4～6 小时才能泄泻，而 5%的浓度约经 2～4 小时即可泄泻。故病人服用导泻剂后，宜同时多饮水。

硫酸镁（$MgSO_4$）溶液因 Mg^{2+} 有中枢抑制作用，对巴比妥类中毒、肾功能不全或昏迷者不宜使用。

高位灌肠用生理盐水 1500～2000ml。

蓖麻油刺激性小，可用于酚中毒，之后再用盐类泻药效果更好。

洗肠适用于毒物已摄入数小时后和泻药尚未发生作用的时候。常用的洗肠液为 1%微温食盐水、1%肥皂水或清水。

2. 阻碍或减少毒物的吸收

局部解毒剂用于处理胃肠道内毒物以阻碍或减少毒物的吸收。

（1）中和剂：强酸中毒时，可用氧化镁、稀肥皂水、氢氧化铝凝胶，但不可用碳酸氢钠。强碱中毒时可用稀醋酸、食醋或柠檬水等。

（2）氧化剂：高锰酸钾溶液（1∶5000～10000）或 1%过氧化氢。适用于烟碱、毒扁豆碱、奎宁、士的宁、吗啡或磷等中毒，氧化毒物使之失去毒性。每次用量约 300～500ml，但不宜反复使用。

（3）吸附剂：服毒后立即口服活性炭混悬液（25～50g 活性炭混悬于 500～1000ml 水中），能吸附毒物，减少其吸收。对非解离的毒物吸附是很有效的。活性炭与氧化镁混合（2∶1）给药，用以中和酸性胃内容物。特别在有机碱中毒时，氧化镁可提高活性炭的吸附效果。为排除停留在胃肠内的毒物赢得时间。

通用解毒剂：即由活性炭、氧化镁、鞣酸（2∶1∶1）混合而成，用时取 15g 加水半杯调成糊状口服或灌胃。但吸附作用低于单用活性炭。

由于活性炭吸附能力有限，而且和毒物结合又不牢固，所以必须配合洗胃。但对无机酸、碱、Fe^{2+}、有机磷、醇类基本无吸附能力。

（4）保护剂：蛋清能和许多毒物作用生成不溶性化合物，并能保护胃粘膜，并减少刺激或延缓吸收。尤其对砷化物中毒特别有用。

牛奶中蛋白质能与一些毒物结合生成不溶性化合物。牛奶中的 Ca^{2+} 能使氰化物、草酸盐转化成难溶化合物。牛奶能减少对胃的刺激。但忌用于脂溶性毒物。其他还可用豆浆、面粉糊等。

（5）沉淀剂：常用 1%鞣酸溶液，能和许多生物碱或金属盐结合生成不溶物。也可用浓茶水代替。

3. 促进已吸收的药物排出

（1）利尿：静脉滴注 5%葡萄糖注射液或 5%葡萄糖氯化钠注射液 3000～4000ml，对老年心力衰竭或肾功能不全者，应减少液体量和减慢滴速。如尿量过少，可静滴 20%甘露醇注射液或 25% 山梨醇注射液 200～250ml。加用利尿药呋塞米 20～40mg，可缩短毒物通过肾单位的时间，从而减少肾脏对毒物的重吸收。

对于弱酸性或弱碱性药物中毒，可改变尿液的 pH 值，使药物解离度增加、重吸收减少、排泄增多。例如巴比妥类中毒，可静滴碳酸氢钠注射液，以碱化血液、尿液，能促进巴比妥类弱酸由脑细胞向血浆转运，既可降低药物在脑细胞中的含量，又能加快药物自肾脏排出，是有效的解毒措施。

（2）透析疗法：是指血液中的毒物通过透析膜扩散到透析液中去的治疗操作。血液净化方法包括血液透析（hemodialysis），腹膜透析（peritoncal dialysis）和血液灌洗。可以带走体内药物的量可能达到相当大的程度，足以显著增加药物自体内消除速率，是消除体内药物的最有效途径。

其适应证是：①大量肾毒性药物或其他由肾排泄的药物已吸收入体内，对肾或其他器官造成严重伤害的，必须迅速除去有毒物质；②急性肾衰竭引起少尿或无尿，严重妨碍毒物的消除；③急性肾衰竭出现肺水肿、嗜睡、持续呕吐，体液过多；④高钾血症，血 $K^+ >$ 6.5mmol/L；⑤ CO_2 结合力＜13mmol/L；⑥尿素氮 21.4～28.6mmol/L 或血肌酐＞442μmol/L。

其禁忌证是：①休克，收缩压＜11kPa；②高血压者，收缩压＞32kPa；③严重心力衰竭；④严重出血倾向；⑤腹部手术后局限性腹膜炎和腹膜粘连；⑥肺功能不全者。

注意透析过程中的病情变化，防止并发症的发生。如低血压、低钾血症、出血、贫血、低蛋白血症，心肺功能不全等，如果发生应及时处理。

二、应用拮抗剂解毒

凡能清除人体的毒性作用的药物称为**解毒药**（antidotes）。**一般性解毒药**是指虽对毒物无特异性拮抗作用，但能从胃肠道中除去毒物或减少毒物的吸收，从而减轻中毒的程度或不发生中毒。如催吐药、氧化剂、吸附剂、保护剂、泻药等。**特异性解毒药**是一类具有高度专属性解毒作用的药物。如金属中毒解毒药、有机磷中毒解毒药、有机氟中毒解毒药、氰化物中毒解毒药、解蛇毒药等。

对于体内已吸收的毒物，只有采用解毒剂迅速解毒，以挽救病人的生命。但可用于治疗药物中毒的专一性拮抗剂比较少。

1. 阿托品

系 M 胆碱受体阻断药，能有效阻断节后胆碱能神经支配的效应器上的胆碱受体，因而能对抗乙酰胆碱及各种拟胆碱药的毒蕈碱（M）样作用。表现为抑制腺体分泌、松弛平滑肌、加速心率、散大瞳孔等。用于毒扁豆碱、毛果芸香碱、毒蕈碱、新斯的明、有机磷农药、神经性毒气中毒，锑剂引起的心律失常等。轻度中毒：0.5～1.0mg/次，每 1～2 小时重复 1 次，口服、肌注或皮下注射。中度中毒：1～2mg/次，每半小时至 2 小时一次，肌注或静注。重度中毒：3～5mg/次，每 10～30 分钟肌注或静注一次，至瞳孔开始散大、颜色潮红、肺水肿消退，改为 30～60 分钟肌注 1mg，病人开始苏醒，意识障碍减轻时，可再减量维持 8～24 小时。

2. 纳洛酮

是特效的吗啡拮抗剂（morphine antagonist）。因其化学结构与吗啡相似，与阿片类受体专一结合，且亲和力比吗啡大，能全部阻断吗啡与阿片受体的结合。可迅速解除吗啡、可待因、海洛因对大脑皮层及呼吸中枢的抑制，使血压上升。肌注或静脉注射 0.4mg。

3. 金属络合剂

此类药物能与金属或类金属离子形成极稳定的络合物或螯合物，低毒或无毒、可溶于水，从尿中排出，达到解除金属离子中毒的目的。

(1) 依地酸二钠钙（EDTA-$CaNa_2$）：本品用于治疗铅中毒以及铜、锰、镉等中毒。

用法：门诊治疗可用0.5～1g溶于25%葡萄糖溶液20～40ml中缓缓静注（10分钟以上注完）。用药3天，休息4天为一疗程。住院治疗：0.25～0.5g肌注，每日2次，为减轻疼痛，可加2%普鲁卡因2ml（需先做皮试）；或静脉滴注，每日一次，每次0.5～1g溶于5%葡萄糖溶液250～500ml中，缓慢静滴。用药3天，休息4天为一疗程。一般总量可用4.5～6g。

大剂量使用本品时能损害肾脏，使近曲小管发生严重水肿性退行性病变，尿中出现蛋白质，管型及红、白细胞，也可出现少尿甚至肾衰竭等现象，停药后恢复正常。用药期间应经常检查尿常规。

(2) 二乙烯三胺五乙酸钠钙（DTPA-$CaNa_3$，促排灵）：作用机理与依地酸钙钠相似，但与重金属络合后稳定性大。主要用于治疗铅中毒。每日0.5～1.0g，溶于0.9%氯化钠注射液250ml中静脉滴注，3天为一疗程。

(3) 去铁敏：本品为铁络合剂，在体内与Fe^{3+}络合而成无毒络合物，从尿中排出。本品100mg可络合8.5mg的铁。用法：肌注剂量开始时为1.0g，以后每隔4小时注射1次，每次0.5g，注射两次后，每隔4～12小时注射一次，每次0.5g，一日总量不超过6.0g。静注剂量同肌注，惟注射速度应保持为每小时15mg/kg。

4. 巯基络合剂

巯基络合剂能与金属络合，形成不易离解的无毒络合物由尿中排出，并使含巯基的酶系统恢复活性，从而达到解毒的目的。

(1) 二巯基丙醇（BAL）：10%油溶液注射剂，1ml∶100mg或2ml∶200mg。用作砷化合物及重金属类锑、金、汞等中毒的解毒药。轻度中毒：每次2.5mg/kg，第1～2日，每4小时一次；第3日，每日2次；第4～10日每日1～2次，均深部肌注。重度中毒：每次3mg/kg，第1～2日，每4小时一次；第3日改为6小时一次；第4～10日，每日2次，深部肌注。

本品不能用于铁、锶、镉、碲等中毒抢救，因对肾脏毒性大。亦不能用于有机汞中毒。

本品毒性及副作用较大，常在用药后15～20分钟内发生，不良反应主要有恶心、呕吐、头痛、烦躁、手麻、恶心、咽喉烧灼感、流涎、出汗、不安、腹痛、肌肉痉挛、心跳加快及血压升高等。在给药2～4小时后，反应逐渐减轻以致消失，多次给药后可引起皮肤过敏反应。也可损害肝、肾。

(2) 二巯基丙磺酸钠5%注射液：每支5ml含250mg。本品对砷及汞的解毒作用，较所有其他的巯基化合物强。用法：急性中毒时，一次5ml（或5mg/kg）第1昼夜3～4次，第2昼夜2～3次，第3～7昼夜1～2次，7天为一疗程。慢性中毒时，一日2次，用药3天，休息4天为一疗程，一般用3～5个疗程。

毒性较二巯基丙醇小，副作用也比较少。注射后偶有面部发烧、恶心、头晕、脸色苍白、心率加速等，10分钟左右即自行消失。

(3) 二巯基丁二酸钠（Na-DMS）：本品水溶液无色或微红色，如呈土黄色或浑浊即不可供药用。为多种金属解毒药，毒性较低。作用基本上与二巯基丙醇相同，但对酒石酸锑钾的解毒较力较之强10倍。常用于治疗砷、汞、铅、锑等的中毒。肌肉注射：每日2次，每次0.5g；静脉注射：急性中毒时（如严重心功能紊乱等），首次2g溶于注射用水10～20ml中注射（在10～15分钟内注射完）；以后每小时一次，每次1g，共4～5次。亚急性中毒时，如中毒性肝炎和皮炎等，每日 4 次，每次 1g，共用药 3～5 天。慢性中毒时，每日一次，每次 1g，用药 3 天，休息 4 天为一疗程，一般总量约 6～8g。

本品对肾脏有刺激性，可出现蛋白尿和管型，少数人有谷-丙转氨酶中度升高。一般副作用主要有口臭、头晕、头痛、恶心、乏力、四肢酸痛等。注射速度愈快，反应愈重，但数小时内自然消退。

5. 盐酸巯乙胺

本品可解除金属对细胞酶系统的作用，用以治疗金属中毒。本品尚有抗氧化性质，亦能与某些酶相互作用，使之对放射能稳定，故可用于预防和治疗放射治疗时出现的放射病综合征。用法：治疗金属中毒，静脉注射，每日 1～2 次，每次 0.2g，症状改善后减量。预防放射病，首次照射前 10～30 分钟，静注 0.1～0.2g，需要时可每隔 5～7 日重复一次，在放射疗程中共注射 4～7 次。如注射 2～3 次未见效，则不宜继续使用。本品静脉注射时，应取卧位，注射速度应缓慢。忌与金属接触，以免变质。注射时需用不锈钢针头和玻璃针筒。有时于注射期间可出现呼吸抑制。明显肝肾功能损害者忌用。

6. 水杨酸巯基乙胺

治疗金属中毒及放射病。口服一日 3 次，每次 0.2～0.3g，5～7 日为一疗程，如治疗 2～3日未见效，可停药。如用于预防放射病，则于照射前 30～60 分钟口服 0.2～0.3g。

7. L—半胱胺酸盐酸盐

本品参与机体细胞的还原过程，能调节人体肝脏的磷脂代谢，保护已受毒物损害的肝实质细胞；对放射性物质引起的造血系统损害有时亦有治疗作用。常用以治疗放射性物质中毒，重金属中毒，毒蕈引起的肝坏死，其他原因引起的中毒性肝炎，血清病等，并能预防肝坏死。用法：肌注，每日 1～2 次，每次 0.1～0.2g。临用时可溶于所附的磷酸氢二钠缓冲液 2ml 中注射。

8. 硫代硫酸钠

本品在体内能与砷、汞等形成无毒的硫化物由尿排出，与氰化物形成无毒的硫氢酸盐排出体外，能使碘及溴还原成无毒的碘化物和溴化物。故可治疗砷、汞、氰化物、碘盐及溴盐等的中毒。

治疗砷、汞、碘盐及溴盐中毒：每日一次，每次 0.5～1.0g（小儿 10～20mg/kg/次）。用注射用水制成 5～10%溶液，肌注或静注。共 3～5 次。

治疗氰化物中毒：12.5～25g（小儿 0.25～0.5g/kg/次）溶于注射用水 25～50ml 中，缓缓静注（5～10 分钟内注完）必要时半小时后重复注射一半剂量。

9. 亚硝酸异戊酯及亚硝酸钠

用于治疗氰化物中毒。亚硝酸异戊酯及亚硝酸钠在血内使血红蛋白氧化为高铁血红蛋白，后者对氰离子有高度的亲和力，因而结合成氰化高铁血红蛋白，从而释放出细胞色素氧化酶，恢复组织的呼吸功能，故有解毒作用。

亚硝酸异戊酯：每一管 0.2ml，压碎后吸入。亚硝酸钠：注射液每支 10ml 含 0.3g。按 6～12mg/kg，静脉注射。

10. 亚甲蓝

本品为氧化还原剂，其在血中浓度的不同，引起血红蛋白的不同变化。较大剂量的亚甲蓝可使血红蛋白氧化为高铁血红蛋白，故可治疗氰化物中毒。小剂量的亚甲蓝能使高铁血红蛋白还原成血红蛋白。所以亚甲蓝亦可治疗醌类、醌亚胺类、靛蓝磺酸盐、苯靛酚类、亚硝酸盐、氯酸盐、苯胺及硝基苯等所引起的高铁血红蛋白血症。

用法：氰化物中毒，每次用10mg/kg；亚硝酸盐、苯胺、硝基苯等中毒，每次用1～2mg/kg，均用25％葡萄糖注射液稀释后于10～15分钟内慢慢静脉注入。必要时隔2～4小时再重复注射或稀释后静滴。

11. 解氟灵

本品为氟乙酰胺及氟乙酸钠的解毒剂。具有延长中毒潜伏期，减轻发病症状或制止发病的作用。用法：肌注每次2.5～5.0g，2～4次/日或0.1～0.3g/kg/日，分2～4次注射，一般连续注射5～7日。

12. 碘解磷定（PAM－I）

注射剂每支含0.4g。有恢复胆碱酯酶活性作用，并能与有机磷结合。

13. 氯磷定（PAM－Cl）

注射剂2ml，0.25g或0.5g。肌注效果不亚于静脉注射。溶解度大，毒性低。

14. 抗蛇毒血清

给马或骡反复大量注射某种蛇毒，使其产生相应的抗体，再取其血清精制浓缩，就可制成相应蛇毒的抗毒血清。一安瓿为一个剂量。它是蛇伤的特效解毒药，可中和蛇毒，是一种特异性免疫反应。多价血清是由多种蛇毒如蝮蛇、眼镜蛇、银环蛇等混合给马或骡注射制成的抗蛇毒血清。

15. 蛇药片

主要为中草药验方，从单方至二十多种草药复方，就地取材，各不相同。所有蛇药对各种毒蛇咬伤的有效率都能达到95％以上。一般具有消炎解毒、消肿止痛、强心利尿、止血、抗溶血等作用。

16. 中草药

三、对症治疗（symptomatic treatment）

鉴于毒物已经侵害有关器官，使其正常生理功能减弱或丧失，出现各种严重症状，必须针对症状采取有效措施，以避免任何有害因素使病情进一步恶化，对于及时帮助病人顺利度过危险期极为重要。

1. 急性呼吸衰竭

保持呼吸道通畅，安置病人于正确的体位，使病人头部侧卧，以免发生窒息。解开病人衣领，摘除假牙，吸痰排痰，如呕吐频繁及呼吸道分泌物甚多时，应及时吸去分泌物。如病人神志清醒，一般情况尚好，可给予吸氧。氧流量2～4L/ min，吸入氧浓度为30％左右。如因舌根后坠而使呼吸道梗阻时，应将舌头拉出。若病人咽反射消失，应及时作气管插管。

呼吸中枢受到抑制时，应注射呼吸兴奋剂如咖啡因、尼可刹米、山梗莱碱、二甲弗林等。山梗莱碱的副作用较小，毒性较轻，是最常选用的药物，用于麻醉药和中枢抑制药中毒。咖啡因主要用于麻醉药、催眠药、镇痛药等中毒引起的呼吸及循环衰竭。二甲弗林的作用比尼可刹米强100倍，苏醒率可达90％～95％。但若注射剂量过大，易发生惊厥，药物过量可引起新的中毒反应。为了防止药物过量，临床上常采用两种作用机制不同的中枢兴奋药交替使用。

呼吸衰竭时，全身缺氧，导致机体代谢紊乱或二氧化碳蓄积，产生代谢性酸中毒，可引起支气管痉挛和肺部血管收缩，加重心肺功能负担，出现心力衰竭或肺性脑病，使病情恶化。应抽血送检动脉血氧、非蛋白氮、二氧化碳结合力等。

2. 循环衰竭

药物中毒可引起血管扩张而致休克。心肌受损导致心功能不全，引起心源性休克。腐蚀性毒物引起消化道出血，导致出血性休克等。休克时给予吸氧，静脉滴注间羟胺（每 200ml 液体加 10～20mg）或去甲肾上腺素（每 200ml 液体加 1～2mg）将血压提升至 90～110mmHg，并可滴注氢化可的松，每次 100mg。

3. 心律失常

有些药物中毒后影响心肌纤维的电活动，也可能因心肌缺氧或代谢紊乱而发生心律失常或传导阻滞。

缓慢心律失常：一般选用增强心肌自律性和/或加速传导的药物，如拟交感神经药异丙肾上腺素（每 200ml 液体加 1mg）静滴；迷走神经抑制药阿托品 1～2mg 皮下注射或 0.5～1mg 静脉注射。

快速心律失常：一般选用减慢传导和延长不应期的药物，如迷走神经兴奋药洋地黄制剂、毒毛旋花子素 K 0.25mg、西地兰 0.4～0.8mg，静脉注射新斯的明；拟交感神经药间接兴奋迷走神经如甲氧胺、新福林。

4. 低血压

常见于镇静药、安眠药、抗抑郁药、抗精神病药中毒。充分补液是最好的治疗方法。应用缩血管的药物通常有效，如去甲肾上腺素，新福林、阿拉明等。

5. 中毒性脑病

为镇静药或其他神经系统抑制药中毒引起。惊厥为中毒性脑病的常见表现，可肌注苯妥英钠。脑水肿昏迷时应用脱水疗法、静滴甘露醇及静注地塞米松，还可用利尿药。促进脑功能恢复应用三磷酸腺苷（ATP）、辅酶 A、辅酶 Q_{10}、二磷酸果糖（FDP）、吡拉西坦、脑活素等。

6. 急性肾衰竭

主要采用血液透析、纠正酸中毒、控制水与电解质平衡、氮质血症的处理等。

7. 高热

水杨酸类及三环类抗抑郁药可直接作用于体温中枢而引起发热。有些毒物如锌、铜、镉、碘、溴、阿托品、颠茄、磺胺类、某些抗生素等中毒时可发热。一般用物理降温，输液也可降温。慎用退热药，因有时反加重中毒病状，造成不良后果。

8. 疼痛

中枢神经系统受到强烈刺激引起的剧痛，可能发生休克，可用吗啡、安侬痛、去痛定、美散痛、镇痛新。一般性疼痛可用可待因、苯巴比妥、氯丙嗪。胃肠道痉挛引起的疼痛可用哌替啶、阿托品。输尿管、胆道、冠状动脉痉挛引起的疼痛可用硝酸甘油或吸入亚硝酸异戊酯。急性肌肉疼痛可静脉缓注 10%葡萄糖酸钙。一般性头痛可服去痛片、安乃近等。

四、支持疗法（supporting treatment）

除加强护理外，还应加强营养，提高机体的抵抗力，使病人安全度过危险期。

（1）供给高糖、高蛋白、高维生素的饮食。

（2）对严重中毒病人，可静滴 10%葡萄糖注射液，必要时静脉推注 50%葡萄糖。供应相应的电解质，维持水与电解质的平衡。

（3）病情好转后，可喂食或鼻饲法补给营养。

（4）伴有贫血的患者，应输全血。

（5）如发现感染迹象，立即使用抗感染药物。

第四节　常见药物中毒解救

一、巴比妥类中毒

本类药物有：巴比妥、苯巴比妥、戊巴比妥、异戊巴比妥、司可巴比妥、硫喷妥。

1. 中毒原因

临床上常见误服过量或一次性吞服大量巴比妥类药物而引起急性中毒。另外，硫喷妥进行静脉麻醉时，因用量过大或注射过快也可引起急性中毒。

一般苯巴比妥致死量为5g，致死血浆药浓度为8mg/dl；司可巴比妥和戊巴比妥致死量为3g，致死血药浓度为3.5mg/dl。

2. 中毒机制

巴比妥类能抑制丙酮酸氧化酶系统，从而抑制神经细胞的兴奋性，阻断脑干网状结构上行激活系统的传导机能，使整个大脑皮层产生弥漫性的抑制，出现催眠和较弱的镇静作用。稍大剂量则影响条件反射、非条件反射和共济协调等作用。大剂量可直接抑制延脑呼吸中枢，导致呼吸衰竭；抑制血管运动中枢，使周围血管扩张，发生休克。

3. 中毒症状

（1）轻度中毒：表现有头痛、眩晕、嗜睡，推动可以叫醒，反应迟钝，言语不清，动作不协调，判断力及定向力障碍。

（2）中度中毒：患者沉睡或昏迷，反射存在或消失，呼吸正常或略慢，眼球震颤，瞳孔略小，不能言语。

（3）重度中毒：患者出现昏睡或兴奋、谵妄、躁狂、幻觉、惊厥及四肢强直、腱反射亢进、锥体束征阳性，进而昏迷、全身松弛、反射消失、瞳孔缩小及对光反射消失。有呼吸及循环衰竭、严重肝、肾损害等。吸入性肺炎很常见。

4. 中毒解救

（1）清除毒物：应尽早进行洗胃，可用大量温水或1∶2000高锰酸钾溶液洗胃。洗胃完毕后用10～15g硫酸钠导泻。不宜使用硫酸镁，因可加重中枢抑制作用。也可使用活性炭混悬液口服，吸附药物。

（2）保持呼吸道通畅，维护呼吸循环功能：吸氧，必要时采用气管插管或气管切开及应用人工呼吸机。积极纠正低氧血症和酸中毒有利于心血管功能的恢复。

（3）促进毒物排泄：静脉补液，每日3000～4000ml（5%葡萄糖注射液和0.9%氯化钠注射液各半）。碱化尿液以利于毒物的排出。一般给碳酸氢钠较好，首剂给5%碳酸氢钠注射液80ml静脉滴注，以后再以0.5 %的碳酸氢钠注射液维持，使pH值达到8.0为好。静注呋塞米，每次40～80mg，每小时尿量达250ml以上。

（4）透析疗法：严重的中效药物中毒或伴有肾功能不全者，可进行血液或腹膜透析，以排出体内的毒物，纠正高钾血症和酸中毒，降低血中非蛋白氮。

（5）苏醒剂或中枢兴奋剂的应用：有深度昏迷或出现呼吸抑制时，可应用哌甲酯和贝荚格等中枢兴奋药，但应严格掌握用量，以免过量而引起惊厥。也可用纳洛酮 0.4～0.8mg 静脉或肌肉注射，根据病情 20～60min 给药一次。

（6）对症及支持疗法：给予保肝药物和抗生素以防治继发感染。加强护理，密切观察病情变化。

二、酚噻嗪类中毒

本类药物为强安定药，有：氯丙嗪、乙酰普马嗪、奋乃静、三氟拉嗪。

1. 中毒原因

用量过大或误服可致中毒。当一次剂量达 2～4 克时，可有急性中毒反应。

2. 中毒机制

主要作用于网状结构，抑制中枢神经系统多巴胺受体，抑制脑干血管运动和呕吐反射以及阻断 α 肾上腺素能受体，抗组胺及抗胆碱能等作用。

3. 中毒症状

（1）神经系统症状：轻度中毒时有头晕、软弱、无力、表情淡漠、烦躁不安等，重症患者有昏迷、瞳孔缩小、四肢肌力降低、腱反射消失、大小便潴留或失禁、阵发性全身抽搐、呼吸衰竭。

（2）心血管系统症状：面色苍白、血压下降、心动过速，甚至发生休克，呼吸、心跳停止。有心律不齐，ST 段和 T 波变化，个别发生猝死。

（3）消化系统：病人肠蠕动减少，出现腹痛、恶心、呕吐、口干、流涎、黄疸、肝大、肝功能异常。

（4）血液系统症状：多在用药 6～12 周出现粒细胞减少。个别可发生再生障碍性贫血、溶血性贫血及血小板减少。

（5）皮肤过敏反应：过敏患者可出现皮疹、剥脱性皮炎。

4. 中毒解救

（1）中止药物摄入，促进药物排出体外：用温水洗胃，直至胃内回流液澄清为止。并给硫酸钠 10～15g 导泻。补液：静脉输入葡萄糖氯化钠注射液以促进药物排泄。

（2）对症及支持疗法：①昏睡或昏迷者 用利他林 40～100mg 肌肉注射，可重复使用，直至苏醒（伴惊厥者忌用）。②有阵发性全身抽搐时，可用异戊巴比妥钠 0.3～0.5g 溶于葡萄糖氯化钠注射液 20ml 中，静脉慢注。也可用苯巴比妥钠或苯妥英钠注射。如有震颤麻痹综合征可选用盐酸苯海索、氢溴酸东莨菪碱等。③发生直立性低血压时，应让病人平卧，头高脚低位置。积极补充血容量，肌肉注射阿拉明 10mg 或新福林 10mg。④对严重病人（有黄疸、剥脱性皮炎及粒细胞减少症或高热等）可用肾上腺皮质激素治疗，同时可用抗生素。有条件可做腹膜透析或血液透析。⑤防止呼吸衰竭、心律失常，抗休克及保护肝脏，控制感染，加强护理。

三、苯二氮䓬类药物中毒

本类药为弱安定药，常用的有氯氮（chlordiapoxide）、地西泮（diazepam）、硝西泮（nitrazepam）、氟西泮（fiurazepam）及奥沙西泮（oxazepam）。

1. 中毒原因

一次误服大量或长期内服较大剂量可引起中毒。氯氮成人最小致死量为 2g，地西泮中毒血药浓度为0.5～2.0mg/dl，致死血药浓度为5mg/dl。

2. 中毒机制

本类药物主要作用于边缘系统（尤其是杏仁核），其次是间脑。大剂量时能抑制中枢神经系统及心血管系统以及锥体外系功能障碍。

3. 中毒症状

急性中毒时可出现眩晕、头痛、乏力、皮疹、嗜睡、言语含糊不清、运动失调、流涎、震颤、恶心、呕吐、腹泻，反应迟钝等。重者尚有昏迷、血压降低、心率减慢及呼吸抑制或暂停。

长期持续服用可产生依赖性，停药后有戒断症状，表现有抑郁、精神激动、失眠及癫痫发作。

氯氮偶可引起胆汁淤积性黄疸及血管脆性增加。地西泮偶可引起粒细胞减少症。

4. 中毒解救

（1）清除毒物：可用1∶5000高锰酸钾溶液洗胃，用15～30g硫酸钠导泻。

（2）促进毒物排泄：用5%葡萄糖注射液500ml加入维生素C 2.5～5.0g静滴补充液体。给予呋塞米20～40mg肌肉注射或静脉注射。

（3）处理呼吸抑制：呼吸抑制或暂停时给予吸氧、人工呼吸及适时使用呼吸中枢兴奋剂。

（4）其他对症及支持疗法：昏迷者可酌情应用贝美格、哌醋甲酯等，但用量不宜过大，以免引起抽搐，加重脑乏氧。

四、三环类抗抑郁药中毒

三环类抗抑郁药有阿米替林、丙咪嗪、多塞平、氯丙咪嗪等。

1. 中毒原因

一次服用大量药物可引起药物中毒。剂量超过1.0g为严重中毒，致死量为2g以上。

2. 中毒机制

此类药物能抑制大脑神经之间5-羟色胺和去甲肾上腺素的再摄取，使神经键断裂的递质增加浓度，对α肾上腺素受体有阻滞作用。中毒时去甲肾上腺素的再吸收受到抑制，将使心肌去甲肾上腺素排空而导致循环中儿茶酚胺升高。抗胆碱能及奎尼丁样作用将产生心律及传导紊乱。严重者心脏及呼吸受抑制伴有低血压甚至心脏完全阻滞。

3. 中毒症状

（1）常有兴奋激动，体温升高，肌阵挛，躁狂或癫痫发作昏迷等神经系统症状。有口干、出汗、排尿障碍、便秘、眼花等抗胆碱能作用表现。

（2）心血管的毒性作用：表现血压先升高，然后降低，心肌损害，心律失常，以室上性为多。由于本类药物有奎尼丁样作用，有时可发生室性期前收缩、室性心动过速甚至室颤，并伴有传导阻滞。

4. 中毒解救

（1）一般处理：停止使用本类药物，并催吐、洗胃、导泻以排出毒物。

（2）促进毒物排出：用5%葡萄糖、氯化钠、维生素C注射液静脉补液；用呋喃苯胺酸肌肉注射或静脉注射。

（3）抗心律失常治疗：应在心脏监护下严密观察，对严重心律失常，以静脉注射利多卡因首次 50～75mg，随后用 1～4mg/min 静滴。普萘洛尔或溴苄胺也可应用。

（4）纠正低血压：可用晶体或胶体溶液静脉滴注以扩容。必要时可用去甲肾上腺素，该药兴奋 α 受体，具有很强的血管收缩作用。

（5）癫痫治疗：可用苯妥英钠治疗。但地西泮及巴比妥类药物应避免，因有中枢神经和呼吸的抑制作用。

（6）拮抗药物的应用：毒扁豆碱可对抗三环类抗抑郁药的中枢及周围抗胆碱能反应。但易诱发癫痫或严重心动过缓型心律失常。

五、苯妥英钠中毒

1. 中毒原因

苯妥英钠用于抗癫痫及阵发性心律失常。用药过量或误服可引起急性中毒。极量为 1.0g，致死量 2g。

2. 中毒机制

苯妥英钠对大脑皮层运动区有高度选择性的抑制作用。能抑制 5-羟色胺、去甲肾上腺素的释放和单胺氧化酶的活性，能增加抑制性递质 γ-氨基丁酸的含量。改变 K^+、Na^+ 通道，促进 K^+ 外流，延缓 Na^+ 内流。可引起小脑功能障碍、运动失常及末梢神经病。

3. 中毒症状

（1）急性中毒：①以神经系统症状为主，表现眩晕、头痛、复视、眼球震颤、共济失调、伸展性强直、惊厥，意识模糊、嗜睡、幻觉等，严重可致昏迷、呼吸衰竭。②口服者有消化道症状，食欲减退、恶心、呕吐，少数可呕血、便秘。

（2）慢性中毒：①口腔齿龈增生。②急性中毒的部分神经系统状如手颤、共济失调、眼球震颤、语言障碍等。③其他表现，如骨质软化、皮疹、红斑、肝坏死、高血糖等。④可有全血细胞减少性贫血和巨幼红细胞贫血。脑脊液压力增高。

4. 中毒解救

（1）终止用药，排除毒物，可催吐、洗胃、导泻。

（2）促使药物排出：可输液，保护肝、肾功能，防治呼吸衰竭，纠正休克。

（3）控制惊厥：使用谷氨酸及 γ-氨基丁酸促进大脑机能障碍恢复。

（4）口服叶酸和肌注维生素 B_{12} 治疗贫血。

六、卡马西平中毒

1. 中毒症状

（1）呼吸不规则及呼吸抑制。

（2）心律不齐、血压升高或降低、休克或传导紊乱，一般不常见，只有当服用量达 60g 时才会出现。

（3）意识丧失、昏迷或躁动，肌肉痉挛、震颤、窒息、角弓反张、共济失调、瞳孔散大、眼球震颤、先反射亢进，后迟钝。

（4）胃肠道症状有恶心、呕吐。

（5）其他有无尿或少尿、尿潴留、心电图可出现异常。

2. 中毒解救

（1）应立即催吐和洗胃，尽量减少毒物的吸收。从胃管中灌入活性炭混悬液以吸附肠道中的药物。

（2）输液利尿以加速排泄。

（3）严重呼吸抑制者，需作气管插管，给氧并行人工呼吸。病人出现血压下降或休克时，可抬高下肢，并用升压药。

（4）惊厥者可用地西泮或巴比妥类药物。

（5）在严重中毒者血药浓度超过中毒或致死浓度并有肾衰竭时可考虑血液透析。儿童严重中毒者可能需要换血疗法。

七、异烟肼中毒

1. 中毒症状

异烟肼急性中毒后，其潜伏期约为1～2小时，2～3小时达高峰。中毒的表现有头晕、乏力、呕吐、流涎、多汗、嗜睡、动作迟钝、烦躁不安、痛觉过敏、肌纤维震颤、平衡障碍、排尿困难、发绀、精神异常等。严重者可发生强直性痉挛或惊厥、抽搐、昏迷、高热、肺水肿、代谢性酸中毒以及中毒性肝病、氮质血症等。最终死于呼吸、循环衰竭。

2. 中毒救治

（1）口服中毒者，立即用1∶5000高锰酸钾溶液或清水反复洗胃，然后给予硫酸镁或硫酸钠导泻。

（2）及早大剂量使用异烟肼拮抗剂维生素B_6。一旦确诊，即应从静脉注入足量的维生素B_6，目前多主张用1g维生素B_6对抗1g异烟肼。有人采用首剂1g维生素B_6加入10%葡萄糖注射液100ml中静脉滴注。一般应维持用药3～5日，直至中毒症状完全消失。

（3）静脉输入葡萄糖氯化钠及碳酸氢钠注射液，1日1次，但应严格掌握输入速度，以防肺水肿。

（4）有癫痫大发作时，应给予苯妥英钠0.1g及苯巴比妥30mg口服，1日3次，同时给予口服谷氨酸1～3g及γ-氨基丁酸0.5～1g，1日3次。严重者可用28.75%谷氨酸钠80～100mg或γ-氨基丁酸1～2g静滴。

（5）有脑水肿时，应给予高渗葡萄糖及甘露醇等脱水剂，并给予呋塞米肌注。

八、氨茶碱中毒

1. 中毒症状

烦躁不安、呕吐、抽搐、休克昏迷或呼吸衰竭。

2. 中毒解救

首先应洗胃导泻。有抽搐时用脱水剂。但不能用麻黄素、咖啡因或尼可刹米。

九、六神丸中毒

1. 中毒原因

因滥用六神丸而发生过量中毒。多为新生儿及小儿滥用且过量所致。

2. 中毒机制

蟾酥毒、蟾酥素等均有强心作用，但是容易引起心脏传导阻滞，表现为心动过缓和心律不齐；蟾酥素有催吐作用，可引起频繁的呕吐。朱砂含有硫化汞和雄黄，对心脏、肝脏、肾脏均有毒性，可以造成这些脏器功能损害。

3. 中毒症状

（1）临床表现有恶心、呕吐、腹痛、腹泻等消化道刺激症状。

（2）呼吸急促、气喘或呼吸不规则，双肺有痰鸣音及湿啰音，乃至呼吸衰竭等呼吸系统反应。

（3）脉弱缓、心音低、心率慢、窦性心动过缓、束支传导阻滞、房室传导阻滞，严重者出现心房纤颤等心血管功能障碍。

（4）部分患者可出现烦躁不安、嗜睡、痉挛、惊厥等神经系统反应。软腭麻痹：一咽喉疼痛患者，服六神丸二次，每次一管（30 粒）后，即感吞咽费力，进食喝水呛咳，两天后饭水均不能进，痰量增加，说话出现腔音，经神经科检查诊断为六神丸致软腭部位麻痹。

（5）过敏性休克：有报告内服六神丸后出现皮肤奇痒、烦躁不安，继则口唇及四肢麻木、面色苍白、四肢湿冷、恶心呕吐、心悸昏睡。

（6）过敏性药疹：主要表现为荨麻疹、固定性药疹、药物性皮炎等症状。

（7）局限性血管神经水肿：常表现为面部或喉头等部位出现水肿。

（8）过敏性紫癜：服六神丸后见面、颈、四肢等部位出现红色斑点或皮下出血点，继则转为紫癜。

（9）全身脱毛：有人报告一例口服同时外搽六神丸后，出现瘙痒、药疹，继见头发、眉毛、胡须及全身毛发脱落。

（10）接触性皮炎：用六神丸研末外搽后，见搽药部位出现瘙痒、红斑、丘疹、水肿、水疱等多形性皮疹。

十、阿片类中毒

阿片（opium）含有 25 种以上的生物碱，统称为阿片生物碱类，其中含吗啡约 10%左右，可待因为 0.5%，罂粟碱约 10%。阿片类药物具有强力镇痛作用。

1. 中毒原因

由于一次误用或多次反复应用上述药物可引起中毒。特别是长期应用易引起欣快感和成瘾，故患者一旦停药则产生戒断症状。吗啡中毒量为 0.06g，致死量为 0.25～0.3g。可待因中毒量为 0.2g，致死量为 0.8g。阿片致死量为 1.5～2.0g。

2. 中毒机制

吗啡对中枢神经系统有先兴奋后抑制，以抑制为主及抑制大脑皮质高级中枢的作用，抑制延脑呼吸中枢，产生呼吸抑制；兴奋延脑催吐化学感受区，产生恶心、呕吐；吗啡与中脑盖前核的阿片受体结合，兴奋动眼神经缩瞳核而产生针尖样瞳孔。吗啡兴奋胃肠道平滑肌和括约肌，减低肠管蠕动产生便秘，对胆管、输尿管及支气管平滑肌也有收缩作用，而产生胆绞痛、排尿困难等。大剂量吗啡还可抑制延髓血管运动中枢和释放组胺，引起外周血管扩张，血压下降和心动过缓。

3. 中毒症状

（1）急性中毒：①轻度中毒：头痛、头晕、恶心、呕吐、颜面潮红、心动过速、兴奋或抑制、口渴、呼吸有阿片味，肌张力先增强而后弛缓、出汗、皮肤发痒、幻想、便秘、尿潴留及血糖增高等。②重度中毒：面色苍白、发绀、肌肉无力、昏睡、呼吸深而慢、惊厥、牙关紧闭和角弓反张等，进一步出现呼吸浅慢、叹息样呼吸或潮式呼吸、肺水肿、发绀、瞳孔极度缩小，迅速进入昏迷状态；继而发生脉速弱而不规则、皮肤苍白、湿冷等休克现象及瞳孔扩大等，患者最终由于呼吸中枢麻痹而死亡。

恢复期有疲惫感、顽固性便秘及尿潴留。

（2）慢性中毒：当持续应用或经过一个短时间后（一周～1个月或更久），容易发生成瘾性，主要表现为眩晕、食欲缺乏、恶心、呕吐、便秘，身体日见消瘦、胃肠障碍，性功能减退、血管损害、皮疹、出汗、皮肤或肌肉松弛等。成瘾的患者，一旦突然停药，则可出现“戒断症状”，如呕吐、腹泻、流泪、流涕、肌肉酸痛、不安、恐惧，甚至虚脱等表现。

4. 中毒解救

（1）清除毒物：如误服中毒可用碘酊1ml加水500ml自胃管缓慢注入，用1：2000～1：5000高锰酸钾溶液或药用炭混悬液洗胃。然后用5％硫酸钠液60ml灌入导泻。

（2）保持呼吸道通畅：必要时行气管切开或气管插管，使用人工呼吸机。应用呼吸中枢兴奋剂尼可刹米、山梗菜碱、二甲弗林等联合应用或交替使用。

（3）吗啡拮抗剂的应用：纳洛酮（naloxone）肌注或静注，每次0.4～0.8mg，具有极强的对抗吗啡的呼吸抑制和催醒作用。也可应用丙烯吗啡（nalorphine），对抗吗啡的作用，肌注或静注5～10mg，必要时间隔10～15分钟重复注射。总量不超过40mg。严重中毒时每次剂量可酌情增加。

（4）对症及支持疗法：注意保温，应用抗生素控制感染，维持水、电解质及酸碱平衡，加强护理及其他对症和支持疗法。

十一、阿托品类药物中毒

1. 中毒原因

过量治疗或误服阿托品类制剂可致中毒。成人量为5～10mg，最小致死量为80～130mg。

2. 中毒机制

颠茄生物碱为抗毒蕈碱样胆碱能反应系统的药物，能阻断许多胆碱能节后纤维引起的反应。

阿托品可轻度兴奋高级神经中枢、下丘脑和延髓，特别是运动和言语机能。大剂量时对中枢神经则由兴奋转入抑制。阿托品能对抗胆碱类药物引的血管扩张和血压骤降。

东莨菪碱具有安定镇静作用，可兴奋呼吸中枢。阿托品和东莨菪碱对汗腺、唾液腺、泪腺、支气管腺等有强烈抑制分泌作用；使虹膜括约肌及睫状肌对胆碱能神经不起作用，引起瞳孔扩大、眼压升高和调节麻痹。

3. 中毒症状

（1）轻度中毒：阿托品或颠茄中毒时，患者常表现为皮肤干燥潮红，咽喉干燥、充血、瞳孔扩大，老年者有排尿困难。

（2）重度中毒：脉速，体温升高可达40℃以上，多语、哭笑无常、意识障碍、定向力丧失、谵妄、强直性或阵发性抽搐，最后出现昏迷、血压下降、呼吸麻痹等危重征象。

4. 中毒解救

（1）促使体内药物排出：立即皮下注射阿扑吗啡5mg催吐。用2％～4％鞣酸溶液或浓茶洗胃，经胃管给50％硫酸镁溶液60ml导泻。

（2）使用拮抗药：毒扁豆碱1～4mg静脉缓慢注射，每分钟不宜超过1mg。每1～2小时可重复1次。严重中毒可试用毛果芸香碱每次5～10mg，每隔5～15分钟皮下注射1次，至症状减轻为止。新斯的明肌注，成人每次0.5～1mg，，每3～4小时1次。

(3) 对症治疗：① 如狂躁、惊厥时可选用氯丙嗪 25～50mg 肌注，或 10%水合氯醛 10～20ml 保留灌肠。②在中枢抑制期可酌用兴奋剂如硫酸苯丙胺或苯甲酸钠咖啡因等防治休克和呼吸衰竭。③高热者给以物理降温。④尿潴留时及时导尿。

十二、毒扁豆碱与新斯的明中毒

1. 中毒原因

毒扁豆碱（physostigminum），常用其水杨酸盐。主要用其 0.2%～0.55%滴眼液点眼，应用于青光眼，调节肌麻痹等。毒扁豆碱致死量为 0.2g。

新斯的明（neostigmine）是人工合成的胆碱酯酶抑制剂。主要用于治疗重症无力、功能性肠麻痹、尿潴留、阵发心动过速等。新斯的明致死量为 0.2～0.4g。

2. 中毒机制

通过其抑制胆碱酯酶的作用，使胆碱能神经末梢释放的乙酰胆碱免遭分解，而在组织中积聚，产生拟乙酰胆碱作用。也有烟碱样及毒蕈碱样作用，后者能促进胆碱活性产生一些不良反应。另外，过量可产生心肌纤维自发收缩，随后出现随意肌麻痹。

3. 中毒症状

(1) 毒蕈碱样作用：恶心、呕吐、腹痛、腹泻、胃肠蠕动增加、流涎、流泪、多汗、呼吸道分泌物增多、呼吸困难、瞳孔缩小。

(2) 中枢神经系统症状：先兴奋后抑制，患者有眩晕、不安、共济失调、震颤、惊厥、呼吸困难、肺水肿、心跳减弱、血压下降、皮肤灰色、湿冷，最后发生中枢性呼吸衰竭和循环衰竭。

4. 中毒解救

(1) 清除毒物：若系吞服，可用 1∶5000 高锰酸钾溶液或 1%碳酸氢钠溶液洗胃，硫酸镁导泻，然后内服浓茶或鞣酸（1g 溶于 60ml 水内），并静脉输液促进排泄。

(2) 拮抗药应用：①应用阿托品，首次剂量 1～2mg 静注，以后每 10～20 分钟重复一次，直至瞳孔扩大、心跳增加和疼痛缓解为止。②碘解磷定可恢复被抑制胆碱酯酶的活性，可消除骨骼肌的抽搐。

(3) 对症治疗：①氧气吸入。呼吸衰竭时，行人工呼吸。②抽搐或惊厥者给地西泮 10mg 肌注或加入输液中静脉滴注。忌用对呼吸抑制较强的镇静剂。③抗休克和防治肺部感染。

十三、毛果芸香碱中毒

1. 中毒原因

毛果芸香碱（pilocarpine），常用其硝酸盐。主要用作治疗青光眼。误用或过量应用引起中毒。

2. 中毒机制

毛果芸香碱属节后拟胆碱药，能直接兴奋 M 胆碱受体，产生 M 胆碱作用（毒蕈碱样作用），大剂量也可产生烟碱样作用。同时尚有兴奋交感神经节和促进肾上腺素释放的作用。

3. 中毒症状

(1) 毒蕈碱样作用：最初为大量出汗、流涎、流泪，继之上腹部酸痛、恶心、呕吐、腹泻、里急后重、瞳孔缩小、视觉调节机能痉挛、视物模糊、呼吸困难、哮喘、肺水肿、抽搐、昏迷。

（2）心血管系统症状：由于迷走神经及毛果芸香碱对心脏的直接影响，产生动脉扩张、心脏抑制、心跳减慢减弱、血压下降，最后终因呼吸衰竭和心脏停搏而死亡。

4. 中毒解救

治疗同新斯的明中毒。

十四、强心苷类中毒

临床常用的强心苷有：洋地黄、洋地黄毒苷、地高辛、毛花苷丙及毒毛花苷 K 等。是一类选择性地作用于心脏、加强心肌收缩力的一类药物。

1. 中毒原因

强心苷的安全范围小，一般治疗量已接近中毒量的 60%。强心苷类药物治疗量的个体差异很大。强心苷类引起的胃肠道中毒症状和心力衰竭的症状相似，有时不易区分。在用药期使用排钾利尿药、肾上腺皮质激素、钙剂、肾上腺素、麻黄素和泻药等时，均可诱发强心苷中毒。

洋地黄的致死量一般为 2～2.5g；洋地黄毒苷生物利用度达 100%，中毒量血药浓度为 45ng/ml，一般成人致死量最小为 3mg；地高辛生物利用度约 60%～80%，中毒量血药浓度为 3ng/ml，一般成人最小致死量为 10mg；毛花苷丙一般成人最小致死量为 15mg；毒毛花苷 K 一般成人致死量为 10mg。

2. 中毒机制

中毒量的强心苷严重抑制 Na^+，K^+－ATP 酶活性，使复极时细胞内钠离子堆积，钾离子丧失，难以保持细胞膜静息电位，因而房室交界处和希-浦顷野系统舒张期除极加强，导致心肌细胞自律性增高，传导速度减慢，易于引起多种心律失常。

洋地黄中毒量则使窦房结自律性明显降低，下级起搏点自律性增强，窦房和房室间及房内传导减慢，心房肌、房室结和心室肌不应期延长。中毒量所引起的电生理改变可为冲动形成异常、冲动传导异常或两者联合的心律失常的基础。

3. 中毒症状

（1）胃肠道反应：食欲缺乏、恶心、呕吐，应与心力衰竭本身或药物引起的胃肠道反应鉴别。

（2）心律失常：强心苷中毒可引起各种心律失常。应用强心苷过程中心律突然转变是诊断中毒的重要依据。强心苷类中毒具有诊断价值的特征性心律失常为：①多源性室性过早搏动呈二联律，特别是发生在房颤基础上的房颤伴完全性房室传导阻滞与房室交接处心律；②房颤伴加速的交接处性自主心律呈干扰性房室分离；③房颤伴频发的交接处性逸搏或短阵交接处性心律；④房性心动过速伴房室传导阻滞；⑤双向性交接处性或室速和双重性心动过速。

不同程度的窦房和房室传导阻滞也颇常见。应用强心苷过程中窦性心律转为房性心动过速伴有房室传导阻滞是中毒的特征性表现。

（3）神经系统表现：可有头痛、失眠、忧郁、眩晕甚至神志错乱。

（4）视觉改变：可出现黄视或绿视。

4. 中毒解救

（1）停药：诊断后立即停药。

（2）洗胃及导泻：在服药 8 小时内必须洗胃。绝对保持病人静卧，注意保温。

（3）寻找中毒的诱因：如系低血钾诱发的心律失常除补钾外，应停用排钾利尿药。补充钾盐、降低血钙浓度，以控制异位自律性增高所引起的心律失常。根据中毒程度可口服氯化钾，每 4 小时 1 次，每次 1g；或静滴氯化钾 1.5～3.0g，溶于 5%葡萄糖注射液 500ml 中。用依地酸二钠 600mg 溶于 5%葡萄糖注射液 250ml 内静滴，以降低血清钙浓度，减轻洋地黄的毒性作用。

（4）特殊药物治疗：①苯妥英钠能降低异位自律性又不抑制房室传导，且能加快已受抑制的房室传导，故更为适用。首剂量 125～250mg（加注射用水 20ml 稀释）静脉注射，2～3 分钟注完。无效时可每 5～10 分钟静注 100mg，共 2～3 次。心律复转后可每 6 小时口服 50～100mg，维持 2～3 天。该药不仅用于重度过速型心律失常者、室性期前收缩、室性心动过速，而且用于治疗并发传导阻滞的强心苷中毒者。②利多卡因可治疗强心苷引起的室性心动过速和心室纤颤。窦性心动过缓，宜用阿托品治疗。③洋地黄特异性抗体的应用：此抗体可使常规治疗无效的各种致命性心律失常有特效，且作用迅速可靠。特异抗体与强心苷有极高亲和力，能使强心苷脱离 Na^+，K^+-ATP 酶而解除毒性，使中毒所引起的严重心律失常迅速消失，但偶见心力衰竭加重的副作用。

（5）支持疗法及对症处理吸氧。烦躁不安时，可给予适量镇静剂。

十五、水杨酸类中毒

1. 中毒原因

长期大量使用或一次大量吞服，可发生急性中毒。水杨酸钠和阿司匹林致死量为 30～40g。

2. 中毒机制

①中毒剂量水杨酸类对中枢神经系统先兴奋后抑制，甚至产生脑水肿。②刺激呼吸中枢，产生过度换气可引起呼吸性碱中毒及其后的代谢性酸中毒。③直接作用于血管平滑肌，使周围血管张力降低，同时抑制血管运动中枢而引起循环衰竭。④抑制环氧化酶，抑制血小板聚集及减少凝血酶原合成，可引起全身出血。⑤对消化道有直接刺激作用，可引起糜烂、出血甚至穿孔。

3. 中毒症状

- 胃内灼痛、恶心、呕吐、呕血或黑便，肝大、黄疸；
- 头痛、头晕、耳鸣、听觉障碍；
- 大量出汗、面色潮红、口渴、粘膜出血；
- 脉快、呼吸深快、烦躁不安、精神错乱、抽搐、昏迷、休克及呼吸衰竭。

4. 中毒解救

（1）清除毒物：用温水或 2%碳酸氢钠溶液洗胃，注入硫酸镁导泻。

（2）加速排泄：可给予 5%～10%葡萄糖注射液及氯化钠注射液，加入适量碳酸氢钠使尿液碱化，促其排泄。有条件可行血液透析疗法。

（3）对症及支持疗法：有出血者可给予大剂量维生素 K_3 静脉注射。输新鲜血液。高热者给予物理降温。注意维持水、电解质及酸碱平衡，维持呼吸、循环功能，控制感染，加强护理等。

第五节 其他类中毒解救

一、乙醇中毒

酒为主要饮料之一，含乙醇量各有不同，如麦制烧酒为40%～51%，高粱曲酒为40%～60%，白兰地为48%～54%，葡萄酒为18%～23%，啤酒为3%～15%。

1. 中毒原因

急性乙醇中毒多是酗酒暴饮所致。

2. 中毒机制

乙醇主要作用于中枢神经系统，它具有抑制大脑皮层和呼吸中枢的作用，能够麻痹延脑及心脏，而呼吸中枢被抑制可导致死亡。

3. 中毒症状

兴奋期：说话天真，时哭时笑，喜怒无常，狂躁不安。

共济失调期：语无伦次，口齿不清，动作不协调，身体失去平衡，精神错乱。

昏迷期：脸色苍白，皮肤湿冷，脉搏快速，瞳孔散大，昏睡不醒。

4. 中毒解救

(1) 用碳酸氢钠溶液或生理盐水反复洗胃。

(2) 对于过度兴奋，烦躁不安状况，可小剂量注射弱安定药。

(3) 静脉输液，加促乙醇的排泄，同时给予小剂量胰岛素、维生素 B_6 促进乙醇的氧化消除。

(4) 呼吸抑制者可注射山梗菜碱或咖啡因、尼可刹米，或者两种中枢兴奋药交替使用。

(5) 血压降低时给予升压药和其他抗休克治疗。

(6) 脑水肿导致颅内压增高时，采用脱水疗法。

二、氰化物中毒

1. 中毒原因

苦杏仁、桃、梅、樱桃、枇杷、白果等核仁中含有氰苷类，误食后在消化道内水解释出 CN^-，引起中毒。工业用氰化物污染中毒。致死量 HCN 为 50～110mg，NaCN 为 150～250mg，KCN 为 200～250mg。

2. 中毒机制

CN^- 与细胞线粒体内的细胞色素氧化酶结合，抑制其功能，严重阻碍有氧代谢进行，使细胞不能利用血中氧，导致细胞内窒息。开始表现兴奋，继而转入麻痹，危及生命。

3. 中毒症状

氰化物毒性极强，作用极速。当摄入量较大时，会引起“闪电式”骤死，中毒者在10～60秒内突然尖叫昏倒，意识丧失，瞳孔散大，呼吸困难，出现强直性及阵发性痉挛，2～3分钟内呼吸停止而死亡。

4. 中毒救治

(1) 亚硝酸异戊酯：可使血红蛋白迅速氧化为高铁血红蛋白，与 CN^- 结合成氰化高铁血红蛋白，避免 CN^- 对细胞色素氧化酶的抑制。但氰化高铁血红蛋白性质不够稳定，可重新释

放出 CN^-，所以必须再用硫代硫酸钠注射液，使结合成几乎无毒的硫氰化物由尿液排出体外。亚硝酸异戊酯安瓿，0.2ml 呼吸道吸入。如用量过大，高铁血红蛋白形成过多，可致缺氧。为安全计在用过本品以后，尚须静注 50%硫代硫酸钠注射液 25～50ml，必要时，半小时后再注射一半剂量，在体内转硫酶的作用下，使游离的和已与高铁血红蛋白结合的氰离子变为无毒的硫氰基化合物而排出体外。

(2) 亚硝酸钠注射液：按 5～12mg/kg 体重静注，10 分钟内注完。作用同亚硝酸异戊酯，但作用较缓慢而持久。

(3) 亚甲蓝：高浓度每次 5～10 mg/kg 体重，能使血红蛋白氧化为高铁血红蛋白，继后再用硫代硫酸钠。

(4) 硫代硫酸钠：可与 CN^- 结合成几乎无毒的硫氰酸钠，由尿中排出。口服者用 5%硫代硫酸钠洗胃，洗胃后放置 10g 于胃中。静注 25%～50%注射液 50ml，10 分钟注完。

三、重金属中毒

1. 中毒原因

常见的有砷中毒、铅中毒、汞中毒、Fe^{3+} 中毒、铝中毒、金中毒、锑、铬、镉中毒、放射性金属离子中毒。

2. 中毒机制

重金属离子主要是与体内细胞酶蛋白中的巯基（-SH）结合，抑制酶的活动，使丙酮酸氧化酶活性受到抑制，引起中毒反应。

3. 中毒解救

金属解毒剂，分子结构中含有活性基，与重金属离子有强大的亲和力，可夺取已与组织酶系统结合的金属离子，形成一种较稳定的复合物，从尿排出，使组织细胞中的巯基酶系统功能得以恢复，达到解毒目的。

(1) 二巯基丙醇（BAL）：砷、铅中毒时，第 1～2 日每 4 小时肌注 3～5mg/kg；第 3 日每 6 小时肌注 1 次；第 4 日每 12 小时注射 1 次，至恢复为止。抢救铅中毒时应与 EDTA-Na_2Ca（8mg/kg 静注）合用，以提高疗效。

无机汞中毒时第 1～2 日肌注 5mg/kg，每 4 小时一次，第 3 日每 12 小时一次，连续 12 天。慢性汞中毒可口服青霉胺或 N-乙酰青霉胺 250～500mg，1 天 4 次，连服 10 天。

(2) 二巯基丙磺酸钠：对急性砷、汞中毒解救效果较显著。第 1 天每次注射 250mg，每 6～8 小时 1 次，第 2 天每 8～12 小时 1 次，以后每天 1～2 次，连续 5～7 天。不良反应有恶心、头痛、头晕、心动过速等，一般很快消失。少数病人有皮疹、药热等过敏反应。

(3) 二巯基丁二酸钠（Na-DMS）：主要用于砷、汞中毒抢救，解毒力强、效果较好，口服胶囊和注射液起效时间相当。口服一次 0.5g，1 日 3 次，连服 3 天，停药 4 天为一个疗程，一般用 3 个疗程。不良反应少，有轻微口臭，腹胀、恶心、呕吐、无力、关节酸痛等。

(4) 依地酸钠钙（$CaNa_2EDTA$）：可与重金属形成低毒的螯合物，主要用于铅中毒。用本品 1g 溶于 5%葡萄糖注射液中静脉滴注。每次按 30～40mg/kg，一天 2 次，连续 3～5 天，停药 2 天为一个疗程。不良反应轻微，有乏力、口渴、发热、头痛等。

四、有机磷农药中毒

有机磷农药如 1605、1059、3911、乐果、敌百虫、敌敌畏等和有机磷毒剂如沙林、塔朋等。

1. 中毒原因

主要通过呼吸道、消化道或皮肤三个途径进入人体引起中毒。

2. 中毒机制

有机磷农药的含磷基团可与体内胆碱酯酶的活性中心酯解部分结合，并形成磷酰化胆碱酯酶，使胆碱酯酶失去分解乙酰胆碱的能力，导致乙酰胆碱在体内大量蓄积，引起中毒。若不及时抢救，酶在几分钟或几小时内就会“老化”，生成更稳定的单烷氧基磷酰化胆碱酯酶。

3. 中毒症状

毒蕈碱（M）样症状：流涎、流泪、流涕、多汗、恶心、呕吐、腹痛、腹泻、瞳孔缩小、视物模糊、呼吸困难、甚至大小便失禁等。

烟碱（N）样症状：骨骼肌兴奋性增高、肌震颤、甚至发生惊厥；严重中毒时可出现神经节兴奋现象，如心跳加快，血压升高；最后转入抑制，出现血压下降，甚至休克。

中枢神经系统症状：头痛、头晕、兴奋不安、躁动、谵语，严重中毒时，转入抑制，出现昏迷，呼吸中枢麻痹。

4. 中毒救治

（1）尽早用药：有机磷农药中毒病势凶猛、发展快，同时中毒酶有“老化”过程，所以抢救用药愈早效果愈好。

（2）合并用药：目前还没有一种解毒药能同时对抗上述三类症状，早期使用几种不同的抗胆碱药组成的急救复方才能有效地全面对抗有机磷中毒症状。抗胆碱药能对抗 M 样中毒症状，胆碱酯酶活化剂能使中毒酶重新活化，并能对抗 N 样中毒症状，两者合用疗效更好。

（3）首次足量：抗胆碱药的足量指标是：用药后，M 样中毒症状迅速消失或出现轻度阿托品反应（心率 90～100 次/分钟，口干和皮肤干燥）。胆碱酯酶重活化剂的足量指标是：用药后，N 样中毒症状如肌颤，呼吸肌麻痹消失，全血胆碱酯酶活性恢复至正常值的50%～60%，红细胞乙酰胆碱酯酶活性恢复至正常值的 30%以上。

（4）重复用药：有机磷毒物在体内作用时间较长，而解毒药作用时间较短，如阿托品 $t_{1/2}$ 为 2 小时，酶重活化剂 $t_{1/2}$ 为 1～1.5 小时，故必须重复用药，以巩固疗效。

胆碱酯酶重活化剂为肟类重活化剂，包括碘解磷定（PAM－I），氯磷定（PAM－Cl）、双复磷（DMD_4）、双解磷（TMB_4），分子中含季铵基和肟基。季铵基能与磷酰化胆碱酯酶的阴离子部位通过静电引力结合，使肟基部位与磷酰基接近；而肟基和磷酰化胆碱酯酶的磷亲和力较强，结合形成磷酰肟，从中毒酶上脱落下来，使胆碱酯酶游离出来，恢复其水解 Ach 的活性。肟类重活化剂还有对抗有机磷毒物中毒引起的肌颤、肌无力和肌麻痹的作用，尚有较弱的拮抗 Ach 的作用。

碘解磷定静注每次 0.4～1g，静脉滴注每次 1～2g 加入氯化钠注射液 500～1000ml 中。不可与碱性药物配伍，否则会水解产生剧毒氰化物。对 1605、1059 等解毒疗效较好，而对敌敌畏、敌百虫、乐果、马拉硫磷的解毒效果较差。不良反应有：静注速度过快可引起头痛、头晕、乏力、恶心、呕吐、视物模糊，心动过速等；剂量过大可抑制神经肌肉活动，甚至导致神经中枢抑制。

氯磷定对乐果解毒疗效不明显。轻度中毒：肌注 0.25～0.5g，必要时 2～4 小时重复 1 次。中度中毒：肌注 0.5～0.75g，根据需要 2 小时后再肌注 0.5g 共 2～3 次；静滴每小时 0.25g 共 4～6 小时，合用阿托品或山莨菪碱。重度中毒：静注 1g 用注射用水稀释成 20ml，

10 分钟注完；0.5～1 小时后症状若无改善，再重复注射 0.75～1g，以后改为静滴，每小时不超过 0.5g。合用阿托品或山莨菪碱。不良反应有轻度头痛、头晕、恶心等，不久可自行消失。

阿托品：为抗胆碱药，阻断 Ach 与受体的结合。

轻度中毒：肌注或口服 1mg，必要时 1～2 小时后重复应用；阿托品化后，每 4～6 小时给予 0.3～0.6mg。

中度中毒：肌注或静注 1～3mg，每 15～30 分钟重复 1 次；阿托品化后，每 4～6 小时肌注 0.5～1mg。

重度中毒：静注 3～5mg（危重病人可加至 10mg），以后每 5 分钟重复 1 次；阿托品化后，每 0.5～1 小时肌注 0.5～2mg，病情好转后减量，并延长间隔时间，维持 8～24 小时。与酶重活化剂合用时，第二次注射时应减半。阿托品的最低致死量成人为 80～130mg，儿童约为 10mg。故在抢救时应针对病情及个体对阿托品的反应性灵活掌握，使阿托品达到足量而不过量。谨防阿托品中毒现象。

五、有机氟农药中毒

1. 中毒机制

氟乙酰胺（敌蚜胺）进入机体后，脱去胺生成毒性较强的氟乙酸。氟乙酸与三羧酸循环中的枸橼酸结合形成氟枸橼酸，抑制乌头酸酶，使由葡萄糖生成的枸橼酸不能更多的氧化，造成代谢障碍，并导致低钙血症，对心脏有明显的损伤，出现神经系统中毒症状。

2. 中毒解救

乙酰胺（解氟灵）是有机氟农药中毒的有效解毒剂，在体内与氟乙酰胺争夺酰胺酶，使氟乙酰胺不能脱去胺变成氟乙酸，阻断其对三羧酸循环的影响，解除中毒症状。肌注每次 2.5～5g，每日 2～4 次，首次剂量须达全日总量的 1/2，连续 5～7 天。不良反应少而轻，为避免注射局部疼痛，常与普鲁卡因同时使用。

六、拟除虫菊酯类杀虫剂中毒

常用的有氰戊菊酯、溴氰菊酯（敌杀死）等。

1. 中毒机制

影响神经细胞膜的通透性，主要是 Na^+ 通道，使去极化延长，导致巨大的去极化后电位及重复去极化，出现以神经系统障碍为主的全身中毒症状。使 GABA 失去对大脑的抑制作用。使 Ach 含量发生改变，影响胆碱能神经的传递。

2. 中毒解救

（1）唛酚生：为中枢性肌肉松弛剂。可选择性抑制脊髓的多突触中间神经元，阻止进入细胞的 Na^+ 离子流，改变细胞膜兴奋性等作用。唛酚生 $t_{1/2}$ 较短，必须持续静脉滴注或重复静脉给药。

（2）贝克洛芬：可抑制脊髓运动神经元及中间神经元的单突触和多突触通路的兴奋。每次 10mg，每日 2 次，连续 5 天。

（3）葛根素：静滴 5mg/kg，第 1 日 4～6 次，24 小时总量不超过 20mg/kg，第 2 日 1～2次，直到症状全部消失为止。

七、氨基甲酸酯类中毒

1. 中毒症状

一般有头晕、头痛、乏力、恶心、呕吐、流涎、多汗、瞳孔缩小。严重者可出现呼吸困难，肌颤、腹痛、腹泻、意识障碍、抽搐、惊厥、发绀、昏迷、大小便失禁等。皮肤接触可致局部炎症反应，出现风疹块，瘙痒，日后皮肤留下色素沉着。

2. 中毒解救

迅速脱离中毒环境，除去染毒衣物，用肥皂水或2%碳酸氢钠清洗染毒部位，口服中毒者，立即用2%碳酸氢钠溶液洗胃，然后注入50%硫酸钠50ml导泻。

及早使用拮抗剂，如阿托品类药物，重症者应达阿托品化。东莨菪碱对氨基甲酸酯类中毒的治疗效果优于阿托品。

对症治疗及防治并发症，中毒严重者可选用糖皮质激素。

救治过程中，禁止使用肟类复能剂，因其可抑制胆碱酯酶活性自然恢复，降低阿托品类药物疗效。

八、抗凝血类灭鼠药中毒

1. 中毒机制

这类药物的毒理主要是破坏凝血功能及损伤微小血管，引起内出血等。

2. 中毒症状

一般在食后第三天（数小时乃至20天）开始出现恶心、呕吐、食欲减退及精神不振，其后可发生鼻出血、齿龈出血、皮肤紫癜、咯血、便血、尿血等，并可有关节痛、腹痛及低热等。严重者可发生休克。

皮肤紫癜四肢多于躯干，呈斑丘疹及瘤疹状，圆形及多形性，直径约为0.3～0.5cm。颜色为淡红到深紫色，压之不退色，疹周围呈凹陷性水肿。患者可有贫血，出、凝血时间及凝血酶原时间均延长。

3. 中毒救治

对口服中毒者，立即催吐、洗胃及导泻。维生素K_1有特效。静脉注射维生素K_1，每次10～20mg，每日3次，持续3～5日。重症首次注射后，继以静脉滴注50mg，同时输血。给予足量维生素C及可的松类激素。其他止血药如维生素K_3、氨甲苯酸等均无效。

九、蛇毒中毒

1. 中毒机制

蛇毒是毒蛇的唇上腺分泌物，含有多种具有高度生物活性的多肽类物质。含神经毒、肌肉毒、心脏毒、肾脏毒及多种血液毒。现知各种蛇毒中至少有27种酶。

毒蛇通过毒牙的导管或纵沟浸入患者伤口，多数经淋巴循环吸收而出现神经系统、循环系统和造血系统的中毒症状。

2. 毒蛇咬伤的急救措施

在被毒蛇咬伤后立即对伤口部位进行结扎，在伤口上方施以能阻断淋巴和静脉回流的松扎，至少在1小时内血液蛇毒浓度不致上升。

拭去皮肤表面的残毒后，用小刀纵向切开伤口0.5～1cm，用口吸出毒血后吐去。

局部用药，用5%EDTA－2Na100～200ml冲洗伤口，可抑制蛇毒中蛋白质水解酶的活性，减轻局部组织坏死。用呋喃西林溶液或高锰酸钾溶液（1∶500）湿敷伤口，或将半边莲、芙蓉叶或花洗净加少许食盐捣碎外敷。

抗蛇毒血清是唯一的特异性解毒药。早期临床应用能迅速中止中毒症状发展，防止内部器官受损，当蛇毒尚未和靶器官结合时，足量的抗蛇毒血清可以对抗若干倍致死量的蛇毒，否则加倍应用抗蛇毒血清也无法解除已经发生的中毒反应，对已经在组织形态学上受损的脏器无济于救。一般认为，在致死时间的前2/3内静脉注射足量的抗蛇毒血清多能挽救病人的生命。

如能确定毒蛇种类及毒素性质，可用单价血清。单价血清只对同类毒蛇咬伤有效，一般单价血清较多价血清效果好。如不能确定何种毒蛇咬伤，最好用多价血清，其治疗谱可以相应扩大，但疗效较弱。用前做皮肤过敏试验，用后注意血清病反应。在伤口周围以一个剂量作皮下及肌肉浸润注射；若有全身症状，再以一个剂量肌注或静注，视病情轻重，每4～6小时注射一次，总量不超过5个剂量。

南通季得胜蛇药片：适于治疗各种毒蛇咬伤。首服5～20片，以后每隔6小时1次服5～10片，用白酒1两加等量温水将药片嚼碎服下，并可将药片湿润成稀糊状涂于伤口周围1.5cm处（勿涂于伤口上）。

上海蛇药：治疗竹叶青蛇、尖吻蝮蛇、蝮蛇咬伤。对眼镜蛇、银环蛇、烙铁头蛇、蝰蛇咬伤亦有效。有片剂、1号注射液和2号注射液。

群生蛇药：治疗蝮蛇咬伤较好。也可治疗眼镜蛇、竹叶青、尖吻蝮、烙铁头、银环蛇咬伤。有片剂和注射液。

群用蛇药：组方有苦参、青木香、大蓟根、万年青根、杜防己、茜草、婆婆针。治疗眼镜蛇咬伤效果好。对银环蛇、蝮蛇、五步蛇、竹叶青蛇、龟壳花蛇、海蛇等咬伤亦有效。

中草药：半枝莲（鲜）60g，浓煎成300ml，每日3次分服。也可将半枝莲与雄黄一起捣烂敷于伤处。或半枝莲60g、七叶枝花9g、白花蛇舌草60g、紫花地丁60g水煎服1日2次。也可捣烂外敷。

第十一章　药源性疾病

第一节　药源性疾病概论

药源性疾病（drug induced diseases，DID）是指由治疗药物诱发的疾病，主要是药物的严重不良反应或药物相互作用干扰了人体正常的生理过程，破坏了人体组织、器官或整体系统的功能，并表现出一系列病理症状。实质上是药物不良反应在一定条件下产生的严重后果（不包括药物过量所引起的药物中毒）。

一、药源性疾病是医源性疾病（iatrogenic diseases）的重要组成部分

药源性疾病的发病率为常见病的8%，药疗事故占医疗事故的30%，与应用药物的品种日益增多有密切关系。医生们目前处于数以万种新药和老药的洪流中不知所措，不得不在无暇熟悉药物性质的情况下使用它。所以有人将“药源性病疾病”称为“医生制造的疾病”、“由医生引起的疾病”。过度施药也是药源性疾病的重要原因。由于医生滥用或错误选用药物，特别是不合理地应用多种药物，不恰当的剂量和用法，应付和讨好病人的“点名要药”，受利益驱动，滥开回扣大的药品、贵重药品、最新上市药品；病人不遵医嘱乱服药品，小病吃重药，无病也吃药，致使药源性疾病成为一种常见病。致畸、致癌、致死等药害事件时有发生，药疗事故在医疗事故中的比例逐步升高。在各种新药层出不穷的今天，如果缺乏用药知识而乱服滥用，治病之药反倒致病。“吃药添病”在现实生活中并不少见，它已成为当今社会的一大“公害”。国外有报道，药源性疾病入院率为2.9%～5.1%，死亡率占住院病人的0～0.31%，在美国，药源性疾病已成为主要疾病之一，是列在心脏病、癌症、肺病、中风之后的第五位导致死亡的疾病。近几年来，在我国住院病人中，每年有19.2万人死于药品不良反应，药源性死亡人数竟是传染病死亡人数的10倍以上。每年，我国因药物不良反应而住院治疗的病人达250万，其中50万人为严重反应。

据大量临床观察和研究资料证实，目前已有100多种药源性疾病。有些是不可逆的损害，甚至是死亡。药物诱发的疾病在大多数情况下，都是经过很多年后才发现的。这对人类来说是一个惨痛的悲剧。二十世纪的十多次药物灾难值得令人深省。

- 1900～1940年欧美国家发生硝酸银导致的蓝色人（银质沉着症）。
- 1920～1930年金盐治肺结核中毒，醋酸铊治头癣中毒，1947年发现水银（汞）治疗梅毒、慢性皮肤病中毒。
- 1922年欧美国家发现氨基比林致粒细胞减少症。从1931年到1934年仅美国因此症死亡的人数就达1981人。
- 1935年欧美国家发生减肥药二硝基酚导致大批白内障病人，1967年欧洲发生减肥药氨苯唑啉导致“肺高血压症”。
- 1937年美国田纳西州某药厂用工业溶剂二甘醇代替乙醇和糖生产一种磺胺酏剂，服用者发生肾衰竭的有358人，死亡107人。

- 1939～1948 年仅英格兰和威尔士地区死于含汞药物中毒的儿童有 585 人。
- 1950 年美国霍普金斯大学医院发现孕激素治疗习惯性流产导致女婴长出阳具，病例达 600 多人。
- 1954 年法国发生二碘二乙基锡治疗疖疮中毒者 270 多人，其中死亡 110 多人。
- 1959 年美国默利尔药厂推出三苯乙醇降低血胆固醇，导致数十万人服后不适，1000 多人患白内障。
- 1961 年德国发现孕妇服用反应停药物致使出生“海豹肢畸形儿”，在 17 个国家中受害者达 1 万多名。
- 1964～1971 年日本氯碘喹啉治疗腹泻造成 7865 人发生失明的“SMON 症”，死亡几百人。
- 1966～1969 年美国波士顿市妇科医院发现孕妇服用己烯雌酚致后代少女发生阴道癌达百人。

此外，因药品的质量问题（如药品被污染，含有杂质或过期变质等）引起的药源性疾病也应值得重视。例如：1942 年美国军队曾普遍接种黄热病疫苗，在 177 批中有 9 批黄热病疫苗的血清中混进了患传染性肝炎已痊愈者的血清，造成 2.8 万人发生传染性肝炎，死亡 62 人。输液、输血被污染后可造成热原反应、败血症，尤其是血液制品中若混进了传染性病毒，则可发生如传染性肝炎、艾滋病等。

通过我们现在所犯的错误，也不能预料将来会发生什么医药灾难。危害将会经常出现，但时时保持警惕就能使危害减至最少。对重大药物不良反应的“药害”事件的回顾，目的在于警示用药者要安全有效。

二、药源性疾病的定性依据

- 药物是某一疾病的致病因素。
- 在临床上可以清楚地观察到药物引起的疾病，可涉及人体的各组织系统，均为明确的疾病。
- 药物引起的损害也和其他病因引起的损害一样，具有流行病学的特点、潜伏期、发病机制、组织学改变、临床表现及不同预后。

药物流行病学是应用流行病学知识、方法和推理研究上市药物在人群中的作用和应用。主要研究范围是关于药物上市后在人群中所出现的药物不良反应。上市后的药品研究大多属于非试验性的流行病学研究，样本量大，有可能对药物在治疗和预防工作中所发生的不良反应的发生率以及在应用的花费和效益作出比较确切的评价。上市后研究时间比较宽裕，而且还可以长期随访追踪。事先无法预见到的不良反应则在人群中可出现。这样，便可观察到药物的迟发反应（delay effect）。

三、药源性疾病的诊断要点

（1）病人用药史及对药物的不良反应史。要防止遗漏致病药物的用药史。

（2）发病潜伏期长短：药源性疾病发生于用药之后。用药时间与发病时间有序贯性联系。从用药开始时间到出现临床症状的间隔时间称为药源性疾病的潜伏期。潜伏期长短与药物的药理作用、该药物的变态反应性特点及遗传因素有关。根据不同的药源性疾病的潜伏期，确定用药时间与临床症状发生的关系密切与否，是药源性疾病诊断的重要依据之一。

(3) 临床表现与鉴别诊断：鉴别诊断的主要目的是准确地排除药物以外的其他因素所造成的假象。排除法：根据“发病日程表”制作“治疗进程图”，排除无关的因素或药物。根据“激发”引起的反应，常可肯定致病药物，停药可使疾病停止发展，再次用药可因“再激发”使疾病再发，即可确认，但需谨慎使用或用特殊试验方法确证。

(4) 确定致病药物：从多种用药中找出致病药物。取病人排泄物或剩留药物进行鉴别，进行必要的实验室检查和相关的试验。

第二节　药源性疾病基本类型

药物引起人体器官或组织功能性改变，多数是暂时性的，停药后能迅速恢复正常，无病理组织变化。

药源性疾病的器质性改变与非药源性者无明显差别，亦无特异性。病理学分类包括：

(1) 炎症型和浸润型；

(2) 增生型、赘生型和癌变；

(3) 发育不全型和致畸；

(4) 血管型和血管栓塞型；

(5) 萎缩或坏死型。

一、药源性脑损害

1. 引起脑损害的药物

青霉素、四环素、磺胺类、喹诺酮类、异烟肼、萘啶酸、维生素A及D、肝素、双香豆素、皮质类固醇类激素、巴比妥类、苯妥英钠、三甲双酮、吩噻嗪类、地西泮、氯氮、多塞平、丙咪嗪、利舍平、阿托品、米帕林、氯喹、呋喃妥因、羟萘苄芬宁、环丝氨酸、抗毒血清、疫苗、碳酸锂、铋剂等。

2. 临床表现

药物引起的脑损害，临床上可见脑病、脑脊髓病、脑膜病、脑血管病、良性颅内压增高、癫痫。病变可呈炎性反应、播散性出血、脱髓鞘变性，发生头痛、意识混浊、惊厥及各种神经局灶体征等症状。

3. 发病机制

由于药物的直接毒性作用和变态反应而发病。

大剂量青霉素（2500万IU/d以上）静脉注射可引起中毒性脑损害，尤其是老人或肾功能不良者易发生。出现意识障碍、肌阵挛、抽搐等，称为“青霉素脑病”。当脑脊液中青霉素浓度>8 IU/ml时，就会刺激脑神经而出现反射亢进、知觉障碍、幻觉、抽搐、昏迷等脑病症状，也可致暂短的精神失常。必须注意，青霉素与氨苄西林合用时，更易引起青霉素脑病发生。大剂量（10万IU）青霉素鞘内注射亦可引起脑病。

大剂量长期使用异烟肼，可因中枢神经抑制性递质γ-氨基丁酸生成减少而发生中毒性脑病。表现为人格改变、癫痫样发作、四肢僵直等，可遗留有局灶性神经损伤。病理学改变为神经元变性，严重脱髓鞘及神经纤维脂肪变性等。维生素B_6可与异烟肼发生竞争性作用，合用维生素B_6每日20～50mg可防治异烟肼的神经毒性作用。

环丝氨酸对中枢神经有毒性作用，每日剂量超过1g较易发生，可引起头痛、嗜睡、昏睡、癫痫样发作，视神经炎和视力模糊。合用维生素 B_6 可减少或减轻症状。

苯妥英钠中毒剂量可引起亚急性或慢性脑病，表现为智力和行为逐渐变化。少数患者出现轻度偏瘫或不自主运动。脑脊髓液蛋白可中度增加，细胞数轻度增加。脑电图见高幅慢波或阵发波。当苯妥英钠过量时可产生小脑功能障碍，血清药浓度超过 15μg/ml 时，即出现眼球震颤；超过 30μg/ml 时则出现明显的共济失调。长期用药者，气脑造影可见小脑萎缩，呈永久性的小脑损害。

碳酸锂血液浓度超过 2mEq/L 时即可产生中毒症状，表现为呆滞、疲乏无力、思睡、不规则粗大震颤、眩晕、肌肉抽搐、口齿不清、呕吐、腹泻等。当血锂浓度超过 4.5mEq/L 时，出现共济失调、构音困难和意向性震颤，甚至昏迷。

血防 846 可引起严重的神经系统的迟发反应，发生率为 15%，疗程结束后的 15～20 天出现头昏、头痛、乏力、食欲下降，暗适应差，记忆力下降，少数出现面神经麻痹或定向障碍。

疫苗和抗毒血清可引起脑炎性反应，可呈弥散性出血及脱髓鞘性病变，表现为头痛，意识障碍、癫痫样发作及各种局灶性神经系统体征。病死率高。如接种狂犬疫苗后可引起脑脊髓炎性反应，发生率为 0.01%～0.2%，发病呈急性或亚急性过程，数日或 1～2 周内到达高峰，常见一侧或两侧肢体出现麻木、感觉异常、肌力减退等。部分病人以排尿障碍为首发症状。以意识障碍、记忆力减退为多见。

药物引起的脑血管损害，包括良性颅内压增高（又称假性脑肿瘤）、脑血管出血、脑梗死及脑血栓形成等。

长期应用皮质激素可引起良性颅内压增高、抽搐、头痛、视乳头水肿等。表现为假性脑肿瘤综合征。

维生素 A 及 D，四环素类、磺胺类、喹诺酮类均可引起颅内压增高。

单胺氧化酶抑制剂可引起急性高血压，有导致颅内出血的危险。

口服硝酸甘油使血管扩张，但也可引起脑梗死。尤以立位容易发生。

肝素治疗中可发生硬膜下血肿而死亡。双香豆素应用中可伴发松果体卒中，出现轻度昏睡，定向紊乱，步态不稳，血压偏高、记忆力丧失等。

长期口服避孕药可引起颅内动脉、静脉及静脉窦血栓形成或栓塞。

造影剂胆影葡胺、泛影酸钠可引起脑血液循环障碍及脑梗死。发生率为 2.3%～7%，造影剂改变血脑屏障及脑血流量，出现头昏、头痛、晕厥、感觉异常、轻瘫、失语、小脑指征及抽搐。

甲氨蝶呤动脉内注射时可引起弥散性脑梗死。

二、药源性耳病

1. 引起耳部损害的药物

氨基糖苷类抗生素（链霉素、新霉素、巴龙霉素、卡那霉素、庆大霉素、妥布霉素）、利尿剂（呋塞米、依他尼酸、布美他尼）、多巴胺类、奎宁、氯喹、水杨酸类衍生物、细胞毒药物（氮芥、长春新碱、博莱霉素、顺铂、米索哨唑）、红霉素、米诺环素、普拉洛尔、2-硝基咪唑、乙双吗啉。

2. 临床表现

耳鸣、听力下降、进行性感音神经性耳聋。有的同时伴有前庭损害的症状，如眩晕、步态不稳、视物模糊等。因药物中毒致聋者占后天聋的40%，3岁前发病的抗生素中毒致聋者占50%，7岁前发病的抗生素中毒者高于80%。

3. 发病机制

药物所致耳毒反应主要累及内耳耳蜗螺旋器产生听力损害和/或前庭器官产生平衡障碍。引起听神经障碍的药物以抗生素为主，大多数为氨基糖苷类、多粘菌素B或E、强利尿剂、水杨酸类。如链霉素引起的前庭损害发生率为2.2%～24%；新霉素主要引起听觉障碍，发生率约为10%。

1990年我国有聋哑儿童182万人，其中滥用抗生素造成中毒性耳聋的患儿逾百万，并以每年2～4万人数递增。据对药源性耳聋患者的调查，有83%是由氨基糖苷类抗生素引起的。氨基糖苷类抗生素均有不同程度的耳毒性，对第八对颅神经有损害，为内耳毛细胞变性，耳蜗毛细胞受损以蜗底外侧（感受高频音）最重，向蜗顶及蜗孔处渐减轻。早在1944年就发现链霉素可破坏前庭功能。链霉素主要破坏壶腹脊的感觉细胞（前庭毛细胞），前庭器官的耳石层和耳石膜亦有变性。儿童对链霉素的耳中毒发生率可达36%，肾功能不良者、中耳炎患者及老年人的发生率均高。药物致聋患者线粒体基因异常，受遗传因素的影响较大。新霉素、巴龙霉素对耳蜗功能损害最为明显。卡那霉素主要损害耳蜗支神经，表现为听力丧失。妥布霉素、庆大霉素主要损害前庭功能。儿童对庆大霉素的耐受性较成人为大，老年人的耐受性则差。

依他尼酸、呋塞米能损害耳蜗血管纹引起听力严重丧失，一般为暂时性的，亦有永久性的。主要是改变内耳淋巴液的Na^{+}/K^{+}比例，从而干扰了内耳电位所致。

阿司匹林、水杨酸盐对听神经有一定的损害，表现为头晕、耳鸣、听力丧失。

氯喹可致永久性耳聋，并可影响胎儿，造成先天性耳聋。

红霉素、丙硫氧嘧啶、避孕药可致暂时性耳聋。

三、药源性眼病

1. 引起眼病的药物

氯霉素、链霉素、异烟肼、皮质激素类、庆大霉素、氯丙嗪、硝苯地平、胺碘酮、吡喹酮、利多卡因、阿司匹林、保泰松、吲哚美辛、左旋咪唑、呋喃妥因、氯喹、胞磷胆碱、肾上腺素、甲氧氯普胺等。

2. 临床表现

主要有视觉功能障碍、视网膜病变、中毒性视神经炎、青光眼、白内障、结膜和角膜损害。

3. 发病机制

皮质激素可引起眼压升高而致青光眼，甚至失明。大量服用可致视盘水肿、视神经炎、中心性浆液性脉络膜视网膜病变、黄斑部水肿和白内障。尤其是穿透性好，抗炎作用强的激素如地塞米松、倍他米松等更易引发青光眼。

泼尼松每日用量超过10mg，连续1年，可使晶状体后极出现碎片状或空泡状混浊。糖皮质激素类局部滴眼用，亦可引起眼色素层发炎及角膜变厚，使角膜伤口愈合减慢。应用0.1%的地塞米松滴眼液每天8～12次，连续用1周即可诱发青光眼。

据统计，连续使用皮质激素药物2～4周后，约有35%的病人产生头痛、眼胀等青光眼症状，严重者甚至失明。皮质激素引起眼内压增高的原因可能是由于皮质激素稳定溶酶体膜，抑制其中分解酶的释放，使前房角中的粘多糖不能解聚，而粘多糖可发生水化，导致前房角的巩膜小梁水肿而致房水回流障碍。皮质激素引起眼内压增高与基因有关，带有青光眼基因者局部应用皮质激素类药物诱发青光眼的比例则高得多。皮质激素引起的晶状体混浊是不可逆的，主要为两侧晶状体后极发生碎片状或空泡沫状混浊。长期应用皮质激素可引起眼球突出，角膜增厚及眼色素层炎。

布洛芬引起视力减退及色觉障碍。

20 世纪 70 年代普拉洛尔上市 4 年左右，发现它可引起严重的眼-粘膜-皮肤综合征，造成失明和腹膜纤维性肠梗阻而死亡。

苯妥英钠可致幻觉、复视、眼球震颤、双侧瞳孔大小不均和调节失常。

日本的氯碘喹啉事件，造成 7865 人发生脊髓变性和失明的亚急性脊髓视神经病。氯喹长期大量应用易引起中毒性视网膜病变，往往是不可逆的，产生视力模糊、畏光，偶可引起白内障。其表现特征为周边视网膜呈“椒盐状”外观，黄斑中心凹周围有环状色素上皮萎缩形成“牛眼”状图像，或称作“靶心样”改变。目前了解含有黑色素的视网膜上皮具有浓缩氯喹的作用，达到一定浓度时，可抑制氨基酸渗入色素细胞中，由此引起蛋白质代谢障碍。

视神经损害：氯喹和羟基氯喹可引起视网膜上出现不可逆性的病变，导致失明。双碘喹啉、羟基喹啉长期使用可致网膜水肿，视力障碍、视神经萎缩。

维生素 A 过量可致眼球震颤、复视、畏光、视网膜出血，眼球突出和视盘水肿。

环磷酰胺可致视网膜血管炎而失明。长春新碱可致眼肌麻痹。

口服避孕药可引起复视、视野损害、球后神经炎，视网膜水肿。

吩噻嗪类可引起眼睑皮肤的光过敏，角膜深层和晶状体前平囊的下面沉积有线状或旋涡样排列的黄棕色色素颗粒，视网膜变性。氯丙嗪应用过程中可出现视力减退、暗适应障碍、视野缺损，还可引起晶状体和角膜混浊、白内障。

甲硫哒嗪大剂量服用后，可出现色觉障碍和暗视能力减退及视网膜病变。

庆大霉素大剂量眼内注射发生急性缺血性视网膜病变、黄斑和视网膜出血。角膜混浊、水肿、内皮细胞脱落伴细胞移行。庆大霉素滴眼液可引起过敏性接触性结膜炎。

阿司匹林可致变态反应性结膜炎，视网膜出血、视力减弱、复视、白内障。氨基比林可致眼干燥症，很难治愈。吲哚美辛可致弥漫性视网膜病变、视野缩小、畏光、视神经萎缩、玻璃体积血和角膜基质混浊、沉积等。

乙胺丁醇可引起严重的、不可逆的球后视神经炎，产生中心盲点及绿视障碍，有时可出现红视。也能引起视网膜出血和色素变化。

强心苷（洋地黄、地高辛）用量大时，可使视网膜的视力敏感度降低，视力模糊，视觉障碍及色觉紊乱，有闪光幻觉或畏光。长期应用异烟肼、氨硫脲可引起中毒性弱视。

链霉素可致突发性视神经炎和渐进性视神经萎缩。局部应用青霉素、新霉素可致眼睑红肿、球结膜充血、水肿。多粘菌素 B 或 E 可引起视神经炎和萎缩。氯霉素可致中毒性视神经炎，有部分病人可发展为视神经萎缩甚至失明。还可引起急性中毒性表皮松解症，使眼睑粘连及产生假膜层角膜瘢痕。对过敏体质者，使用氯霉素眼药水亦可引起过敏性结膜炎。

阿托品、东莨菪碱、丙咪嗪、利舍平可引起视力模糊，诱发青光眼发作。

长期应用毛果芸香碱、毒扁豆碱点眼，可引起瞳孔边缘结节形成、瞳孔缩小或闭锁、致白内障、玻璃体剥离、视网膜出血。

白消安可致晶状体混浊或白内障。卡马西平可致结膜炎和晶状体混浊。

磺胺类可引起一过性近视，结膜炎、眼干、视力下降。疮疹净可引起结膜滤泡症、过敏性结膜炎。萘啶酸可致视盘水肿，视力障碍。

大剂量应用水杨酸盐可引起变态反应性结膜炎、结膜下出血、眼压过高、视力障碍、幻视及眼球震颤。

胺碘酮可形成脂褐质沉积于角膜上，引起视力模糊、眼干燥、发痒。眼部的微粒沉着为双侧性、对称性。

肾上腺素滴眼剂可致慢性结膜炎，黑色素沉着并栓塞泪道。

安替比林可引起角膜炎和中毒性弱视。

四、药源性口腔疾病

口腔粘膜对原发性刺激物的作用，有较高抗性。由于口腔粘膜有唾液和丰富的粘膜血管网，有利于变态反应性或毒性化合物的迅速吸收或扩散。变应性接触性口炎并不少见。漱口水中的醚性油、洋茴香油、呋喃西林、青霉素、螺旋霉素、氯酚樟脑、汞合金充塞物、丁香酚、用于假体（义齿）的塑性化合物，均可引起接触性变态反应性粘膜反应。

怀孕末 3 个月的孕妇、婴儿和儿童服用过四环素，四环素可与钙络合，沉积于牙齿的钙化区，致使牙齿变黄，牙釉质发育不良，容易发生龋齿，被称为“四环素牙”。其发生率与四环素用量有关，总量超过 3g 或疗程长于 10 天，约有 1/3 的婴儿发生牙齿着色。8 岁前服用四环素类可使恒牙着色，终身不褪。

汞、铋制剂可引起口炎、口腔溃烂、牙龈黄染、牙齿脱落等。

苯妥英钠可引起齿龈增生、水肿，压迫时可出血，常伴浆细胞浸润。

青霉胺、山梨醇铁和锑剂可引起食物味觉敏锐性损害，引起金属味觉。

抗胆碱药、中枢神经抑制药、神经节阻滞药均可抑制唾液分泌，造成口腔干燥。

硫氧嘧啶可致唾液腺肿大。碘剂可致腮腺炎。磺胺异噁唑、保泰松、可乐定、利舍平、胍乙啶、汞剂可引起腮腺肿大及疼痛。

甲氨蝶呤可致口腔粘膜损害。放线菌素 D 可致口腔溃疡。阿司匹林、异丙肾上腺素舌下含片可致口腔溃疡。

四环素类、阿霉素、柔红霉素、博莱霉素、氟尿嘧啶、秋水仙碱可引起口炎。灰黄霉素可致口角炎、舌痛、黑舌。头孢氨苄可引起白念珠菌性口炎。

五、药源性甲状腺功能紊乱

1. 致病药物

硫氰酸盐、过氯酸盐、硫氧嘧啶、可的松、甲硫氰化合物、对氨基水杨酸盐、乙硫异烟肼、磺酰脲类、氨鲁米特、锂盐、钴盐、甲状腺浸膏、雌激素等。

2. 发病机制

凡治疗甲状腺功能亢进的药物，过量时都可引起甲状腺功能低下。硫氰酸盐、过氯酸盐能抑制甲状腺吸碘过程。

硫氧嘧啶类能抑制碘的氧化及三（或四）碘甲状腺原氨酸（T_3 或 T_4）的合成。锂盐、钴盐有时可发生甲状腺肿大和甲状腺功能低下。可的松长期应用可抑制甲状腺功能。对氨基水杨酸钠、乙硫异烟肼均可干扰甲状腺素的合成。氨基导眠能对甲状腺功能有抑制作用，并能降低蛋白质结合碘。磺酰脲类能使甲状腺功能低下。

甲状腺浸膏可引起甲状腺功能亢进。雌激素类可增加甲状腺结合球蛋白和蛋白结合碘的浓度，也可能通过垂体或对下丘脑肽类神经元的反馈作用，使促甲状腺素（TSH）分泌增加。

六、药源性胃肠道疾病

1. 致病药物

阿司匹林、非甾体类抗炎药（吲哚美辛、保泰松、萘普生）、利舍平、胍乙啶、肾上腺皮质激素、氯化钾片剂、新生霉素、抗结核药、抗癌药、甘露醇、考来烯胺等。

2. 临床表现

一般反应为恶心、呕吐、食欲缺乏等。胃肠道粘膜炎症、溃疡与出血、吸收障碍、肠运动障碍。

3. 发病机制

药源性消化道疾病发生率高达20%～40%。这是因为大多数药物是口服药、必须经过胃肠道吸收。许多药物对胃肠道有不同程度的损害，可刺激或抑制胃肠消化腺的分泌，影响胃肠道的血流及运动，改变肠腔内皮细胞的结构，导致疾病。

放射治疗联合应用皮质激素、抗肿瘤抗生素、细胞生长抑制剂，则食道炎发生率增加。口腔往往有鹅口疮。

四环素、多西环素、长效磺胺、泼尼松、阿司匹林、吲哚美辛、地高辛、奎尼丁、氟尿嘧啶、硫酸亚铁、氯化钾等，直接对粘膜有腐蚀和溶细胞作用可引起食管壁浅表溃疡。

各类细胞生长抑制剂因能抑制细管增殖，影响上皮的修复而引起口腔炎、舌炎、食道炎及肠炎。

阿司匹林易造成胃肠道刺激，在服用单剂常用量后，约有5%的病人感到胃痛、也有人出现胃出血或溃疡。一日服用3g阿司匹林，约70%的人每日出血可达2～6ml，10%的人每日出血10ml以上。胃酸是诱发出血的主要原因。阿司匹林的pKa为3.5，即在pH值3.5时，50%的药物是非离子型的脂溶性易吸收型。故在pH2.5时，91%的药物属非离子型，易被胃壁吸收。药物一旦被吸收进入胃粘膜细胞后，由于pH改变（胃壁腔表面pH值2，胃粘膜细胞内是pH值7），这就使阿司匹林离子化，而粘膜表面存在着非离子化的高浓度梯度，致使该药在细胞中积聚，破坏粘膜屏障、使氢离子反扩散而进入粘膜，以致使细胞受损、糜烂、脱皮和出血。

吲哚美辛、布洛芬、保泰松、甲苯磺丁脲可引起胃肠道溃疡与出血。

口服螺内酯600mg/d，连续10天，可发生急性胃溃疡。

西咪替丁亦可引起糜烂性胃肠炎、并可加重免疫缺陷及具有间接的致癌潜在作用。氯化钾片剂易引起胃肠道局部溃疡与出血。引起小肠粘膜溃疡，多见于空肠中段，可导致肠穿孔。

利舍平、胍乙啶、胍生可相对提高迷走神经张力，使胃酸分泌增多，从而诱发溃疡病。

长期或滥用广谱抗生素引起“肠道菌群失调”，诱发耐药菌株的二重感染、抗生素相关性腹泻，导致伪膜性肠炎。结肠镜检发现粘膜充血、水肿、渗出和浸润炎症反应，并有粘膜细胞坏死和斑片状伪膜形成。

青霉素及其衍生物可引起出血性结肠炎，多发于近端结肠。

非甾体类抗炎药可引起大肠病的恶化或引起并发症。

金制剂可引起小肠结肠炎，偶可致嗜酸性结肠炎。

血管加压素静注可降低门静脉压力和肝血流，大剂量使用时，偶见肠坏死。

二甲麦角新碱可使肠系膜血管收缩，引起腹部疼痛，也能引起淋巴管阻塞。

抗凝剂过量可引起肠壁内出血，常发生于十二指肠和空肠。

口服避孕药可引起局限性缺血性结肠炎，肠系膜和腹腔动脉及肝静脉血栓形成，导致妇女急腹症如肠坏死或肠梗阻。

凡对肠道副交感神经有抑制作用的药物，均能引起肠平滑肌松弛，张力降低，蠕动减慢、出现腹部胀气，导致便秘，甚至出现“麻痹性肠梗阻”。

神经节阻滞剂美卡拉明、六烃季铵等，抗胆碱能药物阿托品、氯丙嗪等，抗组织胺药苯海拉明等，三环类抗抑郁药丙咪嗪、阿米替林等，抗震颤麻痹药盐酸苯海索、甲磺酸苄扎托品、丙环定等，抗肿瘤药长春新碱、秋水仙碱等，均可引起肠运动功能降低。

美沙酮、氢氧化铝、考来烯胺可引起嵌塞性肠梗阻。吞服维生素C片可致回盲瓣阻塞。

洋地黄可使肠系膜动脉收缩痉挛而致非阻塞性肠梗阻。

甲基麦角胺可引起直肠、乙状结肠狭窄、肠绞痛、炎症浸润、纤维增生、肠梗死甚至死亡。

β受体阻滞剂（如普拉洛尔）可引起腹膜壁层及脏层纤维性变、硬化性腹膜炎、肠梗阻。甲基多巴、肼屈嗪、抗生素等亦可引起腹膜后纤维增生症。

组胺、5-羟色胺直接作用于平滑肌引起肠管收缩。

药物引起小肠的消化与吸收功能受损，粪脂含量在5%以上，即为药源性吸收障碍。新霉素可引起类似脂痢的吸收障碍。甲氨蝶呤、秋水仙碱可抑制小肠上皮细胞再生而引起吸收障碍。考来烯胺因与胆酸螯合，影响脂肪吸收。对氨基水杨酸可选择性地引起维生素 B_{12} 吸收障碍。甘露醇服用后可发生渗透性腹泻和脂痢。久用泻剂亦可致吸收不良综合征。

七、药源性胰腺炎

1. 致病药物

噻嗪类、氯噻酮、磺胺类、四环素、皮质激素、ACTH、雌激素、口服避孕药、维生素D、华法林、D-青霉胺、利福平、异烟肼、左旋门冬酰胺酶、硫唑嘌呤、苯乙双胍、考来烯胺、抑肽酶、吗啡、吲哚美辛、保泰松、水杨酸盐、X线造影剂等。

2. 发病机制

胰腺有较高的摄取氨基酸的功能以合成各种消化酶。有些药物却影响胰腺蛋白质合成或改变胰液性质而引起胰腺炎。噻嗪类和氯噻酮均能引起急性出血性胰腺炎。推测可能与低血钾所致的细胞功能紊乱，胰血循环不良，胰管内分泌物浓稠或过敏等因素有关。

长期或大量应用四环素可发生胰腺炎。实验证实，四环素治疗使胰的蛋白质合成及分泌受到损害。

皮质激素和ACTH能引起胰腺炎。可能为胰分泌液浓缩，胰管上皮增生使胰管堵塞，高脂血症及继发感染等。临床表现为剧烈腹痛、恶心、呕吐、严重者可休克。病理表现有局部胰腺瘢痕形成，萎缩和坏死。

抗凝血药过量用药和/或胰腺有局灶性损伤后，可因胰腺组织出血发生胰腺炎。

维生素D过量用药可引起高血钙，Ca^{2+} 可增强胰蛋白酶原转化为胰蛋白酶，并抑制胰蛋白酶的降解，从而导致胰腺炎。

雌激素可能使血清脂质微粒凝聚，使胰腺微血管栓塞，从而使胰脂酶作用于乳糜微粒，释放大量脂肪酸，引起局部毛细血管和胰腺泡损害。隐性高脂血症的青年妇女，使用含雌激素的避孕药可引起高血脂性胰腺炎。Y型高脂血症者在更年期或前列腺肥大用雌激素治疗也可引起急性胰腺炎。

吗啡类可引起乏特壶腹部的平滑肌痉挛，胰管内压力升高，引起胰腺炎。

X线造影剂醋碘苯酸钠用于主动脉造影时可引起急性胰腺炎。可能是造影剂损害了胰腺内皮细胞，导致胰腺内出血引起胰腺炎。Iodetryl用于逆行胆道造影，也可激发急性胰腺炎。

八、药源性肺病

1. 引起肺致病药物

利福平、色甘酸钠吸入剂，青霉素、头孢菌素类、氨基糖苷类、新霉素、多粘菌素B、阿司匹林、吲哚美辛、对乙酰氨基酚、喷他佐辛、吗啡、甲芬那酸、异丙肾上腺素、氢氯噻嗪、肼屈嗪、β受体阻断剂、毛果芸香碱、新斯的明、抗毒血清、碘造影剂，呋喃妥因、异烟肼、对氨基水杨酸、磺胺类、甲氨蝶呤，抗肿瘤药、四环素、螺旋霉素、苯妥英钠、二甲麦角新碱、美卡拉明、胺碘酮、金剂，组胺、前列腺素、保泰松、氢氯噻嗪、氯丙嗪、水杨酸、六烃季胺，普鲁卡因、三甲双酮、扑痫酮、乙琥胺、利舍平、口服避孕药，哌替啶、硫喷妥钠、溴化潘可罗宁、地西泮、甲丙氨酯、巴比妥类等。

2. 发病机制

肺也能灭活药物，很多药物能在肺内浓集，肺自身也成为药物直接损害的器官或产生过敏反应。药源性肺病发生率占整个药源性疾病的4.7%～7.3%，往往容易威胁生命。

3. 临床表现

上呼吸道过敏性炎症、支气管哮喘、肺水肿、过敏性肺泡炎、狼疮样肺-胸膜炎、弥漫性肺间质纤维化、呼吸衰竭等。

（1）上呼吸道过敏性炎症：多见于口服利福平、雾化或粉状吸入剂引起，主要表现为鼻塞、流清涕、咽喉水肿或痉挛。

（2）支气管哮喘：各类药物致哮喘的机制不尽相同。临床表现主要为胸闷、气短、咳嗽、两肺哮鸣音，停药后可自行缓解，再次用药可再发。

青霉素可致严重过敏反应，其哮喘可并发喉头水肿而危及生命。

阿司匹林哮喘是药物性哮喘的一个重要类型，可通过使肥大细胞释放组胺及慢反应物质等不同介质，引起支气管收缩而导致哮喘。

β受体兴奋剂异丙肾上腺素虽可用来解除支气管痉挛，但长期过度用药，也能加重哮喘、甚至引起死亡。β受体阻滞剂普洛萘尔能激发哮喘，表现为发作性呼吸困难，两肺哮鸣音。故阻塞性肺气肿患者忌用。

拟胆碱药卡巴胆碱、新斯的明、毛果芸香碱可造成支气管痉挛和哮喘恶化。

（3）肺水肿：由于药物过敏或严重缺氧，肺毛细血管受到影响，通透性增大，从而引起肺水肿。临床表现为胸闷、咳嗽、呼吸困难、发绀、咯粉红色泡沫痰、两肺弥漫性湿啰音。

短时内（≤15小时）大量静脉输液（3.5～10L），因血浆胶体渗透压的减少和毛细血管压增加导致肺水肿。肾上腺皮质激素可引起水、钠潴留和肺水肿。

镇痛药吗啡、美沙酮大剂量使用可引起肺水肿，可伴发昏迷，出现针尖状瞳孔及呼吸不规则，换气减弱，以致严重缺氧。水杨酸盐过量可引起急性肺水肿。

（4）过敏性肺泡炎：（吕弗琉氏综合征）由于药物引起肺嗜酸性粒细胞浸润而大量充满

肺泡所致。临床表现为畏寒、发热、干咳、胸闷或胸痛、呼吸困难、两肺干湿啰音。

(5) 弥漫性肺间质纤维化：由药物的细胞毒性反应和过敏反应所致。

抗肿瘤药和免疫抑制剂等可致细胞毒性反应，主要使肺毛细血管内皮细胞和肺泡上皮细胞受损，肺血管通透性增加，形成肺泡壁和间质性炎症，最终引起肺间质纤维化。白消安从用药到致病的时间为 2 个月至 10 年。博莱霉素用药总量超过 400mg，即可引起肺纤维化，老年患者并用胸部放射治疗，可增加发生辛。苯妥英钠对正在生长的肺组织具有显著的致纤维化作用，故 8 岁儿童用苯妥英钠易发生。

胺碘酮的肺毒性是非特异性的，临床表现干咳、呼吸困难、常伴发热、乏力、体重下降、胸膜炎性胸痛等。呋喃妥因长期用药，有隐袭损害，可引起弥漫性肺泡炎、弥漫性肺间质纤维化肺损害，称为“呋喃妥因肺”。长期吸入高浓度的氧气可引起肺毒性反应，肺泡表面张力增加，炎性渗出、毛细血管充血、透明膜形成，直至肺纤维化。

(6) 狼疮样肺-胸膜炎：普鲁卡因胺、异烟肼、苯妥英钠、肼屈嗪等是常见的致病药物。临床表现有发热、咳嗽、气急、胸痛、胸腔积液、间质性肺炎。

(7) 呼吸衰竭：麻醉性镇痛药、镇静药、安定药等可引起呼吸中枢抑制。氨基苷类抗生素、青霉素、多粘菌素可通过神经肌肉接头阻断而致呼吸肌麻痹。所有能引起慢性肺纤维化的药物长期应用均可导致慢性呼吸衰竭的可能。

九、药源性肝病

1. 致病药物

可引起肝损害的药物近 600 多种，几乎遍及各类药物。解热镇痛药、抗风湿药、抗生素类、磺胺类、呋喃类、抗结核药、抗麻风药、抗寄生虫药、抗癌药、抗癫痫药、心血管疾病用药、激素类、内分泌病用药、免疫抑制剂、安定药、麻醉药、金属药物、造影剂、中药等。

2. 临床表现

药源性肝病与其他原因所致的肝脏损害很相似，不易鉴别。因此，在药物治疗过程中，应当定期检查肝功能。

药物中毒性肝炎：临床上可见恶心、呕吐、全身疲乏、食欲减退、上腹不适、腹胀、腹泻或便秘、肝区疼痛、黄疸、血清转氨酶明显升高，皮肤瘙痒、皮疹、肝大、压痛或叩击痛。慢性药源性肝病患者肝脾均肿大，有出血倾向及门脉高压症。

淤胆型肝病：由药物过敏反应引起的肝细胞排泌胆汁困难，出现黄疸、发热、血清碱性磷酸酶显著升高。

在肝受损的同时，也累及肾、神经系统等，出现尿少、尿闭、尿毒症症状、烦躁、谵语、精神错乱、嗜睡、昏迷等。

3. 发病机制

肝脏是药物代谢的主要器官，极易受到药物的损害。据国外的报道，由药物引起的肝损害发生率为 10%左右。肝炎患者中约 20%为药物所致；精神病院和结核病院病人中肝损害率达 20%，死亡率约 12%。国外资料中报导酮康唑对肝功能的损害率仅为 0.2%，而在我国北京大医院报告其对肝功能的损害率高达 30%。

(1) 凡能影响药酶功能的药物都能不同程度地影响药物在体内代谢，使药物的药理活性和毒性发生变化，并可引起肝损害。

药物引起的肝损害与用药剂量有关，剂量越大损害越严重，潜伏期短者发生率较高，如四环素、甲睾酮等引起的肝损害属于可预测性肝损伤。表现为肝细胞坏死，脂肪变性，胆汁淤积，纤维增生，胆管损伤，静脉梗阻等。

药物直接损害：指药物无选择性地损害肝细胞或导致淤阻，使肝细胞坏死，引起肝小叶中心坏死，区带坏死，伴有脂肪变性，同时也损害其他脏器。

服用大剂量的对乙酰氨基酚往往引起肝小叶中心坏死。

氯丙嗪、巴比妥钠、丙咪嗪等镇静药及抗抑郁药能引起肝脏毛细胆管分泌障碍与胆汁淤积。

麻醉药（氟烷、氯仿等）、抗代谢药（甲氨蝶呤、巯嘌呤等）可引起肝细胞坏死。

甲睾酮、苯丙酸诺龙等可阻碍胆红素排泄而造成淤塞。

药物间接损害：指干扰肝细胞的正常代谢，如对酶的抑制或阻碍某一分泌过程，经过一段时间后才使肝细胞坏死、脂肪变性或阻碍胆汁排泄。

利福平、胆囊造影剂能干扰肝细胞摄取胆红素和异物染料，利福平竞争性地抑制未结合的胆红素的排泄而造成黄疸。

新生霉素能干扰葡萄糖醛酸转氨酶阻碍胆红素与葡萄糖醛酸的结合，使非结合型胆红素增高而发生黄疸。

大剂量的四环素能干扰蛋白质合成，抑制脂肪从肝的转运引起脂肪肝。

(2) 由于机体的特异性不能耐受药物而引起的肝损害，与用药剂量无关，潜伏期较长，发生率较低，如氯丙嗪、甲基多巴等引起的肝损害属于非预测性肝损害。表现为细胞损伤，炎症反应，胆汁淤积。

服用异烟肼病人常见发生严重肝炎，甚至发生肝坏死，是由于异烟肼能快速乙酰化所致。乙酰异烟肼或丙酰异烟肼约有 30% 以上水解为烟酸、乙酰肼或丙异酰肼，这些肼类化合物是强的肝脏毒品。

表 11-1 药源性肝病的发病机制与特征

类型			机制	病理变化	与剂量关系	潜伏期	发生率	实验复制性	致病药物
药物对肝损害	直接损害		原浆毒-膜损害	区带死亡、脂肪变性	有	很短（几小时）	高	可	锑剂
	间接损害	细胞毒型	干扰代谢过程	中心小叶及灶性坏死、弥漫性炎症、脂肪性变郁胆	有	短	高	可	四环素、抗代谢药
		胆汁淤滞型	选择性干扰胆汁排泄或分泌	胆红素栓	有	短（几日）	高	可	避孕药、同化类固醇
患者特异质	特异性代谢		毒性代谢产物蓄积	胆汁淤滞或伴有肝细胞损害	有	不定（2～52周）	低	不可	异烟肼
	过敏反应		药物过敏	细胞毒性损害	无	恒定长（1～4周）	低	不可	氯丙嗪、硫胺类、双醋酚汀、对氨基水杨酸

4. 药源性肝病可分为急性和慢性两型

(1) 急性肝损害又可分为：肝细胞型、胆汁淤滞型和混合型三种。

Ⅰ肝细胞型损害　表现为肝小叶中心或带状坏死伴脂肪变性。黄疸、血清转氨酶明显增高，碱性磷酸酶中等增高。可引起肝功能衰竭和死亡。

肝细胞坏死型：肝细胞大量坏死，肝小叶结构塌陷，坏死部位以中央静脉处为主，向外呈带状扩展。多为解热镇痛药所致，如对乙酰氨基酚每日剂量超过1.2～6.9g会出现中毒性肝炎，超过15g会引起急性肝细胞坏死。异烟肼引起肝多小叶性细胞坏死。

桑寄生、姜半夏、天花粉、蒲黄可引起肝功能损害。川楝子、苍耳子、黄药子、蓖麻子，雷公藤、草乌等可引起中毒性肝炎。农吉利（含野百合碱）可引起急性肝炎，还可诱发肝、肺及胰腺癌变。

Ⅱ胆汁淤滞型：肝小叶内胆汁淤滞，毛细胆管扩张，胆栓形成。多为氯丙嗪、利福平、类固醇类所致。氯丙嗪所致黄疸为过敏性，发生率为1%～5%，临床表现为黄疸伴乏力、纳减、恶心、上腹不适、皮肤瘙痒或伴有皮疹。氯磺丙脲、氯氮、地西泮、甲丙氨酯等也可引起。

胆红素代谢障碍：水杨酸盐类和磺胺药等，能在血清中与胆红素竞争结合白蛋白，取代胆红素而进入肝细胞，致使血清中未结合胆红素水平增高，引起黄疸。尤其对新生儿可导致脑核性黄疸。

新生霉素能抑制葡萄糖醛酸转移酶，使肝细胞内胆红素不能与葡萄糖醛酸结合，引起黄疸。对新生儿来说易致胆红素血症。

利福平在胆汁中的浓度是血液中浓度的2000倍，能干扰肝细胞摄取血中的胆红素，也可在肝细胞微粒体中干扰胆红素代谢，引起黄疸。发生率为6%。

甲睾酮、炔诺酮、炔雌烯醇等能干扰结合胆红素从微粒体中泌入毛细胆管，引起黄疸。

磺胺类、青霉素、水杨酸盐、非那西丁、奎宁、伯氨喹、维生素K等，有时产生溶血反应，引起溶血性黄疸。

四季青注射液（静滴）、大黄可引起胆红素代谢障碍而发生黄疸。

Ⅲ混合型：若药物以肝细胞毒成分为主，则损害严重，预后较差，可导致肝衰竭和死亡；若药物所含的成分是致胆汁淤滞，则病情轻，预后良好。

四环素能抑制蛋白质合成，干扰乙酸酯代谢和阻碍氧化磷酸化，导致甘油三酯蓄积于肝细胞内，形成脂肪肝。临床表现为乏力、厌食、恶心、呕吐、发热。继而出现黄疸，转氨酶升高，可伴精神、神经表现。严重时有肝、肾衰竭、酸中毒、氮质血症、出血和休克。病死率为50%～80%。氯霉素偶可引起肝细胞性黄疸、肝脂肪浸润和急性重型肝炎。

青霉素、林可霉素、异烟肼、巯嘌呤、甲氨蝶呤、苯丁酸氮芥、野百合碱、普卡霉素、丝裂霉素、放线菌素D、环磷酰胺、砜类、水杨酸类、对乙酰氨基酚、锑剂、铁剂、异丙肼氟烷、对氨基水杨酸钠、红霉素、竹桃霉素、甲基多巴、磺胺类、呋喃类、保泰松、别嘌呤醇、呋塞米、依他尼酸、三甲双酮、苯妥英钠、哌嗪等，均可引起肝中毒、肝损害。

(2) 慢性肝损害可分为：慢性活动性肝炎、脂性肝硬化、胆汁性肝硬化、肝内静脉栓塞症。

慢性活动性肝炎：由于诊断上的困难，直到1970年才肯定了这类型肝炎存在。

双醋酚汀引起此型肝炎的潜伏期为6个月至2年，临床表现为乏力、黄疸、血清转氨酶显著增高，凝血酶原时间延长，肝大而坚实，伴脾大、腹水、食道静脉曲张，蜘蛛痣。甲基多巴、呋喃妥因、磺胺类、异烟肼、保泰松、阿司匹林也可引起此型肝炎。

肝炎型：肝细胞肿胀，形成空泡、坏死和肝细胞萎陷。肝细胞周围可见淋巴细胞及吞噬细胞浸润。异烟肼、保泰松等常引起急性肝炎型损害，甲氨蝶呤、呋喃妥因、丙硫氧嘧啶等多致慢性肝损害。

脂肪变型：肝细胞内蓄积大泡性或小泡性中性脂肪。多见于乙醇、四环素等所致。

胆管坏死型：小叶间胆管结构损坏，小叶间呈胆汁淤滞状态，肝细胞破坏并有再生障碍，形成胆汁性纤维化及胆汁性肝硬化。

胆汁淤滞型：表现为黄疸及瘙痒，可能迁延不愈，转变为胆汁性肝硬化。

口服避孕药、同化类固醇所致的黄疸属单纯胆汁淤滞症，无胆小管周围炎性改变。氯丙嗪、红霉素所致的黄疸属胆管炎性胆汁淤滞症。

5. 药物诱发的肝肿瘤

睾酮类、^{32}P、灰黄霉素可诱发肝癌。口服避孕药可致肝良性肿瘤，一般发生于用药后3年或更长时间内，但有10%发生于用药后6～12个月。病人大多是由于肿瘤自然破裂、腹内大出血后才被发现的。病理学表现为肝淤血、呈现蓝色，瘤的血管丰富，处于扩张状态，血窦充满血液（来自肝动脉），压力大，容易扩张和猝然破裂。

千里光可造成肝内血管闭塞。诃子、土荆芥、石菖蒲、青木香、马兜铃、关木通、桂皮、花椒、八角、硝石等可诱发产生肝癌。

6. 药源性胆石症

纤维酸衍生物、孕酮能抑制乙酰辅酶A-胆固醇转移酶（ACAT）的活性，使胆固醇不能很快转变为胆固醇酯，形成胆固醇石。

甾体类避孕药可影响胆汁的排泄功能，增加肝细胞对脂蛋白的摄取，并使胆固醇浓度升高，胆汁酸浓度降低，长期应用可促使胆石形成。

长期使用长效生长抑素激动剂（SMS）者胆囊结石的发生率高达40%～50%。奥曲肽对胰酶分泌有较强的抑制作用，长期使用可因胆囊机能不全而引起胆结石，发生率达50%。

有报道25%～45%的病人服用第三代头孢菌素、头孢曲松后发生可逆性的胆汁症状。可能为胆汁中的头孢曲松的钙盐沉淀所致。

氯贝特、格拉非宁、抗凝药、抗胆碱药、氨苯砜、红霉素、氨苄西林、环孢菌素等均可能引起胆石症。

十、药源性肾病

1. 引起肾脏致病药物

氨基糖苷类抗生素、头孢菌素类、两性霉素B、环孢菌素A、造影剂、非类固醇类抗炎药（非诺洛芬、吲哚美辛、布洛芬、萘普生等）、磺胺类、含硫基药物、青霉胺、甲氧西林、利福平、锂盐、金盐、汞制剂、铋盐、卡托普利、肼屈嗪、苯丙胺、双氯芬酸、三甲双酮、海洛因、青霉素、苯妥英钠、甲氰咪胍、干扰素、别嘌呤醇、普萘洛尔，二甲麦角新碱、甲基多巴、尿酸、乙酰唑胺、维生素D及A、阿昔洛韦、异烟肼、普鲁卡因胺、肼屈嗪、奎尼丁、多粘菌素、万古霉素、杆菌肽、紫霉素、四环素类、二甲金霉素、依地酸、保泰松、非那西丁、对乙酰氨基酚、水杨酸盐、甲氨蝶呤、甲氧氟烷等。

2. 发病机制

肾脏是药物代谢的主要器官。许多药物及其代谢产物由肾排泄。肾脏的血流量较大，约为静息时心搏出量的25%，也把药物及其代谢物大量地带进肾组织内；由于肾小管的重吸收和分泌过程，许多药物在肾小管内被浓缩，药物在髓质细胞间液和肾小管内浓度高于血液中的浓度；肾脏内皮细胞表面积大，易致免疫复合物大量沉积，对肾产生损害，导致中毒性肾病（toxic nephropathy）或药物诱发性肾病。据统计，急性肾衰竭中，约有5%～20%系药物引起的。

（1）急性肾小管坏死：几乎占药源性急性肾衰竭的一半以上。

氨基糖苷类抗生素以原形经肾排出，易致肾小管坏死及管腔闭塞。肾毒性取决于分子中阳离子基团的数目，数目越多，与生物膜相互作用能力越大，毒性也越强。其肾毒性的顺序为：新霉素＞卡那霉素＞链霉素＞庆大霉素＞妥布霉素＞丁胺卡那霉素＞奈替米星。临床表现为蛋白尿、管型尿、血尿、糖尿、氨基酸尿和氮质血症。

抗生素、多粘菌素类治疗剂量静注或肌注可产生近侧肾小管损害。多粘菌素B与E的肾毒性相似。

头孢噻啶可引起急性肾小管坏死，发生急性少尿性肾衰竭。头孢噻啶小剂量肌注，肾小管刷状缘即发生改变；大量肌注，肾小管便能发生大块坏死；每日超过6g，即可引起肾功能损害，甚至引起死亡。

镇痛复合剂中的复合成分与咖啡因使人产生的依赖性相互作用会对肾功能造成严重伤害，长期服用将会引发“止痛型肾损伤”的肾病，最终将导致肾功能完全丧失，肾脏钙化、不正常收缩并有波状外形。过量的阿司匹林、对乙酰氨基酚、布洛芬、氯噻嗪、硼酸、金、汞制剂有致肾小管坏死和肾衰竭的毒性。

两性霉素B可致远曲小管变性、坏死，尿浓缩能力下降，形成肾性尿崩症或永久性肾损害。静脉滴注时，几乎全部病人都发生肾小动脉痉挛，特别是入球小动脉，致使肾血流量持续明显下降，引起肾小管坏死。但对肾小球的损害较轻。

（2）肾小球滤过率降低：乙醚、环丙烷、氟烷可引起肾小动脉痉挛及肾小球滤过率下降，少尿或无尿，排钠及排氮减少。

长期使用噻嗪类、利尿酸、呋塞米、布美他尼均可致肾小球滤过率下降。

低分子右旋糖酐容易进入肾小管细胞和管腔。当尿量减少时，此药和尿液的粘稠度均增加，致使排尿困难。加之蓄积于肾小管细胞内的低分子右旋糖酐，因渗透作用，也使近曲肾小管发生梗阻，产生“渗透性肾病”。

甘露醇用量过大，给药时间过长，可致使整个肾组织水肿及肾小管闭塞，产生“甘露醇肾病”。

（3）凡可尼综合征（fanconi syndrome）：过期变质四环素（差向去水四环素）、地美环素、水杨酸盐，可引起弥漫性近曲肾小管损害，致重吸收功能障碍。表现为恶心、呕吐、烦渴、多尿、蛋白尿、肾性糖尿、氨基酸尿、低血钾症、血尿酸和磷酸盐减低及酸中毒。一般用药后3～4天出现症状。

锂盐对肾有直接毒性作用，锂在肾小管部位阻断抗利尿激素的作用而引起尿崩症，可致烦渴、多尿、负钠平衡。偶尔可发生血糖增高，血清渗透压过高现象。

甲氧氟烷可损害远端肾小管，使集合管浓缩功能降低，表现为多尿，血钠及渗透压增高，可造成脱水、氮质血症。发生率为17%。

多西环素、地美环素均可使集合管浓缩功能降低而致低渗尿、多尿。

（4）间质性肾炎：非那西丁反复使用引起肾乳头坏死和间质炎，称“非那西丁肾”。主要为直接毒性作用。表现为蛋白尿、脓尿、血尿、少尿及尿毒症。

阿司匹林、氨基比林、安替比林、水杨酸盐、吲哚美辛、保泰松等也可引起肾乳头坏死及/或间质损害。肾损害的程度与用药的剂量有关。

(5) 肾小球肾炎：用药后发生自身免疫反应，免疫复合物及补体成分可沉积于肾小球基底膜上和血管中，导致肾小球肾炎。

金硫代苹果酸钠和硫代葡萄糖金，主要损害肾小球，很少损害肾小管。金盐进入体内较难排泄，主要与免疫球蛋白形成复合物或形成金蛋白复合物，沉积于肾小球，使其发生损害。表现为蛋白尿、血尿、管型、氮质血症，也可致急性肾衰竭。约 0.3%发展为肾病综合征。锂盐、银盐、铋盐也有类似的肾毒性。

三甲双酮可引起膜性肾小球肾炎，肾小球基底膜节段增厚，破裂、肾小球内细胞堆积。通常症状见于用药后数月内，表现为水肿、蛋白尿、管型尿、血脂增高及血浆白蛋白下降。再次用药，可激发症状。停药后症状消失。

生物制品血清和疫苗，可引起免疫复合物肾小球肾炎。

磺胺类、苯唑西林、氨苄西林、利福平、青霉胺、甲氧西林、阿霉素、甲苯磺丁脲、甲芬那酸、苯茚三酮、过氯酸钾，均可引起免疫复合物肾小球肾炎。

(6) 肾病综合征：青霉胺所致肾病综合征可发生于疗程中及治疗结束后。临床表现为水肿、蛋白尿、血尿及低蛋白血症等。青霉胺可致 10%～20%患者发生蛋白尿，尿蛋白越多，病情越重。

丙磺舒、甲巯咪唑 、保泰松、非那西丁、苯茚二酮、柔红霉素、嘌呤霉素也能引起肾病综合征。

(7) 红斑性狼疮样肾炎：可并发于应用肼屈嗪、普鲁卡因胺、奎尼丁、普拉洛尔、呋喃妥因、丙硫氧嘧啶、异烟肼、青霉胺、乙琥胺、甲基多巴、氯丙嗪、异丙嗪、苯妥英钠、扑米酮、别嘌呤醇等。

(8) 输尿管阻塞性肾损害：磺胺类及大量甲氨蝶呤，因尿液呈酸性，可产生结晶尿、血尿，临床表现为腰酸、腰痛、尿痛、严重时可发生结晶阻塞肾盂、肾小管、输尿管，伴发少尿、无尿或尿闭而发生尿毒症。1937 年美国 Massengill 公司销售的 1 种磺胺酏剂，致使 358 人肾衰竭，死亡 107 人。

大量应用无环鸟苷，因其明显的不溶性，可发生继发于肾小管内阻塞的急性肾衰竭。磺胺、阿司匹林等可引起血红蛋白尿症致肾小管蛋白阻塞。

维生素 C 每日用量 4～12g，即能酸化尿液，产生尿酸盐和胱氨酸盐沉积，出现尿酸结石和胱氨酸尿。放疗或化疗（如巯嘌呤）时，肿瘤细胞被杀伤而释放出大量尿酸，导致尿酸结晶析出。如能在治疗开始前几天应用别嘌呤醇，就能防止血和尿中尿酸的增高。噻嗪类利尿药可引起尿酸结石。

任何原因引起的高钙血症均可增加形成肾结石的危险性。乙酰唑胺长期应用能引起肾结石。乙酰唑胺能促使磷酸钙沉积于肾小管及肾盂内，引起肾钙化病及结石形成，发生肾绞痛及尿闭。维生素 A 及 D 过量可引起高钙血症，使细胞内线粒体肿胀，异枸橼酸脱氢酶失去活性，于是枸橼酸盐在肾上皮内积聚，形成不电离的钙复合物。粘蛋白对 Ca^{2+} 有明显亲和力，有利于钙质积聚，可致肾钙化病及结石形成。皮质激素长期使用可引起骨脱钙。结核病患儿每天服对氨基水杨酸 0.3 克/公斤体重，即可发生高钙尿，可引起尿路结石。

抗凝血药可引起肾周围、输尿管内或腹膜后出血，压迫输尿管。止血药因其在输尿管内仍具有活性，也能使输尿管内的血液凝固引起阻塞。

甲基多巴、二甲麦角新碱及其他麦角衍生物均能引起腹膜后纤维化，并导致输尿管梗阻。

关木通可引起急性肾衰竭。

十一、药源性膀胱炎

环磷酰胺及其同类物异环磷酰胺可引起出血性膀胱炎，发生率可达46%，女性发生率比男性多1倍。在静脉注射后的几小时内，有25%～40%的药物是以活性代谢产物的形式自尿中排泄，至2～4小时后，膀胱内的浓度即达高峰，可为血清中浓度的100～200倍。膀胱出血是由于环磷酰胺的代谢产物直接刺激膀胱粘膜的结果。即使已经停药，膀胱内残存的微量药物仍然能够继续损害着膀胱粘膜，出血症状可以长期而明显地存在。慢性者则在停药后还会持续发生几个月到几年。起病初始为轻微出血，有膀胱下坠感觉或尿频，数小时后迅速加重，甚至发生失血性休克。

白消胺、甲氧西林、羧苄西林、替卡西林、哌拉西林亦可发生出血性膀胱炎，可能与免疫有关。

前列腺肥大患者使用具有抗胆碱作用的药物，可使膀胱逼尿肌松弛，括约肌紧张，排尿不畅，形成尿潴留。

十二、药源性生殖器官疾病

长期口服避孕药，不但能使女性卵巢功能受抑、变小，还有发生闭经或月经稀少、乳漏的可能。但该症状一般在停药后2～3个月大多数妇女均能自然恢复。当口服避孕药停用后又复用时，性病湿疣可增加。

长期大量应用皮质激素可引起类库欣氏综合征，病人可出现肥胖症、多毛、月经失调或阳痿。

许多药物对生殖器官和性功能有着明显的影响，引起阳痿、性欲降低或亢奋。

表11-2 对生殖器官和性功能有影响的药物

影响	药物
性欲旺盛	甲喹酮、苯丙胺、可卡因、亚硝酸异戊酯、左旋多巴、雄激素、同化激素
性欲降低	苯妥英钠、吩噻嗪、抗组胺药、乙醇、普萘洛尔、利舍平、冠心平、螺内酯、可乐定、巴比妥、α-甲基多巴
阳痿	苯丙胺、抗雄激素药、阿托品、氯氮、泰尔登、甲氰咪胍、洋地黄类、胍乙啶、丙咪嗪、溴本辛、尼古丁、甲硫哒嗪、噻嗪类利尿药
阳痿和性欲降低	乙醇、巴比妥类、氯氮、可乐定、吩噻嗪类、普萘洛尔、利血平、螺内酯、α-甲基多巴、能成瘾的药物，单胺氧化酶抑制剂

氯底酚胺可引起子宫内膜组织染色体损伤。土霉素可并发阴道滴虫感染。

口服避孕药可诱发外阴部及阴道念珠菌感染，且较难治。对妊娠后妇女较易诱发输尿管大肠杆菌感染。还可诱发克雷白氏菌属、绿脓杆菌、副大肠杆菌及变形杆菌败血症。

十三、药源性心脏病

很多药物均可引起心血管疾病。药源性心脏病发生率较高，强心苷类药物引起心血管疾病的发生率为6%～22%，其中洋地黄中毒的死亡率达3%～21%。

临床上最常见的有心律失常或原发心律失常的加重、心功能抑制、心肌病、心肌缺血、心瓣膜损害、心包炎、高（低）血压症等，严重者可致猝死。

1. 心律失常

(1) 引起心律失常的药物：洋地黄类、奎尼丁、胺碘酮、普罗帕酮、维拉帕米、普鲁卡因胺、双异丙吡胺、利多卡因、美西律、苯妥英钠；血管扩张药如普尼拉明、苄普地尔、非诺地尔、利多氟嗪；抗精神病药如氯丙嗪、甲硫哒嗪、硫利哒嗪、阿米替林、马普替林、多塞平；三环类及四环类抗抑郁药、呋喃苯胺酸、阿托品、氯喹、卡马西平；拟交感胺药如肾上腺素、去甲肾上腺素、异丙肾上腺素、多巴胺、麻黄素；β受体阻断剂、甲氰咪胍、左旋多巴、泼尼松、地塞米松、利尿剂、氟烷、头孢噻吩钠、阿霉素、环磷酰胺、长春新碱等。

(2) 临床表现：为窦性心律不齐、房性期前收缩，室性期前收缩、室性心动过速、心室扑动和颤动、心房扑动与颤动、房室传导阻滞。药源性心律失常严重时，可引起心脏一过性排血量显著减少，导致阿-斯综合征。许多药物能诱发潜在性致命性的尖端扭转性室性心动过速（torsade de pointes，TDP），用药后可有轻度头痛，心悸等先兆症状，TDP每次发作时间可持续数秒左右，但极易出现昏厥、全身抽搐，如不能及时控制可转为心室纤颤、猝死。

(3) 发病机制：几乎所有的抗心律失常药本身都可以引起心律失常，而且可能比原先的更顽固、更严重，发生率约在10%以上。药物致心律失常作用可直接与药物电生理作用有关，也能引起复极异常，使Q－T间期延长，还能延长动作电位时限，延迟后去极化幅度，引起触发活动而诱发新的心律失常。也可能与药物继发的心功能抑制、自主神经功能影响，血液流动力学的恶化及心肌灌注降低等因素有关。

洋地黄其治疗量与中毒量十分接近，故其中毒发生率达6%～22%，死亡率为3%～21%，若未能及时发现而继续用药，则死亡率更高，有高达70%者。当出现中毒反应时，所用剂量已是致死量的50%。中毒症状80%～90%为各种心律失常（窦性心动过缓，窦性心律失常、窦性停搏及窦房阻滞，房性心律失常、房室交界性心律失常、室性心律失常、房室传导障碍）。K^+、Ca^{2+}、Mg^{2+}紊乱也是洋地黄中毒的诱因之一。心肌内K^+、Mg^{2+}降低是洋地黄中毒至为重要的因素。Ca^{2+}可加重洋地黄的毒性，甚至引起心搏骤停。

奎尼丁对心脏有强大的抑制作用，可引起严重的心律失常，出现发作性室扑或室颤而发生晕厥，称为“奎尼丁晕厥”。晕厥发生前可无任何先兆症状，发生时也不伴其他中毒表现。

2. 心功能抑制

(1) 引起心功能抑制的药物：β受体阻滞剂（阿普洛尔、吲哚洛尔、普萘洛尔、心得怡、心得平、噻吗心安、普拉洛尔、氨酰心安、醋丁酰心安），拟交感胺药、普鲁卡因胺、氟苯丙胺、氯喹、依米丁、奎尼丁、利多卡因、洋地黄、美西律、金刚烷胺、锑剂等。

(2) 发病机制：抑制心功能而引起心力衰竭，药源性心力衰竭（drug－induced heart failure）是药物直接或间接作用于心脏，引起心肌收缩力减弱，导致心功能失代偿，其排出的血量不足以维持机体组织代谢需要而产生的一系列症候群，出现心动过缓、血压下降甚至心搏停止。

(3) 临床表现：某些人在阿-斯综合征发作前可有先兆表现：头痛、胸闷、心悸、血压下降、第一心音减弱、心动过缓或过速和期前收缩等。有时可发生心力衰竭而致水肿。

3. 心肌病

(1) 引起心肌病的药物：抗肿瘤药、三环及四环类抗抑郁药，拟交感胺药物、磺胺、依米丁、苯茚二酮、乙醇、锂盐等。

(2) 发病机制和临床表现：

药物对心肌的直接毒性作用可导致心肌细胞的炎症、变性、坏死、甚至纤维化改变，并且其毒性作用与用药剂量和时间长短相关。如抗肿瘤药柔红霉素、阿霉素可引起心脏扩大、充血性心力衰竭、心律失常、血压下降。

三环类抗抑郁药可直接抑制心肌，导致心肌收缩性减低和心室的应激性增高，引起充血性心肌病伴严重心力衰竭。吩噻嗪类长期大剂量用药可引起心肌炎、心肌肥厚、心肌梗死、间隙性左束枝传导阻滞、房扑和充血性心力衰竭。

拟交感胺药（肾上腺素、去甲肾上腺素、异丙肾上腺素、去氧肾上腺素）大剂量给药均可引起心肌病变，出现灶性坏死、炎性渗出和心包脏层出血。

抗寄生虫药依米丁等可通过抑制心肌细胞的氧化磷酸化引起线粒体的损害，导致心肌灶性炎症、间质及小血管周围淋巴细胞浸润，心律失常，严重时可致阿-斯综合征。

锂盐能引起心律失常、心脏扩大、束枝传导阻滞和心力衰竭等。

磺胺药过敏反应可引起心肌的炎性病变。

乙醇：长期大量饮酒可引起营养性心肌病和中毒性心肌病。临床表现为进行性充血性心肌病变，可伴室上性和室性心律失常及传导障碍。在心力衰竭早期如能及时治疗可望改善，否则，进一步发展则不可逆转，往往死于充血性心力衰竭或完全性房室传导阻滞。

4. 心肌缺血与心肌梗死

(1) 引起心肌缺血的药物：吲哚美辛、硝酸甘油、硝苯地平、普萘洛尔、双嘧达莫、乳酸心可定、硝普钠、维拉帕米、地尔硫䓬、肼苯哒嗪、哌唑嗪、二氮嗪、长压定、酚妥拉明、罂粟碱、乙胺香豆素、垂体后叶素、肾上腺素、去甲肾上腺素、异丙肾上腺素、麻黄素、苯丙胺、多巴胺、多巴酚丁胺、甲状腺素、二甲麦角新碱、长春新碱、避孕药等。

(2) 发病机制与临床表现：血管扩张药可诱发心肌缺血。钙拮抗剂通过引起体位性低血压及反射性心动过速，促发心绞痛。大剂量应用长春新碱可使粥样硬化的冠脉及缺血心肌进一步发生改变，导致心绞痛和急性心肌梗死。长期应用普萘洛尔后突然停药导致心肌梗死突然死亡。突然停用β受体阻断剂可诱发心绞痛，其机制可能是对β受体的刺激出现“超敏性”，血液中肾素-血管紧张素浓度较用药前增加，且停药后血小板聚集性及粘附性增强，阻塞冠脉血流所致。吩噻嗪类长期大剂量用药可引起心肌梗死、猝死。二甲麦角新碱能引起冠状动脉供血不足，诱发或加重心绞痛。口服避孕药可能诱发心肌缺血。

双嘧达莫为冠状动脉扩张剂，但又能扩张非缺血区的血管，产生“冠状动脉偷窃”现象，使缺血区的血流流向非缺血区，造成缺血区供血更减少，加重心绞痛。

5. 心瓣膜病变与心包炎

(1) 引起心瓣膜病变与心包炎的药物：二甲麦角新碱、甲基麦角胺、普拉洛尔、保泰松、青霉素。

(2) 发病机制与临床表现：长期应用甲基麦角胺能引起心瓣膜损害，造成瓣膜狭窄及反流，并能损害大血管的瓣膜和引起心内膜纤维化。药物引起系统性红斑狼疮，亦可诱发心包炎。一般能引起心肌炎的药物也能引起心包炎。如青霉素过敏可并发心包炎。保泰松可致急性心包炎。普拉洛尔可引起心包纤维化。

十四、药源性血管病变

1. 血管挛缩与栓塞症

静脉滴注去甲肾上腺素时漏出血管，麦角胺、多巴胺、溴隐亭等都可引起外周血管挛缩。

麦角碱包括麦角胺、麦角新碱、二甲麦角新碱长期大剂量的应用可致血管收缩，并伤害血管内皮细胞，引起坏疽。症状多见于四肢，也可累及肠系膜和肾脏的动脉及视网膜动脉痉挛等。

口服避孕药可损害血管内壁和增加血液凝固成分，引起下肢深、浅静脉、肺、肝、臂静脉、眼底动脉及肠系膜血管血栓栓塞症。脑和冠状血管缺血或栓塞也常见。表现为腿部痉挛、疼痛或水肿，突然严重偏头痛或剧烈头痛，视力障碍或严重胸痛。口服避孕药可使冠状动脉的平滑肌张力增加，通过 Ca^{2+} 的运转引起痉挛。

心得平、吲哚洛尔能引起肢端动脉痉挛和厥冷，导致典型的雷诺氏现象，发生率约21%。洋地黄可使肠系膜动脉收缩痉挛而致非阻塞性肠梗塞。维拉帕米引起循环阻塞。

两性霉素 B、万古霉素、红霉素、四环素族、地西泮静脉注射都能引起血栓性静脉炎。氯霉素静滴也可引起局部静脉痉挛。

氯丙嗪穴位注射或误注入动脉可引起严重的动脉痉挛，导致血栓闭塞性脉管炎，造成肢体坏死。输液中微粒可致血栓性疾病。

2. 出血性毛细血管中毒症（过敏性紫癜或许兰-亨诺氏综合征）

致病药物有青霉素、链霉素、氯霉素、异烟肼、阿托品、奎宁、水杨酸类、对氨基水杨酸、磺胺类、丙酸睾酮、碘化物、抗血吸虫病药。服用上述药物后可发生变态反应，引起毛细血管壁的渗透性和脆性增加，甚至发生坏死性小动脉炎。

3. 高血压症

血管收缩药肾上腺素、去甲肾上腺素、去氧肾上腺素等静滴时若用量过大或滴速不当，则可引起血压过高，甚至发生死亡。少数病人使用肾上腺素后引起血压突然升高导致脑出血。

研究资料表明：服用避孕药者高血压发生率为未用药者的 3～6 倍。还有人统计 23000 名服避孕药者 5 年后有 5%发生高血压，比未用药者多 2 倍。

类固醇类药物皮质激素、避孕药、生胃酮均能引起水钠潴留，使血压升高。泼尼松长期用药可致恶性高血压症而导致死亡。

β受体阻断剂用于嗜铬细胞瘤、精神病患者治疗可引起血压异常升高。

抗高血压药物如甲基多巴、苄甲胍、异喹胍、胍乙啶等静注产生降压作用前血压会暂时升高。毒毛花苷静注后偶可引起周围血管阻力增高，导致高血压症。氯胺酮引起血压升高，严重缺氧致咬肌痉挛。

4. 低血压症

血管扩张药如肼苯哒嗪、硝普钠可直接扩张静脉，以致立体时不能发生相应调节而致低血压。

镇静安眠药可抑制血管运动中枢，阻断压力感受器的反射弧，引起低血压。氯丙嗪静滴可引起血压下降，甚至发生休克，特别是老年人。丙咪嗪大剂量给药致心肌受损，血压严重下降，甚至引起死亡。硫喷妥钠引起血压急剧下降，心动过速甚至休克。

溴苄胺能减低周围血管的阻力，引起血压下降、晕厥。维拉帕米对心肌收缩力有抑制作用，静注可致血压轻度下降，若有原发性心肌病变，则血压可显著下降。新斯的明及神经节阻断剂可致心率减慢或低血压休克。

十五、药源性血液病

药源性造血系统疾病的发病率占全部药源性疾病的10%，常见的有溶血性贫血、再生障碍性贫血、铁粒幼细胞性贫血、粒细胞减少症、血小板减少症、白血病、假血友病、血色病、血清病、败血症、出血症、DIC、急性间隙性卟啉症、高铁血红蛋白血症、高催乳素血症、高尿酸血症、高（低）血糖、低钾血症、低镁血症、高（低）钙血症。

1. 药物性溶血性贫血

（1）引起葡萄糖-6-磷酸脱氢酶缺陷者溶血的药物：氨基喹啉类、磺胺类、磺砜类、硝基呋喃类、阿司匹林、对氨基水杨酸钠、非那西丁、奎宁、奎尼丁、乙酰苯胺、萘啶酸、丙磺舒、亚甲蓝、二巯基丙醇、氯霉素、维生素K等。

非免疫性溶血性贫血（又称为伯氨喹型）：遗传性红细胞酶（G-6-PD）缺陷患者接受某些氧化性药物或转化为具氧化性代谢物时发生溶血。多于用药后12～48小时发生，可使血红蛋白形成高铁血红蛋白和变性珠蛋白小体，导致红细胞膜硬化性破坏，引起急性溶血。至1周左右，贫血表现最严重。重者可出现暗红色甚至酱油样尿，伴腰酸腹痛。最严重者可发生尿少、尿闭、急性肾衰竭。

（2）引起免疫性溶血性贫血的药物：对氨基水杨酸、异烟肼、利福平、磺胺类、氨基比林、非那西丁、奎宁、奎尼丁、安他唑啉、氯磺丙脲、氯丙嗪、锑波芬、胰岛素等。

自体免疫型或α-甲基多巴型溶血性贫血，以甲基多巴为代表，口服后药物引起的红细胞自身性抗体与正常红细胞抗原起反应发生溶血。多在用药后3～6个月形成，溶血发生于用药后3个月至4年之间，有自限倾向。

免疫复合型溶血性贫血以锑波芬为代表，产生药物-抗体复合物，粘附在红细胞上并激活补体，发生溶血。根据药物粘附在红细胞表面的牢固程度不同又可分为：

青霉素半抗原型：应用大剂量青霉素（1000IU/d）后，其降解产物牢固附着于红细胞上，与抗体发生反应，导致红细胞破坏。

奎宁型为非免疫蛋白质吸附型溶血性贫血，又称为“无辜旁观者型”。由奎宁等诱导产生直接抗药物的抗体，药物疏松地粘附在红细胞周围，引起溶血。此型病情进展较快且严重，可引起急性肾衰竭。

2. 药物性再生障碍性贫血

（1）引起再生障碍性贫血的药物：抗菌药物：氯霉素、四环素、青霉素、氨苄西林、链霉素、灰黄霉素、麦迪霉素、两性霉素B、头孢氨苄、利福平、磺胺类。解热镇痛药：阿司匹林、对乙酰氨基酚、安乃近、氨基比林。抗风湿药：保泰松、吲哚美辛、芬布芬、别嘌呤醇。镇静药：氯丙嗪、氯氮、甲丙氨酯、丙氟拉嗪、碳酸锂。抗精神病药：苯妥英钠、乙琥胺、三甲双酮、苯巴比妥、奋乃静、酰胺咪嗪。抗甲状腺药：甲巯咪唑、甲亢平、硫氧嘧啶。抗组胺药：马来酸氯苯那敏、西咪替丁。抗糖尿病药：甲磺丁脲、氯磺丙脲。抗疟药：阿的平、氯喹、乙胺嘧啶。抗癌药物：环磷酰胺、氟尿嘧啶、白消安、阿糖胞苷、甲氨蝶啶、巯嘌呤、马利兰、长春碱等。其他有乙酰唑胺、噻嗪类、甲基多巴、奎尼丁、砷制剂。中成药：牛黄解毒片（丸）、喉症丸、速效伤风胶囊等。

（2）药物性再生障碍性贫血：系指临床上应用某些药物而引起骨髓造血功能衰竭的一组综合征。其特点是骨髓功能衰竭而引起全血细胞减少。死亡率高，大于50％，恢复正常者常需数月或数年，但易复发，出血倾向重。5年内的死亡率是70％，部分或完全治愈率仅为20％和10％。

急性者在服药后几天至十几天即发病，发病初期表现为急性上呼吸道感染症状，偶伴发皮疹、病情迅速恶化、贫血、出血、高热、继发感染而进入急性期，病人多于此期死亡，可见胃肠道出血不止，脑或蜘蛛膜下腔出血，可伴神经系统症状、昏迷、谵妄、抽搐而加速死亡。少数可逐渐恢复。

慢性者多数在服药几周至几个月后发病，起病缓慢、病程较长，出现进行性贫血、出血倾向、发热、感染等。晚期因贫血引起心悸、气急、头晕，有的则因贫血性心功能不全或继发性感染而死亡。骨髓活检中造血组织减少，大多为脂肪组织取代。

（3）再生障碍性贫血发病机制：由于长期大量用药，这种剂量依赖型对任何人都能引起可逆性骨髓抑制，阻碍了骨髓干细胞线粒体中蛋白质合成，铁螯合酶活性降低，血色素不能合成，影响骨髓内幼红细胞生成，也常累及粒细胞及血小板生成障碍，发生率约为1/30000；二是由于个体特异性反应，与剂量无关，可能与DNA合成障碍或造血干细胞受损有关，发生率约为1/60000，但属不可逆性而死亡率高。

氯霉素是引起再生障碍性贫血最常见的药物，50年代氯霉素广泛应用以后，血液病患者猛然增多，约有1/4的再生障碍性贫血患者是与服用氯霉素有关的。据美国报道，未用氯霉素的人群每年再生障碍性贫血的发病率为2/100万，服用氯霉素的人群每年发病率是30/100万。因为氯霉素分子结构与嘧啶核苷酸相似，可与其发生竞争性抑制，治疗剂量的氯霉素能阻断线粒体的蛋白质合成。凡服用氯霉素过多的人，一般是血清铁饱和度升高，红细胞内游离原卟啉增高，骨髓幼红细胞成熟障碍，周围血呈再生障碍性贫血血象。另外，有些人的基因对氯霉素特别敏感，染色体易发生畸变，导致骨髓多能干细胞发生不可逆的改变，使之不能分化引起再生障碍性贫血症。

阿司匹林、吲哚美辛能损伤或破坏多能干细胞而影响主要的细胞群的分化，亦可抑制前列腺素的合成，从而引起骨髓的微环境发生改变，对细胞的生长和发育不利。铜和金能选择性地抑制前列腺素的合成。

抗癌药能抑制DNA的复制，从而阻碍造血细胞的分裂、增殖、导致再障。抗代谢药通过竞争性抑制作用，阻碍DNA的合成。应用博莱霉素后，干细胞则受到永久性损害。

药源性再生障碍性贫血是直接威胁患病者生命的一种难治之症。应引起医务人员的高度重视。严格掌握用药指征，避免滥用或过量使用药物是预防本病的首要环节。一旦发生药源性再生障碍性贫血，应立即停药，并给予积极治疗。一般采用激素、抗感染和输血。如泼尼松龙、雄激素及冲击性甲泼尼龙，使本病重者存活率从40％提高到60％；山莨菪碱、左旋咪唑，硝酸士的宁、普萘洛尔和碳酸锂等用于治疗药源性再生障碍贫血有效率为50％～80％。中医治疗以补肾健脾、活血化瘀为主，如七宝美髯丹随症加减，总有效率达91.4％。

3. 铁粒幼细胞性贫血

（1）引起铁粒幼细胞性贫血药物：氯霉素、异烟肼、环丝氨酸、吡嗪酰胺、硫唑嘌呤、青霉胺、非那西丁、乙醇、铅。

(2) 铁粒幼细胞性贫血是由于血红素合成障碍和铁利用不良，并伴有红细胞无效性生成的一种贫血。异烟肼应用后可导致维生素 B_6 缺乏，而维生素 B_6 是血红素合成所必需的，使血清中磷酸-5-吡哆醛降低，抑制 δ-氨基果糖酸（ALA）合成酶，使血红素合成障碍，影响铁的利用，并造成有核红细胞内非血红素铁的过量蓄积，幼红细胞浆内有粗大的铁颗粒，产生铁粒幼细胞性贫血。

临床表现：自觉症状有软弱、气急、皮肤和粘膜苍白，有的可呈淡柠檬黄色，手、臂、皮肤呈灰黑色。少数有出血表现。用维生素 B_6 治疗可迅速纠正贫血。

4. 巨幼细胞性贫血

致病药物有 20 多种。引起维生素 B_{12} 缺乏的药物：新霉素、对氨基水杨酸、秋水仙碱。

引起叶酸缺乏的药物：苯妥英钠、苯巴比妥、格鲁米特、异烟肼、环丝氨酸、甲氨蝶呤、氨苯蝶啶、乙胺嘧啶。细胞毒剂有巯嘌呤、6-硫鸟嘌呤、硫唑嘌呤、氟尿嘧啶、6-氮杂尿嘧啶、阿糖胞苷、羟基脲、柔红霉素、白消安。

(1) 维生素 B_{12}、叶酸缺乏性巨幼细胞性贫血：这是一种细胞内 DNA 合成障碍，致使正常幼红细胞转变成异常的巨幼细胞而引起的疾病。造成末梢血呈现大细胞性高色素性贫血，在骨髓显示幼红细胞过度增生。

(2) 细胞毒剂诱发的巨幼细胞性贫血：细胞毒剂主要通过对叶酸、嘧啶或嘌呤的拮抗使 DNA 合成受到抑制，从而导致巨幼细胞性贫血。

甲氨蝶呤能和叶酸还原酶结合，阻止叶酸还原成四氢叶酸，不能进一步合成嘌呤类核苷酸和胸腺嘧啶核苷酸，导致 DNA 合成障碍。

巯嘌呤（6-MP）阻止肌苷酸转变为腺苷酸和鸟苷酸，又阻止腺苷酸和鸟苷酸的合成，并干扰前体形成肌苷酸的过程，进而抑制细胞分裂、增殖。

阿糖胞苷通过抑制 DNA 聚合酶的活性、抑制二磷酸胞苷（CDP）还原为脱氧二磷酸胞苷，使 DNA 变性等，影响核酸代谢。

羟基脲通过阻滞胞嘧啶酸还原为脱氧胞嘧啶酸，抑制 DNA 的合成。

临床表现为贫血与消化道功能紊乱、精神不振、乏力、皮肤及粘膜苍白，活动时心悸、气短、“鲜牛肉样舌”、“镜面舌”，胃肠道粘膜萎缩、有腹胀、腹泻及消化不良等症状。

5. 纯红细胞性贫血

引起纯红细胞再生障碍性贫血的药物：苯妥英钠、苯巴比妥、氯霉素、异烟肼、维生素 B_2、维生素 C、叶酸、氨基比林、保泰松、甲磺丁脲、氯磺丙脲、硫唑嘌呤、磺胺噻唑、青霉胺、山道年。

纯红细胞性贫血是指只累及红细胞系生成而不影响粒细胞和血小板生成的贫血。

临床表现：早期有乏力、胃纳减退、如伴有其他慢性疾病时，可发生纯红细胞再生障碍危象，突然出现明显贫血、精神委靡、心悸、气急、恶心、甚至呕吐。

苯妥英钠可抑制 DNA 代谢而影响红细胞的生成。氯霉素所致的纯红细胞贫血可能是整个骨髓受抑制的早期表现。

叶酸、维生素 C、维生素 B_2、蛋白质缺乏可引起纯红细胞性再生障碍性贫血。

6. 粒细胞减少症

(1) 引起粒细胞减少（缺乏）症的药物：抗风湿药：保泰松、羟基保泰松、吲哚美辛、秋水仙碱。抗甲状腺药：甲巯咪唑 、硫氧嘧啶、甲基硫氧嘧啶。吩噻嗪类：氯丙嗪、丙氯拉嗪、甲硫哒嗪。磺胺类：磺胺脒、磺胺嘧啶、磺胺塞唑、复方磺胺甲唑、柳氮磺胺。抗生素类：青霉素、氯霉素、多西环素、头孢菌素类、利福平、异烟肼。抗癌药：环磷酰胺、卡氮芥、氟尿嘧啶、异若芥、甲氨蝶呤、普鲁卡因胺等。阿糖胞苷、烷化剂、氨基比林、对乙酰氨基酚、林可霉素、万古霉素、呋喃类、巴比妥。

(2) 发病机制与临床表现：

粒细胞减少症是指周围血液循环中性粒细胞的绝对数量减少，白细胞下降为$2000/mm^3$～$4000/mm^3$，表现为疲乏、头昏、低热、心慌、气短、盗汗、失眠等症。一般多发生于用药后3周内，短者数小时内发病，长者可达8周。

而当明显减少甚至完全缺乏，同时伴有白细胞减少时，则称粒细胞缺乏症。白细胞下降到$2000/mm^3$～$5000/mm^3$以下，中性粒细胞低于10%～20%。药物引起的粒细胞缺乏症多为急性起病，突然畏寒、高热、咽喉痛、全身肌肉关节酸痛、头痛、乏力、多汗、常伴有咽喉炎、齿龈炎、扁桃体炎、肺炎和败血症等急性感染征象。周围血象中性粒细胞计数$<2\times10^9/L$。

直接中毒型：药物直接抑制骨髓粒细胞的DNA合成，导致粒细胞产生减少。如阿糖胞苷抑制DNA聚合酶。烷化剂常致细胞核碎裂、溶解、造成干细胞损伤，使之不再增殖。

免疫型：药物作为半抗原进入体内后，发生抗原-抗体反应引起粒细胞破坏减少。如氨基比林对敏感者重复用药后，在数十分钟内即出现粒细胞大量凝集破坏。

7. 血小板减少症

(1) 引起血小板减少的药物：奎尼丁、呋塞米、氯噻唑、SMZ、TMP、氯霉素、氨苄西林、头孢噻吩、对氨基水杨酸、乙胺丁醇、利福平、阿司匹林、吲哚美辛、保泰松、羟基保泰松、氯磺丙脲等，约60多种药物。

(2) 发病机制与临床表现：有些药物可直接破坏血小板使其数量减少。选择性抑制巨核细胞的药物，用药后形成血小板抗体，抑制巨核细胞的生成或抑制其产生血小板。

临床表现主要为出血，以鼻、齿龈、舌、口腔粘膜和四肢皮肤为多见。严重者可有咯血、呕血、尿血、黑便、眼底及颅内出血。一般认为血小板<2万$/mm^3$时容易发生严重出血。

血小板病是指药物引起血小板功能明显变异，导致或促进出血倾向加剧。如阿司匹林、吲哚美辛、保泰松、布洛芬、萘普生、甲氯酸可抑制血小板环氧化酶活性而导致血小板病。双嘧达莫、异丙肾上腺素、氨茶碱、咖啡因、罂粟碱可抑制血小板磷酸二酯酶，进而抑制血小板的凝聚。青霉素类可通过作用于血小板膜而破坏血小板功能引起血小板病。

8. 白血病与类白血病反应

(1) 诱发白血病的药物：保泰松、地西泮、环磷酰胺、苯丁酸氮芥、苯丙氨酸氮芥、氯丙嗪、氨基比林、去痛片、优散痛、砷剂、苯。

保泰松、地西泮可先诱发粒细胞减少症，继而发生急性粒细胞性白血病。烷化剂如环磷酰胺等可诱发白血病。造血干细胞的基因损害可致白血病形成。使用细胞抑制剂如苯丙氨酸氮芥治疗骨髓瘤时，可发生急性白血病。

(2) 类白血病反应是指机体因受某种刺激而发生的一种类似白血病的血象表现，即白细胞数目显著地增多或伴幼稚白细胞出现。可分三型：

Ⅰ中性粒细胞型：周围血象中白细胞总数在2万$/mm^3$～8万$/mm^3$，或伴有2%以上的原始或早幼粒细胞。能诱发的药物有青霉素、四环素、磺胺类、呋喃西林、安替比林、非那西丁、肾上腺素、洋地黄、肼凡纳明、枸橼酸哌嗪、樟脑、汞剂。

Ⅱ嗜酸性粒细胞型：多数病人轻度咳嗽、低热、乏力。重症者咳铁锈色痰，痰液涂片可见大量嗜酸性粒细胞，胸闷、血中嗜酸性粒细胞可高达20%～70%，白细胞总数1万/mm^3～3万/mm^3。

呋喃妥因可诱发嗜酸性粒细胞性肺浸润。可诱发嗜酸性粒细胞型类白血病反应的药物有：青霉素、链霉素、先锋霉素、异烟肼、对氨基水杨酸、磺胺类、氯丙嗪、毛果芸香碱、樟脑、碘化物等。

Ⅲ血管免疫母细胞性淋巴结病（AIBL）：全身性淋巴结肿大、肝大及脾大、发热、皮疹、多株性高丙种球蛋白血症及经常并发Coombs阳性的溶血性贫血。引起血管免疫母细胞性淋巴结病的药物有：青霉素、庆大霉素、磺胺药、阿司匹林、苯妥英钠、氟烷、肝浸膏。

9. 血色病

过多应用铁剂，使铁在各组织中大量沉积，致纤维组织增生及脏器功能损害而发生血色病。皮肤呈青铜色或石板样灰色，部分人口腔粘膜也有色素沉着。大部分病人的肝、脾大，常伴有上腹部疼痛、体重下降、软弱无力。晚期可出现肝硬化、心脏扩大、糖尿病。

10. 弥漫性血管内凝血（DIC）

引起弥漫性血管内凝血的药物：异烟肼、氢化可的松、甲丙氨酯、口服避孕药、高分子右旋糖酐。

在某些药物作用下，凝血系统被激活，血液处于高凝状态，血管内纤维蛋白沉积和血小板凝聚，以致发生广泛性的毛细血管和微静脉内血栓形成，且常伴有继发性纤维蛋白溶解活性增强。

口服避孕药可能有对抗凝血酶Ⅲ的作用，可能使纤维蛋白原升高，对纤维蛋白的溶解作用，加快血小板的凝集作用，可促使血栓形成。

11. 高铁血红蛋白血症

引起高铁血红蛋白血症的药物：磺胺药、伯氨喹啉、扑疟喹啉、乙氨嘧啶、氯苯砜、硝咪唑、非那西丁、利多卡因、苯佐卡因、毛果芸香碱、乙酰苯胺、对氨基水杨酸、维生素K、硝酸甘油、次硝酸铋等。

氧化性药物使血红蛋白中的Fe^{2+}氧化成Fe^{3+}，高铁血红蛋白的含量超过总血红蛋白的1%时，产生中毒性高铁血红蛋白血症，失去携氧功能。临床表现为头痛、头晕、恶心、呕吐、发绀、尿频、尿痛、尿急，严重者出现黄疸、肝大，呼吸困难、心动过速、发生循环衰竭而致死。

12. 高尿酸血症

尿酸是核酸、嘌呤的代谢产物，在人体内不能再分解。肾对尿酸重吸收的能力大大超过其分泌的能力。任何药物或物质只要干扰尿酸的产生或排泄过程，就能改变血中尿酸的含量。因此，凡属能促进新的嘌呤合成的药物如抗肿瘤药或增加核酸降解的药物如维生素B_{12}、肝浸膏、抗肿瘤药烷化剂，都能升高血清尿酸水平。酸性药物可竞争性地抑制肾小管分泌尿酸的作用，使血清尿酸盐增多，如噻嗪类利尿药、乙酰唑胺、吡嗪酰胺、水杨酸盐、保泰松、羧苯磺胺、苯磺唑酮等。静脉注射肾上腺素、去甲肾上腺素、血管紧张素也可引起高尿酸血症。

13. 高催乳素血症

氯丙嗪、奋乃静、氟哌啶醇、二苯丁哌啶类、噻啶吨类短期应用几乎可使所有病人催乳素水平显著增高。止呕灵、甲氧氯普胺具有很强的刺激催乳素分泌。α-甲基多巴干扰多巴胺能神经的传递产生高催乳素血症；利血平耗竭神经细胞内多巴胺，提高血浆催乳素水平。氟苯丙胺通过5-羟色胺和阻断多巴胺受体升高血浆催乳素水平；丙咪嗪、氯丙咪嗪、阿米替林等间接地加强5-羟色胺能神经功能，引起血浆催乳素水平升高。口服避孕药、雌激素、甲状旁腺激素、促甲状腺素释放激素、氯氮、甲丙氨酯、柳胺苄心定、维拉帕米、异烟肼、乙硫异烟胺、乙醇均可引起高催乳素血症。

14. 血卟啉病

血卟啉病又称血紫质病，是指与原发性卟啉代谢障碍有关的一类疾病。

诱发急性血卟啉病的药物主要是巴比妥类、雌激素类、口服降糖药、磺胺类、乙内酰脲类、氯氮、吡嗪酰胺、灰黄霉素、利福平、乙胺丁醇、孕二醇等。

15. 出血症

（1）抗凝药物引起的出血：肝素应用过量引起出血，最早出血部位常为肾脏和消化道，开始多发生于粘膜下，可引起肠系膜血肿或向腹腔穿孔。其他如卵巢、胰腺亦可出血，而颅内和心包出血则可危及生命。

鱼精蛋白过量可干扰凝血酶-纤维蛋白原反应引起出血。

口服抗凝药双香豆素、华法林、新抗凝等，如过量可导致严重出血，出现皮肤红斑、瘀斑，皮肤及皮下脂肪坏死，上消化道出血，胸腔及心包出血，脑血管意外。年龄越大，并发出血的可能性越高。

（2）溶血栓药引起的出血：如链激酶和尿激酶，对血液中的血浆素原激活作用强，溶血栓的作用强，则易并发出血。应用时需严格掌握以下禁忌证：外科手术恢复期或分娩后5天内，胃及十二指肠溃疡，严重糖尿病，肝脏损害，出血性疾病或患者有出血素质。

（3）遗传性假血友病：阿司匹林导致的大出血。

16. 败血症

输液中因污染微生物而引起的败血症或热原反应。长期静滴氨基酸和脂类引起念珠菌性败血症的机会增多。婴儿肌注右旋糖酐铁而增加革兰氏阴性杆菌败血症的发病率。

17. 高（低）血糖症

（1）皮质激素、口服避孕药、苯妥英钠、氢氯噻嗪、环戊噻嗪、苄氟噻嗪、氯甲苯噻二嗪、左旋多巴、脉通、门冬酰胺酶等，可因减少葡萄糖的利用或抑制胰岛素的分泌或促进糖原异生而引起高血糖症。

（2）β受体阻滞剂抑制胰高血糖素释放，促进胰岛素分泌致低血糖。单胺氧化酶抑制剂、磺胺类能刺激胰岛素分泌引起低血糖。双胍类促进糖的无氧酵解，抑制糖原异生而致低血糖。降血糖药格列本脲、甲磺丁脲、氯磺丙脲、胰岛素应用过量易致低血糖，甚至昏迷导致死亡。水杨酸盐、抗组胺药、抗结核药、氯丙嗪、酚妥拉明、镁盐、锰盐均可引起低血糖症。

18. 高（低）钾血症

（1）引起低血钾的药物：利尿剂、脱水剂、抗生素、解热镇痛药、强心苷、肾上腺皮质激素、胰岛素、胰高血糖素。

血清K^+浓度低于3.5mmol/L时，称低血钾症。发生低血钾的原因有钾摄入不足，钾分布异常或损失过多。

药物导致低血钾症的机理是：①使K^+分布异常，促使K^+向细胞内转移增加。如胰岛素、儿茶酚胺类可活化细胞膜上的Na^+、K^+-ATP酶，使细胞摄入K^+增加。大量静注葡萄糖、甘露醇、高血糖素可刺激胰岛素分泌，使 K^+ 进入细胞内。维生素 B_{12} 使红细胞、血小板摄 K^+ 增加。②胃肠道失 K^+，滥用泻药，如乳果糖造成慢性腹泻，小儿用高张磷酸盐灌肠易致失 K^+。口服对氨基水杨酸或注射依米丁所致消化道反应失 K^+。③泌尿道失 K^+，两性霉素 B、多粘菌素、万古霉素、庆大霉素、克林霉素、磺胺药、阿司匹林、棉酚、已变质的四环素直接损害肾导致失 K^+。皮质激素类及 ACTH 促进肾小管 K^+-Na^+ 交换，使排 K^+ 增加。生胃酮、甘珀酸钠、甘草有类似皮质激素作用。噻嗪类、利尿剂、乙酰唑胺、乳酸钠、碳酸氢钠使肾小管远端 Na^+ 负荷量增加，导致失钾增加。羧苄西林、苄星青霉素等带阴离子药物可致肾单位远端管腔内负电荷增加而使排 K^+ 增加。

低血钾症的临床表现为骨骼肌张力显著降低，深部腱反射消失，尚可引起麻痹性肠梗阻。严重者可引起神志不清、心悸、心律失常、甚至心室纤颤。

（2）血清 K^+ 浓度超过 5.5mmol/L 时为高血钾症。一般来说，要比低血钾症严重，危重时能立即危及生命。

高血钾症发生原因有：①缺氧、酸中毒、大面积损伤、严重感染、急性肾衰竭时应用螺内酯、氨苯蝶啶、氨氯吡咪可发生致命的高血钾症。②灼伤、大面积肌肉创伤、破伤风、神经肌肉疾病、尿毒症等，注射琥珀胆碱可致严重高血钾症甚至心搏骤停。③输血或输入贮存时间较长的血液，因血红细胞破坏较多，大量 K^+ 逸出致高血钾症。

19. 低血镁症

引起低血镁症的药物：洋地黄类、儿茶酚胺类、激素类、胰岛素、高血糖素、葡萄糖、甘露醇、氯化铵、泻剂、利尿剂、钙剂、新霉素、庆大霉素、卷曲霉素、抗结核药、头孢菌素、紫霉素、顺铂等。

长期应用泻药可从肠道丢失 Mg^{2+}。维生素 D 影响 Mg^{2+} 的吸收。胰岛素使 Mg^{2+} 向细胞内转移。嗜酒使 Mg^{2+} 排泄增加，发生细胞内 Mg^{2+} 缺乏和血清 Mg^{2+} 降低。

20. 高（低）血钙症

碳酸氢钠、碳酸钙合并大量牛奶治疗消化性溃疡时可致高血钙症。维生素 D 过多产生中毒，引起骨损坏，尿钙过高，也可引起软组织异位性钙化。对氨基水杨酸钙可发生高钙尿而致尿路结石。噻嗪类利尿剂用于轻度甲状旁腺功能过高症可诱发严重的高血钙症。

抗癫痫药治疗的病人，约 20%～30%发生维生素 D 缺乏症，引起低血钙和高碱性磷酸酶血症。异烟肼、利福平治疗肺结核病人可发生低血钙。

21. 水肿与水中毒

血浆蛋白、渗透压、毛细血管通透性、心输出量或肾脏调节水盐功能的改变可引起水肿。甘草、皮质激素类可引起钠、水潴留和水肿。大多数抗高血压药物若不并用利尿剂，均可能引起水肿。用β受体阻滞剂治疗时有可能发生心力衰竭而致水肿。心力衰竭者过多摄入食盐或小苏打可致水肿。保泰松、苯乙双胍也能引起水肿。

如果下丘脑神经垂体分泌的抗利尿激素（ADH）过多或肾功能不良，即可引起体内水潴留、血 Na^+ 下降，严重者，过多的水进入细胞内，引起一系列临床病理症状，即为水中毒。临床表现为乏力、嗜睡、腹胀、呕吐、昏迷、全身肌肉抽搐，如不及时纠正，也可危及生命。乙酰胆碱可直接作用于下丘脑，使抗利尿激素分泌增加，巴比妥类可直接刺激神经垂体，释放抗利尿激素，烟碱、安妥明、氯磺丙脲、酰胺咪嗪、长春新碱等均能影响抗利尿激素的分泌而致水中毒。

十六、药源性骨病

1. 骨质疏松症

为单位体积中骨组织量低于正常，骨皮质和骨小梁变薄。可见手背皮肤常呈透明改变。

类固醇骨质疏松症：在应用皮质激素治疗的病人中，约8%～15%可并发此症。发生率因性别、年龄、剂量、用药方法（间断或连续）和用药时间不同而异。自觉症状有全身乏力、脊柱与骨盆区疼痛。疼痛向腰部及下肢放射，屈背、登梯或静息后开始活动时疼痛加重。胸椎常后凸，下肋可降至髂嵴近旁，腰椎前凸，身长缩短。

发病机制是抑制成骨细胞活动及成骨细胞所需之蛋白质的合成。成纤维细胞及肠内钙摄取均受抑制。治疗较困难，应以预防更为重要。

长期应用肝素治疗，过量维生素D、口服避孕药亦可引起骨质疏松症。

药源性骨质疏松症可引起自发性骨折。部位以脊柱和肋骨为多见。骨折愈合障碍。缺血性骨坏死，好发部位为股骨、肱骨、胫骨、腕关节和下颌髁。常伴关节功能障碍。因削弱防御机制而致骨髓炎。

2. 骨软化症

系骨质脱钙而变软，其主要病变为骨样组织增多，体液中钙减少，血清磷与碱性磷酸酶增多，尿钙减少。

长期应用抗癫痫药可引起骨软化症或佝偻病。如苯巴比妥、英妥英钠、苯乙酰脲、乙内酰脲、扑米酮等。酚酞可引起低血钙。维生素D缺乏可引起骨软化症。

发病机制为本类药降低小肠和骨胳对1，25-二羟胆骨化醇作用的敏感性，影响小肠对Ca^{2+}的吸收。也可通过对肝微粒体酶的诱导作用，促进维生素D或25-羟胆骨化醇代谢降解。

3. 骨质增生及骨硬化症

可由维生素A、D应用过量或中毒引起。好发部位为尺骨、庶骨、腓骨，其次为胫骨、股骨、锁骨、肋骨和肱骨。骺软骨板发生骺线早闭，骨骺包埋畸形。氟中毒可引起氟斑牙和氟骨病、骨硬化、骨皮质和骨膜下骨新生以及骨外钙化。长期口服避孕药也能引起骨硬化症。

4. 药源性关节病

凡软骨或软骨下骨受损害，均可引起关节病。葡糖胺甘氨酸、蛋白甘氨酸、胶原等药物可影响软骨代谢，从而引起软骨退行性病变和关节病。抗凝剂可引起自发性关节出血。

异烟肼、巴比妥盐、放射性碘可致痛性营养障碍症，常见为肩手综合征或手臂神经营养性风湿病。

十七、药源性皮肤病

1. 致病药物

磺胺药约占21.6%，解热镇痛药约占14.3%，抗生素类约占12.3%，镇痛安眠药约占11%，外用氟化类固醇激素如氟轻松、曲安西龙、倍他米松、氟氢可的松等，免疫抑制剂、皮质类固醇、中草药大青叶、板蓝根、四季青、穿心莲、丹参、大黄、五味子、蟾酥、冰片、中成药六神丸、羚翘解毒片、牛黄解毒片、丹参舒心片、云南白药、复方当归、注射液等。

2. 发病机制

药物的皮肤反应是药物对人体诱发不良反应中最常见的一种。目前认为有变态反应、光敏反应、积蓄中毒、特异性机体生态平衡紊乱和菌群失调等。

据统计，药物引起的皮肤反应发生率约为 1.2%，药物性皮炎与免疫反应机理密切相关，但药物引起皮肤色素改变，对毛发的影响等，则与药物的毒性及其在体内的蓄积作用有关。

3. 临床表现

药物引起的皮肤反应以皮肤粘膜病变为多见，如药物性皮炎或药疹等。它既可是药物引起的全身性综合征之组成症状，也可是皮肤的局限性反应。

根据药物潜伏期、临床表现、病程及预后等规律，可将药疹分类为：①寻常型（占所有型的 84.6%），包括 16 个亚型：固定疹（35%）、麻疹样型（24.4%）、猩红热样型（8.4%）、多形红斑型（6.5%），荨麻疹型（3.6%）、丘疹型（3.5%）、紫癜型、结节性红斑型、毛囊丘疹型、大疱性表皮松懈型、乳头状增生型、大疱型、斑丘疹型、血管神经性水肿型、光敏疹型、玫瑰糠疹型。②全身剥脱性皮炎型（2.5%）。③湿疹型（0.4%）。④红皮病型。⑤赖尔氏型（lyell syndrome，赖尔综合征）中毒性表皮坏死症。⑥锑剂皮炎型（2.5%）。

各种皮肤粘膜的不良反应，一般停药后或经过治疗处理，大都预后良好，不致威胁生命。但是重症皮炎必须及早治疗，以免造成严重后果。

寻常型药疹：一般突然发热，稍重者有畏寒、全身不适等症状，数小时至 24 小时左右，皮肤发红、瘙痒、皮疹凸现。轻者只累及部分皮肤，好发于躯干和四肢，亦可累及唇和外生殖器，发生糜烂、疼痛。引起病变的药物有：磺胺类、硝基呋喃类、青霉素、氯霉素、四环素、土霉素、链霉素、卷曲霉素、阿司匹林、氨基比林、安乃近、索密痛、非那西丁、苯巴比妥、甲丙氨酯、导眠能、阿米妥、氯丙嗪、阿托品、颠茄片、可待因等。

多形性红斑：表现为光亮的或暗的斑点，丘疹，小水疱或大疱，损害病灶内可发生出血。主要损害部位为口腔、鼻、眼、肛门、生殖器、呼吸道和胃肠道粘膜，死亡率达 3%～19%。引起病变药物有：磺胺类、青霉素、四环素、氨苄西林、对氨基水杨酸、保泰松、呋塞米、普萘洛尔、苯巴比妥、氯氮、甲丙氨酯等。

斯-约（Stevens-Johnson）综合征：属大疱性多形性红斑的一种严重变异，表现为皮肤粘膜出血、视觉受损。死亡率为 5%～20%。引起此症药物有：磺胺甲唑、四环素、氯霉素、氯磺丙脲、肼苯哒嗪、苯琥胺、苯巴比妥、苯妥英钠、甲丙氨酯、酚酞等。

大疱性表皮松解形药疹：是药疹中最严重的一种，死亡率达 25%～50%。开始表现为红色皮疹和丘疹，迅速发展成全身性红斑与大疱，表皮细胞坏死解离。引起的药物有：磺胺类、青霉素、链霉素、异烟肼、左旋咪唑、砜类、乙内酰脲、安替比林、保泰松、巴比妥类、酚酞、解热感冒片。

表皮剥脱性皮炎：表现为皮肤大面积鳞片状红斑，继而腐烂脱落，可出现继发性细菌感染而引起死亡。诱发药物有：磺胺甲氧嗪、灰黄霉素、对氨基水杨酸、保泰松、苯妥英钠等。

光感性皮炎：由一些光敏性药物引起，在紫外线、短波或可见光下，能致敏机体引起皮肤损害，常发生于面部、颈部及手部等暴露部位。诱发药物有：磺胺及其衍生物（磺酰脲类、噻嗪类）、吩噻嗪类、四环素族、灰黄霉素、长春碱、甲氨蝶呤、萘啶酸、六氯苯、异丙嗪、苯海拉明、补骨脂、吡硫醇、氯氮、口服避孕药等。

接触性皮炎：外用药物被皮肤吸收后潴留于角质层2周以上而致病。分为原发性刺激性接触性皮炎和接触性过敏性皮炎二种。引起的药物有：二羟基蒽酚、苯甲酸、制剂基质（如羊毛脂）、防腐剂（对氨基苯甲酸）、乙二胺、新霉素、局麻乳脂、阿托品、丁卡因、氯霉素、磺胺醋酰滴眼液、青霉素、制霉菌素、氮芥、有机汞剂。

皮肤色素改变：1900～1940年，欧美各国发现有些病人变成了蓝色人，阳光照射到的皮肤呈蓝色，未照到的部分呈灰色，经研究后证实，是硝酸银、弱蛋白银用作皮肤及粘膜局部消毒而导致的银质沉着症。以面、手、结膜和指甲等部位最明显。

金盐注射可导致持久、弥漫而局限于暴露部位的蓝灰色色素沉着，具有深紫色牙龈变色。

铋剂可引起全身性蓝灰色色素沉着，齿龈缘之蓝黑色铋线是其特征。

汞剂软膏可引起棕灰色色素沉着，局限于涂用部位，皮肤皱折处尤其显著。

无机砷剂长期内服可引起弥漫性斑状色素沉着，躯干部最明显，可出现雨滴状外观。

抗疟药服用3～4个月后，约有25％病例可出现皮肤色素改变。阿的平可致全身皮肤橘黄色。氯喹、奎宁可致胫前区、面部、硬腭、甲下区等部位蓝色色素沉着，发生率为8.3％。氨酚喹可引起弥漫性色素沉着，呈棕黄色或灰色，指甲可出现蓝黑色色素沉着，皮肤曝光部位尤著，巩膜可染成淡黄色。

氯丙嗪长期大量服用，可发生进行性色素沉着，初起呈褐色，继而致黄棕色。丙咪嗪可产生带紫色皮肤色变。苯妥英钠可使面部发生黄褐斑色素沉着。

氯苯吩嗪应用2周后可出现弥漫性红斑，治疗2～3个月时可出现黑棕色或紫黑色色素沉着。

氢氯噻嗪可致面部和手臂发生蓝黑色色素沉着。

促皮质激素致可逆性黑色素沉着。

金刚烷胺长期服用可产生青灰色网状表现，发生率90％。

常咯啉可致皮肤淡灰色色变，发生率为17.2％。

乙胺碘呋酮用药18～30个月后，出现青灰色色素沉着。

二甲麦角新碱可产生红色橘皮样厚变皮肤。

酚酞和烟酸长期较大剂量使用可致广泛棕色色素沉着。

白消安可致面部、胸部、前臂曝光区皮肤发生弥漫性棕红色色素沉着症，发生率约5％～10％。

氟尿嘧啶可致甲床弥漫性变黑。环磷酰胺可使手指、足趾的甲根部发生棕色变。

博莱霉素使皮肤变黑，表皮脱落后亦可变成色素沉着。阿霉素、羟基脲均可引起皮肤色素沉着。

口服避孕药可致前额、颧骨隆凸、面颊下部产生黄褐斑。

长期应用砜类药物可致面部等处产生深灰色色素沉着。

橡皮膏可引起皮肤色素脱失斑。

药物对毛发的影响：皮质激素类可程度不同地引起多毛症。氯喹可致毛发退色。甲苯丙醇可使棕色毛发变成淡黄棕色。抗肿瘤药、抗凝剂、免疫抑制剂、阿的平、青霉胺、二甲麦角新碱及维生素A慢性中毒均可致脱发。

十八、药物的致突变（致癌与致畸）

1. 引起致病药物

（1）有潜在致突变的药物：氮芥、苯丁酸氮芥、环磷酰胺、白消安、长春碱、长春新碱、秋水仙碱、秋水仙胺、羟基脲、三乙撑亚胺三嗪、三乙撑亚胺苯醌、三乙撑磷酰胺、甲氨蝶呤、羟胺硫蒽酮、巯嘌呤、阿糖胞苷、溶肉瘤素、六甲磷、甲基苄肼、氟尿嘧啶、丝裂霉素、柔红霉素、博莱霉素、阿霉素、嘌呤霉素、链脲霉素、放线菌素、链霉素、灰黄霉素、红霉素、利福平、萘啶酸、碘苷、过氧化氢、氯化汞、环氧乙烷、吖啶黄、氯喹、甲硫蒽酮、阿的平、咖啡因、麦角酰二乙胺、茶碱、亚甲蓝、氯丙嗪、保泰松、8-甲氧基补骨脂素、苯巴比妥、芥子油。

（2）目前约有40余种药物会诱发癌症。抗癌药：氮芥、苯丁酸氮芥、环磷酰胺、甲氨蝶呤、阿糖胞苷、白消安、噻替哌、烷化剂、丝裂霉素C、柔红霉素、链黑霉素、沙可来新、硫唑嘌呤、康复龙、阿霉素。抗生素类：灰黄霉素、氯霉素。激素类：黄体酮、绒毛膜促性腺激素、氯底酚胺、己烯雌酚。解热镇痛药：阿司匹林、保泰松、非那西丁。抗精神病药：氯丙嗪、奋乃静、三氟拉嗪、苯妥英钠。抗寄生虫病药：呋喃丙胺、硝基呋喃类、砷。中草药：苏铁、大茴香、肉豆蔻、土荆芥、细辛、千里光、野百合。

（3）致畸性药物见表11-3。

2. 发病机制

突变是指生物体受到不利因素（如化学的、物理的、生物因子等）的影响，其遗传物质发生偶然出现的可遗传的变异。这种改变了的遗传物质在细胞分裂过程中被传递给后代细胞，使新细胞获得新的遗传特性，使得它所支配的器官或功能也发生较大的变异。

药物的致突变作用是因药物引起的遗传性损伤。突变的范围从基因变化（点突变）到染色体畸变。突变可发生在任何体细胞或生殖细胞。

（1）体细胞突变：常引起特定的受累细胞发生死亡，通常只引起局部和暂时的损伤。体细胞的突变与致癌有密切的关系。体细胞的突变不会传递给后代。多种化学物质能诱发人体组织癌变。在已知的致突变物质中有90％兼有致癌性。化学物致癌作用与其化学结构有关。包括前致癌物、近似致癌物和最终致癌物。最终致癌物具有不稳定的亲电子性，它能同核酸、质白质及其他细胞成分的亲核位置起反应。现在已知多数致癌物需要先在体内经过代谢激活。

由于药物诱发肿瘤的潜伏期较长，最短也需数年，长者可达数十年才被发现。在这样长的时间内，病人也可能用过别的多种药物，同时也接触其他致癌因素，因此要确定某个药物与肿瘤的关系，必须应用流行病学方法进行统计分析。

Ⅰ激素类：1966～1969年，美国波士顿市妇科医院发现8例十多岁的少女患阴道癌，很快认识到这是异乎寻常的现象。怀疑引导探索，通过流行病学方法的详细调查，结果发现母亲怀孕3个月内用已烯雌酚预防流产与女儿后来发生阴道癌有极其密切的关系。以后又发现91名少女有阴道癌。绝经期妇女用雌激素治病，子宫内膜癌发生率较未用雌激素者要高7.5～8倍。美国一些学者对一组患者观察了30年，发现了不定期使用雌激素的妇女，患子宫癌的危险比同龄妇女高1.6倍，比周期性服药患者的危险性提高了3.3倍；使用时间超过2年者，患癌危险性比正常人提高了8.3倍。经常使用雌激素还可能引起起乳腺癌，这一结论在流行病学调查中也得到证实：英、美国家妇女血液中的雌激素含量平均比日本妇女高

30%，而美国妇女的乳腺癌发病率也比日本妇女高8倍。WHO告诫人们：谨慎使用雌激素。

三苯氧胺是一种抗雌激素类药，临床上主要用于乳腺癌和卵巢癌的治疗，但近年的资料显示三苯氧胺可诱发致命的子宫癌。对服用三苯氧胺的妇女应进行定期的妇科检查。口服避孕药可导致妇女乳腺癌发病率的增加。长期使用甲睾酮、去氢甲睾酮和康复龙等，可诱发肝癌，前列腺癌。黄体酮可酿成宫颈癌。

Ⅱ抗癌药：长期以来，人们发现这样一个奇异现象，患了甲癌又患乙癌。如急性淋巴瘤，特别是淋巴肉瘤、网织细胞肉瘤的病人易患急性白血病。慢性淋巴细胞性的白血病患者易患皮肤癌等。提示人们注意：有些抗癌药虽然有抗癌作用，但本身又有潜在的致癌性，可能导致新的癌症发生，这可能与抗癌药降低人体免疫力有关。如环磷酰胺治疗多发性骨髓瘤，可发生白血病或膀胱癌。甲氨蝶呤治疗白血病及牛皮癣，易发生皮肤癌、鼻咽癌和宫颈癌。烷化剂和氮芥能增加白血病的发生率。氟尿嘧啶、硫唑嘌呤、左旋溶肉瘤素、瘤可宁、白消安、阿糖胞苷、甘露醇氮芥、噻替哌等均可致癌、可能是它们引起染色体断裂与细胞变异的原因。

Ⅲ解热镇痛药：非那西丁可诱发肾盂癌和膀胱癌。氨基比林在胃酸条件下与食物发生作用，可形成致癌性的亚硝基化合物。保泰松能抑制骨髓造血功能，有导致白血病的可能。

Ⅳ安眠镇静药：长期服用安眠药会损害肝脏，有可能引发肝变；巴比妥类与四氯化碳混合使用，会形成一种致癌物，可能导致肝细胞癌变。苯巴比妥钠可诱发脑瘤或肝瘤。孕妇应用苯妥英钠可使新生儿发生严重畸形或恶性淋巴瘤。

Ⅴ抗生素类：氯霉素可抑制骨髓导致再生障碍性贫血，还可引发白血病。长期服用四环素族类药可能导致淋巴系统癌症。灰黄霉素口服过多，有导致肝癌的可能。

抗结核病药异烟肼可促使寻常性狼疮发展为癌症。

砷制剂过去用于治疗牛皮癣、贫血等症，并作为强壮剂使用，但能诱发肝癌、支气管癌和皮肤癌；现已禁用。

Ⅵ降血压药：长期服用利血平可能诱发乳腺癌，且比未服用者高3倍多。

降血脂药安妥明可诱发呼吸道、胃肠道肿瘤。

硫脲类药用于治疗糖尿病或甲状腺亢进，对肝脏有毒性，可诱发肝癌。

Ⅶ中草药类：如巴豆中的巴豆油，细辛、土荆芥、茴香中的黄樟醚，槟榔中的槟榔碱，千里光碱、野百合碱、苏铁素等，都有致癌或促癌作用。

虽然有这么多的药物有潜在的致癌危险，但其致癌作用的前提是：长期大剂量使用。慢性病人药物治疗的致癌性是因为治疗持续数年，病人服用大量药物。长期用药者应定期检查，遇有白细胞减少（发现异常）或癌前病变，应立即停药，并进行相应治疗。而用药者绝大多数正常的，只要避免滥用，还是安全的。

(2) 生殖细胞突变：轻度突变能产生多种有害效应，且可通过受精过程直接传递给后代。

突变呈显性时，突变发生后的最近一代即可出现异常或疾病。显性突变本身可表现为早期胎儿死亡或畸形或不育。突变亦可呈隐性，在以后好几代不一定表现出来，然后才出现一些不甚明显的异常变化，包括过早衰老，对各种疾病尤其是对肿瘤的敏感性增高。突变的最大危害是在诱变剂低浓度时出现的“轻度”的表现，能隔代传递，累及子孙，无法修复这些遗传损害。而严重的显性突变一般是致死的，来不及传给下代。

致畸的原意是指作用于器官形成期而引起先天畸形。广义地说，在妊娠期间药物作用于胎儿，影响其正常发育，称为胚胎毒性或妊娠毒性。药物的胚胎毒性是指药物在并不损害母体的情况下却引起胚胎和胎儿的发育障碍。包括：①出生前或产时死亡；②畸形儿；③出生前或出生后生长发育迟缓；④出生后功能异常。

发育早期的胚胎是最容易遭受外源因素损害，可以导致胚胎死亡，使妊娠终止。胚胎的主要器官形成期是对致畸原最敏感的时期。损害的状况可因药物的种类、剂量和受影响器官的不同而有差异。医学研究表明：孕期 3～10 周的胚胎最容易受到药物的损害。人的面部发育在胚胎第 6～12 周内陆续形成，颜面部的发育在胚胎 3 个月内，由各组织突起相连生长发育而成。牙齿的发育在胚胎 6 周开始形成，以后乳牙牙胚及恒牙牙胚继续形成。外生殖器的分化大部分是在妊娠第 12 周内完成。因此，妊娠头 3 个月内用药存在大的致畸可能性。孕妇用药不慎，就可能会导致胎儿牙颌、面部发育畸形，影响婴儿日后的五官端正与颜面健美。而影响胎儿牙齿发育的药物可在妊娠全期起作用，尤其是在妊娠末期，胎盘膜变薄，药物可通过胎盘血液循环，进入胎儿体内发生作用。如四环素类药物通过母体进入并浓集于胎儿的骨骼与牙齿，形成四环素钙复合物，使牙齿永久性染成黄色及发育不全，致使胎儿肢体短小。

致畸性药物作用的机制：可能是对胎儿的直接毒性（如反应停）；或是改变胎儿代谢（如叶酸对抗物）；或改变内分泌平衡（如雌激素）从而产生对胎儿的间接影响；也可能是对母体营养的、生物化学的或内分泌情况的影响（如亲精神性药物）以及对胚胎环境的影响（如可的松能降低羊水量）；某些药物能引起染色体损伤和基因突变，抑制核酸的合成及某些酶的活性而致畸。但是，在同样的妊娠阶段服用药物，并不是所有的孕妇都会产下异常的子女，而是有些妇女的染色体中的一些遗传信息较为敏感，易受药物的影响发生变异而致畸胎。

常见的畸形有四肢畸形、兔唇及腭裂、骨发育畸形、生殖器畸形、先天性心脏病、聋哑、先天性血液病、先天性痴呆、智力低下等。

据统计，人类婴儿出生时大约有 2%显示明显的先天性畸形，其中估计 25%是遗传因素，3%是染色体畸变，69%原因未明，3%是环境因素如放射线照射、病毒感染、母体疾病及孕期服用过药物等所引起。据 Nelson 等报道，1369 名孕妇中有 97%的人至少服过 1 次药，有 458 人分娩的婴儿出现先天性异常，283 个婴儿有兔唇、腭裂，有 175 个婴儿四肢畸形、脑积水或先天性心脏缺陷。

沙利度胺（Thalidomide，酞胺哌啶酮，反应停）是第一个被确定为致畸的药物。1956～1961 年，西德格仑南苏药厂生产销售镇静止痛药“反应停”，广告宣传它是安全、有效、无毒的，可以治疗孕妇的常见妊娠呕吐反应，十分畅销，不久推广到十几个国家。当时，大多数医师并不知道妊娠早期是最容易受害的时间，而且检验新药是否引起畸胎还没有标准的方法。1961 年 10 月，三位德国医生报告，许多孕妇产下海豹肢畸形婴儿，没有臂和腿，手和脚直接连在身体上，他们的心脏和胃肠道、泌尿生殖器和耳往往也发生畸形。这些婴儿大约有一半死亡，能够生存下来的小孩有正常的智力。事后查明畸形婴儿的母亲在怀孕早期都曾服用过“反应停”药物。而未用过“反应停”药物的孕妇就没有产生畸胎。每个国家畸形胎儿的发生率与“反应停”药物销售量呈正比关系；畸胎形态与受孕后的服药时间有相应关系。在应用 6 年期间，德国已出生了 8816 例“海豹儿”，日本也出生 1002 例。截止到 1963 年，全世界共出生“海豹儿”11000 多例，其中约 50%死亡。此外，“反应停”还引起能威胁生命的多发性神经炎共1300多例。可谓20世纪最惨痛的药害事件。

1950年美国霍普金斯大学医院发现许多女孩的阴蒂粗大似阳具，以为是“阴阳人”，该国前后已发现600多例，经调查发现是孕妇服用了孕激素所致。其实，孕激素对习惯性流产并无疗效。妊娠开始到第12周内孕妇应用雄激素或孕激素（具有一定雄激素作用）造成出生的女婴男性化。黄体酮能诱发染色单体畸变。绒毛膜促性腺激素可引起胎儿染色体畸变。抗叶酸药能引起胚胎死亡。有人用氨基蝶呤作堕胎药，结果70%的孕妇发生流产，而存活的婴儿23%发生畸形。

孕妇饮酒或有慢性酒精中毒者，产下的婴儿有下列症状：出生前生长迟缓、头小、牙齿及面部发育畸形，鼻梁短、鼻孔朝天、下颌畸形、唇腭裂、睑裂变小、斜视、有不常见的关节异常、心血管缺陷、临产前死亡，或出生后体质虚弱，智力发育迟缓和精神紊乱等“胎儿酒精症候群”，发生率达32%。女癫痫患者在妊娠期继续使用抗惊厥药，可致使婴儿发生兔唇、腭裂、内脏缺陷、先天性心脏缺陷、指（趾）异常等。

孕妇用三甲双酮来治疗癫痫小发作，可发生“胎儿三甲双酮综合征”，表现为轻度智力障碍、说话困难、V形眉毛、先天性内眦赘皮、低位耳、腭和牙齿异常，少数病例可有生长迟缓、头小畸形、眼异常和先天性心脏病。

妊娠早期使用苯丙胺，可致婴儿畸形，如露脑、先天性心脏病、胆管闭锁等。

妊娠期内服用抗凝血药华法林，生出的婴儿鼻发育不全，可见髋内翻、视神经萎缩、智力发育迟缓、偶见短指（趾）畸形等。

烷化剂白消安、苯丁酸氮芥、环磷酰胺、长春碱、长春新碱、秋水仙碱、鬼臼毒素、磺酰脲类、均有致胎儿畸形。

水杨酸盐类能抑制软骨及角膜内粘多糖硫酸盐的生物合成，孕妇在妊娠头3个月内服用后可导致胎儿畸形的可能。妊娠期反复或过量应用水杨酸盐类会促使流产。孕期服用磺酰脲类抗糖尿病药、能干扰硫酸粘多糖或其前身的合成，影响骨骼发育致畸。

抗癫痫药及镇静安定药可干扰叶酸和维生素D的代谢，引起染色体突变及对内分泌代谢的影响，致胎儿腭裂及兔唇等畸形。氯丙嗪对含黑色素组织有较强亲和力，孕妇长期服用可致胎儿视网膜病变。在妊娠最早几周内服用氯氮或甲丙氨酯者，其生出的婴儿先天异常的发生率比同一孕期用其他药物增高2.5倍，比不用药者增高4～4.5倍。

国内外医学研究证实，孕早期单用苯妥英钠或与苯巴比妥合用，发生唇裂、腭裂等危险性要比不用药者高2～3倍。也有发现新生儿患有严重畸形伴神经纤维母细胞瘤。华法林可引起胎儿颜面畸形。地西泮、甲丙氨酯、氯氮、苯海拉明等药物，可使胎儿发生唇裂、腭裂等面部畸形，尤其是地西泮可使唇、腭裂的发生率增加4倍。妊娠止呕吐剂可引起胎儿的无耳、无眼等先天性畸形。

女麻醉师或手术室女护士因反复吸入麻醉药，其流产率和婴儿先天缺陷发生率增高。

有些抗生素在妊娠早期12周内应用，约25%有妊娠损害，如流产、死产、畸胎、产后1个月内死亡等。孕妇在头3个月应用青霉素、氯霉素、四环素，其胎儿兔唇发生率增高。链黑霉素、链霉素、放线菌素、丝裂霉素、杀腺癌菌素均有致畸性。应用抗结核药的孕妇可使婴儿发生无脑、肾发育不全、心脏缺陷等。奎宁、阿的平、碳酸锂有致畸作用。氯霉素可致灰婴综合征，并且损害胎儿的造血系统，停药后也很难恢复，死亡率很高。孕妇应用庆大霉素可致婴儿神经性耳聋。

某些致癌药物可通过胎盘使下一代致癌。据美国统计，1960～1967年，有78个新生儿

24 小时内死于癌；有 138 个婴儿出生后 1～28 天死于癌；有 13782 个 5 周岁的幼儿发生肿瘤。1966～1969 年美国波士顿妇科医院发现 8 名十几岁的女孩患阴道癌，经过追查，女孩的母亲曾因先兆流产而服用过己烯雌酚。以后又发现有 91 名少女有阴道癌。年龄大者 25 岁。

阿托品很容易通过胎盘，孕妇静脉注射 2～3 分钟后即可出现胎儿心跳加快。临产前应用阿托品可致新生儿心动过速、尿潴留和体温升高。孕后期或临产前应用氯丙嗪可引起新生儿的帕金森综合征。妊娠后期如服用镇静药地西泮片，产后的新生儿可出现四肢松软，吸吮能力迟钝等症。

滥用抗生素、激素、维生素以及所谓“高科技生物保健品”对人体所造成的潜在危害不可低估，它不但危害病人本身一世，并且还会通过遗传而殃及后代。

第三节 药源性疾病的防治

一、严格掌握用药指征

首先必须对病人患病作出明确诊断，才能做到有效治疗。如果一时尚不能作出准确的诊断，也应根据患者的临床表现、症状、化验及透视结果综合分析，仔细观察，先考虑应用一些无不良反应的治疗方法对症处理。不可乱用药物作试探性治疗。

用药要有明确的指征，在诊断明确后，尽可能选择针对性强的高效或特效药，并应慎重考虑用药剂量多少，给药途径与剂型、用药时间久暂等。不可“多种药物一起上”。

二、密切注意用药后的反应

药源性疾病多数发生于用药的第 1～2 天，但一般不超过 11 天。观察病人用药后有无不舒适的感觉或出现不该有的临床表现，如发热、皮肤瘙痒、皮疹、红斑等。如果出现异常现象，应立即停药，轻者一般都可自行消失。严重者需要采取对症疗法。根据致病药物及所引起的临床病理类型，对预后可作出合理判断。

三、如系药物变态反应，医生应将致病药物告知患者，以后不可再用此种致病药物

表 11－3　致畸药物

药物	致畸时间	畸形表现	临床参考价值
环磷酰胺	妊娠早期	四肢缺陷、外耳缺陷、腭裂	肯定
甲氨蝶呤	妊娠早期	流产、头部畸形（无脑儿、脑积水、腭裂）、	肯定
巯嘌呤	妊娠早期	脑积水、脑膜膨出、腭裂、兔唇	肯定
白消胺	妊娠早期	多发性畸形	肯定
苯丁酸氮芥	妊娠早期	肾、输尿管缺损	肯定
口服避孕药	妊娠早期	先天性心脏缺陷	可能

续表

药物	致畸时间	畸形表现	临床参考价值
己烯雌酚	妊娠期	女胎男性化、出生后的阴道腺癌、男胎尿道不正常	肯定
睾酮、孕酮	妊娠期	女胎男性化、阴蒂增大、阴唇阴囊融合	肯定
可的松	妊娠早期	腭裂、早产无脑畸形、死产	肯定
沙利度胺	妊娠早期	短肢畸形、心脏及听器缺陷、肛门闭锁	肯定
甲基（丙基）硫氧嘧啶、甲巯咪唑	妊娠期	胎儿智力低下	肯定
甲磺丁脲、氯磺丙脲	妊娠期	多发性畸形、兔唇	可能
四环素类	妊娠期	先天性白内障、齿黄染、手指或肢体短小、假性脑肿瘤或死胎	肯定
烟碱	妊娠期	低体重儿、新生儿死亡率高	可能
氯氮、甲丙氨酯	妊娠期	先天性畸形、胎儿发育迟缓、智力低下	可能
氯丙嗪、奋乃静	妊娠期	视网膜病变、脑发育不良	可能
苯巴比妥	妊娠期	新生儿畸形、凝血障碍	可能
氟哌丁苯	妊娠期	先天性四肢畸形	可能
扑痫酮	妊娠期	凝血障碍	可能
苯妥英钠	妊娠期	腭裂、兔唇、小脑儿、先天性心脏病	可能
苯丙胺	妊娠期	兔唇、畸形足、先天性心脏缺陷、大血管异位	可能
丙咪嗪	妊娠期	兔唇、多发性骨畸形	可能
双香豆素类	妊娠期	软骨发育不良（如鼻缺陷）颅内出血、皮肤瘀斑	可能
氯喹、乙胺嘧啶	妊娠期	新生儿耳聋、脑积水、四肢缺陷	可能
奎宁	妊娠期	脑积水、视网膜损伤、耳聋、心脏畸形、血小板减少、死胎	可能
非那西丁	妊娠期	肾缺陷	可能
水杨酸类	妊娠期	中枢神经损害、肾缺陷	可能
毛果芸香碱	妊娠期	胎儿畸形	可能
麻黄素、鼻眼净	妊娠期	胎儿畸形、抑制中枢神经系统发育	可能

表 11－4 对胎儿与新生儿有害的药物

药 物	有害作用	发生期
氯霉素	胎儿死亡、灰婴综合征	近产期、新生儿期
四环素	抑制骨骼生长、牙釉质发育不良、肢体畸形	妊娠期
链霉素	第八神经损伤、耳聋	妊娠期
卡那霉素	听觉障碍、肾功能障碍	近产期、新生儿期
红霉素	胆汁淤滞性肝病	近产期、新生儿期
新生霉素	高胆红素血症	近产期、新生儿期
磺胺类	新生儿核黄疸	
乙醚	抑制新生儿呼吸，胎儿、新生儿死亡	
利多卡因	胎儿心动过缓、新生儿抑郁	产程中
吗啡	新生儿呼吸抑制、死亡	产程中
非那西丁	高铁血红蛋白血症	
安替比林	呼吸抑制、出血素质	
阿司匹林	新生儿出血	近产期、新生儿期
双香豆素	胎儿、新生儿出血、死亡	妊娠期
地西泮	胎儿、新生儿呼吸抑制、智力迟钝	妊娠期
甲丙氨酯	胎儿发育迟缓	妊娠期
氯丙嗪	新生儿视网膜病变、智力迟钝	妊娠期
硫脲类	新生儿甲状腺肿、粒细胞缺乏	
苯乙双胍	低血糖、血小板减少、胎儿畸形	妊娠期
噻嗪类	新生儿血小板减少，低钠血症	妊娠后期
利血平	新生儿呼吸抑制、鼻塞、心动过速	近产期、产程中
奎宁	新生儿血小板减少、耳聋	妊娠期
维生素 D	高血钙、智力迟钝	妊娠期
维生素 K	新生儿高胆红素血症、核黄疸	妊娠期

表 11－5 药源性急症与致病药物查找表

药源性急症	致病药物
过敏性休克（呼吸道阻塞、皮疹、微循环及中枢神经系统障碍）	青霉素类、头孢菌素类、氨基糖苷类、四环素类、氯霉素、两性霉素 B 破伤风抗毒素、破伤风类毒素、细胞色素 C、白喉抗毒素、气性坏疽抗毒素、蝮蛇抗栓酶、右旋糖酐、尿激酶、透明质酸酶、糜蛋白酶、胰蛋白酶、抑肽酶、ATP、肝素钠、胰岛素、抗炭疽血清、流脑菌苗、霍乱菌苗、乙脑疫苗、麻疹活菌苗、流感活菌苗等 磺胺类、解热镇痛药、巴比妥类、局部麻醉药、碘造影剂、普鲁卡因胺、氯丙嗪、哌替啶、氨茶碱、奎宁、奎尼丁、维生素 B_1、含亚硫酸钠或焦亚硫酸钠附加剂的静脉注射液 云南白药、六神丸、羚翘解毒丸、银翘解毒丸、牛黄解毒丸、小活络丹、其他含动物异性蛋白的中成药及各种中药注射液

续表

药源性急症	致病药物
猝死 （多与用量过大、静注过速、选药及停药不当等有关）	上述可致过敏性休克的药物 全身麻醉药、中枢兴奋药、三环类抗抑郁药、吩噻嗪类抗精神病药、抗癫痫药、镇痛药、拟胆碱药及抗胆碱药 强心苷、抗心律失常药、血管活性药、抗高血压药 异丙肾上腺素、氨茶碱 糖皮质激素、降血糖药 氯化钾、氯化钙注射液
药物热	磺胺类、青霉素类、链霉素、头孢菌素类、两性霉素 B、巴比妥类、氯丙嗪、阿司匹林、氯霉素、四环素、万古霉素、多粘菌素 E、博莱霉素、利福平、阿托品、保泰松、奎尼丁、普鲁卡因胺、甲多巴、别嘌呤醇、硫唑嘌呤、甲氰咪胍、苯妥英钠、肼苯达嗪、丙基硫氧嘧啶等
恶性高热 （致死性热）	乙醚、氟烷、甲氧氟烷、琥珀胆碱
药疹	可引起大泡性表皮松懈型药疹的药物：磺胺类、青霉素类、林可霉素、氯霉素、巴比妥类、苯妥英钠、氯丙嗪、卡马西平、三甲双酮、氯磺丙脲、水杨酸类、普萘洛尔、吲哚美辛、吡洛昔康、安乃近、阿托品、保泰松、罂粟碱、异烟肼、别嘌呤醇、破伤风抗毒素、某些疫苗及卡介苗、含氨基比林的复方制剂 可引起全身剥脱性皮炎的药物：磺胺类、青霉素类、链霉素、四环素类、巴比妥类、氯喹、氯丙嗪、丙戊酸钠、苯妥英钠、三甲双酮、卡马西平、普萘洛尔、保泰松、安乃近、吲哚美辛、吡罗昔康、别嘌呤醇、氯磺丙脲、异烟肼、奎尼丁、锑剂 可引起系统性红斑狼疮样反应的药物：青霉素类、灰黄霉素、青霉胺、普鲁卡因胺、肼苯达嗪、扑痫酮、苯妥英钠、卡马西平、氯丙嗪、异烟肼、甲基硫氧嘧啶、甲多巴、奎尼丁、乙琥胺、胍乙啶等
颅内压增高	四环素、复方磺胺甲唑、吲哚美辛、普萘洛尔、硝苯地平、阿替洛尔、甲氰咪胍、碳酸锂、维生素 A、甘露醇（用量过大或突然停药）
脑出血	青霉素、肾上腺素、去甲肾上腺素、肝素钠、华法林、尿激酶、蝮蛇抗栓酶、链激酶、应用单胺氧化酶抑制剂期间食用含酪胺高的食品
雷耶综合征	阿司匹林
中枢神经麻痹	乙醚、氟烷、甲氧氟烷、环丙烷、氯胺酮、硫喷妥钠 吗啡、芬太尼、美沙酮、阿片、哌替啶、强痛定、二氢埃托菲 三环类抗抑郁药、吩噻嗪类抗精神病药、抗癫痫药、地西泮、氯氮草
癫痫大发作或精神错乱	青霉素类、糖皮质激素、普萘洛尔、三环类抗抑郁药、吩噻嗪类抗精神病药、抗癫痫病药（长期用药或骤然停药）、美多洛尔、甲氰咪胍
心绞痛	强心苷、钙拮抗剂、β受体阻断剂、硝酸甘油、血管扩张药、抗高血压药、拟交感胺药、多巴胺、雌激素、缩宫素、脑垂体后叶素、阿司匹林、吲哚美辛、长春新碱
心律失常	强心苷（过量）、抗心律失常药（选择或应用不当）、抗胆碱脂酶药、吩噻嗪类与苯二氮草类抗精神病药、三环类抗抑郁药

续表

药源性急症	致病药物
过敏性心肌炎	磺胺类、青霉素类、链霉素、四环素、阿霉素、两性霉素 B、破伤风抗毒素、阿米替林、螺内酯、苯妥英钠、保泰松、多巴胺、甲多巴、安乃近、卡马西平
急性支气管哮喘	青霉素类、链霉素、四环素、红霉素、氯霉素、新霉素、利福平、头孢菌素类、呋喃妥因、多粘菌素 B、吗啡、可待因、镇痛新、硫喷妥钠、安氟醚、琥珀胆碱、普萘洛尔、胺碘酮、肼苯达嗪、噻嗪类利尿药、含碘造影剂、抗血清、疫苗、血浆、含动物异性蛋白的中成药
急性肺水肿	有机磷中毒、阿司匹林、吗啡、美沙酮、阿糖胞苷、甲氨蝶呤、环磷酰胺、博莱霉素、丝裂霉素、氢氯噻嗪、利多卡因、秋水仙碱、保泰松、呋喃妥因、肼苯达嗪、肾上腺素、间羟胺、普萘洛尔、氯氮䓬、氯丙嗪、甲喹酮、氟哌啶醇、两性霉素 B、三环类抗抑郁药、某些造影剂、
过敏性肺炎	磺胺类、青霉素类、呋喃妥因、头孢菌素类、博莱霉素、链霉素、四环素、多粘菌素 B、异烟肼、对氨基水杨酸、保泰松、青霉胺、色甘酸钠、卡托普利、肼苯达嗪、氯磺丙脲、甲氨蝶呤、硫唑嘌呤、甲多巴、苯妥英钠、丙咪嗪、肝素钠
红斑狼疮样肺炎	普鲁卡因胺、肼苯达嗪、苯妥英钠、异烟肼、青霉素类、磺胺类、链霉素、对氨基水杨酸、呋喃妥因、利舍平、哌唑嗪、保泰松、甲多巴、左旋多巴、奎尼丁、甲巯咪唑、氯丙嗪、三甲双酮、乙琥胺、扑米酮 、碳酸锂、青霉胺、甲基硫氧嘧啶等
肺间质纤维化	博莱霉素、白消安、丝裂霉素、甲氨蝶呤、环磷酰胺、阿糖胞苷、长春新碱、硫唑嘌呤、苯丁酸氮芥、巯嘌呤 青霉素类、呋喃妥因、四环素、磺胺类、异烟肼、对氨基水杨酸 胺碘酮、卡托普利、普鲁卡因胺、甲多巴、 苯妥英钠、青霉胺、高浓度氧、氯磺丙脲、氢氯噻嗪
肺栓死	脂肪乳剂、油性造影剂、长期口服避孕药、糖皮质激素、输液中不溶性微粒
肺出血	肝素钠、华法林、尿激酶、两性霉素 B^+ 白细胞输血、链激酶、呋喃妥因、青霉胺
呼吸窘迫综合征	全身麻醉药、镇静剂、镇痛药、胆碱脂酶抑制剂、非选择性β受体阻断剂、神经节阻滞剂、骨骼肌松弛剂、氨基糖苷类抗生素、三环类抗抑郁药、胺碘酮、胰岛素、氯磺丙脲、甲苯磺丁脲
弥漫性肺炎	博莱霉素、白消安、苯丙氨酸氮芥、环磷酰胺、丝裂霉素、巯嘌呤、硫唑嘌呤
胃出血或溃疡穿孔	阿司匹林、吲哚美辛、吡罗昔康、保泰松、布洛芬、酮基布洛芬 地塞米松、泼尼松、氢化可的松、倍他米松 甲氨蝶呤、巯嘌呤、环磷酰胺、秋水仙碱、氮芥、氟尿嘧啶 多粘菌素 B、四环素 利血平、胍乙啶、酚妥拉明、妥拉苏林、左旋多巴、降压灵、甲苯磺丁脲
假膜性肠炎	林可霉素、克林霉素、阿莫西林、氨苄西林、头孢菌素类、氯霉素、四环素、复方磺胺甲唑、氟尿嘧啶、长期大剂量应用抗菌药

续表

药源性急症	致病药物
肝炎样反应及急性肝坏死	安氟醚、氟烷、异氟烷、甲氧氟烷、硫喷妥钠 水杨酸钠、对乙酰氨基酚、保泰松、吲哚美辛、别嘌醇、阿司匹林、吡罗昔康、萘普生、甲灭酸、氟灭酸、甲氯灭酸 苯妥英钠、苯巴比妥、丙戊酸钠、卡马西平、三甲双酮、乙琥胺 氯丙嗪、氟哌啶醇、水合氯醛、氟奋乃静、三氟拉嗪、氯氮草、多塞平、地西泮、丙咪嗪、氯丙咪嗪、阿米替林 甲多巴、肼苯达嗪、双肼屈嗪、卡托普利 胺碘酮、普罗帕酮、普鲁卡因胺、奎尼丁、维拉帕米、安搏律定 甲基硫氧嘧啶、丙基硫氧嘧啶、甲巯咪唑、卡比马唑 甲苯磺丁脲、氯磺丙脲、氯磺丁脲、格列本脲 磺胺类、四环素、红霉素、无味红霉素、头孢氨苄、氨苄西林、克林霉素、林可霉素、甲硝唑、氯霉素、白霉素、酮康唑、灰黄霉素、两性霉素 B、克霉唑、氟胞嘧啶、异烟肼、利福平、对氨基水杨酸、呋喃妥因、呋喃唑酮 甲氨蝶呤、硫唑嘌呤、环磷酰胺、顺铂、氮芥、白消安、长春新碱、阿糖胞苷、丝裂霉素、 西咪替丁、雷尼替丁、奥美拉唑、链激酶、肝素钠、奎宁、阿的平、酒石酸锑钾（钠）、卡巴肿、苯丙酸诺龙
急性间质性肾炎	磺胺类、青霉素类、头孢菌素类、多粘菌素 B、四环素、利福平、氢氯噻嗪、呋塞米、环戊甲噻嗪、保泰松、阿司匹林、西咪替丁、苯巴比妥、硫唑嘌呤、别嘌呤醇、硝基安定
肾衰竭	磺胺类、青霉素类、氨基糖苷类、多粘菌素 B、四环素、两性霉素 B、头孢噻啶、头孢噻吩 阿司匹林、吲哚美辛、保泰松、双氯芬酸、吡罗昔康、含非那西丁的制剂 氟烷、环丙烷、乙醚 甲氨蝶呤、氮芥、阿奇霉素、博莱霉素、巯嘌呤、环磷酰胺 低分子右旋糖酐、甘露醇、青霉胺、碳酸锂、西咪替丁、阿昔洛韦、含碘造影剂、含朱砂的中成药
高血压危象	可乐定、胍乙啶、利血平及甲多巴用于肾上腺嗜铬细胞瘤所致高血压 β受体阻断剂用于低肾素型原发性高血压、胰岛素依赖型糖尿病肾素低者 胍乙啶、利血平与单胺氧化酶抑制剂或拟肾上腺素药联用 单胺氧化酶抑制剂与三环类抗抑郁药或普萘洛尔、左旋多巴、哌替啶、多巴胺联用 长期应用普萘洛尔、可乐定、硝苯地平治高血压、突然停药或减量过大
急性溶血性贫血	磺胺类、青霉素（大剂量）、头孢菌素类、两性霉素 B、异烟肼、利福平、氯霉素、四环素、土霉素、对氨基水杨酸 阿司匹林、对乙酰氨基酚、保泰松、吲哚美辛、含氨基比林及非那西丁的制剂 奎宁、伯氨喹、氯喹、乙胺嘧啶 甲苯磺丁脲、氯磺丙脲 奎尼丁、甲多巴、亚甲兰、氯丙嗪、丙磺舒、氯氮草、苯妥英钠、左旋多巴、普鲁卡因胺、维生素 C、K、含萘的化合物

续表

药源性急症	致病药物
再生障碍性贫血	氯霉素、磺胺类、青霉素类、头孢菌素类、链霉素 甲氨蝶呤、巯嘌呤、环磷酰胺、氮芥、白消安、阿糖胞苷、博莱霉素 阿司匹林、安乃近、保泰松、羟基保泰松、吲哚美辛、布洛芬、对乙酰氨基酚 甲基硫氧嘧啶、丙基硫氧嘧啶、甲巯咪唑 氯磺丙脲、甲苯磺丁脲 苯巴比妥、氯丙嗪、苯妥英钠、甲丙氨酯、三甲双酮、乙琥胺 奎尼丁、阿的平、甲多巴、苯及苯衍生物
粒细胞减少及缺乏症	磺胺类、氯霉素、青霉素类（大剂量）、两性霉素 B、链霉素、异烟肼、利福平、头孢菌素类 甲氨蝶呤、环磷酰胺、氮芥、氟尿嘧啶、阿霉素、他莫替芬、白消安、阿糖胞苷、巯嘌呤、长春新碱 安乃近、保泰松、吲哚美辛、吡罗昔康、阿司匹林、含氨基比林的制剂 奎宁、扑疟喹啉、阿的平、伯氨喹啉、乙胺嘧啶 甲基硫氧嘧啶、丙基硫氧嘧啶、卡比马唑 甲苯磺丁脲、氯磺丙脲 甲多巴、卡托普利、普萘洛尔、利血平 巴比妥类、氯丙嗪、去甲丙咪嗪、苯妥英钠、三甲双酮、乙琥胺、丙咪嗪、氯氮平 氢氯噻嗪、丁尿胺、呋塞米、利尿酸、乙酰唑胺 西咪替丁、别嘌呤醇、奎尼丁、左旋多巴、普鲁卡因胺、青霉胺
血小板减少	磺胺类、氯霉素、利福平、头孢噻吩、氨苄西林类、四环素、异烟肼、对氨基水杨酸、乙胺丁醇 安乃近、阿司匹林、保泰松、水杨酸钠、布洛芬、吲哚美辛、甲灭酸 苯妥英钠、丙戊酸钠、氯丙嗪、氯氮平、丙咪嗪、苯巴比妥、三甲双酮、乙琥胺 氢氯噻嗪、呋塞米、乙酰唑胺、甲氯噻嗪、氯肽酮 氯磺丙脲、奎宁、奎尼丁、洋地黄毒苷、地高辛、甲多巴、罂粟碱、肝素钠、甲磺丁脲、乙烯雌酚、硫氧嘧啶、阿糖胞苷、藻酸双酯钠、金盐
急性卟啉症	巴比妥类、苯妥英钠、甲多巴、氯硝西泮、卡马西平、丙咪嗪、氯氮䓬、甲丙氨酯、格鲁米特、乙琥胺、利福平、磺胺类、灰黄霉素、氯喹、甲苯磺丁脲、氯磺丙脲、雌激素、口服避孕药、乙醇（大量）
高血钾症	氨基糖苷类抗生素、两性霉素 B、粘菌素、头孢噻吩、氨苯喋啶、螺内酯、卡托普利、吲哚美辛、头孢噻啶、四环素、利福平、环孢菌素 A、恩纳普利、吡罗昔康、琥珀胆碱、环磷酰胺、长春新碱、高渗溶液、输入大量储存 3 周以上的血
低血钾症	氢氯噻嗪、呋塞米、利尿酸、甘露醇、高渗葡萄糖液、地塞米松、可的松、氢化可的松、泼尼松、醛固酮、羧苄西林、去氧皮质酮、苄星青霉素钠（大剂量）、水杨酸钠、阿司匹林、碳酸氢钠（过量）

续表

药源性急症	致病药物
低镁血症	噻嗪类、呋塞米、利尿酸、强心苷类 两性霉素 B、羧苄西林、氨基糖苷类抗生素、乙胺丁醇、吡嗪酰胺 钙注射剂（大剂量）、环孢菌素 A、顺铂、甲状腺素、糖皮质激素、胰岛素、乙醇（大量）、葡萄糖液、氨基酸、含枸橼酸的血液
二重感染	长期或大量应用广谱抗菌药及免疫抑制剂

注：有下划线者代表致病率较高的药物。

第十二章　药物临床评价

医学科学总是在不断地发展，一段时间称得上最好的药物或药物疗法，持续不久就会被更新更好的药物和疗法取代，许多曾经被视为最好的药物已经被淘汰，一些认为理想的疗法后来证明并不完善。

药物临床评价（clinical evaluation of drugs）是研究药物对正常与病态人体有利的与有害的作用，并比较不同药物的治疗效果。包括对新药的全面评定，对新的治疗方案的评价，还有对目前广泛使用的一些药品或治疗方案的重新评价。药物临床评价立足于大量观察和宏观研究，主要通过药物临床使用资料和药物经济学资料来分析判断药物的安全性、有效性、经济性，评价的主要目的是为临床合理用药提供科学的依据。

第一节　新药临床评价

制药工业日益发展，新药不断涌现，如果未经认真研究和确切评价就盲目推广应用，将会给患者带来不可挽回的损失，给社会造成严重的危害。

临床试用（clinical trial）研究：评价新药的疗效和毒性，是判断一个新药能否推广应用和投产的重要依据。在临床评价新药过程中，最基本的要求是安全、有效，质量良好，价格低廉，即新药STEP特性（安全性safety、稳定性tolerability、有效性effectiveness、经济性price）以及各项数据的可靠性，并应正确地应用适当的统计方法。

一、疗效评价

（一）新药的疗效评价标准

我国临床疗效评价采用四级评定标准：

痊愈（cure）：症状、体征、实验室检查、专业特异指标4个方面均转入正常；

显效（markedly improvement）：有1个方面未能恢复正常；

进步（improvement）：有2个方面未能恢复正常；

无效（failure）：治疗3天后无变化或恶化。

（二）疗效评价指标

（1）定性指标：有效率、显效率、痊愈率、好转率、无效率、不良反应发生率。预防用药有疾病发生率、降低死亡率等。注重于分型、分类的统计指标，宜用X^2法。总评价宜用等级法或Ridit法。

（2）定量指标：对疗效强度、疗效评分、各症状及体征的测量值，以变化值或变化率进行两组t检验。

（3）定时指标：显效时间、作用持续时间、停药后延效时间、量化指标的动态变化等指标。因数据常呈偏态分布，宜用非参数统计方法。计算时间中位数、时间众数，用秩和法或奇数序列法。

结论的表达，用“无显著意义”、“有显著意义”、“有非常显著意义”等。

（三）药效学指标的选择标准

（1）药效学指标最好能用定量参数描述，且有一定变化规律，可用药动—药效学理论来分析两者的规律和关系。

（2）药物效应指标的变化对浓度应相对敏感，力求在相对窄的浓度范围内对浓度—效应关系有一较全面的反映。

（3）药物效应指标必须在个体间和个体内具有良好的重复性。

（4）在同一个体上药效测量应能反复进行，不至于由于耐受性或学习效应而发生改变。

（5）药物效应指标最好是客观的，尽量避免主观的指标。

（6）所选择的药物效应指标有临床意义，而且可靠，最好作为治疗的指征。

（四）临床对比性研究

药物临床评价通过对新、老药物或同类别药物间的经常性对比性观察研究，发现它们药理作用和治疗效果上的差别和优缺点。

单项研究 是通过计算试验药与对照药相比得到疗效相对值、不良反应相对值、治疗指数相对值，成本-效果比的相对值。

疗效相对值 即以对照药的疗效为对照，反映试验药与对照药疗效的相对比值。

不良反应相对值 即以不良反应发生频率数为指标，比较试验药与对照药不良反应发生率的相对比值。

治疗指数相对值 即以疗效相对值/不良反应相对值为指标，反映药物疗效与不良反应严重度的综合比值。并以此值来表示治疗效果。疗效越好，不良反应越轻，则治疗指数越大。

成本—效果比 以单位效果所花费的成本来表示，即治疗成本/治疗指数相对值。

综合研究 是指综合若干单项研究的结果，通过计算试验药与对照药的比值，综合治疗指数相对值和成本-效果比的相对值，对两药作综合评价。

根据每个单项研究样本数的大小，确定每个单项研究对综合研究的影响程度，即权重。

综合治疗指数相对值 = $\sum$（治疗指数 × 权重）

综合成本—效果比 = $\sum$（成本-效果比×权重）

临床药物评价综合研究应做到：①治疗适应证明确一致；②研究方法统一，采用随机、对照、双盲以及多中心试验；③样本数均大于30；④试验数据完整、可靠。

（五）临床治疗对新药要求的有效性

（1）在效价上超过老药或在某方面优于老药；

（2）能克服老药的某些缺点（毒、副反应等）；

（3）与老药配用时能加强老药的效果。

二、安全性评价

药品上市前的临床研究受到诸多因素如时间太短、病例太少、使用面太窄、目的太单纯等的限制，使其安全性评价内容不充分，如发生率在1/1万～1/10万的不良反应、诱发期很长的不良反应、个体特性反应、未研究人群如儿童与老年人等发生的不良反应，同时发生的疾病或合并用药相互作用产生的不良后果等，在药品上市前很难观察到。药品上市后可能会出现各种安全性问题。据1998年美国对153个医院从1966年至1996年的统计结果，在美国的住院病人中，严重不良反应发生率为6.9%，由此而致死的约0.32%。1994年全美国住院病人中有221.6万人对所用药物发生不良反应，其中10.6万人因此而死亡，占住院患者死因排序的第5位。产品缺陷是产生药品不良反应的重要因素。

安全性评价是由医生对不良事件与所用药物是否有关作出评价。一般按下列5级标准评定：①与药物有关；②很可能与药物有关；③可能与药物有关；④可能与药物无关；⑤与药物无关。

安全性评价往往比疗效评价更为复杂而重要。安全性不是药物的毒副作用最小，或者无不良反应这类绝对的概念，而是强调让用药者承受最小的治疗风险获得最大的治疗效果。

药品安全性再评价原则：安全并不意味着药品不良反应为零。安全的药品意味着具有合理的风险，能够最大限度获得预期的收益。通过利益-风险评估，风险大于利益的药品，应予撤销。对风险较大的药品，应限制使用，如沙利度胺（反应停）FDA准其限用于红斑结节性麻风病。修改药品说明书、增补与安全性有关的信息。

不同类型的药物，安全性评价要求也有所不同。为健康正常人服用的药物如预防药、补药、避孕药等，要求高且严。对于调节正常生理机能的药物，人们往往拒绝任何轻微的不适。需要长期服用的药物比短时服用的，一般要求也较高。

总的来说，不存在绝对安全的药物。一个有效的药物，或多或少地都会有一些副作用，有的还可能有毒性，甚至有严重毒性反应。许多有良好疗效的药物本身就是“剧毒药”，如砒霜（As_2O_3）注射液用于治疗白血病；人造补血药含As_2O_3用于治疗贫血。某些抗癌药，如烷化剂本身即为致癌药，既能治癌又能致癌，对正常组织细胞有毒副作用，但由于抗癌的特殊需要，仍用于临床。对于挽救生命的药物治疗，病人能够耐受比较严重的药物不良反应。

在评价一个新药的价值时，毒性的大小必须与药效的大小联系起来考虑才能作出判断。因为一个毒性虽然很小的药，如果药效极低，可能是毫无用处的。相反，一个药物虽然有一些毒性，但药效极好，用较小剂量即可出现明显疗效，而这个剂量的毒性并不构成威胁，则这个药物仍不失为一个有治疗价值的新药。一个药物必须对患病机体产生的有利作用超过或大大超过其有害效应才能用于临床治疗。对于新药，由于问世不久，人们对它的功效和毒副作用的认识，总不及对老药那样了解得比较透彻，一般需要有一个过程。不少新药一经临床扩大使用，往往经不起时间的考验，逐渐显露出其弱点，终因效果不佳或毒副作用较大而被淘汰。甚至有的酿成惨痛的“药害”事件，如沙利度胺造成世界上近万名“海豹式畸胎”，氯碘喹造成日本万余人失明致盲及下肢瘫痪。

对于新药一般要求单独使用，先以小剂量开始，然后再逐渐调整，注意观察疗效和不良反应。若发现有毒性作用，应立即减量或停药，以确保用药安全。

对已知的不良反应，在上市前的审查过程中即已发现，并充分进行了风险-利益评估。同时在药品使用说明书中载明可能出现的药品不良反应与毒性及应采取的措施。让医生了解此类潜在的不良反应和说明如何最大限度地降低这些风险。

据估计逾半数的药品的不良反应是可避免的。医生通过药品的正确选择和使用两个环节来避免或减小不良反应到最低程度。例如选择最佳治疗方案、掌握适当的剂量、恰当的用法、进行治疗药物监测和个体化给药计划。但在很多情况下不良反应是不可避免的，医生和患者应充分认识到在治疗过程中可能带来的风险，并知道这类风险是在获得治疗利益的同时必须付出的不可避免的代价。总之，没有十全十美的药物，完全没有副作用的药物目前还不可能达到。在临床评价中，对于药物的疗效和毒副反应是否全面了解，并能找到预防和处理负面作用的方法，是否合理化被应用，医生需权衡利弊，做到安全用药。一般要求药物在治疗剂量范围内不产生严重的毒性反应，副作用较小，不影响疗效便可应用。任何药物都不可能十全十美，其争议只会更完善人们对药物的全面认识和合理使用，并提醒执业医师正确掌握其应用指征及剂量，全面权衡药物的利弊。

通过对上市药品安全性再评价，发现非预期的不良反应，不断提高药品监督管理水平，促进临床合理用药，保障患者用药安全。

三、质量评价

药品符合国家标准，质量稳定，易于贮存保管，方便使用。

四、经济性评价

医药费用已成为医疗质量评价的重要指标。如澳大利亚药品法规在 1993 年率先要求上市新药应比其他取代品具有更好的费用效果。新药需比老药更易得到，价格更便宜。

第二节　药物再评价

由于历史的原因及科学技术水平的限制，对药品的疗效和安全性的认识需要通过长期的临床医疗实践才能逐步完善的。已经批准生产的上市药品，在经过一个时期，并经众多病人应用后，就会逐渐发现某些药品产生未能预测的、严重的、罕见的不良反应；如以新的科学水平来衡量，有的评价方法是有缺陷的，不全面的，所以对临床使用的药品要不断进行再评价。

一、药品再评价

是指根据医药学的最新学术水平，从药理学、药剂学、临床医学、药物流行病学、药物经济学及药物政策等主要方面，对已批准上市的药品在社会人群中的疗效（有效性）、不良反应（安全性）、用药方案、稳定性及费用等是否符合安全、有效、经济的合理用药原则，作出科学的评议和估计。

全球上市药品已达 20 余万种，但其疗效与不良反应仍不甚清楚。美国学者对 2000 种药品的调查显示：仅有 5%的药品具有重要价值，15%的药品具有一般价值，而 80%的药品基本没有或根本没有治疗价值。美国 1980 年出版的《无效的药丸》一书中就列出了 610 种疗效不确切的品种。

WHO 的专家指出：①4/5 的止泻药对急性腹泻无效；②1/2～2/3 的止泻药含有抗生素，而腹泻尤其是小儿腹泻往往不是由细菌引起的；③4/5 的感冒咳嗽药含无效成分，1/2 含容易引起不良反应的成分；④1/3 的止痛药含可致肾损害的成分，1/5 的止痛药含潜在有害成分；⑤1/3 的非甾体类消炎止痛药在安全性和有效性方面与上市的同类药对比并无优点，应予撤销；⑥4/5 的维生素制剂不值得推荐，已上市的维生素制剂的 3/5 适应证并未得到批准，2/5 为非主要或无效成分，组方不合理的大于 1/2，剂量过大的大于 1/2 。

链霉素在四十年代刚发现时，由于它是第一个比较广谱的抗生素，广泛用于控制各种细菌感染，颇负盛名。但是随着细菌对链霉素耐药性的产生与新的广谱抗生素的大量发现，链霉素除抗结核作用尚保留着原来的重要地位外，作为广谱抗生素的价值已明显下降。加上链霉素对第 8 对脑神经的不可逆的毒性作用，这个品种的安全有效性及其适应证显然需要重新评价。

有些药物的不良反应往往经过使用若干年以后才被发现的。据 Karen 等统计，1975～1999 年，许多严重的不良反应都是在上市几年后被发现的，其中一半药品是 7 年后发现严重不良反应事件的。此外，一半的药品撤销是在上市 2 年后提出的。四环素影响骨生长经过 10 年时间才被认识。非那西丁造成的肾脏损害经历 75 年才被证实。非那西丁是 1887 年在英国上市的，造成 2000 多人严重的肾损害，500 多人死亡，直到 1953 年才渐渐认识到它的不良反应，1959 年才证实其不良反应，1974 年对其实施管制。作为解热镇痛药已有 70 多年历史的氨基比林，半个世纪前就已发现可致致命的粒细胞减少症，英国《柳叶刀》杂志报导，仅两年中就有 70 例死亡。美国医学杂志报导，过去四年中，所有发生粒细胞减少症患者 90%以上与服氨基比林有关。瑞士一研究所用动物实验证明氨基比林在胃中和亚硝酸盐反应，能生成致癌物质二甲亚硝胺，导致肝、肺产生恶性肿瘤。又如几十年前生产应用的灭虫宁，上市后不久就发现可致心源性脑缺血的阿-斯综合征。

据统计，人体用药发生的不良反应，与药物动物毒性研究结果的相关率仅为 5%～25%。一些发生频率低于 1%的不良反应和一些需要较长时间应用才能发生和发现的迟发性的药物不良反应往往在上市时未能被发现。

二、淘汰药品

通过药品不断再评价，收集药品在社会人群的疾病用药、疗效、不良反应情况，并进行分析评价。对疗效不确切，不良反应大的药品应予以淘汰。

（一）一般保留原则

（1）凡疗效肯定或有一定疗效，一般无毒无害的药品，均予保留。

（2）凡疗效肯定或有一定疗效，虽有不良反应，但与同类药品相比，尚有特殊的治疗作用，而且目前尚无较好的药品可以替代的品种，予以保留。

（3）疗效肯定，但有严重不良反应或不良反应较多，而可以替代的药品紧缺，可列为过度性的保留品种。

（4）有一定疗效，也未发现不良反应，临床已习惯使用的品种，可列为选择性保留品种。

（二）药品淘汰原则

（1）疗效肯定，但毒副作用大，对病人有不可逆转的危害的药品，应予淘汰。

（2）有一定疗效或疗效较差，且有一定的毒副反应，已有较好的药品可以代替的，予以淘汰。

（3）无效或疗效不确切，医师已不用的，予以淘汰。

（4）配方不合理，易变质失效的药品予以淘汰。

三、老药新用途

应用新的科学技术，通过再评价的方式，对一个药品的临床使用情况进行调研与分析评价，不断发现新的药物作用。

据《英国药学杂志》报道，百年老药阿司匹林用于治疗久治不愈的下肢静脉曲张引起的溃疡（老烂腿），取得出人意料的良好效果。研究人员让患者口服阿司匹林肠溶片每日300mg，有38%病人溃疡完全愈合，有52%病人溃疡面显著缩小。下肢静脉曲张引起的溃疡属于血小板增多症之一，其特征为重力性疾病（即血小板集中在下肢尤其是小腿中）。而阿司匹林能干扰人体中血小板的凝聚及前列腺素的合成。

1957年德国上市的沙利度胺（反应停）致使造成1万多例“海豹肢畸形”婴儿而声名狼藉。30多年后，反应停因具有广谱药理和免疫药理学作用，FDA批准其用于治疗麻风性结节性红斑。近年来又发现反应停具有抗肿瘤作用，用于治疗多发性骨髓癌。口服沙利度胺初始为200mg/d，然后每两周增加200mg/d，直到800mg/d为止，平均疗程为80天，有效率为32%，严重不良反应发生率不超过10%。又发现反应停具有抗血管新生作用，还可诱导γ-干扰素和白介素-2而抑制肿瘤细胞的生长。

胰岛素用于治疗糖尿病已有近百年历史，近年来发现胰岛素又有许多新的用途。①应用胰岛素治疗急性脑梗死，总有效率达70%以上，可从多方面改善病情及神经功能缺陷的程度。其作用机制为：降低血糖浓度，减少脑组织对葡萄糖的摄取，剥夺乳酸产生的底物，从根本上纠正细胞内乳酸酸中毒，可以减少脑出血的病死率及神经损伤程度。促进儿茶酚胺类物质的释放，调节某些酶和激素的活性，稳定细胞膜，加速有害的氧自由基清除，可对缺血性脑损伤有保护作用，缩小梗死范围。②治疗缺血性心脏病：临床应用证实，给予由胰岛素、葡萄糖和氯化钾构成的极化液后，能增加心肌糖原储备和心脏指数，改善心功能和防止心律失常的发生。其中，胰岛素的作用在于促进心肌摄取并利用葡萄糖供能，且对氧自由基有明显的拮抗作用；还可防止血栓形成，维持血流通畅，从而减轻心肌梗死的病情程度。③治疗烧伤：严重烧伤所引起的应激反应可导致血糖升高，最终影响机体免疫系统，干扰创面的愈合。并且在严重烧伤时，机体的内源性胰岛素分泌不足，自身无法克服高血糖状态。因此，给予胰岛素治疗有利于降低高血糖，促进创面愈合。④治疗精神疾病：胰岛素休克疗法主要用于治疗精神分裂症的紧张和躁狂状态，临床有效率为44.3%～60.4%。胰岛素低血糖疗法主要用于治疗中毒性错乱状态和震颤性谵妄状态，对焦虑、紧张和神经衰弱有效，有效率达77.4%～89.2%。

四环素是一个传统的广谱抗生素，国内外近年来又发现它在非感染性疾病治疗中具有良好效果。①治疗某些囊肿。先用无菌注射器抽尽囊内积液，然后注入1～10毫升四环素注射剂，可使囊壁产生无菌性炎症，并逐渐使其粘连、闭合、最后使囊腔消失，数日即愈。②同样也可用于治疗某些体腔积液，顽固性、自发性气胸。将四环素注入患侧胸膜腔内，会促使胸膜粘连、闭合，可免受手术之苦。③如用以治疗内痔，将四环素注入脱出的痔核内，会迅速使痔静脉发生栓塞、纤维化，一般注射1次即可控制出血，一周后痔核就会平复。④四环素能减弱甘油三酯水解，故用于治疗痤疮效果很好。

氢氯噻嗪的适应证是治疗Ⅰ、Ⅱ期高血压。临床应用后发现，对Ⅲ、Ⅳ期高血压也有较好疗效。

硝酸甘油的抗心绞痛作用，长期以来均认为是通过扩张冠状动脉而产生的，但经过临床药理研究，其抗心绞痛作用主要是与降低心肌耗氧量有关。

维生素 B_2 主要用于防治口角炎、舌炎、口腔炎、眼结膜炎、脂溢性皮炎、阴囊炎等，近年来新发现维生素 B_2 还有利尿消肿、防治肿瘤、治糖尿病、降低心脑血管病发生率、改善性生活质量的功效。

通过医生在临床应用过程中的实践体会，对药品再评价才能渐渐完善，使得药物在临床上得以准确应用，以最小的代价获得最大的收益。避免不合理用药导致的药害事件和药源性疾病。

第三节 药物动力学参数评价

卡尔·马克思说："一种科学只有当它达到了能够运用数学的时候，才算是真正发展了的科学。"要研究或评价某一药物，离不开量-效关系分析。只有计算出药效学参数，才是从定量角度上对药物效应的最好描述。由于药物的最终价值取决于它的药效动力学作用，评价药物治疗效果最直接的方法是监测药理效应和临床效果。药效与血药浓度的关系比较复杂，并不呈平行变化，而药效常常存在一定的滞后，并且受个体差异、生理、病理的影响。仅仅测定血药浓度是不够的。不过，血药浓度若与效应部位的浓度存在某种关系，药效与血药浓度之间也就有了一定的相关性。通过药动—药效的结合来研究药物浓度与效应的变化规律，使定量评价、分析和预测药物的治疗效果或药物疗效成为可能。

药效学的基本公式：药物（D）与受体（R）的结合和解离是可逆的。

$[D] + [R] \longleftrightarrow [DR] \longrightarrow E$

药物效应（E）与结合受体（DR）的数量成正比。$E=\alpha \cdot [DR]$

$E=\frac{E_{max} \cdot C}{EC_{50}+C}$　C 为药浓度　E_{max} 为最大效应　EC_{50} 为产生 50% E_{max} 的浓度

最大效应（E_{max}）是该药在足量时，受体全部结合所能产生的最大效应。$E_{max}=\alpha \cdot [R_T]$

但许多事实表明，受体结合与最终效应之间并非简单的直线关系。

效能（efficacy）是指药物在最大剂量时所产生的最大效应。在临床上高效能药物与低效能药物的适用范围、适应证往往不同，临床地位相差很大。低效能药物无论用多大剂量都不会产生高效能药物足量时引起的效应。例如：高效能药物哌替啶、呋塞米所产生的效能，是低效能药物吲哚美辛、氢氯噻嗪无论多大剂量也无法达到的。如果该药物的不良反应限制了它的剂量，它的效能就会相应地受到限制。

半效浓度（EC_{50}）是能产生 50%最大效应（0.5Em）的药物浓度（mol/L）。是量反应药效强度的重要定量指标。

$$\frac{\text{效价（A）}}{\text{效价（B）}}=\frac{EC_{50}\text{（B）}}{EC_{50}\text{（A）}}$$

内在活性（intrinsic activity）是最大效应 Em 与完全激动剂的最大效应 E_{max} 之比，是药效与结合靶体的比例常数（α）。

$$\alpha=\frac{Em}{E_{max}}$$

当 $Em \leqq E_{max}$ 时，$\alpha \leqq 1$，该药为高效激动剂；

当 $Em < E_{max}$ 时，α 在 0.2～0.8 之间时，该药物为部分激动剂，又是具有内在活性的阻滞剂；

当 Em ＝ 0，α＝ 0 时，该药为竞争性拮抗剂。

剂量跨度比（r）是 80％效应浓度（EC_{80}）与半效浓度（EC_{50}）之比值。跨度比 r 小者，有效量范围窄，药效常突然增减，剂量较难掌握。跨度比 r 大的，药效变化缓和，是渐变的。

效价　是表示该药达到一定效应强度所需的剂量。例如，氢氯噻嗪 0.1g 与氯噻嗪 1g 的排钠效应大致相同，则氢氯噻嗪的强度约为氯噻嗪的 10 倍。药物的效能与强度不一定有何关联。

效价比　在新药评价中更为重要。通常以代表性老药的效价作为 1，如新药能产生同等效应的剂量（如 EC_{50}、AC_{50}、IC_{50} 等）比老药小 1 倍，则表示新药作用更强，其效价比为 2。

$$\text{效价比}=\frac{\text{代表性老药产生某一效应的剂量}}{\text{某新药产生上述效应的等效量}}$$

如某新药的效价比老药大 100 倍，仅仅是新药 0.5mg 的作用与老药 50mg 相当而已。

拮抗指数 $PA_2=-\log KA=-\log AC_{50}$　　KA 拮抗剂剂量　　AC_{50} 半拮抗浓度

拮抗指数（PA_2）值反映了拮抗剂与受体的亲和力，也即其拮抗能力。拮抗指数高表明是高度的特异性拮抗，即很低浓度的拮抗剂可有高度的拮抗作用。

减活指数（PD'_2）　$PD'_2=-\log KI=\log IC_{50}$　　KI 非竞争性拮抗剂浓度　　IC_{50} 半减活浓度

最早显效时间（T_{min}）是药量足够大时测得的最短显效时间。与药物的吸收速度及到达靶组织的浓度有关。临床上对急性中毒的抢救时机是一个重要数据。

最迟显效时间（T_{max}），如能出现效应，应在 T_{max} 之前显效，超过 T_{max} 后就不会再出现效应。对急性中毒的抢救应持续多久与此有关。

时间中位数（T_{med}）即 50 百分位数。较少受极端值的影响。

半效量时间　是 ED_{50} 下出现效应的平均显效时间（未出现效应者不予计算）。其数值恒小于 T_{med}。可以在两药对比时各自用 ED_{50} 来计算 T_{med}，是等效剂量下显效时间的对比，其可测性、可比性、可重复性、稳定性都较好，对临床上评价或比较两药的显效时间及持续时间有重要价值。

半数效量（ED_{50}）指使 50％的个体产生阳性效果的剂量。

半数致死量（LD_{50}）指能使 50％动物致死的剂量。LD_{50} 是反映药物毒效的一个重要的定量性数据。对临床药物安全性的判断有参考价值。但在临床上 LD_{50} 是没有用处的，而且 $\frac{LD_{50}}{ED_{50}}$ 的数值并不一定与 $\frac{LD_5}{ED_{50}}$ 相一致。

治疗指数或化疗指数（therapeutic index，TI）　$TI=\frac{LD_{50}}{ED_{50}}$

治疗指数广泛用于筛选与评价抗菌药、抗癌药等化学治疗。治疗指数可以在实验室精确测定，稳定性、重复性较好。

安全指数（safety index，SI）　$SI=\frac{LD_5}{ED_{95}}$

安全指数可以说明药物的临床安全性，但难以精确地测定出来。

可靠安全系数（certain safety factor，CSF）　$CSF=\frac{LD_1}{ED_{99}}$

安全范围（safety margin，SM）　SM＝（CSF－1）×100％

治疗窗（therapeutic window）即治疗浓度范围。通常该范围的高低限的比值为2～3，如≥5时则该药的安全性较大。

生物半衰期（$t_{1/2}$）指消除阶段血药浓度降低一半所需要的时间。它是衡量体内某种动态过程进行快慢程度的参数。$t_{1/2}=\frac{0.693}{Ke}$

常用的半衰期是一个平均数。其实际数字当随个体而异，受下列因素而有变化：①剂量大小；②个体差异；③年龄；④药物相互作用的影响；⑤疾病（如肾功能不全等）。

表观分布容积（V_d）　$V_d=\frac{X}{C}$　X为体内药量　C为血药浓度

V_d值的大小可以衡量药物分布能力的大小。当$2.5L<V_d<36L$时，说明药物向组织的分布能力较小；当$V_d=36L$时，说明药物向血液与组织均匀分布；当$V_d>36L$时，说明药物向组织的分布能力很强而血药浓度变得很低。

清除率（CL）是指整个机体或机体的某些消除器官或组织，在单位时间内能消除掉多少体积的流经血液中的药物。清除率综合了“速度”与“容积”两个要素，具有明确的生理学意义。

$$CL=\frac{-dx/dt}{C}=\frac{Kx}{C}=KV$$

药物体内蓄存率 $R=\log^{-1}(\frac{0.301t}{t_{1/2}})$

把每一药物在体内复杂的转运规律简化成比较简单的药-时曲线和各种药动学参数。通过参数比较，可以了解各药之间在吸收、分布与消除上的主要区别，并可从中发现新药的某些特点，促进新药的发展应用。药动学参数群体值已成为新药评价的一个必备参数。药动学参数受个体差异、实验条件及数据处理等因素的影响。

第四节　生物利用度评价

一、生物利用度（bioavailability）

是指制剂中的主药被吸收入血液的速度和程度。

化学等值（chemical equivalent）系指用数量和疗效相同的主药制成的相同剂型，其质量符合法定标准。评价药品的化学等值尚属易行，但是已发现很多化学等值的处方却不是治疗等值的。

制剂等值（pharmaceutical equivalent）是指药物制品的等值。制剂代换品（pharmaceutical alternative）是指制剂中含有的主药，其起治疗作用的部分是相同的，但其盐型或酯型不一定相同。例如：盐酸四环素胶囊与磷酸四环素胶囊二者可互为制剂代换品。二者虽然化学不等值，但所含四环素碱的量是相等的，具有相等的生物利用度，所以也是治疗等值。

生物等值（bioequivalent）系指给药方案相同，同一个人服用制剂等值或制剂代换品后，会出现相同的生物利用度。目前已公认，用生物等值来评价药品的治疗等值是最适宜的标准。

治疗等值（therapeutic equivalent）指根据药品标签上规定的用法剂量给同一个人以制

剂等值或制剂代换品，将产生相同的治疗效果。

临床等价（clinical equivalent）是指给予数量相同的化学等值的制剂后，根据症状或病情的控制将得到相同的治疗效果。

生物等效性（bioequivalency）是指同一药物的不同制剂的吸收速率和吸收程度的符合性。生物等效性的范围为 ±20%，两个制剂的这一参数差异小于 20%，则认为是生物等效的。

二、生物利用度的测定

一般是用血药浓度-时间曲线下的面积（area under curve，AUC）计算吸收的量。吸收速度用血药浓度的峰值（Cp）和到达峰浓度的时间（峰期 Tp）来表示的。

口服药物必须首先从剂型中释放出来并溶解在体液中，才能被机体吸收利用。被试药口服制剂与其静脉注射剂相比得到的比值为**绝对生物利用度**。静脉注射液药物是全部直接进入血液的，不存在吸收问题，生物利用度为 100%。

口服被试药剂与其标准剂（溶液剂或混悬剂）相比得到的比值为**相对生物利用度**。美国 FDA 允许上市的制剂，一般都有安全性与有效性的证明者可以用作标准参比品。

相对（或比较）生物利用度（relative or comparative bioavailability）是在服用同一药物的相同或不同剂型后，测定它们各自的 AUC，并进行比较而求得的。

需要注意的是，吸收总量 AUC 相同，不等于生物等值。因为生物等值是指药物吸收速度和吸收数量。例如，不同药厂生产的两种制剂，其主药相同，服药的剂量相同，可能得到相等的 AUC，但其疗效可能不相同（生物不等值）。其中一种制剂释药的速度可能很慢，血药浓度达不到最小有效浓度（MEL），如峰期出现迟，药物作用的开始也就慢。如果制剂释药速度太快，吸收快，可能超过其最小毒性浓度（MTL）。所以峰值、峰期不同就不能算是生物等值。

c－t 曲线的形状与采血时间和采血频率有很大关系，是影响 Cp、T_P、AUC 的主要因素。一般每相有 2～3 个数据就可以较正确地作出评价。根据经验，一般采血期至少为 $t_{1/2}$ 的 3～5 倍时间。采尿期要持续到能表达出主药或其代谢物的排泄速度与排泄总量。如果可能，采尿期应是 10 个 $t_{1/2}$ 时间（尿排泄已达 99.9%）。如呋喃妥因是治疗尿道感染药，其疗效决定于它在尿中的浓度，所以它的尿浓度与在尿中的回收量是生物利用度的重要指标。

药理效应数据也是一个测定生物利用度的方法。

体外溶出度检查有助于评价生物利用度。

三、生物利用度测定范围

所有制剂都要测定生物利用度是不实际的。需要测定生物利用度的药物主要是：①用于治疗有生命危险的疾病的；②治疗指标狭窄的，如 LD_{50} 与 ED_{50} 相差在 2 倍以下的；③水中溶解度小的，如在 pH 1～8 范围内溶解度小于 1%的。

需要进行生物利用度研究的四种情况是：①选择药物的化学类型与物理类型过程中；②在选定了制剂的处方后；③在产品质量的连续评价中；④不同药厂生产的同品种制剂的评价比较。

四、生物利用度的作用

生物利用度是评价同一药物剂量的不同剂型或不同生产厂家的同一品种剂型的吸收速度

与量的差别。

同一药物的剂型不同，药物吸收的情况大不相同，生物利用度也不一样。服用同一剂量的两种不同剂型的药物得出的AUC不同，说明两者的吸收率不同。例如，利福平糖浆的吸收量约为利福平胶囊剂的2倍，而利福平片剂的生物利用度最低。

同一药物剂型的生产工艺不同或生产厂家不同，其生物利用度也不同。

同一药物的晶形不同，生物利用度也不一样。苯妥英钠与微晶纤维素（1：9）用振动球磨机混合研磨，转变为无定形，溶解速率可比原来的大3倍多，血药浓度及尿排泄量均较未研磨者为高。无定形新生霉素比晶形新生霉素具有更大的溶解度和溶解速率，具有更显著的生物活性。新生霉素结晶形口服后0.5～6小时尚测不出血药浓度。

不同病人对同一种地高辛制剂的吸收率有较大的个体差异，可变动于50%～80%之间；对不同生产厂家的地高辛片剂吸收差异更大，可变动于20%～80%之间。而血药浓度可相差4～7倍之多。

临床用药所能允许的生物利用度差异，主要看药物的效力和用途。如催眠药需要在短时间内起作用，其吸收速度显得重要，稍有差异就会影响疗效出现的时间。而对长期应用的药物则吸收程度显得重要。

在治疗过程中，剂型中药物的释放是关键。病人换用新牌号、新批号药品时，如果换用的制剂比原来用的制剂释放主药少则疗效就小，可能引起治疗失败。反之，如果换用的制剂释药速度快，血药浓度过高，产生毒性、不良反应，甚至造成死亡。发生这些情况时，医生应随时变更剂量以控制病情。如果能避免换用不同药厂生产的同名制剂，可以减少临床治疗失败的几率。

第五节 药物应用评价

药物应用评价（medication use evaluation，MUE）是一种改进用药行为的方法，着眼于对用药过程的评价和改进，以达到优化病人治疗结果的目的。

一、药物应用评价的内容

通过预先设计好的、与药物相关的治疗结果来提高患者的生活质量。药物应用评价可用于一个药物或一类药物，疾病状态或条件，药物应用过程或特殊治疗的结果。对药物应用过程的研究有助于发现与药物有关的客观的和潜在的问题，解决与药物相关的实际问题，防止在治疗中可能干扰最佳疗效的潜在问题出现。

1. 被评价的药物和药物应用过程的选择

- 已知或怀疑该药可引起不良反应，或该药与其他药物、食物和诊断方法有相互作用，明显危及健康；
- 该药用于哪些可能发生不良反应的高危病人；
- 该药的使用影响到大量的病人，或者该药是很常用的处方药物；
- 该药是某种特殊疾病、状态或医疗操作中影响治疗过程的关键部分；
- 该药具有潜在毒性或者在正常剂量下可引起病人不适；
- 以某种特殊方法使用才更有效的药物；
- 《处方集》中的考虑保留、增加还是删除的药物；

- 如果因选药或药物应用过程不规范，将可能在治疗效果或总体费用方面产生负面影响；
- 昂贵的药品。

2. 提示需要药物应用评价分析的指标

- 药物不良事件，包括用药差错、药物不良反应和毒性；
- 治疗失败，如预料之外的再住院和抗感染治疗中出现细菌耐药；
- 药师介入药物治疗的改进，可按药物和介入方式分类；
- 应用或要求应用《医院处方集》之外的药物时；
- 病人对治疗不满意或生活质量恶化。

二、药物应用评价的目标

- 促进药物治疗的优化；
- 防止发生与药物相关的问题；
- 评价药物治疗效果；
- 改善病人的安全性；
- 建立药物应用过程中的内部规定；
- 鼓励药物应用过程的改进；
- 促进药物应用过程的标准化；
- 通过标准化的药物应用，从治疗效果和资源消耗两方面来评估创新药物的应用价值；
- 减少导致药物应用不能取得最佳效果的用药程序方面的差异；
- 确定医务人员需要的资料和对医务人员进行培训；
- 最大限度地降低药物治疗的费用。这些费用可能仅部分与药品本身成本有关，如果在治疗开始就最佳地选择和使用了药物，就会降低并发症的费用和资源的浪费，总费用也会降低；
- 达到或超过内部或外部的质量标准。

三、药物应用评价的步骤

（1）建立进行药物应用评价过程的组织机构，并且明确负责人和各小组的责任。需要代表病人利益的医师、药师、护师、管理人员等共同合作实施。

（2）建立对药物应用评价系统的综合监察机制。药物应用评价是医疗质量委员会的常规工作内容。

（3）确定以药物应用的重要方面作为深入分析的重点。

（4）向医务人员或必要的其他人员通报药物应用评价工作的目的和预期的益处。

（5）建立特殊药品和特殊药物应用方法的标准、指导原则、治疗方案和监护标准。这些工作都应基于充分的、科学的医学和药学文献。

（6）培训医务人员，促使其遵守药物应用评价建立的标准、指导原则、治疗方案和监护标准。

（7）建立及时向医务人员反馈信息的机制。

（8）在药物使用过程中，正式使用所制订的药物应用评价标准、指导原则、治疗方案和监护标准。

(9) 收集观察数据并评估医疗工作。

(10) 根据药物应用评价的结果（如适用），对所采取措施的效果进行评价，做好存档工作，包括每个病人用药的医嘱和从收集的评价资料中得到的结果或结论性资料；执行药物应用过程中的改良方案。

(11) 如有可能，将改良方案纳入标准、指导原则、治疗方案和监护标准。

(12) 为改善药物应用评价的过程，应反复进行计划、评估并采取措施，定期评估药物应用评价的效果，并且进行必要的方法调整。

四、药物应用评价的组织实施

(1) 制订药物应用评价的执行计划，并使其与卫生保健系统的最终目标和资源条件相一致；

(2) 医师与药师和其他人员合作制订具体药物评价标准并设计有效的药物应用方案，可以利用已发表的关于某种药物应用评价的特殊药学文献或计算机软件；

(3) 审核与药物应用标准不符的医嘱，必要时应与医生或其他人员共同讨论；

(4) 管理药物应用计划并且控制其进度；

(5) 收集、分析、评价具体病人的数据，发现、解决并预防与药物治疗有关的问题；

(6) 解释和报告药物应用评价的结果，并提出药物使用过程中的改进意见；

(7) 根据药物应用评价的结果提供信息和培训。

五、药物应用评价的依据

药物应用评价的结果是以提高治疗效果为依据的。药物应用评价的益处是改善病人治疗的结果和降低卫生保健系统的费用。如果不能完整地进行药物应用评价研究，会降低其在提高病人治疗效果方面的意义。

评价治疗结果的 ECHO (economic clinical and humanistic outcome) 模型，即综合评价医疗干预造成的经济学、临床和人道主义三方面的结果。药物治疗结果有好有坏。有利于防病治病的结果，是医患双方共同期望的；而不利或有害的结果是双方都不愿意看到或承受的，如病情加重，则会延长住院时间，增加医疗开支，发生药物不良反应，甚至致残或致死。ECHO 把治疗结果定义扩展为广义的、针对病人的治疗终点评估。评价药物治疗结果的指标，不再只是一些观测数据，还有药物治疗在近期或远期对病人生存质量的影响等指标。

在药效评价中，生存质量 (quality of life) 测量的目的在于反映药物对患者生理、心理和社会等方面健康状况的影响，研究对象主要侧重于慢性病患者。其测量方法：

(1) 观察法：一般由医生、护士、患者家属或研究人员测量。

(2) 患者健康自测法：自填生存质量测量表，比较真实全面地反映药物对自身健康的影响，易于操作，应用广泛。

生存质量测量表 必须可靠、灵敏、有效，才能及时、准确、全面地反映药物对患者生存质量的影响。生存质量的测量内容包括一般健康状况、生活满意度、身体功能状况、情绪、智力、社交活动以及对社会功能的满意度等。生存质量测量表分二类：

(1) 总体生存质量测量表（种属特异性）：如 QWB 表、SIP 表，主要反映患者的总体生存质量。可以对不同的慢性病生存质量资料进行比较。

(2) 疾病特异性生存质量测量表：如 QLI 量表、FLIC 量表、SQOL - NPC 量表，主要用于测量与某种疾病有关的生存质量的变化，适用于评价一种药物对患者生存质量的影响。

患者的生存质量是一个很重要的药效评价指标。在评价抗癌药物的疗效时，不仅要考虑药物的疗效，还应考虑药物对患者生存质量的影响。通过生存质量测量，较全面、准确地评价药物的疗效，正确指导医务工作者和患者选择用药。

药物应用评价和药物利用评价都是以提高治疗结果为目标，但药物应用评价比药物利用评价更强调采用多种可行的途径来改进药物的应用。

第六节　药物利用评价

一、药物利用

根据 WHO 的定义，药物利用是指药品在社会中的销售、分配、处方和使用情况，着重强调这些活动所产生的医疗、社会和经济的结果。药物利用研究目的是使用药合理化。

二、药物利用研究

药物利用研究（drug utilization research，DUR）是指对影响药物利用的医学（处方、调剂、服药）和非医学（药品营销、人群中分配）因素及其对药物利用影响的分析研究。

药品利用研究是通过对医院用药现状进行调查分析，对今后的用药趋势进行预测，及时向医药生产与经营企业提供医院用药数据及有关信息，以此促进医药产品结构调整，指导新药的研究开发，同时也为了提高医院的合理用药水平，减少不必要的浪费。但 DUR 只能反映药品的商品属性，而不能反映药品的治疗学属性。

定性药物利用研究 是以确保合理用药为目的，通过调查一定医疗机构，一定时间段的用药处方和医嘱，结合开处方的理由，分析处方内容，评价用药的适当性。

定量药物利用研究 是指定量描述药物利用现状，药物利用的经时动态变化，预测药物利用趋势的一类研究。

三、药物利用评价（drug use evaluation，DUE）

是指在药物治疗过程中，根据事先制订的标准，评价药物选择、给药剂量、用药途径、药物配伍等的合理性和准确性。即分别从医师处方、药师配发药品、护士给药和病人服药四个环节考察药物利用的合理性。DUE 本质上是一项组织严密，结构良好，多学科协作，不断运行的质量保证体系，具有注重药物使用数量和质量的双重特性，其根本目的是确保和提高药物治疗的质量。

1. 药物利用评价的范围

临床上使用频繁的药物；潜在危险性较高的药物；使用剂量大的药物；新上市的药物和贵重药物。

2. 药物利用评价的实施方法

是以实际用药人群为样本，收集用药过程中产生的重要数据，对照预先制定的标准予以评价，发现用药不当的问题，通过药师的有效干预，采取必要的纠正和预防措施。药物利用评价的关键是预先制订精确、规范、统一和可度量的评价标准。评价标准由医药方面的专家协商制定，并得到医院药事委员会和决策部门的批准。

（1）回顾性药物利用评价：在所关心的药物利用事件发生之后收集和分析有关资料，着眼于从整体上探求合理用药和纠正不适当用药。它是评价、分析在一个特定保健系统中的标准用药模式，目的是达到处方合理，提高治疗质量和降低费用。

（2）同步性药物利用评价：在用药的同时展开评价，及时纠正，避免不利后果。

（3）前瞻性药物利用评价：在配发处方前对医师处方或医嘱进行评价，防患于未然。

第七节 循证医学评价

八十年代以前，临床用药只是以个人经验和推论为依据的经验医学。八十年代以后，循证医学兴起，标志着临床医学从经验模式转向了科学模式。循证医学（evidence - based medicine，EBM）是通过大规模随机、盲法、对照研究，评价药物治疗的有效性、安全性和病人预后的临床医学学科，对病人生存时间、生命质量和预后指标进行评估。循证医学提出了以证据为基础的医学，结束了以个人经验为依托的经验医学，开发以随机、盲法、对照为基本要求的大样本上市药物临床研究，成为指导临床用药的“黄金标准”。循证医学需要成千上万个病例参与，长达3～5年以上的跟踪观察和几十个国家共同参与完成。用这种证据对社会人群的医药效应作出客观评价（表12-1）。

表12-1 循证医学证据等级的划分与证据来源

优先推荐的等级	证据档次	证据来源
A	I^a	多项多中心，随机对照试验的汇总分析
B	I^b	至少有一项随机对照试验
	II^a	至少有一项非随机的设计完善的对照试验
	II^b	至少有一项其他类型设计完善的标准实验研究
C	Ⅲ	设计完善的非实验性描述性研究，如对比研究
	Ⅳ	专家委员会的报告或意见，受尊敬的权威的临床经验但缺乏直接的、高水平的适当研究

循证医学的证据来自大样本的随机对照试验（randomized controlled trials，RCT）和对对照试验的系统评价（systematic review，SR）。目前国际公认，随机对照试验和meta分析（Meta - analysis）是证明某种疾病的某种治疗方案的最有效、最安全、最可靠的依据。

循证医学实践的主要步骤是：提出问题、查找证据、评价证据、应用证据。循证医学的发展，要求临床以试验文献为证据，进行个体化选择用药。八十年代后期，人们要求对药物的评价必须注重“病人”而不是“疾病”或器官。循证医学主要关注和评价的是一些预后指标，包括主要终点、次要终点、生活质量以及药物经济学原则。

循证医学即遵循证据的医学，其核心思想是谨慎地、明确地应用当代最佳证据（资料），对个体患者作出医疗决策。一种治疗方案的确立，必须是在获得最佳疗效的前提下，尽可能节省医药费用，绝不能仅仅依据表面的、简单的指标或近期疗效就作结论。无数事实证明，评价药物的上述指标的作用并不能平行反映它们对患者预后的影响，并且有些对一般临床指标有显著作用的药物，长期观察都可能增加患者死亡率或使预后恶化。因此评价一个药物的有效性必须是包括主要预后指标为终点的前瞻性、多中心、大规模的随机对照试验。而评价药物优劣的标准为总死亡率。

例如：降血压药的疗效评价，过去只是以用药前与用药后的血压变化为标准。进行这种临床研究仅需要一个或少数几个中心，入选数十例或百多例病人，在数周内完成。而循证医学要对生存时间、生命质量和预后指标进行评估。

过去认为慢性充血性心力衰竭（CHF）是心肌单纯的机械收缩力不足，必然选用增强心肌收缩力的药物，结果是以增加心肌耗氧为代价而获得暂时的代偿。目前认为慢性充血性心力衰竭的发病机制是交感神经亢进和儿茶酚胺类等活性物质的分泌增加。在治疗慢性充血性心力衰竭药物中，洋地黄只能改善症状、减少患者的住院率，而不能减少死亡率。β受体阻滞剂治疗慢性充血性心力衰竭是较为适当的药物。许多临床试验证明，应用血管紧张素转化酶抑制剂（ACEI）治疗慢性充血性心力衰竭疗效肯定，可减少总死亡率。虽然药费较高，但实际上节省了住院等开支，且大大延长了患者的存活期和提高了生活质量。

心肌梗死（MI）后常易发生心律失常。长期以来，全世界医学界均用Ⅰ类抗心律失常药（如氟卡尼）治疗。八十年代，经大量病例调研及随机双盲对照的心律失常抑制试验（CAST）发现，抗心律失常药治疗心室期前收缩的猝死率与总死亡率是安慰剂的3倍。如果不是CAST设对照组，即使病人死亡，医师可能还不会想到是所用的药物引起的死亡，而会认为是心肌梗死本身造成的。

硝苯地平用于治疗高血压、心绞痛和心衰。九十年代中期，在大量病例对照研究中发现，硝苯地平有增加心肌梗死的危险，日剂量＞80mg时，死亡率为6%，对照组（β阻滞剂）为2%；日剂量＜50mg时，则死亡率没有增加。因此有些国家禁止使用硝苯地平治疗心肌梗死。

第八节　药物经济学评价

一、药物经济学

药物经济学（pharmacoeconomics，PE）是将经济学原理、方法和分析技术应用于评价临床药物治疗方案、药物治疗方案与其他方案（如手术治疗等）以及不同医疗或社会服务项目所产生的经济效果的相对比值，为临床合理用药和防治措施科学化提供科学依据，以此指导医生制定出合理的费用效果处方为主要宗旨的应用学科。

药物经济学的研究通常以患有某种疾病的某个病人为研究对象，研究应该采用什么治疗方案效果最佳，副作用最小，价格最合理，经济负担最小，其核心是通过优化成本-效果结构来提高治疗效率，最大限度地提高患者的生活质量。

二、药物经济学研究的一般步骤

- 确定研究对象；
- 确定合适的治疗备选方案；
- 评估备选方案可能产生的效果；
- 确定和监督每个备选方案中医疗保健资源的消耗；
- 确定每种资源消耗的货币价值；

- 确定和监督每个备选方案所消耗的非医疗保健资源；
- 确定效果单位；
- 确定各备选方案的其他非经济贡献；
- 选用适当的药物经济学评价方法；
- 进行敏感性分析。

三、药物经济学评价的依据

（一）用药成本

成本（cost）是指人们为达成一事或获得一物所必须付出或已经付出的代价。成本是相对于目标而言的，是对目标的负贡献。医疗成本（medical cost）是指实施预防、诊断或治疗项目所消耗的医疗产品或服务。

有形成本是指在实施或接受医疗服务中所消耗的产品或服务的成本，通常易于赋予货币价值。

无形成本（intangible costs）是指因疾病引起的或因实施医疗服务引起的患者及其亲人在肉体或精神上的痛苦、不便、紧张、担忧或不安等，以及引起的医院声誉受损或社会不安定等。通常难以用医疗服务的结果指标或货币值予以定量表示。

直接成本（direct costs）是为预防、诊断和治疗疾病所提供的药品和服务及诊断和治疗、护理、检验等消耗的成本。包括药价、药剂人员及护理人员耗用时间、设备、设施及耗材之成本，给药前后病人处置费用，必须搭配使用的其他药品成本，使用该药物时必须就医之次数成本，住院相关费用，人事成本，长期服用时病人的相关成本，改换他药时可能增加的成本，预期中的副反应诊断治疗成本。

间接成本（indirect costs）：患者及其陪同人员之膳食、交通等费用，患者因就医不能照顾家庭所衍生之费用，服用该药物后所需之附带处置费用，患病者因生病、处置或副反应所致的薪资损失，服用该药物治疗失败而改变治疗法时之损失，对于非预期中的副反应诊断治疗之成本，使用该药物时必须配合使用之设备、设施等成本，劳动力下降或丧失、甚至死亡引起的损失。

疾病成本（cost of illness）是指因疾病而造成的资源消耗和代价，包括治疗疾病所消耗的医疗资源及相关的非医疗资源、因病而导致的生产能力丧失或失能以及疼痛或痛苦等无形成本之和。

疾病自身成本是指在患病且不采取诊治措施的情况下，因病而致的生产能力丧失或失能，因病而致的患者本人肉体或精神上的痛苦及带给家人的精神痛苦等无形成本，以及因病而致的患者本人误工损失及其家人陪护的时间损失（通常以工资损失来反映）等；还包括疾病的外部作用和影响所造成的损失，如传染病对健康人群的负面作用与影响等。疾病自身成本的确定尚无法进行。

疾病治疗成本是指从患病直至完全治愈或达到预期治疗目标而结束治疗所持续的整个期间（治疗周期）内，为治愈、缓解或控制疾病所付出的各项成本或代价的总和。也叫治疗周期成本。预防、诊治措施的实施通常使疾病自身成本降低，如缩短了病程而减少误工损失等。

（二）用药结果

指特定的药物作用、产出和结局。**收益**（profit）是指实施预防、诊断或治疗措施而产生的有利的或有益的结果。收益是对目标的正贡献。

（1）**效益**：是用货币金额表示某一方案实施后所产生的最大愿望或预期结果的价值。

（2）**效果**（effectiveness）：是指在现实的患者群体中一种药物的治疗结果。是以临床指标、生命质量指标或健康指标表现的收益。通常表现为预期寿命得以维持或延长、健康状况的改善、生命质量的提高等等的健康效果。如治愈率、生存率、预期寿命延长数、血压降低的千帕数、血糖降低值等。**中间效果指标**是指临床取得的短期疗效指标，如血压降低的千帕数、血糖降低值等。**最终效果指标**是指明确反映临床治疗总体目标的指标，如挽救的生命数量、延长的生存时间、生命质量的提高等。

效果的测定取决于疾病的种类、症状、体征、实验室检查的项目、临床试验观察随访的截止点（endpoint）和病例选择的对象。药物经济学效果评价通常以客观指标表示，对急性疾病多用治愈率、症状消除率、并发症发生率、不良反应发生率，病死率等表示。对慢性疾病观察效果的时间一般较长，数月或数年。例如评价血管紧张素转换酶抑制剂（ACEI），可用急性心肌梗死率、脑卒中率、总死亡率、心血管事件死亡率、减少糖尿病、白内障及肾病并发症发生的危险率、生存率等表示。也可以从临床反应、安全性、医学检查和实验室检验指标来评价药物效果。

（3）效用（utility）：是指患者或社会对一种药物治疗后带来的一个特殊的健康结果或健康状况的一种偏好（preference）。效用是以患者主观指标表示的用药结果。以人们在消费医药商品和服务时所感受到的满足程度表现的收益。通常指健康效用，以临床指标为衡量参数，并综合考虑不同的诊治结果对生活质量的影响。如病人的选择，对治疗的满意度，用药后的舒适程度，健康相关生存质量改善情况等。与健康效用计量有关的要素主要有两个：健康状况及在该健康状况下生存的时间。**健康状况**是指一个人的健康状况相对于一个完全健康的人的权重值。生命质量测定量表是各种健康状况或失能情况下的权重系数。

复合健康指标是指将多种单一效果指标综合考虑而形成的综合反映寿命长短和生命质量高低的指标。如**生活质量调整年**（或质量调整生命年，quality - adjusted life year，QALY）是用健康满意的生活年数来衡量病人实际的生命年数。即把病人在疾病或残疾状态下生活的年数转化为相当于在健康状态下生活的年数。例如：某人在疾病或残疾状态下生命可以延长5年，但与完全健康状况下的5年的生活质量大不相同，综合考虑健康状况和生存时间，则疾病或残疾状态下的5年可能仅相当于完全健康状况下的2年。

一般效用的计量方法有：评分法、数值估计法、标准博弈法、时间权衡法、人数权衡法、生活质量调整年、生命质量测定量表。

药物经济学评价是对药物或给药方案的经济学评价，主要是从药物资源的投入（成本）和产出（结果）两个方面对不同药物治疗方案进行分析比较，目的是根据合理用药的经济性要求，研究合理选择和利用药物，从几种备选方案中选出最优最佳的治疗方案。药物经济学研究就是在平衡成本和结果之间寻求一个最佳点，做到“合理”与“经济”的完美结合，以最低的医疗费用收到最好的治疗效果。

四、药物经济学常用的评价方法

药物经济学常用的评价方法是成本-收益分析法，是建立在费用分析（cost of analysis，CA）的基础上，都以钱币数作为费用指标。

（一）最小成本分析法

最小成本分析法（cost minimization analysis，CMA）是指对预防、诊治或干预的收益或临床结果完全等效时，比较两个或多个药物治疗方案成本上的差异，从而选出成本最小的方案的分析方法。其优点是计算简便，评价结论易于理解，可直接依据指标值的大小排序选优。当两种药物效率相同或相近，不良反应发生率相近时，可采用最小成本分析法进行评价。

最小成本分析法比较医疗总费用的高低，不仅与药品单价有关，还与药品用量、用法、日使用频率有关，与药品有效率和不良反应发生率有关。例如头孢曲松治疗下呼吸道感染的费用明显比使用头孢噻肟低，符合药物经济学原则。小檗碱大剂量一次疗法在治疗急性肠炎中，成本费用明显低于小檗碱常规一日 3 次疗法。说明小檗碱大剂量一次疗法不但安全、有效、经济、不良反应少，用法简单方便，而且还能使患者迅速恢复体力，提高生活质量。

但在临床实践中，由于各个治疗方案的结果大多不同，而且要证明两个方案获得的结果相同或等效并不容易，因而最小成本分析法的应用受到一定的限制。

（二）成本-效益分析

成本-效益分析（cost - benefit analysis，CBA）是对备选方案的成本和收益均以货币形态予以计量和描述，并对货币化了的成本和收益进行比较的一种方法。

成本-效益分析法最常用的评价指标是效益-成本比（benefit - cost rate，B/C），是单位成本所能获得的效益的多少，可直观地反映单位资源的使用效率，研究任一药物治疗方案的效益是否超过它们资源消耗的机会成本。如果效益/成本比值>1，则获益。药疗是否有价值取决于所产生效益是否超过所耗费用。也可对不同治疗方案间的效益和费用的相对值进行直接比较，便于选择最佳治疗方案。

（三）成本-效果分析

成本-效果分析（cost - effectiveness analysis，CEA）是以特定的临床治疗目的（生理参数、功能状态、增寿年等）为衡量指标，计算不同备选方案或疗法的每单位治疗效果的成本。这是一种寻求在达到某个给定目标时成本最小方案的方法。成本用货币单位表示，治疗效果采用“临床指标”，如症状缓解、疾病治愈或延长生命 1 年所用的钱数。临床上用于比较两种或两种以上成本和结果均不相同的治疗干预。目的是寻找在达到某一治疗效果时费用最低的治疗方案，即最低费用分析（CMA）。最简单的就是计算并比较其成本-效果比，若单位成本的效果越大或单位效果的成本越小，则该治疗方案越好。其优点在于选择任何新药的目的不单单是以降低治疗成本为目的，也不单单以获得最好的治疗效果为目的，而在于成本-效果的比值。如有人评价了高血压病人每延长 1 年生命，选用不同的降压药时所需费用的相对大小依据为：普萘洛尔 10900 美元，氢氯噻嗪 16400 美元，硝苯地平 31600 美元，哌唑嗪 61900 美元，卡托普利 72100 美元。以普萘洛尔的费用效果最好。头孢三嗪每日 1g 和每日 2g 的抗菌效果没有显著差别，但每天多用 1g 就要多花费 100 多元。

现代的成本-效果分析用净效果 E' 与净成本 C' 之比（E'/C'）。而增长费用-效果的分析，代表一个治疗方案的费用效果与另一个方案比较而得出的结果。这种比较可代替简单的平均费用效果率的比较。经常地测定不同给药方案之间的费用与效果比，可对一个方案提供的每额外增加 1 元费用所提高的疗效单位值提供比较数据。如果选择可能费用很多而产生的效果很好，则增加效果需要增加病人的支出。这时要考虑增加的每 1 元所产生的效果比。

总费用 $=C_{药}+C_{给}+C_{时}$

药品费用（$C_{药}$）是患者所服用的药品总费用

给药费用（$C_{给}$）是患者服用时所需要的费用

时间费用（$C_{时}$）是患者治疗整个疗程所需要时间的社会劳动值费用

治疗成本与效果的评价在很多情况下只能是估计，而不是十分准确的数据。成本-效果分析的适用条件是备选方案最终所能够达到的效果无显著差异，否则，备选方案不具有可比性。因此，成本-效果分析法只适用于可获得同类临床效果的两个或两个以上备选方案间的评价与比较，必须选择其中一个相对最优方案的情况。不适于对单一方案的经济性进行评价。

（四）成本-效用分析

成本-效用分析（cost-utility analysis，CUA）是将预防、诊治或干预项目的成本以货币形式计量，收益则以效用指标来描述，并对成本和收益进行比较，进而对两个或两个以上备选方案的经济性进行比选的方法。比较适用于有严重毒副作用，治疗严重、罕见且不容易彻底根治的疾病的治疗药物分析，因为这种药物对病人生存质量的提高比较明显，效果容易测量。但是，效用是人的主观心理评价，不同的人或同一个人在不同的情况下对同一事物的主观心理评价标准是不同的，由此所得的效用指标值显然不具有可比性。此外，不同疾病影响病人生活的不同方面，通用的效用指标（生活质量调整年）很难准确、合理地反映不同疾病对不同病人所造成的不同影响。所以，通常情况下较少采用成本-效用分析法。

必须注意的是，比较药疗的费用不能只算药物的成本，还要计算 1 个疗程的总费用或获得 1 个质量调整生命年所需的费用。成本效果需要的不是简单的降低成本，而是使费用更合理。例如：对治疗肾性贫血应用红细胞生成素与雄激素加输血疗法进行疗效和成本的对比分析，经 1 个治疗年的研究发现，虽然红细胞生成素的药费较贵，但其单位效果成本比和病人治疗前后的生活质量明显好于雄激素加输血疗法。

成本-效用分析是将药物治疗的效果从患者主观获得的与健康有关的生命质量（health-related quality of life，HR-QOL）来衡量的。

测定健康-生命质量（HR-QOL）的方法有：

1. 直观相似尺度方法（visual analogue scale，VAS）

直接分级法，调查时可在纸上画一条垂直线，下端是死亡（0），上端是完全健康（100）。患者根据自己的健康状况，在两端之间找一个最能反映自己健康状况的点。

（1）通用健康-生命质量调查表

健康质量评价表（quality of well being scale）：按患者的症状及功能状况，分析活动、体力活动及社会活动三个方面，找出最严重的症状及存在的问题，从 0～1 之间选择偏好的值。这种方法已被用在广泛的人群调查、临床试验及评价治疗干预措施的效果。

Mark **健康效用指数**（health utilities index，HUI）：调查内容包括视力、听觉、说话、行走、灵巧、情感、认知及疼痛8个方面，每一方面又从健全的功能到功能受损分成5～6个层次水平。

36 **项健康调查表**（SF-36）：患者对自己健康状况进行自我评价。调查内容包括：身体功能（PF），体格功能（RP）、身体疼痛（BP）、一般健康（GH）、活力（VT）、社会功能（SF）、情感作用（RE）及精神卫生（MH）8个方面，合计最低分值为35分，最高分值为145分。每一方面还可通过分值转换计算其达到理想标准的百分比。

欧洲生命质量评价表（Euro QOL）；疾病影响调查表（sickness impact profile，SIP）；英国诺丁汉健康调查表（Nottingham health profile，NHP）：这类健康调查表是企图了解各方面的健康问题，通常评价几个方面的功能状况，最后将各种测量结果完成单一的选择偏好或效用分值。

（2）特殊病种生命质量调查表

如帕金森氏病生命质量调查表（PDQL）或39项帕金森氏症调查表（PDQ-39），明尼苏达心力衰竭患者调查表（LWHF），慢性心力衰竭调查表（CHF）或严重心力衰竭生命质量调查表（QLQ-SHF），总体精神健康指数（PGWB），胃肠道症状分级体系（GSRS）等。这些特异的生命质量评价表能将患者的健康状况表达得更为清晰，可作为通用健康有关生命质量调查表的一种补充。

2. APACHE Ⅱ方法

用于测量患者的生命质量（不是用于评价或诊断疾病）。其总分值由三方面组成：①生理学12种指标的分值，病人进入监护病房24小时内对生命、血液及血氯检测等12种变量测定后给予的评分；②将年龄组分成5组；③根据器官功能衰竭情况评价慢性健康状况。总分值在0～71分范围内，其中生理学的分值约占60分。患者的生命质量状况可从获得的分值与正常值的离散度来评价。药物治疗后往往会使分值降低，由此进行成本-效用分析。

3. 标准博弈法（standard gamble，SG）

通过直接面对面访谈，询问患者对自己的健康效用值作出的选择。假设患者不治疗的情况，是一种确定的中等健康状况。如果治疗的话，会有两种不确定的结果：一种是优于不治疗，能达到完全健康（P）；另一种是坏于不治疗，甚至造成死亡（1－P）。调查的目的是企图运用风险及不确定性来得出患者的偏好，找出两种不确定的结果中的P值。当P值与不治疗者确定的中等健康状况的几率间没有差别时，这就是患者偏好的期望效用值。

4. 时间权衡法（time tradeoff method，TTG）

询问患者愿意在不够完美的健康状况下，生活一段时间，还是愿意在完全健康状况下少活几年。完全健康生活年数与不够完美的健康状况下生活的年数之比值就是衡量健康状况选择的偏好。表示患者愿意为争取健康状况而牺牲的代价。再次用无差异的方法来估计患者对健康状况的效用值。

5. 健康年等当量方法（healthy years equivalent，HVE）

一个人的健康状态包括不同的健康状况和在不同健康状况下所处的时间。两者相乘最后采用健康年等当量方法，即为经过权重的患者主观选择评价的生命质量调整年（quality-adjusted life year，QALY），是一项寿命与生命质量的综合指标。

健康水平可用不同的效用分值来表示（表12-2）。

表 12-2 不同健康状况的效用值

健康状况	效用值	健康状况	效用值
健康	1.00	严重心绞痛	0.50
绝经期综合征	0.99	焦虑、压抑、孤独感	0.45
高血压治疗后副反应	0.95～0.99	盲、聋、哑	0.39
轻度心绞痛	0.90	长期住院	0.33
肾移植	0.84	假肢行走、失去听力	0.31
中度心绞痛	0.70	死亡	0.00
中度疼痛生理活动受限	0.67	失去知觉	＜0.00
血液透析	0.57～0.59	四肢瘫痪、伴有严重疼痛	＜0.00

健康的效用值在 0～1 之间，0 表示死亡，1 表示完全健康。用效用值乘以延长的生命年数，即可算出经质量调整后的生命年数。例如：一个病人患有轻度心绞痛，其健康效用值为 0.9，假使今后能在这种不够完美的状况下再存活 20 年的话，相当于完全健康的生命质量调整年为 0.9×20=18 个 QALY。

6. 伤残调整寿命年（disability-adjusted life year，DALY）

是从社会角度评价失能与早逝的效用指标，用来衡量人们健康的改善和疾病的经济负担。将残疾及失能分成 7 个等级，并赋予不同的权重值在 0～1 之间，0 代表完全健康，1 代表死亡（表 12-3）。当发生疾病遗留短暂性或永久性残疾时，其剩余的期望寿命年应乘以残疾权重值进行折算。DALY 将伤残所致的生命年损失转换成相当于死亡所致的生命年损失后，再与真实死亡所致的生命年损失相加，计算出某一疾病所造成的综合生命年损失。它衡量了因死亡或伤残使人的寿命损失的年数。可以区别不同疾病导致的期望寿命的损失，不同的疾病负担可以用于疾病控制和政策对疾病的不同倾向。

表 12-3 22 个伤残指示症状及其权重

伤残等级	权重值	伤残指示症状
1	0.00～0.02	面瘫、身高/体重比 小于 2 个标准误
2	0.02～0.12	腹泻、严重咽喉疼痛、严重贫血
3	0.12～0.24	胫骨骨折石膏固定、不育、阴茎勃起障碍、风湿性关节炎、心绞痛
4	0.24～0.36	膝下截肢、耳聋
5	0.36～0.50	直肠阴道瘘、轻度智力迟钝、先天愚型
6	0.50～0.70	精神抑郁症、失眠、半身不遂
7	0.70～1.00	精神分裂症、痴呆、严重心绞痛、四肢截瘫

伤残调整期望寿命（disability-adjusted life expectancy，DALE）是对不同个体的健康状况进行详尽描述后，将其在非完全健康状况下生活的年数，经过伤残严重性权重转化成相当于在完全健康状况下生活的年数，从而进行人群健康状况的量化评价。它是一种对人群存

活率、死亡率、不同健康状况的流行率和严重程度的健康综合衡量指标。DALE 是一种健康期望衡量，它衡量了除去死亡和伤残的影响后，人们在完全健康状态下生活的年数。计算 DALE 通常用 Sullivan 方法。

五、健康/生命质量评价观点

药物经济学不仅与药物费用与用药产出价值比例的研究有关，还与健康/生命质量评价观点的转变有关。药物作用的限度与生命/生命意义的限度应是治疗学研究的范畴。Kass 认为：医学的目的是维护健康，并不是无限地延长生命。科学不能阻止死亡。为了某些不可逆的危重症短期内维持生命体征而投入巨额费用是否必要？这应从社会有限的卫生资源的分配合理性上，从大卫生观及新医德观的角度加以权衡和评价。例如：对 70 例老年慢性房颤患者的调查表明，病人自己对严重中风（失去自理与交际能力）的生命意义的评价，态度坦然，约 80%的患者不愿被“抢救”，认为这种状况无异于死亡（占 35%）或比死亡还难受（占 45%）。科学家意识到现代医学解决不了这些现代文明病症，医学阻止不了衰老和死亡。照料而不是试图治愈已无法治愈的病人，不阻止（也无从阻止）无可避免的死亡和追求“安乐死”应提到日常医疗的议事日程。个别病人抢救的医疗费就可以为成千上万人提供免疫接种服务，全社会应如何正视有限卫生资源的合理分配成为现实问题。药物经济学关注的是最适当地使用卫生资源，保障人群用药最大的整体社会效益，而不以临床眼光只注视个别病人的治疗。

药物经济学已被一些国家用于指导临床合理用药、对多种备选方案进行选择。药物经济学评价的结果可为关于药物使用的许多重大决策提供科学依据。如国家基本药物目录、公费医疗或社会基本医疗保险报销药品目录及药品价格的制定，非处方药的遴选等。

第十三章 自我药疗与非处方药

第一节 自我保健

世界卫生组织（WHO）提出“2000年人人享有卫生保健”的目标，并提出这种卫生保健有赖于通过自我药疗来实现，除了政府的努力和支持外，更需要广大群众的自我保健意识和自我保健素质的提高。陈敏章说：“我们每一个人要对自己的健康负责，确切地说，是要对自已达到良好的身体状况负责。自我保健比医院就医更能根本地改变我们社会的健康现状。”“您的健商越高，您就越能更好地把握您的健康。假若健商概念家喻户晓，我们将会生活得更健康、更幸福。”所谓**健商**（health quotient，HQ）是一个以现代科学引证和健康知识为基础，全面综合的、验证严明的、内容广博的健康概念。它反映你的健康才智，是评估个人健康的全新方法。21世纪人类将进入健商（HQ）时代。健商走进千家万户被列入“新世纪全民家庭健康”重点推广工程，要求人们对自身的健康真正负起责任来。

WHO报道影响人类健康的五大因素是：60% 来自基础营养，15% 来自遗传因素，10% 来自社会因素，8% 来自医疗条件，7% 来自气候因素。俄罗斯的调查认为，一个人的健康只有15%取决于医学和药物，85%取决于人的生活方式。现代先进国家中，疾病的三大原因就是：营养过剩和营养平衡失调，心理过度疲劳和运动不足，压力、公害增加等，从而导致代谢受阻形成肥胖体质，并发各种疾病。据WHO预测，进入21世纪，与贫困为伴的各类传染病将退居次要位置，现代文明病将成为人类健康的主要“杀手”，其造成的死亡将占总死亡率的2/3。现代文明病（生活方式病）的基本根源来自现代人不合理的生活方式，特别是不合理的饮食结构造成饮食不均衡或营养不良。现代慢性病其实就是（细胞）代谢异常的疾病，系起因于营养的代谢失衡。对于此种失衡，不能用对付细菌的方法治疗，因为它是身体本身质变引起的疾病。这些现代病不是药物或手术所能治愈的。

亚健康是指人体虽无明确的疾病，却表现为活力降低、适应能力减退、身心疲劳的一种生理状态或是无器质性病变的一些功能性改变，又称**慢性疲劳综合征**，国外称之为灰色状态、第三状态或半健康人。医学界已经把“亚健康”列为21世纪人类健康的头号大敌。预防、消除亚健康是WHO 21世纪一项预防性的健康策略。注重亚健康调理，恢复健康所需花费仅仅是病后治疗费用的15%～23%。

保健：健康良好的品质或状态，尤其指以主动积极方式达成的身体状况。

保健事业：是指事前对健康人们（没有疾病缠身）所提供的产品和服务，让他们更健康、健美，并延缓老化现象或防患疾病于未然。保持健康总比失去以后再去重新获得要来得容易。

自我保健（self－care）是指个人维系身心健康、预防疾病和治疗小病等自我照顾的能力。是人们为了自身（个人与家人）的健康利益（增进健康、预防疾病、医治伤病）而自我发现、自我认识、自我保护、自我处理或辅助医生、药师自我治疗的一类保健方式。自我保健是获得身心健康的方法。自我保健意味着自己把握健康和生命。通过自我保健取得最佳的健康，使身体达到最佳状态。自我保健的最终目的是完全改变我们目前的医疗方法，降低医疗保健的需求。“最好的医生是自己，最好的药物是时间”。懂得自我保健的人熟悉预防疾病和损伤的恰当方法，能够处理小病。他们知道何时该自行处理，何时该去就医。

自我保健主要包括自我诊断（self－diagnosis）和**自我治疗**（self－treatment）两方面。即人们对平时出现的小伤小病，一般不到医院请医生诊治，而是自己判断病因，用药物或其他方法进行对症处理。自我药疗（self－medication）是指在确保非处方药（OTC）安全、有效的前提下，自我判断病因，自我选用适当非处方药进行对症治疗，达到快速有效的缓解症状的目的。

自我保健的第一步，是要认识到凡事需自己动手，方能获得最佳的健康。自我保健内容广泛：可以服用有益身体的补充剂（如维生素、矿物质、抗氧化剂类食品或补品）；可以利用意志力减压，学会放松；增强内心信念可以促进痊愈和健康；必要时，改变性格来增进健康。

第二节　非处方药

非处方药（nonprescription drug）是指由国家食品药品监督管理局公布的，患者不需要经医生处方就可直接从药房或药店购买到，并根据病人对病情的自我判断，借助参考药品说明书或药师对消费者所购药品的性能提供咨询意见，自我进行治疗的药品。日本称之为“大众药”或“一般用医药品”。美国称之为家庭治疗用药（home remedies），柜台销售药品（over－the－counter drug，OTC）。OTC的概念已为世界各国所接受，现已成为国际性通用的“非处方药”简称。

非处方药的特点：安全、有效、价廉、方便等。

非处方药使用时不需要医药专业人员的指导和监督，只需要按标签或说明书的指导来使用。标签或说明书内容必须确切、翔实，文字必须通俗易懂，便于消费者自行判断、选择和使用。有OTC专有标识。

非处方药的适应证明确，是自我能作出诊断的疾病。包括一般常见病和已经确诊的慢性病。

非处方药的有效成分经受考验，药品起效快，疗效确切，患者能清楚地感觉到。

非处方药不含有毒或成瘾成分，有高度的安全性，连续多次应用不会引起药物依赖性，毒副反应发生率低，不在体内蓄积，不会导致耐药性或抗药性。

非处方药一般以口服、外用、吸入等剂型为主，自行使用方便。

非处方药物理化学性质稳定，包装符合要求，在不良条件下贮存仍相当稳定。

非处方药的忠告语：请仔细阅读药品使用说明书并按说明使用或在药师指导下购买和使用！

第三节　非处方药的遴选原则与标准

一、非处方药与处方药

非处方药一般来源于处方药。它是一种经长期使用后公认安全、确有疗效、并失去专利保护期限（国际上通常为6～10年）、适应证可判断、适合自我药疗、同时对非医务人员也能安全使用的处方药，经药监管理部门审批后，即可转为非处方药。一般来说，治疗呼吸道、消化道和皮肤真菌感染等疾病的药物，按非处方药管理；治疗心血管疾病、糖尿病、癌症、精神疾病的药物按处方药管理。

有的药物既是处方药，又是非处方药，如阿司匹林、雷尼替丁等。氢化可的松软膏或乳膏属于非处方药；而氢化可的松片或注射液属于处方药。非甾体抗炎药布洛芬，在治疗类风湿性关节炎、滑膜炎、强直性脊柱炎、痛风等疾病时属于处方药的适应证；而用于治疗头痛、牙痛、发热、痛经等症状时则属于非处方药的适应证。

非处方药根据病患者的使用和对其进行的不良反应监测，也可重新转为处方药。

二、非处方药的遴选原则

不同国家和地区有自己的非处方药标准。例如德国出版的《自我医疗药品目录》、英国出版的《非处方药汇编》。我国遴选非处方药本着“安全有效、慎重从严、结合国情、中西（药）并重”的指导思想，按照“应用安全、疗效确切、质量稳定、使用方便”的原则进行遴选。

1. 应用安全

目的是保证在无医药从业人员的指导和监护下OTC消费者能自行安全使用。

（1）现有的资料和临床长期使用确已证实为安全性药物。

（2）药物无潜在的毒性，长期使用无依赖性或耐药性，无致畸形、致突变、致癌作用，不易蓄积中毒。

（3）在推荐治疗剂量下，无严重不良反应，或虽有反应但为一过性轻微者，停药后可迅速自行消退。

（4）不会掩盖其他疾病，不会诱导病原体产生耐药性或抗药性。

（5）与其他药物、保健品或食物同时服用时，不产生有害的相互作用。

2. 疗效确切

（1）疗效可靠，适应证明确，易为使用者掌握。

（2）剂量不需经常调整，更不必进行特殊监测。

（3）长期使用不易产生耐药性。

3. 质量稳定

（1）质量可控，有可靠的质控方法和质量标准。

（2）物理化学性质稳定，一般贮存条件下较长时间不会变质，不需要特殊的保存条件。

（3）包装严密、坚实，标明生产批号和有效期。

4. 使用方便

（1）剂型、规格方便自用。

（2）说明书通俗易懂，公众易理解。

（3）用药前后不需要进行特殊试验和检查。

（4）携带方便。

三、中国非处方药的标准

（1）确切的疗效和高度的安全性；

（2）副反应发生率极低；

（3）不含任何有毒或成瘾成分；

（4）不会在体内蓄积；

（5）不会诱发耐药性或抗药性；

（6）不会引起药物依赖性；

（7）疗效迅速，患者能明显地感觉到；

（8）能减轻小疾病的初始症状或防止其恶化，也能减轻已确诊的慢性疾病的症状，或延缓病情发展，但不能掩盖严重疾病；

（9）确能限制在一定的适应证范围内，并严格其剂量；

（10）不良条件下贮存仍相当稳定；

（11）标签或说明书通俗易懂，一般患者能按照文字说明指导自我自疗；

（12）有助于保持或促进健康；

（13）儿科用的非处方药必须与成人用的分开制备及包装；

（14）适宜于自我用药的剂型，一般以口服，外用、吸入等剂型为主。注射剂不作为非处方药。

第四节　非处方药的分类与品种范围

一、非处方药的分类

1. 甲类非处方药

OTC标识为红色椭圆形底阴文（红底白字）。经营甲类非处方药的零售药店必须具有《药品经营许可证》，必须配有驻店执业药师或药师以上药学专业技术人员。

2. 乙类非处方药

OTC标识为绿色椭圆形底阴文（绿底白字）。可以在当地食品药品监督管理局批准的非药品专营企业以外的商业企业中零售。

二、非处方药的品种范围

可自我诊断、自我治疗的轻微病症用药均可列入非处方药的范围。

（1）维生素、滋补药及微量元素补充剂；

（2）感冒、咳嗽治疗药；

（3）胃药抗酸剂、消胀剂；

（4）口服止痛剂；

（5）轻泻剂；

（6）抗寄生虫药、驱虫药、抗疟药、蚊虫叮咬药；

（7）支气管扩张药；

（8）避孕药；

（9）口腔清洁用品；

（10）眼科用药；

（11）耳疾用药；

(12) 外用镇痛药和麻醉剂；
(13) 外用消毒剂；
(14) 去头屑用品；
(15) 祛疹用品；
(16) 止血剂；
(17) 尿布疹治疗药；
(18) 旅行不适用品；
(19) 足部保健制剂；
(20) 其他外用药。

第五节　非处方药的应用

一、非处方药的适应证

成年人最常见的10种自报症状。
(1) 头痛、耳痛、背痛、拉\扭伤、关节痛、臂或腿肌痛；
(2) 咳嗽、粘痰、伤风；
(3) 过敏；
(4) 失眠；
(5) 消化不良、便秘；
(6) 不明疲劳；
(7) 感冒、流感或流涕、发热；
(8) 鸡眼、足趾肿胀、脚癣；
(9) 紧张、抑郁或不安；
(10) 鼻窦炎疾患（包括过敏性鼻炎）。

二、合理使用非处方药的条件

(1) 群众需求、关心和容易接受；
(2) 群众的文化水平和医药知识；
(3) 医疗卫生界容易接受；
(4) 药品应用中的足够科学性；
(5) 药物的可使用性与供应流通性大。

三、使用非处方药注意事项

(1) 消费者因自我诊断错误，或选用非处方药失当，误用或滥用非处方药，可能产生的危害。

(2) 不合理用药，发生药物相互作用和药物不良反应的机会增多。

(3) 掩盖其他疾病或加重病情。如止痛药、退热药使用不当会掩盖潜在的感染性及其他病患，延误或加重病情。抗感冒药大都含有对乙酰氨基酚，重复给药可使该药剂量过大，可损害肝脏，严重者可致肝性脑病死亡，尤其是三岁以下小儿及新生儿用药时更需特别重视。

(4) 导致药物对身体或精神依赖性。根据国际惯例和治疗需要，个别麻醉药品与少数精神药品可作为“限复方制剂活性成分”使用，如苯巴比妥、盐酸苯丙醇胺、咖啡因。虽然单位剂量中含量有限，但若大剂量长期滥用，也可能引起药物成瘾。

四、推行非处方药的实际意义

自我用药被作为自我保健的一种重要形式，已经成为社会进步的标志。自我保健解决了65%～85%的日常医疗问题，人们对非处方药的满意率达到92%。据资料表明，全世界每天用1种药的人占60%，其中有40%的人为自我药疗。据我国第二次全国卫生服务调查发现，有28.54%的患者自购药品进行治疗。

医院和医生面临着大量的本来可以通过自我医疗即可解决的病症。非处方药为公众提供了一种自行治疗、处理轻微病症及身体不适的方式，尤其对那些无需医疗咨询的症状提供快速有效的缓解手段，缓和了医疗服务日益增长的压力。既减少了医院和医生的工作负荷量，也减轻了患者个人的医药费用，节约挂号费和检查费，节省了去医院就诊的时间。

由于人口老龄化日益突出，先进医疗设备不断问世，药品更新换代频繁，医药费用增长速度惊人，使企、事业单位的公费医疗费用负担和个人的医药费负担不堪承受。实行自我医疗是摆脱困境的出路之一，部分减轻对公共保健支出的压力，也节省大量被浪费的药品。

非处方药向农村和边远地区人口以及旅游、勘察、探险人员提供更多的保健机会。

非处方药的流行促进了人们医疗保健观念的更新，提高了公众的自我保健意识，为在全社会形成对健康自我负责的外部环境提供了物质保证。

有利于推动医疗卫生改革，避开了药费报销问题，节约政府社会保障医疗费用。

第十四章　国家药物政策与监督

1997年世界卫生组织（WHO）指出：从推动合理用药的政治模式来看，药品不仅是防治疾病的物质和具有内在价值的可上市成果，也是国家政策的工具。

国家药物政策（national drug policy，NDP）是政府给医药界提出的目标、行动准则、工作策略与方法的指导性文件。立法机构要据此制定相应法规确保其执行，从而使国家药物政策主要内容具有法律依据。国家药物政策最基本的目标是：①使基本药物对需要者供得上，买得起；②保证向公众提供安全、有效、优质的药物；③医务人员与公众共同改善处方，促进合理用药。

一、基本药物政策

基本药物政策具有全球有效性。全球药品已达二十多万种，很多药物滥竽充数。目前，国内外临床应用的抗心绞痛药就有84个，降压药73个，降血脂药60个，抗心律失常药66个，强心药51种。事实上没有哪位医师有这样丰富的药理知识，能对那么多同类药物加以细微分类鉴别的；而且事实上很多药物之间也确实没有多大差别，所以，生产那么多同类药完全没有必要。

1977年世界卫生组织专家委员会发表615号技术报告，确认编制基本药物的必要性。实行基本药物政策的理由：①上市药品数量过多，鱼龙混杂；②改善药品产供销秩序与市场环境，压制不正当竞争，以便宏观指导与调控；③便于临床掌握用药信息，用好有限的药品；④节约资源，压制高涨的药费负担；⑤有利于净化医疗环境。

基本药物（essential drugs，ED）是指能满足大多数人卫生保健需要的药物，应在任何时候以适当的数量和适宜的剂型为人们所得到。基本药物决非二流药物，对轻病与重病有同等意义。

1. 世界卫生组织基本药物入选标准

①为绝大多数人医疗保健所需要并可以安全地使用的药物；②综合考虑流行病学类型、医疗力量、遗传学、人口统计学、环境、经济文化背景等因素；③通过临床研究和广泛选择安全、有效、有经济特性的药物，具有能以最小代价获得最佳效果的证据；④质量（包括生物利用度）稳定，在预定储存条件下，易于保存；⑤有2种以上药物符合以上条件时，比较其疗效、安全性、质量、价格、可供性，择优入选；⑥以药物经济学评价比较全疗程或达到一定目标的总费用，而不是比较药物的单价，有时还要考虑贮运、供应、多用途、当地资源等条件；⑦入选药品以单药为主，复方只占6%左右，只有明显优点的复方制剂才能入选；⑧首选专一性原则，即每种适应证通常只选1种首选药，必要时从严入选第2选择药。

2. 我国基本药物的界定

从我国目前临床应用的各类药物中，经过科学评价而遴选出的在各类药品中有代表性的药品。其特点是疗效好、不良反应小、质量稳定、价格合理、使用方便等。

1996年公布第一版《国家基本药物目录》，共26类699个品种。

1998年公布首轮调整后的《国家基本药物目录》，共27类740个品种。

《国家基本药物目录》每2年调整1次，调整原则是：

(1) 必须是能够满足绝大部分人口卫生保健的需要并保证供应的临床必需品种；

(2) 根据现有资料和临床使用经验确保安全有效、不良反应小、并且质量稳定的品种；

(3) 根据单价及整个疗程费用比较价格合理的品种；

(4) 具有合适的剂型和适宜的包装，方便使用、运输及贮藏；

(5) 必须是国家药典标准的品种及批准进口的药品；

(6) 必须慎重比较评价药品间相对的有效性、安全性、质量、价格及可获得性。调入的品种必需优于现有基本药物目录中的同类品种。

《国家基本药物目录》的作用：指导临床医生合理用药；指导公费医疗及社会保险医疗部门主要依据国家基本药物目录制定药品报销范围；指导医药生产和销售部门组织生产和供应。

二、政府制定药品分类管理制度

1. 政府制定药品分类管理办法

甲类药：包括基本药品及慢性病治疗的常用药，100％由政府补偿。

乙类药：为不包括在甲类药中但仍属于满足基本医疗需要的药品，政府补偿50％。

丙类药：为没有证实为有效的药品或仅为治疗少见病有效的药品，全额由患者自付。

H类药：仅为住院用药，需要有医师监督用药，全部由政府补偿。

政府制定药品分类补偿时考虑的因素：

(1) 与治疗疾病是否相关；

(2) 治疗的风险-效益比（临床疗效、副作用）；

(3) 治疗的费用。

药品分类给付提高了患者的自付率，在一定程度上可以抑制患者对药品的需求量。对部分药品药效不太明确的则可大部分或全部由患者承担。

2. 处方药与非处方药分类管理制度

《中华人民共和国药品管理法》第三十七条 国家对药品实行处方药与非处方药分类管理制度。具体办法由国务院制定。

1999年6月11日国家药品监督管理局局令第10号《处方药与非处方药分类管理办法（试行）》，处方药必须凭执业医师或执业助理医师处方才可调配、购买和使用；非处方药不需凭执业医师或执业助理医师处方即可自行判断、购买和使用。

国家药品监督管理局国药管市［1999］454号《处方药与非处方药流通管理暂行规定》，乙类非处方药经批准可以在日用品零售商店销售。

非处方药不列入报销目录，药商可以自由定价。

三、药物不良反应报告制度

《中华人民共和国药品管理法》第七十一条 国家实行药品不良反应报告制度。药品生产企业、药品经营企业和医疗机构必须经常考察本单位所生产、经营、使用的药品质量、疗效和反应。发现可能与用药有关的严重不良反应，必须及时向当地省、自治区、直辖市人民政府药品监督管理部门和卫生行政部门报告。具体办法由国务院药品监督管理部门会同国务院卫生行政部门制定。对已确认发生严重不良反应的药品，国务院或者省、自治区、直辖市人民政府的药品监督管理部门可以采取停止生产、销售、使用的紧急控制措施，并应当在五日内组织鉴定，自鉴定结论作出之日起十五日内依法作出行政处理决定。

国家药品监督管理局、卫生部《药品不良反应监测管理办法（试行）》

第十七条　医疗预防保健机构发现严重、罕见或新的不良反应病例和在外单位使用药物发生不良反应后来本单位就诊的病例，应先经医护人员诊治和处理，并在15个工作日内向所在省、自治区、直辖市药品不良反应监测专业机构报告。

第十八条　防疫药品、普查普治用药品、预防用生物制品出现的不良反应群体或个体病例，须随时向所在地卫生厅（局）、药品监督管理局、药品不良反应监测专业机构报告，并于10个工作日内向卫生部、国家药品监督管理局、国家药品不良反应监测专业机构报告。

第二十条　个人发现药品引起的可疑不良反应，应向所在省、自治区、直辖市药品不良反应监测专业机构或药品监督管理局报告。

第二十五条　国家和省、自治区、直辖市药品监督管理部门对重视药品不良反应监测工作并作出一定成绩的单位和个人予以奖励，奖励规定另行制定。

四、药品再评价与淘汰制度

《中华人民共和国药品管理法实施条例》第四十一条 国务院药品监督管理部门对已批准生产、销售的药品进行再评价，根据药品再评价结果，可以采取责令修改药品说明书，暂停生产、销售和使用的措施；对不良反应大或者其他原因危害人体健康的药品，应当撤销该药品批准证明文件。

五、惩治生产与销售假药、劣药，加强对药品广告的监督审查

（一）严惩假药与劣药

《中华人民共和国药品管理法》第四十八条 禁止生产（包括配制，下同）、销售假药。

有下列情形之一的，为假药：

（一）药品所含成分与国家药品标准规定的成分不符的；

（二）以非药品冒充药品或者以他种药品冒充此种药品的。

有下列情形之一的药品，按假药论处：

（一）国务院药品监督管理部门规定禁止使用的；

（二）依照本法必须批准而未经批准生产、进口，或者依照本法必须检验而未经检验即销售的；

（三）变质的；

（四）被污染的；

（五）使用依照本法必须取得批准文号而未取得批准文号的原料药生产的；

（六）所标明的适应证或者功能主治超出规定范围的。

第七十四条　生产、销售假药的，没收违法生产、销售的药品和违法所得，并处违法生产、销售药品货值金额二倍以上五倍以下的罚款；……构成犯罪的，依法追究刑事责任。

第四十九条　禁止生产、销售劣药。

药品成分的含量不符合国家药品标准的，为劣药。

有下列情形之一的药品，按劣药论处：

（一）未标明有效期或者更改有效期的；

（二）不注明或者更改生产批号的；

（三）超过有效期的；

（四）直接接触药品的包装材料和容器未经批准的；

（五）擅自添加着色剂、防腐剂、香料、矫味剂及辅料的；

（六）其他不符合药品标准规定的。

第七十五条　生产、销售劣药的，没收违法生产、销售的药品和违法所得，并处违法生产、销售药品货值金额一倍以上三倍以下的罚款；……构成犯罪的，依法追究刑事责任。

2. 药品广告管理

《中华人民共和国药品管理法》第六十一条 药品广告的内容必须真实、合法，以国务院药品监督管理部门批准的说明书为准，不得含有虚假的内容。

药品广告不得含有不科学的表示功效的断言或者保证；不得利用国家机关、医药科研单位、学术机构或者专家、学者、医师、患者的名义和形象作证明。

非药品广告不得有涉及药品的宣传。

第六十二条　省、自治区、直辖市人民政府药品监督管理部门应当对其批准的药品广告进行检查，对于违反本法和《中华人民共和国广告法》的广告，应当向广告监督管理机关通报并提出处理建议，广告监督管理机关应当依法作出处理。

六、药品价格政策

《中华人民共和国药品管理法》第五十五条　依法实行政府定价、政府指导价的药品，政府价格主管部门应当依照《中华人民共和国价格法》规定的定价原则，依据社会平均成本、市场供求状况和社会承受能力合理制定和调整价格，做到质价相符，消除虚高价格，保护用药者的正当利益。药品的生产企业、经营企业和医疗机构必须执行政府定价、政府指导价，不得以任何形式擅自提高价格。

第五十六条　依法实行市场调节价的药品，药品的生产企业、经营企业和医疗机构应当按照公平、合理和诚实信用、质价相符的原则制定价格，为用药者提供价格合理的药品。药品的生产企业、经营企业和医疗机构应当遵守国务院价格主管部门关于药价管理的规定，制定和标明药品零售价格，禁止暴利和损害用药者利益的价格欺诈行为。

第五十八条　医疗机构应当向患者提供所用药品的价格清单；医疗保险定点医疗机构还应当按照规定的办法如实公布其常用药品的价格，加强合理用药的管理。具体办法由国务院卫生行政部门规定。

《关于整顿和规范药品市场的意见》十三　加大对药品价格监督的力度，逐步实施药品价格公示制度和在药品外包装上印制零售价格的制度，……要明确国家规定的价格是最高限价，在医院或药店进行药品零售，允许低于但不得高于公示价格销售或印制标价。

国家发改委与财政部、卫生部、劳动保障部、商务部、国家食品药品监督管理局、国务院法制办、国务院纠风办联合发出了《关于进一步整顿药品和医疗服务市场价格秩序的意见》，提出八项措施治理整顿医药市场价格秩序。如选择部分政府定价药品试行从出厂环节核定价格；推行由生产企业在药品零售外包装上标示建议零售价格制度；对医疗器械价格进行必要的干预；合理调整医疗服务价格等。

七、对医疗单位药品经济行为控制的有关规定

目前，医院药品收入普遍占到医院业务收入的50％～60％以上，“以药养医”策略扭曲

了医疗行为，产生了严重的不合理用药现象，造成了卫生资源的过度消耗和浪费，增加了公费医疗和社会保险医疗的透支和病人的经济负担。

《中华人民共和国药品管理法》第五十九条 禁止药品的生产企业、经营企业和医疗机构在药品购销中账外暗中给予、收受回扣或者其他利益。禁止药品的生产企业、经营企业或者其代理人以任何名义给予使用其药品的医疗机构的负责人、药品采购人员、医师等有关人员以财物或者其他利益。禁止医疗机构的负责人、药品采购人员、医师等有关人员以任何名义收受药品的生产企业、经营企业或者其代理人给予的财物或者其他利益。……第九十一条……医疗机构的负责人、药品采购人员、医师等有关人员收受药品生产企业、药品经营企业或者其代理人给予的财物或者其他利益的，由卫生行政部门或者本单位给予处分，没收违法所得；对违法行为情节严重的执业医师，由卫生行政部门吊销其执业证书；构成犯罪的，依法追究刑事责任。

《中华人民共和国药品管理法实施条例》第二十七条 医疗机构向患者提供的药品应当与诊疗范围相适应，并凭执业医师或者执业助理医师的处方调配。

中共中央、国务院《关于卫生改革与发展的决定》，明确提出“调整医疗机构收入结构，降低药品收入在医疗机构收入中的比重，合理控制医药费用的增长幅度，医疗收支和药品收支实行分开核算、分别管理。”，“坚持为人民服务的宗旨，正确处理社会效益和经济收益的关系，把社会效益放在首位。防止片面追求经济收益而忽视社会效益的倾向。”，“建立对医患双方的制约机制，积极探索科学合理的支付方式，有效地控制医药费用不合理增长。医疗机构和医务人员对于搞好职工医疗保险制度改革起着重要的作用，要积极参与改革，因病施治，合理用药，遏制浪费。”

《关于加强城镇职工基本医疗保险费用结算管理的意见》五、加强定点医疗机构门诊处方、入出院标准、住院病历和特殊检查治疗等基本医疗保险管理和费用支出审核。

国务院体改办、国家计委、国家经贸委、财政部、劳动保障部、卫生部、药品监督管理局、中医药管理局《关于城镇医药卫生体制改革的指导意见》七、实行医药分开核算、分别管理。解决当前存在的以药养医问题，必须切断医疗机构和药品营销之间的直接经济利益关系。要在逐步规范财政补助方式和调整医疗服务价格的基础上，将医院的门诊药房改为零售企业，独立核算，照章纳税。

国务院体改办、国家计委、国家经贸委、卫生部、国家药品监督管理局，国家工商总局《关于整顿和规范药品市场的意见》七、完善药品集中招标采购制度。卫生部门要规范医疗机构的药品使用管理。扩大集中招标采购药品的品种，逐步将主要药品品种都纳入集中招标采购的范围。对招标采购药品中的重要环节，如评标办法、面向全社会的专家库组成等要进行严格的审查管理，保证招标采购的公开、公平、公正。卫生、药品监管、价格主管等部门要对药品招标采购行为和价格进行监督。招标采购的药品要以实际进价为基础合理制定零售价格，通过招标采购降低药品价格的好处应主要让利于患者，医疗机构可分享一定比例……十、推行医药分开核算、分别管理的办法 各级卫生部门和医疗机构要积极落实医药分开核算、分别管理的政策措施，严格执行收支两条线管理的有关规定。在规范财政补助方式和调整医疗服务价格的基础上，逐步把医疗机构的门诊药房改为药品零售企业，独立核算，照章纳税，与社会零售药店平等竞争，促进药品流通的社会化、专业化和集约化。提高效率，降低成本。

国家发改委与财政部、卫生部、劳动保障部、商务部、国家食品药品监督管理局、国务院法制办、国务院纠风办联合发出了《关于进一步整顿药品和医疗服务市场价格秩序的意见》，提出将县及县以上非营利性医疗机构销售药品实际加价率严格控制在15%以内；规范医院诊疗和用药行为，制定药品临床应用指南。

卫生部《关于狠刹医药购销中的不正之风的实施意见》三 1、医药分开核算、分别管理，实行收入上交、合理返还与药品营销之间的直接的经济利益关系 ，……以上做法将有利于改变医疗机构以往多卖药多收入的利益机制，规范医师执业行为，纠正不合理用药现象。

卫生部《关于在医疗活动中严禁临床促销费开单费等回扣行为的通知》四、医疗单位要加强对药品购进工作的管理和监督，临床科室严禁以任何名义或理由私自购药或代销药品。严禁违反国家有关规定“以物代药”。医疗单位接受临床观察药品要严格按照有关规定进行，严禁擅自接受新药临床观察及新药推广。……六、各级卫生行政部门要加强领导、监督和检查。对重点单位要组织抽查和暗访。对发生问题的医疗单位，主管部门要追究其有关领导和当事人员的责任，没收非法所得；已评为二级、三级医疗机构的，给予黄牌警告限期改正，限期内执行下一级医疗机构的收费标准；对一级医疗机构或不分级别的医疗机构责令其停业整顿；对多次发生问题的医疗单位，取消其职工医疗保险定点单位资格。

卫生部、国家中医药管理局《处方管理办法（试行）》第二十五条 除医疗用毒性药品、精神药品、麻醉药品及戒毒药品外，任何医疗、预防、保健机构不得限制就诊人员持处方到其他医疗、预防、保健机构或药品零售企业购药。

八、对医生用药行为的监督与考核

由于药品的特殊性，患者用药是被动消费，很少有选择的自主权，用什么药，用量多少，通常都是由医生（甚至是医生的偏好）决定的。推销商（或厂方医药代表）与医生的直接接触和受利益的驱动，会不由自主地开出推销药、高价药的大处方，从中拿“处方费”，“试用费”、“宣传费”等。“对症用药”变成“药品代用”，严重影响医疗质量。

《中华人民共和国药品管理法》第二十七条　医疗机构的药剂人员调配处方，必须经过核对，对处方所列药品不得擅自更改或者代用。对有配伍禁忌或者超剂量的处方，应当拒绝调配；必要时，经处方医师更正或者重新签字，方可调配。

《处方药与非处方药流通管理暂行规定》第十六条　处方药必须由执业医师或执业助理医师处方。医师处方必须遵循科学、合理、经济的原则，医疗机构应据此建立相应的管理制度。

国务院《麻醉药品管理办法》第三十一条　对利用工作之便，为他人开具不符合规定的处方，或者为自己开具处方，骗取、滥用麻醉药品的直接责任人员，由其所在单位给予行政处分。

国务院《精神药品管理办法》第十五条　医生应当根据医疗需要合理使用精神药品，严禁滥用。……第二十三条 对利用职务上的便利，为他人开具不符合规定的处方，或者为自己开具处方，骗取、滥用精神药品的直接责任人员，由其所在单位给予行政处分。

卫生部《关于在医疗活动中严禁临床促销费开单费等回扣行为的通知》一、医务人员严禁在医疗活动中收取药品生产或经营单位发放的“临床促销费、开单费、处方费、统方费”等形式的变相回扣，严禁利用处方权为个人谋私利，切实做到合理用药、合理治疗（仪器、试剂经销商或有关科室提供的仪器检查、化验检查及其他特殊检查的“开单费”等也属禁止范围）。……五、医疗单位要加强对医务人员的法制教育和职业道德教育，要针对临床促销问题制定具体的防范措施，在完善制度的基础上开展整顿工作，并加强监督制约。对整顿后仍违反规定的人员，要停止6～12个月的处方权，并记入本人年度考核登记表，作为执业医师资格审定的重要依据之一；情节严重的要给予相应的行政处分，构成犯罪的要移送司法机关追究刑事责任。

卫生部《关于狠刹医药购销中的不正之风的实施意见》二 2、继续抓好《关于在医疗活动中严禁临床促销费开单费等回扣行为的通知》的贯彻落实工作。严禁医务人员和医疗机构从药品销售方谋取私利，严肃查处医务人员以“开单费”“统方费”“处方费”等形式谋取不正当利益的行为，切实解决群众反映强烈的不合理用药、不合理检查的问题。……三 3、规范医疗行为，切实提高医疗质量。进一步提高医疗服务质量，方便群众，因病施治，合理用药，合理检查，减轻患者负担，着力解决近年来社会群众反映卫生行业的热点问题。医疗机构要紧密围绕“以病人为中心”采取有效措施，服务病人、方便病人。临床上应尽量使用疗效高，价格低，即能满足疾病诊断、治疗需要，又能减轻病人痛苦和经济负担的药品。根据适应证和“基本药物目录”合理用药，避免增加病人和社会的药品不合理支出负担。

卫生部《医院药剂工作条例》医院药事管理委员会的主要任务是审定、监督本院用药计划；及时研究解决本院医疗用药的重大问题；负责指导、检查医生合理用药，并把合理用药作为考核医生的一项内容。

《执业医师法》第三十八条 医生在医疗、预防、保健工作中造成事故的，依照法律或者国家有关规定处理。

要有一整套医疗保险制度和组织来保护病人的利益，监督和保证医疗质量，制约医生行为。

九、保护患者用药的合法权益

国务院体改办、国家计委、国家经贸委、财政部、劳动保障部、卫生部、药品监督管理局、中医药管理局《关于城镇医药卫生体制改革的指导意见》二、……保障广大群众对医疗服务的选择权，职工可以选择基本医疗保险定点医疗机构就医、购药，也可持医生开具的处方选择基本医疗保险定点药店购药。

参加城镇基本医疗保险的人员及其他就医者有权自主选择在任何定点医院药房或定点零售药店购买药品。任何医疗机构不得截留处方，如果医院采用电子处方形式，患者有权要求打印电子处方和医生签名。

卫生部《关于实行病人选择医生促进医疗机构内部改革的意见》一、“病人选择医生”是让病人充分行使对医疗服务的选择权，是调整医患关系的重大改革。……四、医疗机构要为“病人选择医生”创造必要的条件。要求将医生的照片、职称、专业特长和其他相关资料，实事求是地给予明示。同时，要向病人介绍在门诊、住院部选择医生的具体方法，便于病人就诊。

国务院（国发［1998］44号）《关于建立城镇职工基本医疗保险制度的决定》五、在确定定点医疗机构和定点药店时，要引进竞争机制，职工可选择若干定点医疗机构就医、购药，也可持处方在若干定点药店购药。

患者或其家属每日须在“住院费用明细表”上签字，以确认本人每日使用的药品、各项检查、各项治疗及费用等情况，确保患者在住院期间明明白白花钱，安安心心治病。

国家药品监督管理局《药品临床试验管理规范》第四条 所有以人为对象的研究必须符合《赫尔辛基宣言》和国际医学科学组织委员会颁布的《人体生物医学研究国际道德指南》的道德原则，即公正、尊重人格、力求使受试者最大程度受益和尽可能避免伤害。参加临床试验的各方都必须充分了解和遵循这些原则，并遵守中国有关药品管理的法律法规。

第八条 在药品临床试验的过程中，必须对受试者的个人权益给予充分的保障，并确保试验的科学性和可靠性。伦理委员会与知情同意书是保障受试者权益的主要措施。

第二十四条 研究者负责作出与临床试验相关的医疗决定，保证受试者在试验期间出现不良事件时得到适当的治疗。

第四十二条 申办者应对临床试验中发生与试验相关的损害或死亡的受试者提供保险，承担治疗的经济补偿，也应向研究者提供法律上与经济上的担保，但由医疗事故所致者除外。

《中华人民共和国药品管理法》第九十三条 药品的生产企业、经营企业、医疗机构违反本法规定，给药品使用者造成损害的，依法承担赔偿责任。

因用药造成严重毒副反应，给病人增加重度痛苦者为三等药疗事故；因用药造成病人残废者为二等药疗事故；因用药造成病人死亡者为一等药疗事故。

药害作为社会问题早已存在，但长期以来医疗供方屈于诉讼纠纷与赔偿的压力而讳言药害。病人的自我保护意识增强，是促成医疗供方重视防止差错的重要因素。卫生行政部门要完成从办医院到保护患者权益而监管医院的职能转变。

十、控制医药费用过高的措施

医疗费用的增长率较大幅度地超过国内生产总值（GDP）的增长率以及占医疗费用较高比重的药品费用的急剧上涨是近些年来普遍存在的国际性问题。1990 年，美国人在处方药物上消费了 377 亿美元。1997 年处方药消费 789 亿美元，增长率为每年 17%，远高于通货膨胀率。1993 年美国的医疗费用总额是其 GDP 的 15%。1990～1994 年我国药品费用增长率高达 23.9%，上海市虽已实行“总量控制、结构调整”的措施，药品费用年增长率仍达 12%～18%，超过 GDP 增长率 8%的水平，而药品费用占医疗总费用的 60%～80%。据调查测算，我国城市职工每人每年的平均医疗卫生费用为 437.7 元。调查显示，在城市患者的门诊费用中，药品支出占 62%以上。众所周知，如果医药费用上涨速度过快，群众的医疗卫生保健需求受到抑制，原有的医疗保障制度将难以维持。

1. 制定国家基本医疗保险药品目录、诊疗项目和医疗服务设施范围

劳社部发［1999］22 号《关于印发城镇职工基本医疗保险诊疗项目管理、医疗服务设施范围和支付标准意见的通知》制定国家基本医疗保险诊疗项目范围和基本医疗保险支付部分费用的诊疗项目范围，以及不予支付费用的诊疗项目范围和医疗服务设施范围。

劳社部发［2000］11 号《关于印发国家基本医疗保险药品目录的通知》，国家基本医疗保险药品目录是在《国家基本药物目录》的基础上遴选的，是临床必需、安全有效、价格合理、使用方便、市场能够保障供应的药品。甲类基本医疗保险药品目录是临床治疗必需、使用广泛、疗效好、同类药品中价格低的药品；由国家统一制定，各地不得调整。乙类基本医疗保险药品目录是可供临床治疗选择使用、疗效好、同类药品中比甲类目录药品价格略高的药品；由国家制定，各省、自治区、直辖市可根据当地经济水平、医疗需求和用药习惯，适当进行调整，增加和减少的品种数之和不得超过国家制定的乙类目录药品总数的 15%。国

家基本医疗保险药品目录的范围，既满足了人民群众用药需求，又有利于控制医药费用，减少药品浪费和不合理用药。

对国家和省（区、市）明确规定限制使用范围药品，应分别作出限制适应证或医疗机构、医师级别或科别的规定。

2. 建立基本医疗保险统筹基金和个人账户

根据国务院《关于建立城镇职工基本医疗保险制度的决定》，建立基本医疗保险统筹基金和个人账户，实行由用人单位和个人双方共同负担医疗费用的措施，可以减少卫生资源的浪费。

3. 加强对基本医疗保险费用的监督管理

各级劳动保障行政管理部门要加强与有关部门的协调配合，严格基本医疗保险用药管理，保障职工基本用药需求，合理控制药品费用支出。强化医疗保险对医药费用的制约作用；加强监督检查，对典型案件公开曝光。

参考文献

1. 张大禄，许启泰，等．临床药物治疗基础．北京：人民卫生出版社，1995.
2. 徐叔云，张均田．现代实用临床药理学．北京：华夏出版社，1996.
3. 高清芳，冯克玉，张晓友，等．现代临床药学．北京：人民军医出版社，1997.
4. 彭才勤，彭泽英．临床药学在护理中的应用．武汉：湖北科学技术出版社，1992.
5. 徐叔云．临床用药指南（修订版）．合肥：安徽科学技术出版社，1994.
6. 解斌，戴振国，等．合理用药问答．第3版．北京：人民卫生出版社，2003.
7.《合理用药》编写组．合理用药问答．上海：上海科学技术出版社，1978.
8. 全军药学专业委员会．合理用药指南．北京：人民军医出版社，2000.
9. 王顺年，赵树进，蒋琳兰．临床合理用药指南．北京：人民军医出版社，2006.
10. 吴玉成．用药与饮食．北京：人民卫生出版社，1990.
11. 陈刚，等．治疗药物监测．北京：人民军医出版社，1988.
12. 陈素文，等．实用药物体内浓度测定．北京：中国医药科技出版社，1994.
13. 胡晋红，李珍，等．临床药物监测与评价．上海：第二军医大学出版社，2003.
14. 孙瑞元．定量药理学．北京：人民卫生出版社，1987.
15. 费冲，易宁育，谢国斌．药物与妊娠．上海：上海科学技术出版社，1988.
16. 刘国杰，屠锡德，毛凤斐，等．药剂学．第二版．北京：人民卫生出版社，1985.
17. 裘雪友，孙定人，喻维新，等．药师手册．北京：人民军医出版社，1992.
18. 高东寰，张丽雅．药物不良反应监察指南．北京：中国医药科技出版社，1996.
19. 葛洪海，等．药物毒副反应及解救．济南：济南出版社，1992.
20. 周元瑶．药物流行病学．北京：中国医药科技出版社，1996.
21. 邬锦文，刘水渠．药源性疾病．上海：上海科学技术出版社，1982.
22. 孙利华．药物经济学与新药研究开发．北京：化学工业出版社，2003.
23. 钟明华，吴素香．医学与人文．广州：广东出版社，2006.
24.（德）耶尔格·布勒希．疾病发明者．海口：南海出版公司，2006.
25.（美）保罗·皮尔泽．财富第五波．北京：知识出版社，2004.
26.（加）谢华真．健商HQ. 北京：中国社会出版社，2002.
27. 杨超．医殇．北京：光明日报出版社，2002.
28. 重庆市科学技术协会编译组．药物对孕产妇、胎儿及新生儿的影响．重庆：科学技术文献出版，1984.
29.（澳）雷·莫尼汉，（加）阿兰·卡塞尔．药祸．合肥：安徽人民出版社，2007.